CHANGJIANBING SHEXIANG BIANZHENG YU ZHONGYI ZHILIAO

常见病
舌象辨证与中医治疗

主编单位　浙江省江山市幸来特色医学研究所
　　　　　潘善余全国基层名老中医专家工作室

主　编　周幸来　潘善余
副主编　周举　周绩
编　者　（以姓氏笔画为序）

王　超　　王新建　　毛晓燕　　刘笑蓝
许水莲　　孙加水　　孙向港　　孙岩岩
汪衍光　　汪澜骐　　张太平　　张汉彬
陈建明　　陈润成　　陈新华　　陈新宝
邵珍美　　周幸冬　　周幸图　　周幸秋
周幸娜　　周幸强　　周林娟　　周闽娟
郑安庆　　施雄辉　　姜子成　　姜水芳
姜衰芳　　姜娟萍　　夏大顺　　熊　凡

摄绘图　周幸来

河南科学技术出版社
·郑州·

内容提要

本书分 3 章。第一章为舌象辨证诊病基础知识，简要介绍了舌的形态、结构，舌诊的原理、临床意义和运用方法。第二章为舌象辨证诊病图解，分舌质、舌苔、舌脉、舌纹、舌觉 5 个方面叙述。第三章为本书的重点内容，按人体各系统及西医病名分节，详细介绍了临床舌象辨证与中医治疗。本书内容翔实，图文并茂，文字精练，简明流畅，可读性强，可作为广大中医爱好者、医学院校学生、实习医生的学习资料，也可供中医和中西医结合的临床、教学、科研工作者参考。

图书在版编目（CIP）数据

常见病舌象辨证与中医治疗/周幸来，潘善余主编. —郑州：河南科学技术出版社，2020.3

ISBN 978-7-5349-9671-9

Ⅰ.①常⋯　Ⅱ.①周⋯②潘⋯　Ⅲ.①舌诊—研究　Ⅳ.①R241.25

中国版本图书馆 CIP 数据核字（2019）第 189042 号

出版发行：河南科学技术出版社
　　　　　北京名医世纪文化传媒有限公司
　　　　　地址：北京市丰台区万丰路 316 号万开基地 B 座 1-114　　邮编：100161
　　　　　电话：010-63863186　010-63863168
策划编辑：欣　逸
文字编辑：王　微
责任审读：周晓洲
责任校对：龚利霞
封面设计：吴朝洪
版式设计：崔刚工作室
责任印制：陈震财
印　　刷：河南省环发印务有限公司
经　　销：全国新华书店、医学书店、网店
开　　本：720 mm×1020 mm　1/16　　印张：31.75·彩页 135 面　　字数：635 千字
版　　次：2020 年 3 月第 1 版　　2020 年 3 月第 1 次印刷
定　　价：98.00 元

如发现印、装质量问题，影响阅读，请与出版社联系并调换

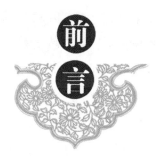

前言

　　舌象是反映机体内脏的一面"镜子",通过观察舌象,可以直接了解人体的健康状况,判断疾病的属性、证型,以及病情的轻重、缓急等,故古人有"舌镜"之称。观察舌象是中医临证诊察疾病必不可少的一种方法,称为舌诊,又称"辨舌",是"四诊"之首"望诊"的主要内容之一。舌诊是中医辨证论治的重要组成部分,几千年来的医疗实践证明,舌诊是中医学最具特色的诊断方法之一,亦是临床辨证施治的重要依据,为历代中医医家所重视。

　　本书以编者长期的临床诊疗实践中所积累的典型舌象资料为素材,从中精选各种病症的舌象代表图片,经汇总、整理、润色而撰成。全书内容既丰富又精要,其目的就是帮助读者以尽快地速度学习、领会、掌握舌象辨证的技巧。第一章为舌象辨证诊病基础知识,以简洁的文字概述了舌的形态、结构,舌诊的原理、临床意义和运用方法。第二章为舌象辨证诊病图解,分舌质、舌苔、舌脉、舌纹、舌觉5个方面详细叙述。第三章为临床舌象辨证与治疗各论,按人体各系统及西医病名分节,详细介绍了每种疾病的舌象辨证与中医治疗,尤其是舌纹辨证诊病,历来研究者不多,其形象逼真的彩色图片更不多见,是本书的重点内容。

　　本书舌象图片清晰逼真,内容丰富多彩,图文并茂,可读性强,既是学习舌象辨证的好帮手,又为舌诊研究提供了宝贵的资料,可作为广大中医爱好者、医学院校学生、实习医生的学习资料,也可供中医和中西医结合的临床、教学、科研工作者参考。

　　春风大雅能容物,秋水文章不染尘。在本书编撰过程中,我们参阅了大量的图书和文献，并观察了几十万例就诊患者，拜访了多位民间医生和寺庙医僧。因此，本书所研究的成果是集体智慧的结晶，因涉及面较广，又因篇幅所限，未能将众多的原作者和被访者的姓名一一列出，在此谨表示深深的歉意及衷心的谢忱和敬意！

古人曰："授人以鱼，只供一饭所需；教人以渔，则终生受用无穷。"基于此，我们编撰了本书。然"百步之内，必有芳草""三人行，必有我师焉"，由于我们水平有限，复加时间仓促，书中可能有遗漏或不当之处，恳请同仁高贤和广大读者不吝赐教，以使本书渐臻完善，是为幸事！

浙江省江山市幸来特色医学研究所所长、理事长　周　幸　来

潘善余全国基层名老中医专家工作室　潘善余

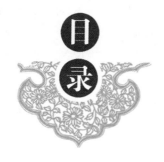

目录

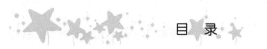

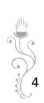

第一章
舌象辨证诊病基础知识

第一节　舌的形态、结构

一、舌的形态特点

　　舌为人体的重要器官之一,位于口腔之中,附着于口腔的底部、下颌骨和舌骨之上,其前部游离于口内,运动非常灵活、自如。舌是由纵横交错的横纹肌所组成的一个肌性器官,表面覆盖着特殊的黏膜,内含丰富的血管、神经和淋巴组织。舌背的黏膜是组成舌苔的主要部分。舌的血脉是构成人体正常淡红舌的重要因素。全舌受神经组织所支配,其形状、大小可以改变。当安静状态时,其舌体常呈扁平长状。

　　舌分上、下两面。舌的上面呈圆隆状,称为"舌背",下面称为"舌底"。舌背由"人"字状的界沟将舌分为前2/3的舌体,后1/3的舌根。舌体的前端部分较为狭窄处,称为"舌尖";舌体的中间部分称为"舌中";舌体的后部、"人"字状界沟之前的部分称为"舌根";舌的两边部分称为"舌边"。舌体的正中有一条纵行的沟纹,称为"舌正中沟"(彩图1-1-1 舌的上面)。伸舌时,一般常见到的是舌体,是舌诊的主要部位。舌底正中有一条纵行的黏膜皱襞,从舌的下面连接于口腔底的前部,称为"舌系带"。在舌系带两侧各有一条平行的锯齿状小皱襞,称为"伞襞"。在舌系带与伞襞之间,隐约可见淡紫色的舌下静脉,简称"舌脉"。舌系带下端的两侧各有一个小的圆形隆起,称为"舌下阜",其上布有下颌下腺管、舌下腺管的共同开口,其左侧中医称为"金津"穴,右侧称为"玉液"穴,乃胃津肾液上潮之孔道,各有一条黏膜皱襞,称为"舌下襞",舌下腺小管散在地开口于此(彩图1-1-2 舌的下面)。

1

二、舌的组织结构

舌的表面覆以黏膜,内有舌肌,其组织结构可分为 3 层,即黏膜层、固有层和肌层。

(一)黏膜层

舌的黏膜层被覆于舌的表面,呈淡红色,由复层扁平上皮细胞所构成。黏膜层由浅至深可分为四层。

1. 四层结构

(1)角化层:位于黏膜层的最表层,是由角化的或角化不全的上皮细胞所形成,其细胞呈扁平状,覆盖于舌乳头表面的上皮可形成角化的凸起状,突出于舌的表面。当角化过度时,该角质凸起可延长增高,呈角化柱或角化树枝状。

(2)颗粒层:位于角化层之下。其细胞扁平呈梭形状,胞浆(胞质)中含有角化的颗粒。对于人来说通常只有 2～3 层细胞,且具有一定的折光性。

(3)棘细胞层:该层为舌黏膜最主要的一层,是由 5～7 层多角形细胞所构成,并具有细胞间桥。棘细胞层中较为浅层的细胞体积较大、胞浆较多,有时并可见出现少量的空泡。深层的棘细胞体积较小,细胞间桥较为清晰、明显,其细胞核相对较大。

(4)基底层:又称为"生发层",位于黏膜层的最下层。其细胞呈单层排列,整齐致密,使黏膜层的上皮层与固有层之间形成一明显、清晰的分界线。在正常情况下,基底层细胞不断地增殖,并逐渐向棘层、角化层推移,最后脱落。

舌黏膜层的新陈代谢非常旺盛,细胞更新速度较快,大约每 3 日即予更新一次,为体内氧化代谢最活跃的场所之一。因此,体内各系统、脏腑的紊乱状况均可在舌上黏膜层反映出来。

2. 四种舌乳头　舌背黏膜表面非常粗糙,布有密集的小凸起,该小凸起称为"舌乳头",致使舌背表面呈鹅绒状。舌黏膜层与中医舌诊的关系较为密切,就是缘于舌乳头之故。舌乳头按其形态、大小和分布部位的不同,可分为如下四种:

(1)丝状乳头:它是一种形如软刺的乳白色凸起,是舌背数量最多、体积最小的一种乳头。它细长如丝状,其高 0.5～2.5mm,遮盖了舌背的前 2/3 部分,是形成舌苔的主体成分。丝状乳头由复层鳞状上皮和固有膜所组成。乳头上皮浅层的扁平细胞轻度角化,丝状乳头角化上皮连同脱落上皮、食物残渣、唾液等共同附着于舌黏膜的表面形成舌苔,正常、健康之人的舌苔为薄白苔。这种角化物质对舌黏膜具有一定的保护作用。当发生病变时,角化细胞脱落速度延缓,则过度角化的细胞与食物残渣、唾液、细菌等混杂在一起附着于舌乳头的表面,形成各种颜色和厚薄不同的病理性舌苔,中医正是据此做出病证的诊断。每个乳头内各有一个由固有膜凸直所形成的轴心,称为"初级乳头"。自初级乳头的顶部,固有膜继续向上皮伸入,形成许多大小不等、数目不定的更小的凸起,称为"次级乳头"。次级乳头的高矮直接影响了黏膜表面的光滑度。乳头布有丰富的血管、神经、胶原纤维和弹性纤维。覆盖在丝状乳头表面的上皮有许多的丝状凸起(5～20个),每个凸起的下面即是一个次级乳头。若用放大镜观察,其外形尤如刷状。丝状乳头的神经是普通的感觉神经,无味蕾,故没有味觉功能,仅有一般的感觉功能。丝状乳头具有轻薄而持续不断的生长能力,故在病理状态下可变得很长,形成厚苔等。丝状乳头在青年时期最为发达,至老年后逐渐变得平滑起来。

(2)蕈状乳头:又称为菌状乳头,因其上部钝圆,肥大如同球状,根部细小,形如蕈状而得其名。蕈状乳头的数目少于丝状乳头,但体积较大,在舌背部呈单个的不规则分布,主要位于舌尖及舌边,分散在丝状乳头之间。乳头高0.5～1.5mm,其上皮的表面未形成凸起,所以次级乳头固有膜内的毛细血管接近上皮的表面;又因乳头上皮未角化而呈透明状,所以透过上皮隐约可见分布于次级乳头固有膜内的毛细血管,使肉眼观察蕈状乳头时,常呈红色状。蕈状乳头的形态、色泽改变是舌体变化的主要因素所在。蕈状乳头含有味蕾组织和味觉神经的末梢组织,故有味觉的功能。

(3)轮廓乳头:是一种体积最大、数量最少的舌乳头,直径1～3mm,高1.0～1.5mm,数量7～9个。这些乳头排列于两条几乎垂直的线上组成"人"字形界沟,成为舌体与舌根的分界线。轮廓乳头的外形很像蕈状乳头,但它上面扁平,周围有一条狭窄的深沟,沟外壁的黏膜有嵴状隆起,在沟内壁的上皮中,有多数染色较浅的卵圆形小体,称为"味蕾"。每个轮廓乳头中的味蕾有250个左右。

(4)叶状乳头:它位于舌后部两侧的边缘上,是许多互相平行的皱襞,每侧有4～8条,形如叶片。人的叶状乳头已逐渐退化。成人叶状乳头区的腺体退化,代之以脂肪组织及淋巴组织。只有新生儿才较为清晰、明显。

3. 味蕾　味蕾是味觉分析器的外围部,亦即味觉感受器,它是由特殊上皮构成的细胞团块,呈椭圆形状,包埋于上皮内,其状如花蕾形,故称"味蕾"。味蕾分布于舌周围的乳头(如叶状乳头、蕈状乳头、轮廓乳头)中,亦散在于舌腭弓、会厌的后面、咽后壁等处的上皮内。新生儿较为多见,成年人较为少见。味蕾的大部分(舌前2/3部分)接受面神经的感觉纤维支配;另一部分味蕾(包括舌后1/3)接受舌咽神经的支配。

味觉一般分为酸、甜、苦、咸、辣5种。舌的各部分味觉刺激的敏感度则不相同;舌尖对酸、甜、苦、咸的感觉非常敏感,尤甜、咸两种味道更甚;舌的两侧周围对酸的感觉最为灵敏;舌根对苦味的感觉最为敏感。

(二)固有层

固有层位于黏膜层之下方,由结缔组织所构成,其质地致密。其间包含有丰富的血管、神经、淋巴结、舌腺管等。正常的舌色是由固有层的毛细血管数目、形态，血管壁的结构、功能以及舌的微循环所决定。当然，亦要求黏膜层处于正常状态。若舌的毛细血管结构、微循环状态发生了改变，就会使舌色发生改变。若固有层的毛细血管扩张充盈、数量增多，就会出现红绛舌；固有层的毛细血管结构发生了畸形改变，血流动力学出现紊乱，引起血液成分改变或血流瘀滞现象，就会出现青紫舌。

（三）肌层

肌层位于固有层之下，由横纹肌所组成。肌束之间有少量结缔组织，其间可见血管与神经组织。肌层异常会引起舌形、舌态的改变。如舌肌细胞水肿增大，舌体弹性降低，就会出现舌体胖大；舌肌萎缩就会出现舌体瘦瘪；支配舌肌的神经受到损伤，就会出现伸舌短缩、歪斜、颤动等运动功能障碍。

三、舌　肌

舌为肌性器官，故舌的主要成分是舌肌。舌肌属横纹肌。舌肌被纤维结缔组织所形成的中隔分为左、右对称的两半。每侧舌肌又可分为舌内肌和舌外肌两种。舌内肌构成舌的主体，其起止均在舌内，由上下垂直、前后纵行和左右横行等不同方向的肌纤维束所组成，即分为垂直肌、纵行肌和横行肌 3 种，彼此互相交错。当其收缩时，可分别使舌变薄、短缩或变窄。舌外肌起自舌外，止于舌内，包括颏舌肌、舌骨舌肌和茎突舌肌，现扼要说明如下。

1. **颏舌肌**　该肌起自下颌体后面的颏棘，肌纤维呈扇形向后上方分散，止于舌中线的两侧。两侧颏舌肌同时收缩，将舌拉向前下方，亦即伸舌运动；当一侧瘫痪时，单侧收缩（伸舌）时，舌尖伸向对侧。在临床上，舌外肌中以颏舌肌显得较为重要。

2. **舌骨舌肌**　起于舌骨，收缩时牵舌向后下外侧方向。

3. **茎突舌肌**　起于颞骨茎突，可牵舌向后上方处。

总之，舌的内、外肌共同协调活动功能，以使舌能向各方向灵活的运动。

四、舌的血供及神经支配

（一）舌的血管

舌下络脉、细络的变化与舌的血供情况密切相关。

1. **舌动脉**　舌动脉是舌血供的主要血管，其中约有 25% 与面动脉共干起始于颈外动脉，共干多呈向上凸起的襻，然后分出舌动脉和面动脉。舌动脉相当于舌骨大角处起始的局部位置较为恒定，沿途分出舌背动脉、舌骨支、咽下缩肌支等，在多数情况下，相当于舌骨舌肌前缘分成舌下动脉和舌深动脉而终止。舌深动脉是供应舌体的主要动脉，依其行程和外径均似舌动脉的直接延续。舌深动脉在舌肌内

分出几与主干呈直角向上的小支,向舌背走行,在舌黏膜下舌两侧 血管互相形成浓密的毛细血管网。舌深动脉的主要形态特点是全程呈明显的不规则的襻状弯曲,在镜下观察,可见其分出许多微动脉至舌肌,并与肌纤维的走向基本保持一致,似有规则的分层,纵横交错,排列有序,明晰可见。舌深动脉的舌尖处多以鸦爪状而终结,距舌下表面约 2.6mm。有时两侧还可见及小支吻合。

2. 舌静脉　舌静脉主要位于舌下面,也是中医舌脉诊法观察的主要血管。从解剖所见,舌动脉及舌内有名动脉的伴行静脉均可见及,但都较为纤细,未见及其口径等于或大于伴行动脉的,尤其是在舌质内。从形态上判断,这些纤细静脉似难完成舌的静脉回流,不可能是舌静脉血回流的主要静脉。从形态、局部位置及注入处相对恒定来判断,舌下神经伴行静脉是舌静脉回流的主要静脉,同时也可以认为是望舌脉诊法所见及的较为恒定的静脉,亦即中医称谓"舌下络脉"。

(二)舌的神经

舌前 2/3 的感觉是由神经来进行传递的,味觉由参与舌神经的鼓索味觉纤维来支配;舌后 1/3 两侧的感觉及味觉是由舌咽神经来支配的;舌根中部是由迷走神经来支配的。舌的运动神经是由舌下神经来支配的,但舌腭肌则是由副神经的延脑根,通过迷走神经的咽支来支配的。

综上所述,舌的黏膜上皮薄而透明,乳头反应灵活、敏捷,舌的血管、神经分布极为丰富,机体的病理变化可在舌上得以反映,因此疾病的症(证)情与舌之间有着密切的联系。

第二节　舌诊原理

舌诊,是指通过观察舌象的各种变化,分析舌觉的不同,以了解机体生理功能和病理变化的一种临床诊断方法。它是经过长期的医疗实践而逐渐形成和发展起来的,历史悠久,行之有效。是中医学独特的诊法之一,是"四诊"之首望诊的主要内容之一,居于相当重要的位置。近些年来,通过中西医结合动物实验、临床观察和病理解剖研究,人们逐渐认识到,舌象与疾病性质及其发展有着较为密切的联系,从而有力证明舌诊作为中医可靠的诊断手段之一,是非常科学的。随其医学研究的不断开展,人们对舌象形成的原理有了更加深入的了解,对舌象的临床诊断研究有了新进展。

中医学认为,舌好似外露于体表的脏器组织,是观察内藏于里的脏腑的窗口。这种表里、内外之间存在着特殊的有机联系。东汉末年的张仲景,将全舌看成一个蜷卧于口腔内的胎儿,他首先提出"舌胎"一词;张石顽则进一步阐发,说:"舌胎之名,始于长沙,以其邪气在里,故谓之胎";进入 13 世纪,舌诊专著《敖氏伤寒金镜录》出版,该书详细介绍了 36 种病态舌,为后世辨舌诊病奠定了坚实的理论基础;

近代医家曹炳章全面总结了医学先贤们的辨舌诊病经验,同时又吸收近代西方医学解剖生理学中有关舌的构造与功能知识,并结合自己的临床体会,编撰出版了《彩图辨舌指南》一书。时至今日,舌诊已成为中医诊断学中不可缺少的诊断方法之一。有人曾用仪器测知,"其躯体的上部投影相当于舌体的前部,其下部相当于舌体的后部",这与中医学将全舌按上、中、下三焦划分相当,也与张仲景的"舌胎"一说相符。

一、舌与经络

舌的内在联系是通过经络的循行来完成的。经络是经脉和络脉的总称。"经者,径也。"有路径之意。经脉贯通上下,沟通内外,是经络系统中纵行的主干。"支而横出者为络",有网络之意。络脉是经脉别出的分支,较经脉细小,纵横交错,遍布全身,无处不在。经络系统是由经脉、络脉、十二经筋和十二皮部所组成。经络内属于脏腑,外络于肢节,沟通于脏腑与体表之间,形成一个纵横交错的网络,通过有规律的循行和复杂的联络交会,组成了一个经络系统,将机体五脏六腑、四肢百骸及皮肉筋骨等紧密地联结成一个统一的有机整体。

关于舌与经络系统的连属关系,早在2 000多年前的《黄帝内经》中就已有清楚的认识。《灵枢·经脉》《灵枢·经筋》《灵枢·营卫生会》《灵枢·忧恚无言》《灵枢·脉度》及《素问·刺疟》等篇中均有明确的记载。足太阴脾经,连舌根、散舌下;足少阴肾经、足厥阴肝经,沿咽喉,分别挟舌本、络舌本;足少阴经别系舌本;足太阴经别贯舌中;手少阴心经食管,之别系舌本;足太阳膀胱经筋结于舌本;手少阳三焦经筋入系舌本等(彩图1-2-1舌与经络)。

二、舌与脏腑

舌与经络的连属反映出彼此相连的密切关系,既实现了舌与脏腑的相通,又实现了体表与脏腑功能活动的联系。通过经络系统中的经脉、经别、经筋,舌与心、脾、肾、肝、膀胱、三焦等诸脏腑建立了直接的联系。其他诸如肺、心包、胆、胃、大肠、小肠等,虽然没有经脉或经筋与舌相连,但是,手足三阴、三阳,通过经别和别络互相沟通,组合成六对"表里相合"的关系。即手太阴肺经与手阳明大肠经相表里,手厥阴心包经与手少阳三焦经相表里,手少阴心经与手太阳小肠经相表里,足太阴脾经与足阳明胃经相表里,足厥阴肝经与足少阳胆经相表里,足少阴肾经与足太阳膀胱经相表里。相为表里的两条经脉,都在四肢末端交接,都分别循行于四肢内外两个侧面的相对位置,分别络属于相为表里的脏腑。十二经脉的表里关系,不仅由于相互衔接,加强了互为表里的经脉联系,而且由于相互络属,促使互为表里的脏腑共同与舌相通。因此,舌与肺、心包、胆、胃、大肠、小肠之间都存在着间接的联系。

经络系统纵横交错,入里出表,通上达下,循行于脏腑和官窍之间,是运行人体气血、联络脏腑肢节、沟通上下内外、调节功能活动的一种特殊而重要的通路系统。人体内在的五脏六腑无不通过经络与舌取得直接或间接的联系。

舌与脏腑相通,还体现于舌的一定部位内应一定的脏腑,并可反映所属脏腑的症(证)情变化。目前较为通行的做法是将舌面分为四个区域与五脏六腑相对应,即:舌尖内应于心、肺,多反映上焦心肺的病变;舌中内应于脾胃,多反映中焦脾胃的病变;舌根内应于肾,多反映下焦肾的病变;舌的两边内应于肝胆,多反映肝胆的病变(彩图1-2-2 舌诊脏腑部位对应图)。还有一种以胃经来划分的方法,即:舌尖属上脘,舌中属中脘,舌根属下脘(彩图1-2-3 舌诊胃经划分图),该方法适用于胃病的诊断。

三、舌与精、气、血、津液

精、气、血、津液是维持人体生命活动不可缺少的物质。它既是脏腑功能活动的物质基础,又是脏腑功能活动的必然产物。

舌与精、气、血、津液的关系,是建立在舌与经络、脏腑关系的基础之上的。舌依赖经络、脏腑的正常生理活动为之提供精、气、血、津液等营养物质而发挥正常的生理作用,精、气、血、津液的分布、贮藏、代谢或运行于舌与脏腑当中,支撑着它们各自的功能活动,并使它们之间能够密切配合,相互协调,共同完成人体的各种生理活动。因此,脏腑功能活动状况的好坏,可从精、气、血、津液的生成、运行、输布、贮藏及代谢状况等诸方面,无论上营于舌,还是失营于舌,都可从舌上得到反映。精、气、血、津液无论是在生理还是在病理状况下,都始终存在着相互依赖、相互影响的密切关系。精、气、血、津液学说从物质的角度方向揭示了舌诊的基本原理。

第三节 舌诊的临证意义

舌诊作为辨别人体状态的一种独特的诊法,有其十分丰富的科学内涵。裸露着的舌象变化迅速而清晰、明显,是病情变化最敏感的外象反应,能够较为客观地反映人体的内在情况,它已成为中医临床辨证必不可少的客观检查依据之一,对于分辨体质禀赋、判断正气的盛衰、分析病位的深浅、区别病邪的性质、推断病势的进退、推测病情的预后、指导处方遣药,都有着非常重要的意义。现扼要分述如下。

一、分辨体质禀赋

机体的生理功能与形态结构都是以物质代谢为基础的,人的生命现象是构成机体的生命物质新陈代谢的结果,各种体质类型也基于代谢特征,尤其以能量代谢为重中之重。舌象是一切物质的新陈代谢的体现,因为构成舌象的生命物质与构成该个体体质的生命物质是一致的,所以根据舌象可以辨明体质类型。

一般而言,舌体阔厚平坦,舌色淡红,苔滑或白或微黄的,其体质多较强壮;舌体尖薄,边尖多红或紫或有齿痕,甚至沿边缘屈曲如同锯齿状,舌心少苔或无的,其体质多较虚弱;舌体狭长不厚胖,舌色淡红,微有薄苔的其体质多属中等,不强亦不弱。

舌质淡红,苔薄白,多属正常舌质,提示机体阴阳处于平衡状态;舌质淡,有齿痕,苔薄白,多属湿冷体质,提示阳不足;舌质淡,苔薄白,多属倦怠体质,提示阴阳两虚;舌质红,苔少或无的,多属燥热体质,提示阴不足;舌质淡红,苔腻,多属腻滞体质,提示阳不足;舌质紫点或紫斑的,多属晦涩体质,提示阳不足。

舌质偏红者,多数体质偏热;舌质偏淡者,体质偏于寒;舌苔偏腻者,一般体内湿气偏重。

二、判断正气的虚衰

机体正气的盛衰常明显体现于舌象。判断正气的盛衰,主要观察舌色的变化,舌质、舌苔的润燥以及舌苔的厚薄与有无。气血旺盛的,则舌色红润;气血虚衰的,则舌色淡白。津液充足的,则舌质、舌苔滋润;津液不足的,则舌干苔燥。胃气旺盛的,则苔薄白润,舌体柔和,苔有根基;胃气衰败或胃阴枯竭的,则舌苔无根基或光剥无苔。舌质坚敛苍老,舌色偏深,舌苔垢腻或堆聚的,则多属实证,提示正气未衰;舌质浮胖娇嫩,舌色浅淡,舌苔剥落或无苔的,则多属虚证,提示正气已衰。一般来说,舌色深赤多属邪气实证,舌色淡白多属正气虚弱。

三、分析病位的深浅

一般从病位上来看,机体的皮毛、肌腠、经络相对为外,外有病属表,病较轻浅;脏腑、骨骼相对为内,内有病属里,病较深重。对于疾病的诊断,应辨别病位的表里,这对于外感病来说,尤为重要。因为内伤杂病的证候一般皆属于里证的范畴,分辨病位的表里意义不大,而外感病则往往具有由表入里、由浅而深的传变发展过程。所以,表里辨证是对外感病发展阶段的基本判断。

在外感疾病当中,观察舌象的变化能反映病位的深浅情况。舌润而无苔,或见薄白苔,多属疾病的初期,邪入尚浅,病位在表;苔黄而厚,多属病位较深,病邪在里。苔黄而带白色,属表邪未尽;微黄而苔薄,属病邪尚浅;正黄而糙涩,属邪已入腑。简而言之,白苔主表,黄苔主里,薄苔主表,厚苔主里,白而薄者是表证的初起阶段,白而厚则说明病位已入深。对于半表半里之证,观察舌象的变化可帮助确定表里的偏重。苔色白滑,或舌尖苔白,或一边白,或两边白,均偏于半表;舌红而苔白,其间或现杂色的,或舌尖白舌中红,或舌边白舌中红,或尖红中白,或尖白根黑(灰),都偏于半里。

以外感温热病而言,其病位深浅可划分为卫、气、营、血四个层次。病邪轻浅多见于舌苔的变化上,而病情的深重则见舌苔、舌体的同时变化。当病初起,邪在卫分,则舌苔薄白;病情较重,邪入气分,则舌苔白厚而干或见及黄苔,舌体色(舌色)则红;邪入营分,则见舌绛;邪入血分,舌色深红、紫绛或紫黯,舌枯少苔或无苔。舌体色红,苔干燥,属邪热充斥,气营两燔;舌质光红,苔剥落,属热入营血,气阴两伤。

三焦所属脏腑的病理变化和临床表现,标志着温热病发展过程的不同阶段。上焦病变多属初期阶段,中焦病变多属极期阶段,下焦病变多属末期阶段。就其舌象而言,热在上焦者多苔黄,若为老黄,甚则黑而起芒刺,则传至中焦,再进入下焦,吸烁真阴,则舌绛苔少。

对食管癌中、晚期舌象进行观察,发现早期的舌象以淡红舌、黄苔、厚腻苔者比例最高;中期的舌象以红紫舌、青紫舌、厚腻苔、黄苔、剥苔多见;晚期的舌象以青紫舌、淡青紫舌、厚腻苔、无苔的比例最高。观察舌象的变化,可辨明肝硬化患者的病情轻重情况,肝郁脾虚型以舌色黯红或淡,舌体较胖或边有齿痕为主,属肝硬化早期;气滞血瘀型以舌质青紫,舌上有青紫斑块、瘀点为主,属代偿期肝硬化、肝功能减退之失代偿;水湿内阻型以舌质淡红、苔白腻或薄白为主,属肝功能失代偿期腹水轻症;瘀血阻络型以舌质紫红有瘀点、瘀斑,舌下静脉怒张,苔薄黄或黄腻,一般属肝硬化的后期。

四、区别病邪的性质

不同性质的邪气,在舌上都能得以反映出来。由于邪气每与胃气搏聚而成苔,所以辨别病邪的性质以观望舌苔为主。

舌苔白而薄者,多属外感风寒之邪,苔薄白而干,多属外感风热之邪,舌歪、舌颤多属风邪,舌淡苔白滑多属寒邪,舌红苔黄多属热邪,舌红少津多属燥邪,舌苔滑腻多属湿邪,舌苔黏腻多属痰凝,舌紫暗或有斑点多属瘀血,舌苔腐腻多属食积。故凡风、寒、热、燥、湿、痰、瘀、食等诸种病邪,无论于舌苔、舌质的变化方面,都明显有征象可验。

若诸种病邪合至,亦可在舌象上有所反映出来。舌质淡、苔白滑,多属寒湿之邪;若风湿伤表,则苔多滑白不厚;若寒湿伤里,则苔多白腻而厚;若风热而无湿,则苔多薄白,或白苔边红。苔黄而厚腻,则多属湿热之邪。舌红而苔燥,多属燥热之邪。另外,舌质坚敛,苔黄厚而燥者,多属伤食胃实。形坚色绛,舌尖常有芒刺者,多属实火之舌象。形萎而色绛,甚则敛束如荔枝肉者,多属伤阴之舌象。痰饮、湿浊、食滞或外感秽浊之气,均可见舌苔厚腻。

五、推断病势的进退

病势进退是指所患疾病向好或坏的方向转归。

一般来说,舌色深赤而苔较薄者,属正气胜邪的表现;舌色较淡而苔较厚者,属邪气胜正的反映。

舌苔的变化反映着正邪的消长与胃气的强弱,舌质的变化反映着脏腑气血的盛衰,所以,从舌象的变化可以推断病势的进退情况。若舌质不发生明显的变化,而舌苔由少变多,由薄变厚,由疏变密,由舌尖而渐至舌根,无论其苔色如何,均说明邪气渐盛,辨证诊病进;反之,舌苔由多变少,由厚变薄,由密变疏,由舌根而渐及舌尖,均说明正气渐复,辨证诊病退。或者可以说,不论何种舌苔,凡由清变浊,由松变紧,由散变聚,说明病进;反之,说明病退。不论是消是长,皆以逐渐转变为佳。若舌苔骤增骤退,往往是病情暴变的反映。薄苔突然增厚,为邪气急骤入里的表现;满舌厚苔而突然消退,属邪盛正衰,胃气暴绝的表现。二者皆属恶候舌象。

若舌苔始终不退,而舌质出现特殊变化,或绛,或紫,或胖嫩,或干萎,皆属于邪气不减,而正气处于衰败之地。其中,舌色由淡红转为红、绛或紫绛,或舌面有芒刺裂纹的,属邪热内入营血,有伤阴、血瘀之态势。临床观察表明,出现红绛舌的,提示病情已属深重;舌色淡红而转淡白、淡紫色,舌体胖嫩有齿痕的,提示阳气受伤,阴寒内盛,病邪由表入里,由轻转重,病情由单纯变为复杂,属病进;若舌苔虽然逐渐消退,或光剥无苔,而舌质又出现特殊变化的,则完全属于正虚之候,病情不仅不减,而且到了严重的阶段。

苔色与苔质,往往随正邪的消长和病情的进退情况呈相应的动态变化,所以两者结合起来一起分析,以窥测病势的进退,特别是在外感热病当中,变化非常迅速,更具有重要的意义。如苔色由白转黄,又进一步转灰、转黑,苔质由薄转厚,由润转燥,说明病邪由表入里,由轻变重,由寒化热,津液被耗,属病势发展。临床观察表明,出现黑苔,其死亡率较高。若苔色由黄转白,苔质由厚变薄,由燥转润,往往是病邪渐退,津液复生,病情向好的方面转变。比如阑尾炎患者,随其病情的发展,炎症的加重,舌苔由薄而变厚,由白而变黄,舌面红星刺也多粗大;病重阶段,舌面红星刺反而消失,但舌苔厚腻则加重。

六、推测病情的预后

凡舌的神、色、形、态无大的异常变化,提示正气尚存,预后较好,即使病情较重,则仍有转机。反之,若出现舌的神、色、形、态败坏,则表明脏气衰竭,预后不良。也就是说,舌荣有神,舌面薄苔,舌态正常者,属邪气未盛,正气未伤,正气尚能与邪气抗争,预后较好;舌质枯晦,舌苔无根,舌态异常者,属正气亏虚,胃气衰败,病情多属凶险。舌质隐隐犹是红活,即使有病,无非是气血阻滞,而非脏气败坏;若舌质干晦枯萎,呈现真脏之色,则是脏气衰败。舌苔先厚而退,且复发新白薄苔,乃邪去正复,预后良好;若原本厚苔,然突消退,且舌光而燥,复不生苔,则多属胃气渐绝,预后不良。舌如去膜的猪腰子或舌起白苔如雪花片者,提示正气大伤,脏器衰竭,预后不良。

出血性与缺血性脑血管病在发病初期的舌象有显著的不同表现。脑出血者，若出血量小，则舌体大小正常，舌尖略为偏斜，舌质红，苔薄黄，预后好；出血量大，舌蜷缩、僵硬，舌质黯红，苔黄厚渐变黄黑结痂者，则预后较差。脑血栓形成，梗死灶小，舌质淡红，苔薄白，则预后好；梗死灶大或多发梗死灶，舌体瘦小或胖大，舌蜷缩、僵硬，舌质淡白或黯红，苔白厚或花剥，舌面多津或流涎不止的，则预后多欠佳。在妇科病的治疗过程当中，舌象的变化对于预测妇科病的转归确有较高的参考价值。若反常苔减少，则诸症也往往随之减轻；若黄色苔转为白色的，或厚苔变为薄苔的，其病势亦见减轻；若苔和质均趋正常的，则提示病渐痊愈；若妇科病诸症已减，而舌苔、舌质仍反常的，提示病虽好转，而病因未除，其病多易复发，其证（症）还有加重的可能性；若证（症）与苔俱见好转，仅仅见舌质仍处于反常状态，提示病虽好转，而正气未复，脏腑气血仍处于失调状态。

七、指导处方遣药

在临床工作中，舌诊具有很好的指导辨证用药的作用。如风温初起，外邪袭表，苔薄为邪在卫分，可用辛凉宣透的银翘散或桑菊饮；舌苔若转为纯黄白时，属邪入气分，并同时伴见大热、大渴、大汗、脉洪大等时，可清气分之热，用辛寒清气的白虎汤；一旦舌色变成红绛时，提示邪热已深入营分，可用清营透热的清营汤；若舌色变深或紫绛时，提示邪热陷入血分，宜用凉血散热的犀角（以水牛角代）地黄汤。

又如温病初起，舌苔白而少津的宜用杏仁、桔梗、牛蒡子之类宣肺润津，以解邪热之束缚；桑叶、瓜蒌皮之类轻清以祛燥热，佐以栀子、连翘微寒微苦，以泻热存津。又如舌苔白而底绛，属湿遏热伏，宜辛凉轻清，泄湿透热。如用三仁汤，以杏仁、砂仁、蔻仁、滑石、淡竹叶、鲜芦根等轻清宣化。

临床上，若舌苔粗白，渐厚而腻，此乃寒邪入胃，夹浊饮而欲化火之故，宜用半夏、藿香等治疗；若厚腻而转黄色，此乃邪已化火之故，宜用半夏、黄芩等施治；脾胃虚寒者，舌质白、苔无而润，宜用党参、白术、木香、茯苓、炙甘草、干姜、大枣等以温脾益气；脾热者，舌苔中黄而薄，宜用黄芩之类以清泻脾热；肝火者，舌边赤或有芒刺，宜用柴胡、焦山栀等，以泻其肝火；胃火者，舌中苔厚面黑燥者，必用石膏、知母等，以清热降火；满舌红紫色而无苔者，此乃绛舌，亦属肾虚，宜用生地黄、熟地黄、天门冬、麦门冬等，以滋补肾阴；大病之后而见舌绛如镜，发亮而光，此乃肾水亏极之故，宜投以大剂量的六味地黄汤，以救其津乏。伤寒病之人，若见舌全黑，当用附子理中汤以温中祛寒；温病复发，症见胁痛筋掣，气逆痰多，壮热神昏，脉见芤数，舌绛无津，有阴虚阳越、热炽液枯之险，当用犀角（代）、羚羊角（代）、玄参、知母等，以壮水息风。

若舌质淡、苔白或苔滑者，提示阴寒偏盛，苦寒药当慎用，如苦参、蒲公英、马鞭草、椿树皮等;性凉者亦当少用,如白花蛇舌草、半枝莲等。舌质红、苔黄厚燥者,提示阳热偏亢,温热药当慎用,如天南星、雄黄、皂角刺、铁树叶等。舌质红、无苔或苔燥者,提示胃阴不足或阴虚火旺,除苦寒、辛温药当慎用外,其利水渗湿药亦当少用,如半边莲、泽泻、龙葵、野葡萄藤、石见穿等。舌质红、苔厚腻者,提示湿热内蕴,其滋腻药当慎用,如龟甲、天冬、人参等。

另外,还可根据舌面的燥湿和干润情况来判别烧伤休克期补液量是否恰当,并将休克期的舌象分为三型。

1. 润津型 舌面湿润而光泽,舌质红润,苔薄白,舌体大小正常,触之柔软,温而淡湿,该型者,提示补液量应适中,且预后尚好。

2. 少津型 舌面少津或干枯无津,舌质黯或紫色,苔燥黄或白腻,舌体枯瘦,触之冰凉,干瘪或黏,该型者,提示补液不足,预后较差。

3. 多津型 舌面潮湿,舌质淡,苔薄白,舌体较为胖大,触之温湿有抵抗感,该型者,提示补液量不宜输入过多或过快,其预后较好。

第四节　舌诊方法

要想通过舌诊获取准确的辨证资料,就必须讲究其方式、方法,注意有关事项,现分别叙述如下。

一、最佳时间

舌诊时,讲究的是观察舌象时最佳的时间。一般是在患者空腹、静卧、情绪安静的状态下进行,以早晨最好,此时机体处于安静状态,阴阳之气相对平衡,经络营运的气血经气调和而均匀,饮食未进,口腔内未因饮食的咀嚼影响而发生改变,故此时间段舌诊较能真实地反映机体内生理、病理方面的变化情况。

二、体位与姿势

望舌时,医者姿势可略高于患者,以便于俯视口舌部位。就诊者一般取正坐位,病情严重的患者,可取半坐位、仰卧位或侧卧位,将头部摆正,面朝向自然光线的投线方向,头略抬起,使口舌部明亮。以便于观察。

1. 观察舌体、舌苔时,要求患者自然将舌伸出口外,舌体放松,舌面平展,不可蜷缩,舌尖略微向下,尽量张口,以使舌体充分暴露。如伸舌过分用力,舌体紧张卷曲,或伸舌时间过长,皆会影响舌体的血液循环而引起舌色的改变,或舌苔变样,或干湿度等发生变化,造成假象。如伸舌用力,呈圆柱形状,或呈尖峰状态,均会使舌的颜色加深;两侧卷曲,会使边尖颜色加深;用力伸舌过久,舌色会渐成青紫状改变。

2. 观察舌脉时,嘱患者尽量张口,将舌体向上腭方向翘起约成 45°角,舌尖可轻抵上腭,舌体保持自然松弛,使舌下络脉自然显露。舌体切勿用力太过,以免影响气血的运行。

三、方法与顺序

舌诊以望诊为主要方法,如望舌体、望舌苔、望舌脉等。除了望诊以了解舌象的变化之外,还必须结合其他的诊察方法,如通过问诊,以了解舌上味觉的情况以及舌部的异常感觉,舌体运动是否灵活。借助于闻诊,以了解其语言是否清晰。有时还须结合触、摸、揩、刮等方法来进行舌诊检查。如刮舌,用消毒的一次性压舌板的边缘部,以适中的力量,在舌面上由舌根向舌尖缓缓推刮 3～5 次;又如揩舌,采用消毒纱布卷在示(食)指上,蘸取少许的清洁水在舌面上由舌根向舌尖连续揩抹 4～5 次。该两种方法的目的,皆是为了检查舌苔是否易于剥脱,露出舌体的色泽情况以及舌苔的再生情况等。可予鉴别舌苔有根或无根以及是否属于染苔等。对于昏迷患者,可用压舌板或用开口器撬开口,以进行观察。

望舌体、舌苔的顺序:先观察舌体,再观察舌苔。因为舌体的颜色容易改变,伸舌较久时,舌体色泽会随血脉的运营变化而失真,而舌苔覆盖于舌体之上,一般不会随其观察时间的久暂而发生变化。望舌苔,从观察舌尖舌苔开始,再观察舌中、舌侧,后观察舌根。

望舌脉的顺序:首先观察舌系带两侧的大络脉的粗细、颜色,有否怒张、弯曲等改变。然后,再观察周围细小络脉的颜色、形态以及有无紫暗的珠状结节和紫色血络等。

在望舌的整个过程当中,要养成一定顺序进行观察的习惯,力求敏捷迅速,全面周到。如果通过一次望舌判断不清,可嘱患者休息 3～5 分钟后,重复观察一次。

四、注意事项

为了使舌诊所获得的信息准确、有效,必须注意排除各种操作因素所造成的虚假舌象。舌诊时,应注意下述几点情况。

(一)光线

光线的强弱,对颜色的影响极大。在不同的照明条件下,对于同一种物体,会使人们对颜色的分辨发生错觉,得出不正确的判断。所以,望舌应以白天柔和、充足的自然光线为佳,要使自然光线直接投射至舌面上。但若在室外强烈的阳光下观察,则黄苔可变浅,舌质可由暗红而变成浅红,其色则鲜如杨梅状;若在晚上或暗处,光线过弱时观察,则白苔可误认为是灰白苔,红舌可误认为是紫舌,淡紫舌可误认为是青舌,薄黄苔可误认为是黄白苔等。因此,应改用荧光灯或强度中等的手电筒照明。但是,人工照明总有其缺陷,如荧光灯下的舌色多偏紫,手电筒照明易将黄苔误认作白苔，白炽灯下观察舌苔则偏黄，最好待白天再重复检查一次，以校偏差。因此，在光线不足或人工照明的条件下观舌，一定要仔细认真、详细观察，决不可草率从事，这样方可作出正确的分析和判断。

另外，还要避免有色门窗、墙壁、彩色的灯泡或其他染物的反光干扰等。

(二)食物或药物

饮食常会改变舌苔的形色。如厚苔在饮食时，经食物反复摩擦，可变成薄苔；舌干少津者，饮水后可暂时变得湿润起来。另外，辛热食物的高温与刺激，致使舌的毛细血管血流加速，血管充盈，可使淡红舌变成鲜红舌，或红舌转变成绛舌；相反，冷食冷饮，可使血管收缩，血流减慢，使红舌转变成淡红舌或淡紫舌；较多进食甜腻食物时，可使舌苔变厚；服用镇静药时，可使舌苔变得厚腻起来；长期使用抗生素时，可出现黑腻苔或霉腐苔；使用肾上腺皮质激素、甲状腺激素时，可使舌质变得较红；抗肿瘤化疗时，可使舌苔减少，或较干燥。

饮服某些食物或药物时，可使舌苔着色，称为"染苔"，从而掩盖原有的苔色。如食用富含脂肪的花生、杏仁、核桃、瓜子、豆类等时，皆可使舌苔染上一层黄白色；如饮用牛乳、豆浆等时，可使舌苔变白；绿色的蔬菜瓜果，比如黄瓜、丝瓜、猕猴桃等可使舌苔变绿；黄色的菜肴、蛋黄、枇杷、黄连、黄柏、维生素 B_2(核黄素)、复合维生素等可使舌苔变成黄色；由丹砂制成的丸散剂，长期服用后，常使舌苔染成红色；黑褐色的食物、药物等可使舌苔变成灰黑色；焦黑色的食品、橄榄、复方甘草片等可使舌苔变黑；杨梅酱、咖啡、茶、葡萄汁等可使舌苔呈黑褐色改变；经常咀嚼口香糖、进食冷食或饮用各种有色的饮料，也较易染成各种不同颜色的舌苔。诊舌时，均应予以排除。因此，一般情况下不宜在患者进食或漱口后就立即做舌诊检查。临床上若见及舌苔突然改变或舌象与病情不相符合时，均应注意询问患者的饮食及服药等情况，以免造成误诊。

(三)生活习惯与嗜好

生活习惯与嗜好对舌象有很大的影响。无刷牙习惯的人，多有口臭，且易出现黄腻苔；有刮舌习惯的人，常使厚苔变薄；习惯于张口呼吸的人，舌质大多干燥无津液；喝茶无节制的人，舌多湿润；长期吸烟的人，舌苔多呈灰黑色改变；偏爱吃辣的人，舌质多呈红色改变。

(四)季节与时间

中医学很早便认识到季节、时间等对人体生理的影响，据此提出了"天人相应""天人合一"学说。四季的变换、昼夜的交替等皆可使舌象有所改变。夏季天气炎热，血液循环加快，外周血管扩张；冬季则正好相反，这样必然影响到舌色的深浅变化。夏季暑湿较盛，易使舌苔变厚，易出现淡黄色改变；秋季干燥少雨，燥邪当令，舌苔多薄而干涩；冬季气候寒冷，舌常呈湿润改变。早晨刚起床时，舌苔较厚；白天进食以后，舌苔变薄；晨起时舌色黯滞略紫，活动后舌象恢复红活有神，过度活动后,则舌象正红。另外,味觉的敏感程度方面,晚上要比早晨敏锐一些。

(五)口腔因素

当牙齿残缺不全时,可使同侧舌苔变厚;装有假牙时,可因磨损的缘故,而见舌面光滑或中心极为薄弱;镶牙时,可使舌边留下齿印;张口的人,可使舌苔变干等。上述异常舌象变化,皆不能作为病理征兆对待,应注意鉴别,避免误诊。

另外,当舌有血迹出现时,应分辨是牙龈出血抑或是癫痫发作时伤舌出血以及鼻腔、内脏出血等原因所引起,须当慎重。

口腔味蕾受外界物质的暂时作用,可使舌觉发生某些变化。四环素片,在嚼碎后再吞服,则舌面的苦味感觉可变成金属味道而持续一段时间,即使采用漱口、刮舌苔等方法也不能一时去除掉;某些牙膏中含有硫酸十二酯钠,刷牙后,可使橘汁中的酸味尝起来是甜味的味道。这些味觉变化都不属于舌觉异常的范畴之内。

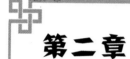

第二章

舌象辨证诊病

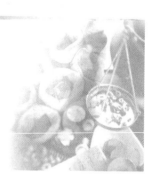

舌象是指舌的各种征象而言。包括舌体的颜色、质地、形状、动态、神态等；舌苔的形质、颜色等；舌体的运动与味觉等。

第一节　舌质辨证诊病

舌质，又称"舌体"，是舌的肌肉络脉组织（包括血管、神经等组织）。望舌质主要观察舌神、舌色、舌形、舌态 4 个方面的改变，以候脏腑之虚实，气血之盛衰。无论舌质如何改变，无不外乎于神、色、形、态 4 个方面改变的排列组合。

一、舌神辨证诊病

舌神是整个生命活动现象的主宰，主要表现在舌质的荣枯和灵动等方面。荣者，就是润泽的意思，提示有生气、有光彩。大凡红润鲜明，运动灵敏，津液充足，生机勃勃的，都是有神的表现，其病易愈，虽病亦属善候；枯者，就是枯晦的意思，提示无生气，无光彩。大凡晦暗无光，运动失灵，津液枯竭，死气沉沉的，都是无神的表现，其病难愈，是属恶候。临床上凡是舌色红活明润的，无论出现何种苔色，多属病情轻浅的表现，其预后良好；若其舌毫无血色枯晦黯淡的，不拘有苔或无苔，全无神气者，其病多属危重，预后凶险。故舌神之有无，充分反映了脏腑、气血、津液之盛衰，超脱关系到疾病预后的凶吉情况。另外，有无胃气，也是判断舌有神与否的一个重要标志。有胃气者，则舌柔和灵活；无胃气者，则舌干硬死板。

二、舌色辨证诊病

舌色是指舌质的颜色。一般可分淡白、淡红、红、绛、紫、蓝、青等诸种，其实质上可为两大类：淡红、红、绛，是红色由浅淡至深浓的几个不同层次；而紫、淡紫、蓝、青，是红色成分逐渐减少、青色成分逐渐增多的几个不同层次。正常之舌色，多呈淡红状，这是由于舌为一肌性器官，其细胞胞浆内含肌红素（肌红蛋白），肌间结缔组织内含大量的毛

细血管,血供相当丰富,其血色透过白色透明的舌黏膜面,而呈淡红色状。当患病时,血液成分或浓度便有所改变,或舌黏膜上皮出现增生肥厚或萎缩变薄,舌的色泽便发生改变。因此,除淡红色一般为正常的舌色外,其余都是辨证诊病之色。

(一)淡红舌辨证诊病

其舌色白里透红,不深亦不浅,均匀适中的,称为"淡红舌"(彩图2-1-1)。为气血调和、上荣的表现,提示心血充足,阳气布化均匀,胃气旺盛,多属正常之舌色。

淡红舌原本是属正常人舌质的颜色,但若见于病人,则多为其病刚起,病情轻浅,或为内伤轻病,尚未伤及气血阴阳和脏腑,或为疾病转愈之佳兆,或为慢性病处于不甚严重的阶段,主表、热、实、虚。若其舌色大部分均较淡白,个别部位呈红色改变的,属淡白夹红舌,多属虚火内动。若纯属于淡红色无苔的,则多为阴虚内热的缘故;若其舌质娇嫩有齿痕的,则为虚寒的缘故。淡红舌与不同苔色及苔质的厚、薄、燥、润结合起来一起分析,则所引起的病证就比较复杂。从大体来看,其苔厚、黄或灰腻的,提示为实热;其苔白滑的,提示为痰饮寒湿;其苔白而松腐,厚如积粉的,提示为痰湿、疫毒;其苔干的,提示为津伤化燥;其苔湿的,提示为中寒夹湿。演化多变,不胜枚举,应根据具体情况而作定论。

(二)淡白舌辨证诊病

其舌色较淡红舌浅淡,白多红少,甚至全无血色的,称为"淡白舌"(彩图2-1-2)。此属机体虚寒之舌象。虚者,是指气血亏虚,血液不能充分营运于舌,故舌色相应浅淡;寒者,是指阳气衰微,虽其血量不减,但阳气不足以温运血液而滋荣于舌,故舌色呈浅淡改变。

淡白舌按其红、白比例的不同可分为两大类:一类是较正常舌色浅淡,但仍可见有红色存在。如淡白湿润胖嫩舌,多属中阳气不足之故。脾阳亏损,一则化源匮乏,脏腑无以滋荣,反映于舌,故见舌色浅淡而无华;二则温运失职,血行缓慢,经脉收引,故见舌色白多而红少;三则制水无权,水湿失于运化,浸润于舌,故见舌质湿润而胖嫩。总之,舌色淡白不红,舌体明显增大,舌上水津较多,极像有过剩的水分浸渗于舌体之中,一般伴见滑腻苔,或舌边有齿痕呈荷叶边样(主要是由于舌组织水肿而致舌体胖大,压迫于齿缘上显出所致),并同时兼见脾阳亏损(腹胀、纳呆、便溏、肢寒等)和水湿潴留(浮肿按之良久不起)的症状。脾阳虚衰为本,水湿潴留是标。又如淡白光莹瘦薄舌,多属气血俱虚的缘故。气虚不能生血,或血虚而后气衰,终致气血两虚,以致不能上荣于舌而出现淡白舌色,舌体瘦薄,舌苔散落。总之,其舌色较正常人浅淡,但略带淡红,舌体与常人大小相似或稍小,舌质虽润但无过多的水分,初起之时,每由舌的中心先见光滑,渐向舌的四边发展,舌苔逐渐脱落,又无法续生新苔,终至全舌光滑如镜,好像刚被剥皮的鸡肉一般,故称"光莹",即光滑洁净的意思,并同时伴见气血不足(头晕耳鸣、气短乏力、声音低微、心悸自汗、口唇淡而无华、面色白或萎黄等)的症状,是属气血俱虚。另一类是全无舌色,枯白而无华,甚至连牙龈、口唇也变得苍白而无华,属枯白舌,提示阳气衰败,脱血夺气,多见于气血极度耗损或阳虚阴盛等危重病症的患者。

　　淡白舌的舌苔,一般为薄白苔或白腻苔,极少也可见及灰黑苔或光剥无苔的。临床上见出现淡白苔,必须分辨其舌体的大小,津液的润燥情况,据此来判别寒、热、虚、实,病情的轻重。淡白舌见舌体薄大的,属气虚。舌尖瘦削的,属阴阳两虚。舌面湿润而舌体胖大,舌边有齿痕的,属阳虚水湿内生,或为中焦气滞、痞胀湿满。舌色淡白而少津的,皆是由于阳气虚损不能生化津液,或阳虚水停津液不能上承之故,临床上常见于腹中停水的患者,口舌反见干燥,欲饮水而饮之不多,可用补阳益气、生津润燥之法施治。淡白舌而有白沫,胸中有寒湿,或为冷饮瓜果所伤,治宜辛温宣利。淡白舌见津液干枯,不论是属外感温热,抑或内伤杂病,皆属难治之症。淡白舌透明光涧的,系乃阴精绝极,是属难治之病。淡白舌结合舌体的大小润燥情况以及苔质、苔色来分析,其特征表现为色浅、苔薄、滑润以及舌体的胖嫩或舌苔剥落。

　　淡白舌在内伤杂病中较为多见。久病后常见淡白舌,提示脏气亏虚,宜施以温补之法。妇人怀孕两个月后,也可见及淡白舌,宜以辛香温里之品,宣通脾胃湿滞之弊。外感热病的期间或后期,或许亦可见淡白舌。无论是内伤或是外感热病,大凡见及淡白舌的,一般多主虚证,提示病程较长,不易一时治愈。在临床中,淡白舌因所兼苔色的不同,虽辨证诊病各异,但总不外乎主虚、寒、气血两亏。

　　西医学研究表明:淡白舌可见于慢性肝病、心功能不全、肾性水肿、甲状腺功能减退症、B族维生素缺乏症以及慢性消化不良等疾病,也常见于席汉病、黏液性水肿等病症。晚期恶性肿瘤、长期消耗性发热伴出现失血、贫血以及各种原因所引起的慢性失血或急性大出血等,亦可见出现淡白舌。

(三)红舌辨证诊病

　　正常人的舌质本来就是红色的,但必须是全舌红活,浓淡均匀一致,才属正常舌象。若舌色较淡红色深,甚至呈鲜红色改变,犹如鸡冠状的,就称为"红舌"(彩图2-1-3)。此属热证之征兆,提示热邪亢盛、气血沸涌,舌体络脉充盈的缘故。

　　红舌主热。舌色愈红,提示热势愈甚。比如表热、里热、实热、虚热等,皆可见出现红舌,唯独寒证无红舌出现。若见舌色稍红或仅见舌边、舌尖略红的,多属外感风热,是属表热;若见舌尖鲜红有刺的,多属心火上炎,是属里热。若见舌色鲜红并有芒刺出现,或兼见出现黄厚苔或灰黑苔的,则多属实热,为阳有余之故,是由于外感温热之邪,或风、寒、燥等诸邪传里化热,或内伤杂病脏腑阳热偏盛,以致气血沸涌,上壅于舌,络脉充盈所致。若见舌色鲜明,舌面干裂,或苔厚而黄或灰黑而干燥等特征的,则大多病程较短,邪气严重而正气未衰,发热较高,严重者伴见神昏谵语等症。阳明经证属实热,阳明腑证亦属实热。同属于阳明实热,但阳明经证多见苔白而不厚,而阳明腑证则常见黄色、焦黄色、灰黑色的厚苔覆盖,往往无法窥见其舌色改变。有时阳明腑证虽有黄、黑厚苔,但都堆积于舌面之中央,其舌之红色,仍位于舌尖、舌边而流露于外。实热之证,治宜施以清热凉血之法。若见舌质鲜红而有裂纹或见少苔或光红无苔的。则多属虚热,为阴之不足之故,是由于外感温热病的后期,阴液受损,或内伤久病,阴虚化燥生热,虚火上炎于舌的缘故。是由于胃气虚弱不能上蒸于舌,故舌苔少或无。若见舌红而不鲜明,舌面干燥而少津液,且伴见不喜饮等特征的,多见于慢性消耗性疾病或温热病的后期,常伴见午后潮热,五心(两手足心与心窝部)烦热等见症。

红舌可见于整个舌体,亦可只见于舌体的局部。舌色大多浅淡,有部分为鲜红,按其部位的不同可分为:红在舌中,提示脾胃之火;红在舌尖、舌边,提示心肝之火;淡白夹红的,多提示虚火。

在温热病发展过程当中见出现红舌,一般标示着热邪渐入营分。温热病邪在卫分、气分,由于热邪亢盛可使舌质变红,但大多仅局限于舌边和舌尖部位,且舌面上大多罩有苔垢,与热在营分全舌纯红而无苔而有所不同。

从发热的程度方面可辨别热势的轻、重、浅、深。故淡红、嫩红抑或是白中带红,尚属于温邪之轻症;鲜红、深红,甚至红而兼绛的,则属温热病之重症。换句话来说,邪在气分的,则舌多淡红;邪在营分的,则舌多深红。再详细来说,单见舌尖红赤起刺,是属心火上炎所致;若见红中出现裂纹如"人"字状的,此乃心火燔灼,热毒熏蒸所致;若见红舌中见出现红点极像被虫子咬碎样的,那热毒就更为亢盛了。若见满舌鲜红起刺,此乃胆火炽盛而营分有热,此时急需投以清凉泻火之药施治。

还有一种舌质嫩红似新生出来一样,看上去似乎非常湿润,但扪上去却很干燥,称作"镜面舌",并同时见十分口渴的样子,此乃津液枯竭的表现。若见舌红无苔,舌面裂纹,此属阴虚火炎之故;若见色红而不荣,且又很干燥的,是属胃津已伤,气不化液,此时用药切不可过分寒凉,可采用炙甘草汤加减施治。

红舌虽然标志着温邪已由气分渐入营分,但是,倘使舌面并不干燥,舌四边色红而中心还见及黄苔或白苔的,此乃上焦气分郁热,津液不能布化之故,此时切不可应用寒凉滋腻的血分药,因易引邪入里,贻误病机。

处于湿热病发展过程中的红舌,其类型虽然有多种不同,但分析其性质则不外乎于虚实两类。大凡舌色红赤鲜明的,提示热在营分,是属实热证;大凡色泽不很鲜明的,提示营血不足,是属虚热证。

红舌还常见于高热症以及化脓性感染症。另外,舌边发红,常见于高血压症、甲状腺功能亢进症或正在发热的患者;舌尖发红,常因工作时间过长,经常性失眠,心火亢盛,以致消耗过多、体内缺乏维生素或其他营养物质所致;舌质红而有刺,似杨梅,称为"杨梅舌",常见于猩红热或高热持续数日以上的患者。

(四)绛舌辨证诊病

红舌进一步发展,颜色更深,且红中透出紫色的,称为"绛舌"(彩图2-1-4)。此为邪热羁留,由营入血的特征性表现。对于外感病来说,提示热入营血,或伏热内蓄于心胃,或为逆传心包之故;对于内伤病来说,提示阴虚火旺,或胃肾液竭之故。

舌质绛或有红点、芒刺,为外感病邪热深入营血之故;色绛而中心干涸的,此乃心胃火燔,劫烁津液之故;若纯绛鲜泽,是属邪在营血,或热入心包之故;舌绛而出现大红点的,为热毒乘心之故;舌绛少苔或无苔,或有裂纹,为内伤杂病阴虚火旺之故;若见舌色绛红,舌面光亮如镜的,为胃阴消亡之故;若见色绛不鲜,干枯而萎的,为肾阴枯涸之故;若见舌绛而色黯或出现瘀点、瘀斑的,为血瘀夹热之故。

同为绛舌,可因有苔抑或无苔,有津抑或无津而意义不同。若见舌上出现薄苔的,为卫气之邪未净之故。若见舌绛而兼有黄白苔垢,乃热虽入营,而气分之邪未净。此时的舌面罩有黄苔或白苔,提示阴津虽未受耗,而气分热邪已有侵袭营分之势。此时宜宣卫透营两解其邪,不能单纯施以凉血之法,以防滋腻阴柔之血分药壅热留邪,不能使气分病邪向外透达,造成闭门留寇之弊。若见舌绛而有薄黄腻苔,伴出现神志昏愦,为湿热夹血热蒙蔽心包之故,宜施以清热开窍,凉血化湿之法治疗。若见舌苔全然尽化而红绛毕露的,则属邪热全入营血,此时可予尽投清血之药。若见纯绛无苔而光洁如镜的,则非但心营两灼,而胃津已耗竭殆尽,津液不能灌注于舌本之故,治当急用甘寒濡润、增津益液之药,大剂量频服,红活的还可有救,板滞的则就无效的了。若见舌绛而润泽,则多夹有痰湿。若见舌绛而干,中心处无苔,为血热炽盛,津液耗伤所致,治其必当清营救液两顾其急。舌绛而望之若干,手扪时则有津液的,此乃津亏而湿热熏蒸,将成浊痰,并有蒙蔽心包之险。

另有一种绛舌,只能到达齿边,不能伸出口外,此为痰热内结,舌根受阻,邪气极易窜入厥阴。此类绛舌,其上必布有一些浊苔,此为膈间积有痰浊之故,故当急以清热豁痰,宣窍通络,否则待灵窍一闭,神志遽昏,此时须加用清营开窍之药。倘若内风一动,抽搐频起,又必投以清热定风之品。

另外,还须辨别温病新感与伏邪时舌绛之不同。若是外感温病,定先见及白苔,舌质由红而逐步变绛,提示病邪由卫分、气分渐次传入营分、血分。若是伏邪温病,则病起即见舌色红绛而无苔,当施以清营透泄之法后,以使伏邪转出于气分,就能渐渐布上白苔。此为温感新感和伏邪在舌苔上的不同之处。

总而言之,绛舌有虚、实之分。纯绛鲜泽者,属热入包络之故;绛而干燥者,属热邪亢盛之故;光绛如镜或干枯不荣者,属阴液亏损之故。绛舌还存在着有苔与无苔的区别,兼见黄苔的,属气分之邪未净之故;绛而其上罩腻浊或霉酱苔垢的,属兼痰湿秽浊之故。

绛舌常见于久病、重病之人,如术后、严重烧烫伤、甲状腺功能亢进症、肝硬化腹水后期、严重的结核病、败血症、恶性肿瘤的晚期以及感染性发热等的患者。

(五)紫舌辨证诊病

其色黑赤为紫。舌呈均匀的紫色改变,或紫中有绛,或紫中有青,或紫中有带灰色改变的,均称为"紫舌"(彩图2-1-5)。此属血液瘀滞的表现,提示血行欠畅,瘀滞而成紫。

有部分紫舌是从红绛舌发展而来,紫中带绛称为绛紫舌,常伴见干枯少津(舌面多干燥),为营血热盛伤津,血液壅滞之故。也有部分是从淡白舌发展而来,紫中带青的,称为青紫舌,常伴见色淡而湿润(舌面多润活),为寒邪壅遏,血液凝滞,或属阳虚阴盛,气血运行欠畅之故。

血分热毒舌紫与寒邪直中舌紫,两证虽都俱见紫舌,但却一热一寒,性质不同。从病因而论,血分热毒的病因属热邪,常发生于温热病,营热不解,热邪深入血分,热深毒盛,迫血妄行。寒邪直中的病因属寒邪,或因素体虚寒,复感寒邪;或因伤寒失治,误治转属,寒邪直中,经血凝滞。从临床表现来观察,血分热毒证舌紫,见舌紫色而带绛色,或伴见裂纹,苔焦燥而起刺,并同时兼见热深毒盛动血(斑疹、吐衄、谵妄)的症状出现。伤寒直中证舌紫,见舌淡紫而带青色,舌面润滑而少苔,并同时伴见四肢厥冷、畏寒、脉迟等寒象表现。从治疗方面来说,两证均属危重病证,均必须及时抢救。对于血分热毒证的治疗,宜施以凉血解毒之法,方选神犀丹[犀角(水牛角代)、菖蒲、黄芩、生地黄、金银花、人中黄、连翘、板蓝根、豆豉、玄参、天花粉、紫草]、犀角地黄汤[犀角(水牛角代)、生地黄、芍药、牡丹皮]等。对于寒邪直中证的治疗,宜施以回阳救逆之法,方选回阳救急汤(熟附子、干姜、肉桂、人参、白术、茯苓、陈皮、甘草、辽五味子、制半夏、麝香、生姜)、四逆汤(炙甘草、干姜、生附子)等。

还有因血脉瘀滞,瘀血内积而成,其舌紫中带灰的,称为暗紫舌(舌面干燥或秽垢),常伴见瘀点或瘀斑,可因热邪深重,津枯而血燥,血行瘀滞所致;亦可因素有瘀血,复又邪热内蕴,入于营分,血热搏结,阻滞血流所成;还可因素喜饮酒,温热夹湿,湿热相并,深蕴于血中。具体舌象特征为:舌呈紫色,略带灰色,晦暗而无光彩,舌边伴见瘀点或瘀斑。须作区分的是,若纯是热邪入血,舌必当干燥无津液,病至此时,多属难治之症;有瘀血者,舌面湿润不干;夹湿者,舌上当兼见秽垢。瘀血内积舌紫的治疗,总以活血化瘀为原则,方可选膈下逐瘀汤(炒五灵脂、川芎、牡丹皮、赤芍、乌药、延胡索、甘草、当归、桃仁、红花、香附、枳壳)、血府逐瘀汤(当归、牛膝、红花、生地黄、桃仁、枳壳、赤芍、柴胡、甘草、桔梗、川芎)等。如有结块出现者,治宜化瘀与软坚并用;兼有营热者,可加入牡丹皮、生地黄之类;伴见气滞者,宜伍用乌药、香附等行气之品。

若长期酗酒成癖,或恣意暴饮、暴食,酒毒、湿浊蕴积于体内,脾胃受困,严重者以致酒毒攻心,临床可见舌紫,属酒毒内蕴舌紫,可见舌深紫肿大,干枯而少津,舌面焦燥而起刺,以及脾胃湿浊内阻(口苦、呕恶、脘腹痞闷等)的症状出现。治疗时,宜施以清热解酲之法,方可选葛花解酲汤(木香、橘皮、人参、猪苓、茯苓、炒神曲、泽泻、干姜、白术、青皮、白豆蔻、砂仁、葛花)加黄芩、黄连等。

综上所述,紫舌辨证诊病,有热、寒、瘀血、酒毒等之分。不外乎于热盛伤津,气血壅滞;或寒凝血瘀;或热邪入血,营热夹瘀;或酒后伤寒,酒食湿滞,或血蕴湿热等因素。若是紫而苔黄干燥,乃为脏腑素热之故;若为青紫润滑的,则为寒邪直中之故;若是紫色晦暗的,常为瘀血蓄积之故;若为紫而肿大的,可因酒毒冲心之故;若是紫而中心见有白滑苔的,则为醉后伤寒之故。根据舌色的不同表现和临床特征是不难予以区别的。

紫舌诊病,除瘀血酒毒以外,以感受热毒者居多,寒证者究属少数。临床上须仔细观察其颜色之鲜晦和有神与无神。从发展变化方面来看,舌色由绛而紫,多属热极之征象;若并不由绛而变紫,仅为淡紫青滑,并无其他热象者,那就属于是寒证的了。

紫舌可见于心脏病、出血性疾病、血中缺氧、中毒、呼吸困难、严重感染等病症。特别需要指出的是:长期出现紫舌的人,需就医检查,以排除肿瘤病和其他严重内脏疾病的存在。

部分患者在做舌诊检查时,常因伸舌时间太长,且过分用力,以致舌面处于紧张状态时,亦可出现紫舌,缩回后即退回原色。因此,当诊察舌色时,应嘱患者平舒伸舌,切勿过分用力,以避免造成假象而误诊失治。

(六)青舌辨证诊病

其舌色如皮肤上暴露的"青筋"色,全无红色可言,称为"青舌"(彩图 2-1-6),此为阴寒与瘀血的舌色,提示寒凝阳郁或阳虚寒凝,内有瘀血。有瘀血而舌色青者,似如体表跌仆损伤而发青样,原理相似。

青舌所主之病:一为寒凝阳郁之故,盖由寒邪直入于里所致。寒为阴邪,阴寒而内盛,阳气郁而不宣,气血凝滞,故舌见青色。假如外感病见此舌色的,常为寒邪直中少阴、厥阴之证;或为慢性病,屡经汗下,阳气受戕,肝肾虚衰,寒从中生之故。内伤杂病见此舌者,可为真阳衰绝之候。其辨证要点是:舌质色青,舌面略带润滑,并兼见脏腑虚寒(恶寒蜷卧,口不见渴,四肢厥逆,手足指甲、唇色皆青,吐利腹痛,或下利清谷,脉沉迟而无力)的症状出现。治疗时,宜施以温阳祛寒之重剂,其方可选四逆汤、附子理中汤[炮附子(去脐)、干姜、炮吴茱萸、肉桂、人参、当归、陈皮、厚朴(姜炒)、白术、炙甘草、生姜、大枣]、吴茱萸汤(吴茱萸、人参、生姜、大枣)等。二为瘀血郁阻之故,其主要原因有三,其一可因寒所致,寒邪侵入脏腑,血得寒则凝;其二可因气所致,气虚或气滞,则无推动血行之功,血停则瘀;其三可因伤所致,外伤等引起出血,离经之血停留于体内造成。其辨证要点为:舌质色青,舌面略为干涩,或伴灰苔,并出现瘀血内阻(胸中满闷,腹中痞块,皮肤瘀斑,肌肤甲错,口渴而常漱水但不欲咽,面色黧黑,四周青紫,脉迟细而涩)的症状出现。

青色舌,似如水牛之舌,此属寒邪直中肝肾之外候,临床竟无一青舌属热之因由;青舌者,脉伏厥逆,而自反觉大热者,属格阳之外候,治宜施以白通汤(葱白、干姜、生附子)寒服;对于小便不通者,宜重用肉桂。

青舌可见于西医学中的心功能不全、酒精(乙醇)中毒性肝硬化、Addison 病、结节性动脉周围炎、恶性肿瘤、血中寒冷凝集素增高症等病症。

青舌者,起病急骤,并伴见四肢厥冷,面色苍白,脉沉伏等症,且饮水不多,喜温喜热,虽见烦躁不安,但其声音不扬的,相当于西医学中的急性周围循环衰竭、休克等危重病症。另外,孕妇胎死腹中,亦可见出现青色舌。

大凡见舌青而明润的,其预后较好;舌青而枯槁的,则预后不良。

(七)蓝舌辨证诊病

其舌色如同靛蓝,称为"蓝舌"(彩图2-1-7)。盖由血液瘀滞所引起。蓝舌属临床少见之舌色,真正的全舌色蓝者很难见及,舌体某一区域之蓝舌变化则较常见。临床上所见的蓝舌常有蓝色舌、淡蓝色舌之分。深蓝色舌者常分布于舌之两侧或前半部的某一部分。淡蓝色舌者,很难与淡紫舌分开看待,其蓝色常分布于舌边或全舌。

舌赤而中边带有淡蓝或深蓝条带的,亦即所谓的蓝色舌与淡蓝舌,温邪或湿温热郁不解之邪犯及中焦,则常见该舌色。罹患痰饮证者亦见苔满滑腻,舌之前半部见出现蓝色的,此属阴邪化热之外候。

西医学中的急性胰腺炎、肺源性心脏病以及其他心血管疾病与恶性肿瘤晚期全身极度衰竭的病人,确实可见舌面出现条带状或片状深蓝色、淡蓝色。

蓝而满舌滑腻的,为痰湿、痰阴,阴邪化热之外候。蓝色见于舌中且舌质滑腻的,必定是湿邪或痰浊久滞,提示病情已发展到危急阶段。微蓝色而未满布全舌的,可见于湿热邪未解,但更多的是见于部分传染、危急、死亡率较高的瘟疫病。倘若妇人妊娠而见蓝舌,则必定胎死腹中。下利伤阴、热入血分之危重证候,亦可能出现蓝舌。另外还有癫痫病患者,或素有胃痛之人,有时也可见出现蓝舌,此乃由于瘀血内停,肝气不舒的缘故罢了。

温病者则少见蓝舌,温病者若见出现蓝舌,提示病势十分危重、险恶。根据有关文献记载,瘟疫病与湿温病由于热郁不透,可能出现蓝舌。蓝而不满舌的,为邪热鸱张,肝阴焦灼之故,宜施以平肝息风、清热解毒之法,谨防出现痉厥证。

辨察蓝舌时,应区分苔之有无。若见舌色蓝而舌面尚能生苔的,或黄或白的,属心、肝、肺、脾、胃阳火所攻,热伤气分,以致经不造血之故,脏腑虽伤未甚,犹可施治;若见蓝舌而无苔的,无论是属何证,皆属气血极亏,病属难治。由此可见,蓝舌有苔要比蓝舌无苔预后要好。有苔提示胃气尚存,无苔提示胃气已亡。

西医诊断为呼吸循环衰竭的,可见出现蓝舌。变性血红蛋白症或肠源性青紫症者,也可见出现蓝舌。急性中毒者,也可突然见出现蓝舌。

三、舌形辨证诊病

舌形者,是指舌体的形状而言。观望舌形是指观察舌体形状的异常变化以诊察疾病的技术方法。异常舌形包括舌的娇嫩、苍老、肿胀、胖大、瘦薄、裂纹、齿痕、光滑、点刺、瘀点及瘀斑等。观察舌形的异常改变,对于辨别脏腑气血的盛衰,疾病的寒热虚实,都有着非常重要的意义。故曹炳章在其《彩图辨舌指南》一书中称:"辨舌知脏病,当先视其舌形。"另外,还有部分舌形的变化,如舌菌、舌疮、重舌等,一般归属于舌体的局部病变范畴。

观望舌形改变的具体内容如下述:

(一)苍老舌辨证诊病

舌质纹理粗糙,其外形坚敛苍老(肌肉紧张度正常或较高),舌色偏暗红的,称为"苍老舌"(彩图2-1-8)。盖因邪气亢盛,正气亦不衰,故其质坚而色苍。无论舌色、苔色如何,舌质苍老的,皆属于实证。盖因热邪亢盛,气血壅实于上,正邪剧争,致使形色坚敛。故苍老舌一般主实热证。常见于急性病的极期阶段。

西医学认为:舌之苍老与副交感神经的张力减低而交感神经的张力亢进有关,使唾液浆液性分泌减少,黏液分泌取而代之。

(二)娇嫩舌辨证诊病

舌质纹理细腻,其外形浮胖娇嫩(肌肉松弛,甚至晶莹透明),舌色偏于浅淡的,称为"娇嫩舌"(彩图2-1-9)。盖由气血亏虚,不充形体,或阳虚生寒,水湿不化,以致舌体浮胖娇嫩。故娇嫩舌一般主虚寒证。常见于慢性病的后期。

舌质老嫩是舌色和舌形的综合性表现。若见舌色深而晦暗,舌上起刺或裂纹,或舌质纹理粗糙,或舌质干燥皱缩等的,皆属于舌质老的具体表现;若见舌色淡白无华或娇艳无比,舌胖大而湿润,舌黏膜纹理细腻的,则属于舌质娇的具体表现。

舌质的老嫩主要是辨别疾病的虚实。《彩图辨舌指南》指出:"凡舌质坚敛而苍老,不论苔色白黄灰黑,病多属实,舌质浮胖娇嫩,不拘苔色灰黑黄白,病多属虚。"亦即舌质坚敛而苍老的,多见于实证;舌质浮胖而娇嫩的,多见于虚证。

(三)肿胀舌辨证诊病

舌体较正常舌增厚肿大,盈口满嘴,甚至舌头伸出于口外,不能回缩闭口的,称为"肿胀舌"(彩图2-1-10)。其成因主要有三:其一为心脾积热,致使血气上壅,以致舌体肿胀;多见舌色鲜红而肿胀;其二为素善饮酒,又病温热,邪热入血,夹酒毒上冲,以致出现舌肿。多见舌紫而肿胀,甚至伴见疼痛感;其三为中毒而致血液凝滞,可见舌肿胀而青紫晦暗,兼见口唇青紫肿大的。总之,肿胀舌辨证诊病有三:一为血热上壅,二为酒毒冲逆,三为中毒血瘀。

在西医学中,肿胀舌常见于甲状腺功能减退症或脑垂体前叶功能亢进症所引起的肢端肥大症,以及感染发热性疾病、传染性疾病、舌炎、舌癌、舌血管疾病、乙醇中毒、食物或药物中毒等。若见舌体充血肿胀,舌质为蓝红色的,则为肝硬化的特异性表现之一。另外,还见一种因先天舌部血络郁闭,以致舌紫而肿胀的,如舌血管瘤等病,不过临床上较为少见。此外,还见一种舌肿满口,木硬而不能转动的,称为"木舌",多因心火亢盛的缘故。

(四)胖大舌辨证诊病

舌体较正常舌宽大,伸舌满口的,称为"胖大舌"(彩图2-1-11)。盖因痰饮水湿阻滞,上泛潴留于舌体,以致舌体胖大的缘故。故舌体胖大与体内水湿过盛有关。若见舌体淡白胖嫩,苔白滑,则多属脾肾阳虚,气不化津,水湿上泛所致。多见于贫血、慢性肾炎肾病型患者;若见舌体淡红胖大,苔黄腻的,盖因脾胃湿热,与痰浊相搏,以致湿浊痰饮上溢的缘故。多见于慢性消化系统和呼吸系统疾病。因此,胖大舌辨证诊病不外乎阳虚气虚停滞;湿热痰饮上溢所致。

西医学认为舌体胖大主要与血液、淋巴液回流障碍,血浆蛋白减少,组织水肿或结缔组织增生等有关。因舌体胖大后而易受到齿缘压迫,故胖大舌常伴见舌边齿痕,又称为"齿痕舌"。其临床意义与胖大舌基本保持一致。胖大舌还可见于贫血、黏液性水肿、低蛋白血症、营养不良、甲状腺功能减退症、基础代谢降低等病症。

(五)瘦薄舌辨证诊病

舌体较正常舌窄而扁平的,称为"瘦薄舌"(彩图 2-1-12)。是由于气血阴液不足,不能濡养舌体所致。若见舌体瘦薄,舌质淡白而嫩的,多属心脾两虚,气血不足的缘故。常见于慢性贫血的患者;若见舌体瘦薄,舌质红绛而干燥的,多属阴虚火旺,津液耗伤的缘故,常见于温热病后期或慢性消耗性疾病;若见舌体瘦薄,舌质晦暗而干枯的,多属肾阴已涸,内热消烁,常见于重症患者。所以,瘦薄舌辨证诊病不外乎气血两亏,阴津不足。

西医学认为:营养不良,舌肌及舌上皮萎缩,为舌体瘦薄的主要原因,故瘦薄舌多见于慢性消耗性疾病,如严重的肺结核以及恶性肿瘤晚期等,常伴见全身瘦削。

(六)齿痕舌辨证诊病

舌体边缘有牙齿压印的痕迹,如荷叶边状的,称为"齿痕舌"或"齿印舌"(彩图 2-1-13)。盖由脾虚不能运化水湿,寒湿内盛,以致舌体胖大,受牙齿挤压所造成。故齿痕舌常与胖大舌并见。主脾虚或湿盛。这其中,若见舌色淡白而湿润,舌体胖大而有齿痕的,多属脾阳虚损,寒湿内盛的缘故;若见舌色淡红,舌体瘦薄而有齿痕的,多属脾气虚弱,气血不足的缘故;若见舌红苔腻而有齿痕的,则为湿热痰浊壅滞所引起;若见舌淡红而嫩,舌体不大而边有轻微齿痕的,可为先天性齿痕舌。病中见齿痕舌,提示病情较轻,或为小儿,或为气血不足者。

西医学认为:齿痕舌的形成与血细胞比容增高有明显的关系。临床上常见于水肿、贫血、慢性肾炎、B族维生素缺乏、糖尿病、甲状腺疾患、舌肌张力减弱等病症。

(七)点刺舌辨证诊病

所谓的点,是指鼓起于舌面的红色、白色或黑色星点,它是由于蕈状乳头体积增大,数目增多,乳头内充血水肿所引起。大的称作"星",小的称作"点"。其色红的,称为"红星舌"(彩图 2-1-14)或"红点舌"(彩图 2-1-15);类似于草莓状的,称为"草莓舌"(彩图 2-1-16);色白的称为"白星舌"(彩图 2-1-17)或"白点舌"(彩图 2-1-

18)。白星舌是由于蕈状乳头肥大而发生水肿变性所引起,极像珍珠样,白色透明散在于舌中根部,可与红绛舌同时并见,提示热极伤阴或营养不良。星点舌常见于感染性、发热性疾病的极期,烧、烫伤,慢性消耗性营养不良等。

所谓的刺,亦即舌面上的软刺及其颗粒,是由于蕈状乳头增大、凸出,并形成尖峰所致。其形如同芒刺,摸之棘手,故称为"芒刺舌"(彩图 2-1-19)。芒刺舌常见于高热、猩红热、重症肺炎等患者。

点与刺极为相似,时常并见,故可合称为点刺舌。多见于舌边、舌尖部。常为邪热亢盛,充斥舌络所引起。一般点刺愈多,其邪热愈甚。点较为轻,刺较为重。舌生点刺兼有舌苔出现的,提示实热内结;舌生点刺少苔、无苔的,提示热盛气阴大伤,临床上尤为常见。

西医学认为,点刺舌可见于各种发热、感染性疾病或大面积烧伤的患者。

无论出现红点、白点与黑点,皆因热毒炽盛,深入血分的缘故。可见于温热病的极期。红点多主瘟毒入血;或热毒乘心;或湿热蕴于血分。白点多属脾胃气虚而热毒攻冲,乃将糜烂之先兆。黑点多属血中热甚而气血壅滞,或胃热已极,将发斑疹之兆。

舌生芒刺,总属邪热亢盛内结的缘故,故《望诊遵经》说:"舌生芒刺者,热结甚也"。可根据芒刺出现的不同部位,分辨邪热所在的脏腑。如舌尖出现芒刺,为心火亢盛;舌中出现芒刺,为胃肠极盛;舌边出现芒刺,属肝胆火旺;舌根出现芒刺,多属下焦有热。根据点刺的颜色不同,可估计气血运行情况以及疾病的程度。如点刺鲜红的,提示血热;点刺绛紫的,提示热盛而气血壅滞。根据起刺部位的不同还可分辨邪在气分或营分。舌有芒刺而兼见焦黄苔的,提示气分热极;舌有芒刺而舌绛无苔的,则属热入营血,阴分已伤。

(八)光滑舌辨证诊病

舌面光滑无苔,洁如镜面的,称为"光滑舌",又称作"镜面舌""光莹舌"(彩图 2-1-20)。主要是由于胃阴枯竭,无法上荣或胃气大伤,不得上熏于舌而引起。若见舌淡白而光滑的,提示脾胃损伤,气血两亏;若见舌红绛而光滑的提示水涸火炎,胃肾阴液枯竭。舌面光洁而无苔,毫无生发之气的,不论出现何种舌色,皆属胃气将绝之危候。

西医学认为,光滑舌常见于慢性消耗性疾病或温热病的后期、恶性贫血、B 族维生素缺乏、癌瘤晚期等病症。

(九)瘀点(斑)舌辨证诊病

舌面上见出现大小不等,形状不一的青紫色或紫黑斑点,并不凸出于舌面的,称为"瘀点舌"(彩图 2-1-21)或"瘀斑舌"(彩图 2-1-22)。瘀点舌或瘀斑这一名词在中目前的中医学文献中尚未见及,一般都放在青紫舌中作论述,但严格来说,舌生瘀斑较青紫舌更为深黯,略带黑色。因此,有必要专列阐述。

舌见瘀点、瘀斑，对于外感热病来说，提示热入营血，气血壅滞，或将要发斑之故；对于内伤杂病来说，则多属血瘀之征。形成瘀血的原因，有出血而致瘀停，有气滞而成血瘀，也有因舌本身出血，久而出现瘀斑的，部分患者也可由先天生来就有该斑的。临床上常根据瘀斑出现于舌体的不同部位，来辨别瘀血停留的相应部位，如舌尖瘀斑，属心痹瘀阻，舌两边瘀斑，属肝胆瘀阻等。瘀点舌、瘀斑舌的治疗原则是活血化瘀，如兼有气滞的，宜理气活血；兼气虚的，宜补气活血。若出生以来即有瘀点、瘀斑的，则不必治疗。

四、舌态辨证诊病

舌态，亦即舌体运动时的状态表现。舌体活动灵捷，伸缩自如的，属正常舌态，提示气血充足，经脉通调，脏腑功能旺盛。常见的病理性舌态可有舌体痿软、强硬、㖞斜、颤动、吐弄与短缩等。

1. 痿软舌 舌肌萎缩，舌体软弱，屈伸无力，不能随意伸缩回旋的，称为"痿软舌"，又称作"舌痿"（彩图2-1-23）。大多是由于气血虚极，阴液亏损，舌肌筋脉失其所养而致。若见舌痿软而淡白无华的，多为慢性久病，气血虚衰的缘故；若见舌痿软色红而干的，则多属外感病的后期，热极伤阴，或内伤杂病，阴虚火旺；若见舌痿软而红绛少苔或无苔的，多为肝肾阴亏所致。

西医学认为：痿软舌常见于唾液分泌减少、神经系统疾患、舌肌无力等病症。

2. 强硬舌 舌失柔和，板硬僵直，屈伸不利，或不能自如转动，称为"强硬舌"，又称作"舌强"（彩图2-1-24）。由于舌具有调节发音的功能，故舌体强硬时，必伴有言语謇涩不清。其病因病机有二：一为外感病，多属热入心包，扰乱心神，舌失主宰而失其灵活，或因高热伤阴，筋脉失养，或因热毒攻冲，舌体肿大，致使舌体失其柔和而强硬；二为内伤病，多属痰浊内阻，蒙蔽心窍，或是肝风夹痰，上阻舌络所致，常为中风之征兆。若见舌体强硬而色红绛少津的，多见于热邪亢盛；若是舌体强硬而舌苔厚腻的，多见于风痰阻络；若是舌体强硬而肢体麻木、眩晕的，多为中风之先兆，常伴语言不清、半身不遂的，则为中风后遗症。西医学认为：舌强硬多见于神经系统严重损害，如颅脑感染、脑卒中、严重脑部受伤、肝昏迷等。

3. 㖞斜舌 伸舌时舌体偏向一侧，或左或右，称为㖞斜舌（彩图2-1-25）。一般舌的前半部㖞斜较为明显。大多是由于肝风内动，夹痰夹瘀，痰瘀阻滞一侧经络，受阻侧舌肌弛缓，收缩无力，而健侧舌肌则如常，故伸舌时向健侧㖞斜。㖞斜舌主中风或中风之先兆，偏左者病在右，偏右者病在左。

西医学认为：㖞斜舌常见于脑卒中、舌下神经损伤、面神经炎等病症。舌伸出时偏向一侧，是舌下神经受损的重要特征性表现。

4. 颤动舌 舌体震颤抖动，不能自主，称为颤动舌，又称作"舌战"。较轻的，仅伸舌时颤动；严重的，不伸舌时亦见抖颤难宁。动则属风，故颤动舌主动风，大多是由于热盛、阳亢、阴亏、血虚等使燔灼肝筋，或肝筋失养，舌脉挛急所致。新病舌栩栩扇动而舌绛紫的，多属热极生风的缘故；久病舌蠕蠕微动而舌淡白的，多属血虚动风的缘故；若见舌颤动而色红少津的，多属肝阳化风的缘故；若见舌颤动而色红少苔的，多属阴虚动风的缘故；酒毒内蕴者，亦可见舌体颤动不已。

西医学认为：颤动舌常见于脑卒中、感染性疾病的高热期、甲状腺功能亢进症、动脉硬化、帕金森病等。

5. 吐弄舌　舌体伸长，吐露于口外，弛缓不能立即回缩的，称为吐舌；舌体频频伸出于口外，但又立即缩回，或舌舐口唇四周，振动不宁，时时不已的，称为弄舌。两者皆是由于心脾有热，热灼津伤，肝筋失养，引动肝风，舌脉动摇不宁所致。吐舌者，多见于疫毒攻心，或正气已绝，往往全舌色紫；弄舌者，多见于动风先兆，或小儿智能发育不良。

6. 短缩舌　舌体卷短紧缩，不能伸出于口外，甚至不能抵齿的，称为短缩舌（彩图2-1-26），并常伴见舌痿软。是为热极，邪陷三阴，风邪夹痰，梗阻舌根的具体表现，无论因虚、因实，皆是属于危重征兆。若见舌短缩而色青紫湿润的，大多是由于寒凝经脉，舌脉挛缩所致；若见舌短缩而色淡白无华的，大多是由于气血虚衰，血虚而舌失所养，气衰而舌失其用，以致舌缩不伸；若见舌短缩而色红绛且干的，大多是属热盛伤津，筋脉拘急所致；若见舌短缩胖大而苔腻的，大多是属于风痰阻络，经气阻滞所致。还见一种先天性舌系带过短，亦影响舌体伸出，称为绊舌，临床无辨证意义。

西医学认为：短缩舌常见于急性心肌梗死的休克期、肝性脑病、乙型脑炎深度昏迷的患者。

五、舌的其他病变

舌的其他病变有舌疔、舌疮、舌痈、舌菌、重舌及舌衄等。

1. 舌疔　舌体出现豆粒状或樱桃状红色或紫红色的疱，且质地坚硬而疼痛的，称为"舌疔"（彩图2-1-27）。多由心脾火毒上攻所致。

2. 舌疮　舌体表面溃破，出现一个或多个细小疮疡的，不论疼痛与否，皆称为"舌疮"（彩图2-1-28）。若是由心经火毒上攻而成的，疮多凸出于舌面而疼痛；若是由下焦阴虚、虚火上浮而成的，则疮多凹陷不起且不痛。

3. 舌痈　舌体生痈，色红高起肿大，往往延及下颏红肿硬痛的，称为"舌痈"。大多是由于热毒炽盛，攻血腐肉而成。舌上生痈，舌红少苔的，多属心火上炎；舌下生痈，舌红或绛的，多属脾肾积热的缘故。

4. 舌菌　舌生恶肉，头大蒂小，溃烂恶臭无比的，称为"舌菌"。多是由于心脾积火，上灼于舌所引起。

5. 重舌　舌下皱襞肿起，似又生出一小舌的，称为"重舌"。大多是由心经热毒外发,或外邪引动心火,以致舌下血络壅滞肿起,故重舌主心脾郁火,时邪引动内热。

6.**舌衄** 舌体出现点状或线状出血,称为"舌衄"。大多是由心经热极,迫血妄行所造成。亦有因肺热、胃热、肝火或脾虚不能统血所造成。其辨证诊病不外乎心火、肝火、胃热、阴虚阳浮和脾虚。大凡出血如同泉涌,或如线,或红尖舌出血,舌鲜红或肿胀的,多是由于心火旺极,或心经热毒壅盛,或热伤心包,以致血热妄行上溢。胃热舌衄,舌干黄而便秘;肝火上冲,多见舌上出血,舌边红绛,舌肿木硬而兼出现眩晕、胁痛。若为脾虚、气虚失于统摄而出血的,则多见舌衄而舌质淡白胖嫩。阴虚阳浮者,多见嫩红光莹舌或淡白夹红舌。此外,还应注意辨别抓伤或咬破出血所致的。

第二节 舌苔辨证诊病

舌苔,是指散布在舌面上的一层苔状物而言。正常人的舌苔一般色白而均匀,干湿适中,舌面的中部与根部稍为厚胖,其余部位则较为薄削,是由于脾胃之气上熏凝集而成,是消化功能状况、胃气盛衰的重要标志。病理变化的舌苔,因有胃气强弱与病邪性质的不同,或夹有饮食积滞之浊气,或系邪气上升而致成,其表现各不相同。望舌苔主要是观察苔质与苔色两个方面的具体变化,以了解疾病的性质、病位的深浅和邪正消长的情况。无论舌苔如何发生变化,无外乎于苔质、苔色这两个方面变化的排列组合。

一、苔质辨证诊病

苔质,是指舌苔质地、形态。望苔质主要是观察舌苔的厚薄、润燥、腐腻、剥落、偏全、真假等性状的变化。

1.**厚薄苔** 透过舌苔能隐隐见及舌体的,称为"见底",属薄苔(彩图2-2-1);不能透过舌苔见及舌体的,称为"不见底",属厚苔(彩图2-2-2)。苔的厚薄是以"见底"和"不见底"为标准的。

正常的苔垢分布于舌面,一般是薄而匀称的,或者在舌的中部与根部稍为厚些,这是由于中、根部内应于胃肠,故该处略为厚些,此即胃气熏蒸上承之故。相反,如果中、根部无苔,或者极少,则是"胃阳不能上蒸,肾阴不能上濡"的具体表现。若见中、根部的苔特厚,常常是胃肠内有湿浊积滞的病理性反应。

临床上观察舌苔的厚薄,有助于了解邪气的浅深与邪正的盛衰。就一般来说,疾病初起病邪在表,病情较轻的,舌苔多薄;而病邪传里,或内有饮食痰湿积聚的,则多见出现厚苔。薄苔属正常的舌苔,说明胃有生发之气。在疾病当中,若见于外感疾病,病邪在表,提示其病初起,病情尚浅;若为内伤疾病,提示病情较轻,胃气未伤。厚苔主外邪入里,或内有宿食痰浊停滞,表示胃气夹湿浊、痰浊、食浊、热邪等熏蒸积滞舌面所致,说明里滞已深,病情较重。

另外,辨其舌苔之厚薄,对于了解病势的进展及预后也很有意义。舌苔由薄而转厚,表示邪气渐盛,或表邪入里,属病进;舌苔由厚而转薄,或舌上复生薄白新苔,提示正气胜邪,或内邪消散外达,属病退征象。舌苔的厚薄转化,一般是逐渐变化的过程,如薄苔突然增厚,说明邪气极盛,迅速入里;苔骤然消退,舌上无新生舌苔,属正不胜邪,或胃气暴绝。

2. 润燥苔　舌苔润泽有津,干湿适中,不滑不燥,是属"润苔"(彩图2-2-3);舌面水分过多,伸舌欲滴,扪之湿滑,是属"滑苔"(彩图2-2-4);舌苔干燥,扪之无津,甚则舌苔干裂,是属"燥苔"(彩图2-2-5);苔质粗糙,望之枯涸,扪之碍手,是属"糙苔"(彩图2-2-6)。

临床上观察润燥,主要是了解津液的盛亏和输布情况。润苔属正常舌苔,是胃津肾液上承,布露于舌面的具体表现。若病中见及润苔,说明体内津液未伤,如风寒表证、湿证初起、食滞、瘀血等。滑苔是水湿之邪内聚的具体表现,主痰饮、水湿。如寒湿内侵,或脾阳不振,不能运化水液,寒湿、痰饮内生,随其经脉上溢于舌,便出现水湿过剩的滑苔。燥苔一是体内津液已伤的具体表现,如高热、大汗、吐泻之后,或过服温燥药物,导致津液不足,舌苔失于滋润而干燥;二是津液输布障碍的具体表现,如痰饮、瘀血内阻,阳气为阴邪所遏,不能蒸腾津液濡润舌苔而见燥苔。糙苔常由燥苔进一步发展而成,同时舌体往往也偏干,此属热盛伤津之征兆;舌苔由燥转润,是热退津复,或饮邪始化,病情好转之征象;舌苔由润而变燥,表明热重津伤,或津失输布,或邪从火化。但当湿邪传里,阴邪遏阳,气不化津时,可见苔反干燥,热邪传入血分,蒸动阴液,或虽病热但夹有痰湿的,可见苔反而润的表现,临床上须结合其他症状来加以辨别。

3. 腐腻苔　苔质致密,颗粒细小,融合成片,如涂有油腻一样,中间厚而边周薄,紧贴于舌面,揩之不去,刮之不脱的,属腻苔(彩图2-2-7);苔质疏松,颗粒粗壮,根底松浮,其形如同豆腐渣堆铺舌面,周边与中间皆增厚,揩之易去的,属腐苔(彩图2-2-8)。

临床上观察舌苔的腐腻主要是测知阳气与湿浊消长的具体情况。腻苔多属湿浊内盛,痰饮停聚,阳气被遏所致,主湿浊、痰饮、食积。舌苔薄腻,或腻而不板滞的,属食积或脾虚湿困,阻滞气机;黏腻而厚,口中发甜的,属脾胃湿热,邪聚上泛;白腻而滑的,属痰浊、寒湿内阻,阳气被遏,气机阻滞;黄腻而厚的,属痰热、湿热、暑湿等邪内蕴,腑气不畅。概括而言,白腻属寒湿,黄腻属湿热。腐苔大多是由阳气热有余,蒸腾胃中秽浊之气上泛,聚积于舌面而成,常见于食积肠胃,痰浊内蕴兼肠胃有热的病证。临床上多见于危重患者或疾病后期的患者,属预后不良的表现。

若见脓腐苔出现,提示内痈或邪毒内结,为邪盛病重的具体表现;若见病中腐苔渐退,又续生薄白新苔的,属正气胜邪,病邪消散之征兆;若见腐苔脱落,不能续生新苔的,属病久胃气衰败,是属无根苔。

临床上还可见出现"霉腐苔"的,常表现为舌上出现白色的腐点,或波及整个舌面,严重者可蔓延至整个口腔,揩之即去,旋又复生(彩图2-2-9)。一般来讲,霉腐苔并非是真正的舌苔,而是因为体内正气不足,即机体免疫功能低下,口腔内的真菌大量繁殖所引起。该类舌苔一般见于久病、重病或机体免疫功能低下的人,比如老人、小儿、放化疗患者;也可因抗生素、肾上腺皮质激素使用不当,以致机体或口腔正常菌群紊乱,真菌大量繁殖并迅速蔓延所致。

4. 剥落苔 舌面上原本就有舌苔,在患病过程当中舌苔全部或部分脱落,脱落处光滑无苔而可见舌质的,称为剥落苔(彩图2-2-10)。根据剥落部位的不同又有不同的名称。舌前半部苔剥落的,称为"前剥苔";舌中部苔剥落的,称为"中剥苔";舌根部苔剥落的,称为"根剥苔";舌苔多处剥落,舌面仅斑驳残存少量舌苔的,称为"花剥苔";舌苔周围剥落,仅剩留中心一小块的,称为"鸡心苔";舌苔全部剥落,舌面光洁如镜的,称为"镜面舌";舌苔剥落形状不规则,形如地图,边缘突出,界限清晰,剥落部位时有转移的,称为"地图舌";舌苔剥落处,舌面不很光滑,仍见新生苔质颗粒,或可见出现舌乳头的,称为"类剥苔"。

剥落苔形成,是由于胃气匮乏,不能上熏于舌,或胃阴枯涸,无法上潮于舌的缘故。主胃气不足,胃阴枯竭,气血两虚。舌红苔剥,是属阴虚;舌淡苔剥或类剥苔,属血虚或气血两虚;镜面舌色红绛的,属胃阴枯竭,胃乏生气的具体表现,是属阴虚重证;舌色㿠白如镜,甚则毫无血色的,属营血大虚,阳气虚衰,病重难治;舌苔部分脱落,未剥落处仍有腻苔的,属正气已虚,湿浊之邪未化,邪恋不去,病情较为复杂。剥苔的范围大小,多与气阴或气血不足的程度有关。剥落的部位,多与舌面脏腑分布相对应;舌苔前剥,多属肺阴不足;舌苔中剥,多属胃阴不足;舌苔根剥,多属肾阴枯竭。

总之,观察舌苔的消长剥落变化,不仅能测知胃气、胃阴的存亡,亦能反映邪正盛衰,判断疾病的预后。舌苔从全至剥,是胃的气阴不足,正气渐衰的表现;舌苔剥落之后,复生薄白之苔的,属邪去正胜,胃气渐复之吉兆。

辨舌苔的剥落还应与先天性剥苔加以区别。先天性剥苔是生来就有的剥苔,其部位常在舌面中央"人"状沟之前,呈菱形,多因先天发育不良所引起。

5. 偏全苔 舌苔遍布舌面的,称为"全苔"(彩图2-2-11);舌苔仅布于舌的前、后、左、右某一局部的,称为"偏苔"(彩图2-2-12)。

舌苔的偏全,是指舌苔在舌体上的分布而言,观察舌苔分布的偏全情况,可诊察病变之所在。若见全苔,提示邪气散漫,多属湿痰阻滞;若见舌苔偏于某处,提示邪气局限,多属舌所分候的脏腑有邪气停聚。若见舌苔偏于舌尖部,属邪气入里未深,而胃气却已先伤;舌苔偏于舌根部的,属里邪虽退,而胃中积滞依然存在;舌苔仅见于舌中的,属痰饮、食浊停滞中焦之故;舌苔偏于左或右的,可能是由于肝胆湿热之类的疾患，或邪在半表半里的缘故。若见中根部少苔的，是属胃阳不能上蒸，肾阴不能上濡，阴精气血皆伤。若见舌中根部有苔，为素有痰饮，或胃肠积滞的缘故。

偏苔与剥苔的鉴别：偏苔为舌苔分布上的病理表现，并非剥苔之本来有苔而剥落，以致舌苔显示偏于某处。若因一侧牙齿脱落，摩擦减少而使该侧舌苔较厚的，亦与病理性偏苔有所区别。

6. 真假苔 舌苔紧贴于舌面，刮之难去，像从舌体长出，刮后留有苔迹，不露舌质的，称为"真苔"，又称作"有根苔"；舌苔不紧贴舌面，刮之即去，不像舌所自生而似浮涂于舌面，刮后无垢而舌质光洁的，称为"假苔"，又称作"无根苔"。

判断舌苔之真假，以有根、无根为标准。真苔，由于脾胃生气熏蒸食浊等邪气上聚于舌面而成，苔有根蒂，故舌苔与舌体不可分离；假苔，由于胃气匮乏，不能续生新苔，而已生之旧苔逐渐脱落舌体，浮于舌面，故苔无根蒂，刮后无垢。对辨别苔之有根或无根，如直接观察有疑问时，可用刮苔的方法来加以区别。如苔很难刮去，或能刮去而仍留垢迹，如糨糊一层，不能显露舌质的，是属有根苔；若苔刮脱极易，刮去后舌面光滑洁净，全无苔垢的，是属无根苔。

辨明舌苔之真假，可判断疾病的轻重与预后好坏。凡病之初、中期出现假苔，属表分浊气所聚，辨证诊病浅而轻；出现真苔且厚的，属胃气壅实有所闭藏，提示病深而危重。病之后期出现假苔，属胃无生气之逆证；若见真苔，提示胃气尚存，虽属久病，预后亦佳。新病出现假苔，提示邪浊渐聚，病情较轻；久病出现假苔，提示胃气匮乏，不能上潮，病情危重。若见舌面上浮一层厚苔，望之无根，刮后却见已生出一层新苔的，是其病向愈之善候。

观察假苔应注意：其一清晨舌苔满布，饮食后苔即退去，虽属假苔，并非无根，此属无病之苔。若退后苔少或无苔，则属里虚；其二有苔有色，刮之则去，恙属轻浅，若揩之即去，则病更轻；其三若见厚苔一片而无根，其下不能续生新苔，是属原有胃气，其后胃气虚乏，不能上潮于舌。多由过服凉药伤阳，或过服热药伤阴之故。

二、苔色辨证诊病

苔色，是指舌苔的不同颜色。望苔色主要是观察苔色的具体变化。苔色的变化主要有白、黄、灰、黑4种。

1. 白苔 舌面上附着的苔垢呈白色的，称为"白苔"（彩图2-2-13）。白苔有厚薄之分：透过舌苔可见及舌体的，称为"薄白苔"（彩图2-2-14）；不能透过舌苔见及舌体的，称为"厚白苔"（彩图2-2-15）。

白苔属最为常见的苔色。正常的白苔，在舌中央与根部，薄白而干湿适中。得病时，白苔一般提示表证、寒证。多见于外感风寒、风湿等病位在表之证以及阳虚内寒之证。

当感受外邪，病尚在表而未传里时，舌苔往往不起明显的变化，而仍见薄白苔。故临证时，薄白苔可作为病邪在表而未传里的佐证。

白苔一般虽主表、寒，但因所兼的苔质和舌色不同，而有寒、热、虚、实之分。

苔薄白，色淡红的，属正常舌苔；若兼见恶风或恶寒等外感症状的，则属外感风寒的表寒证。苔薄白面湿润，水津较多的，属表邪外束，痰饮内停之故。苔虽薄白而湿润，但舌色淡白，并伴神倦肢冷等见症的，属阳虚内寒的虚寒证。苔薄白而润滑，且特别湿润的，属外感寒湿，或脾肾阳虚，寒湿内停，水湿上泛之故。苔薄白而欠润，舌边尖红，多属风热表证。苔薄白而干燥，色淡红，且仍有恶寒发热症状的，属表邪未解，肺脏津伤，或为燥邪犯表之故；若见舌尖发红，则为风热伤津，或心肺之火正旺。苔薄白而舌色淡紫，属阳虚内寒，气血凝滞之征。苔白厚而滑或腻，属湿浊痰饮内停，或寒湿停滞，或为伤食而胃肠积滞，系痰湿食浊之气上泛之故。苔白厚而干燥，若见于内伤杂病，多属胃有宿食停滞，腐浊之气上泛而生或胃燥气伤；若见于湿热病，则属湿热之邪由表入里，里蕴湿热之兆。白苔的厚与薄，可辨风寒邪气之轻与重；白苔的干与湿，可辨津液的伤与未伤。

苔白厚如积粉，满布全舌，扪之不燥（积粉苔），属瘟疫或内痈等病，系秽浊湿邪与热毒相结而成。苔白而糙裂如同砂石，扪之粗糙（糙裂苔），属燥热伤津，阴液亏损。其形成盖由于温热邪气过盛，化燥入里迅速，苔色来不及转黄，津液已经大伤。这种特殊的白苔提示：白苔还可主热证。因此，不可教条地局限于白苔主表、主寒的模式上。

目前在临床上所见苔色白的病种，一般为急性传染病的早期阶段，如伤寒、流行性感冒、肺炎以及其他热性传染病的早期；全身性器官系统中，以消化系统疾患所见白苔最多，其次为循环、泌尿、生殖、呼吸、造血与内分泌系统的疾病。

2. 黄苔 舌面上附着的苔垢呈黄色改变的，称为"黄苔"（彩图 2-2-16）。根据苔黄的程度，有淡黄、深黄和焦黄苔之不同：淡黄苔，又称作"微黄苔"（彩图 2-2-17），多是由薄白苔转化而来，提示病变已由寒（六淫中的寒）而化热；深黄苔，又称作"正黄苔"（彩图 2-2-18），苔色黄而深厚，提示病变由表入里（病情加重或病期延长）；焦黄苔，又称作"老黄苔"（彩图 2-2-19），是正黄苔中夹有灰黑色苔，属胃家实热之兆。黄苔还有厚薄、润燥、腐腻等苔质方面的变化。黄苔多布于舌中，亦可布满全舌。

黄苔一般提示病已入里，邪已化热，属胃气夹热邪熏灼于舌的缘故，多见于脏腑里热，或温病气分有热之征兆。一般苔色愈黄，反映热邪愈重。淡黄属热轻，深黄属热重，焦黄属热极。由于黄苔主里、主热，故常与红绛舌并见。

薄白苔中兼见黄苔，属外感表证正在化热传里，但尚未完全入里的表现。苔由白而转黄时，一般认为有一份白苔即有一份表证，带有一份黄苔便带有一份里证，必待舌苔全黄不白时,邪才完全入里。

苔薄黄而润,属外邪入里,气分初热,邪热不甚,尚未伤津。苔薄黄略干,虽其邪热不甚,但津液已伤。苔黄厚而润,属内蕴湿热。苔黄厚而干,属邪热炽盛,津液大伤。舌苔老黄而燥裂,恰似"锅巴"状的,属邪热极盛伤津,热邪与肠中燥屎等有形之邪相搏结的里实热证。苔黄厚而腻,如涂鸡蛋黄似的,属湿热蕴结,或痰湿内停而化热,或食积热腐,热邪与痰饮湿浊互结,湿热熏蒸于上所引起。若见舌淡胖嫩且苔黄滑润的,则应考虑阳虚水湿不化的可能。

西医学认为:黄苔常见于各种感染性疾病,如肺炎、脑膜炎、胸膜炎、盆腔炎、阑尾炎等,以及胃癌、食管癌、肝癌等恶性肿瘤。

3. 灰苔　舌面上所附着的苔垢呈浅黑色改变的,称为"灰苔"(彩图2-2-20),常由白苔晦暗转化而来,或与黄苔同时并见。苔色渐黑即为灰;苔色深灰则为黑。

灰苔一般主里证,常有寒热之分。常见于里热证;或寒湿证。苔灰而干(多与黄苔兼见或由黄苔转化而成),多为热炽伤津,见于外感热病,或为阴虚火旺,常见于内伤杂病。灰苔而黏腻的,主痰湿内阻,温病兼夹痰湿证。苔灰而滑润(多与白苔兼见或由白苔转化而来),多为痰饮内停,或寒湿内阻。灰苔滑润,兼吐利脉细,亦主阳虚有寒之阴证。邪热传里,时疫、郁积、蓄血等,均可见及灰苔。

灰苔与黄苔同时并见时,要进一步观察舌面是何部位为黄苔,是何部位为灰苔,因为不同部位其辨证诊病不同。若舌尖灰而根黄的,属热转厥阴;若舌中灰而边黄的,属脏腑本热,毒疫复中脾胃所引起;若灰中丛生芒刺,则多属实热又误服温燥之品;若根灰中黄舌赤的,多属胃肠燥热所引起。

另外,灰苔辨证诊病有寒、热、痰湿的不同,临床还需结合舌质、舌面润燥及其他证候共同审察辨证而治。

西医学认为:灰苔常见于疾病的严重阶段,如化脓性炎症、白血病、败血症等。

4. 黑苔　舌面上附着的苔垢呈黑色改变的,称为"黑苔"(彩图2-2-21)。多是由于灰苔或焦黄苔发展而来。灰苔与黑苔只是颜色浅深之不同,苔灰提示病情较轻,苔黑提示病情较重。一般黑色愈深,提示病情就愈重。

黑苔的形成,其一是因里热炽盛,热从火化,津液损伤,苔色由黄而转黑,且为干燥黑苔。多主里实热证。故苔焦黑干燥,舌质干裂起刺的,无论是属外感内伤,皆为热极津枯之证。舌尖黑苔而干,舌根无苔的,属心火自焚。舌根黑苔而燥的,属热在下焦。舌中苔黑而燥,且兼见腹满硬痛的,属肠中有燥屎之故。舌中苔黑而燥,牙床唇口俱黑的,属胃将败坏之征。若见黑苔而坚敛焦刺的,属阳亢阴竭,胃肾津液干涸之兆。若见苔黑生刺,望虽干燥,但却渴不多饮,舌质淡白而嫩的,则属假热真寒之证。其二是阳虚阴寒,舌质淡白,上有薄润的黑苔,此黑色呈淡黑色,较热极之黑色淡,舌上则嫩滑湿润。其三是因久病及肾,动乎根本,以致肾水本色上泛,舌苔黑而较为干燥,但不如热极之焦黑,舌体较瘦,且有一般肾亏里证,而无发热,是属阴虚肾水不足之证。

无论是黑而干燥苔还是黑而润滑苔,皆属里证,提示病情多危重。当然审察黑苔时,仍须与舌质的神、色、形、态及脉证合参,方能正确判断所患疾病的轻重程度。如病初起则发热胸闷,全舌苔黑白滑润,外无险恶之症的,大多是因胸膈素有伏痰的原因,病情并非十分严重。苔黑而无神,则属凶险之兆。

另外,亦有因食物污染,吸烟而致黑苔的,只在临床上多无重要的意义。

第三节 舌脉辨证诊病

舌脉,是指舌下络脉、细络而言,即舌系带左右两侧的舌深静脉(彩图2-3-1)。正常的舌下络脉隐现于舌底,脉色淡紫,脉形柔软,绝不粗胀,无弯曲紧束之状,也无分支和瘀点;舌下细小络脉脉色淡红,呈网状分布,因其表面有黏膜遮盖,故不甚清晰。望舌脉,是从舌腹面观察舌下络脉、细络的变化,其中包括荣枯、色泽、形态等,以了解机体的盛衰、病邪的性质、病位的深浅、病势的进退的一种诊病方法。与传统的从舌背观察舌体、舌苔的舌诊内容相辅相成。

首先,观望舌脉应望其神,即荣活润泽的,属有神;枯夭晦滞的,属无神。脉形柔软,颜色鲜活,无粗胀瘀滞,无弯曲分支,舌体运动灵活的,属有神,反之,则属失神。若见舌脉苍白失荣的,属心脾两虚,元阳虚惫之征兆;红而变细的,属阴精耗损之象。

其次,望舌脉应望其色。正常情况下,舌脉的颜色呈淡紫色。若见舌脉色淡,依稀可见两条浅蓝静脉的,多属血虚、阳虚或寒凝,使血行不畅,不能上荣于舌的缘故,故主虚证或寒证;若见舌脉青紫或紫黑,常因气血瘀滞,运行不畅所造成,故主寒凝血脉或血瘀;若见舌脉色赤或紫绛的,可因热盛,气血沸涌充盈络脉或热入营血所致,故主热证。

第三,望舌脉还应观望其形,主要观察其粗细、长度,有无分支和瘀点等。正常舌脉,其管径不超过 2.7mm,长度不超过舌尖至舌下肉阜连线的 3/5,隐现于舌黏膜之内,颜色淡紫,无怒张、紧束、弯曲、增生,排列有序。绝大多数为单支,极少有双支出现的。支络呈粉红色网络分布。若见舌脉充盈、隆起、饱满、怒张,管径增粗或弯曲,侧支多或延长,支络曲张或有出血点、瘀血点等,往往提示病理状态。无不外乎气滞血瘀,痰热互结,寒凝血脉,血热妄行等所引起的"瘀"象。其形成原因有气滞、寒凝、热郁、痰湿、气虚、阳虚等,需结合其他症状作综合分析。

综合舌脉的"神""色""形"作分析,舌脉短而细,色淡红,周围小络脉不明显,舌色和舌下黏膜色偏淡的,多见于气血不足,络脉不充。舌脉粗胀,最粗端的管径大于 2.7mm 或其长度超过舌下肉阜至舌尖的 3/5,或舌脉呈青紫、紫红、绛紫、紫黑色,或舌下细小络脉呈暗红色或紫红色网状,显露于舌下(称为瘀血丝),或舌脉曲张如紫色珠子般大小不等的结节等改变,都属血瘀之征。根据其色青紫、淡紫、紫红,分别确认瘀血属气滞、寒凝、气虚、还是热壅的。其舌脉颜色青紫,其形粗大或怒张的,说明气滞血瘀,或痰瘀互结;其色淡紫,其形粗大或怒张的,说明寒邪凝滞或气虚血瘀;其色紫红,其形怒张的,说明热壅血滞。总之,其形成原因可有不同,需结合其他症状进行分析。

根据临床观察,舌脉不像舌质、舌苔那样易被外界因素干扰,而且对体内的病理性改变较为敏感,往往在舌质尚未发生明显变化之前就已出现异常。因此,舌脉是分析气血运行情况的重要依据。这对于推断诸如肺心病、冠心病、肝病、肿瘤等瘀血性疾病的发生、发展具有重要的诊断意义。罹患高血压的患者,其舌脉变化非常明显,随其年龄的增长,可见出现舌脉增粗、延长、扩张、侧支较多以及色泽呈深紫色等变化益甚;肝硬化患者,其舌脉主络怒张,当食管静脉结扎后怒张即消失,但持续4～5年后则静脉又见怒张,反映了门静脉高压引起的侧支循环状况,慢性肝炎患者活动期时,可见舌脉增粗,另加青紫舌、舌边夹有瘀点、瘀斑,合称为“慢性肝炎三联征”;舌脉异常还可作为糖尿病瘀血证早期辨证的关键指标。

舌脉变化是气血津液盈亏瘀畅的敏感性指征。以慢性肺源性心脏病(肺心病)、肿瘤、再生障碍性贫血(再障)3个病种为例加以说明。观察中发现三者均发生舌脉变化,但各具舌脉的不同特点。其肺心病的舌脉特点是:舌脉主络饱满,隆起变粗,呈柱状弯曲;支络呈弥漫性曲张,出现广泛性瘀点。肿瘤的舌脉特点是:主络呈粗枝状隆起;支络呈局限性曲张,瘀点亦较为局限。两者舌脉虽各不同,但舌脉颜色则皆呈青紫或紫黑色,反映的皆是气血瘀滞的病理实质。而再障的舌脉特点是:主络、支络均呈凹陷状变短,色泽浅淡。反映的是气血亏虚的病理性实质。这其中支络的变化较主络尤为明显而迅速。观望舌脉的要点概括起来是:寒证舌脉色青紧束;热证舌脉紫黑粗张;虚证舌脉浅淡而短;实证舌脉色深而长。

观望舌脉对痰瘀同治具有临床指导意义:津煎为痰,血滞为瘀。痰瘀均为津血的病理产物。在老年病及肿瘤的治疗上,痰瘀同治是一条途径,而观望舌脉对于痰湿瘀阻、瘀血瘀积之证反映非常敏感,故观望舌脉对正确使用痰瘀同治法将从诊断上开拓一条新途径。观望舌脉对于补法的应用提供诊断指征。由于临床上气虚、血虚、气血两虚及津亏血少等,往往表现为络脉空虚。虚证舌脉多凹而短,色泽短浅。提示根据不同病因,分别采取益气生血,或养血以充络,或养血兼益气,或健脾补肾等补法。由于“虚久多瘀”,且有虚寒、虚热之别,故当详辨其别。

观望舌脉对某些疾病的预后有一定的参考价值。对于血瘀证中舌脉变化比舌面瘀点、瘀斑敏感而迅速。因此,观望舌脉对防止出血性倾向等并发症的发生具有指导性意义。

第四节 舌纹辨证诊病

一、舌纹与色泽、色脉及舌质、舌苔的关系

(一)舌纹与色泽的关系

舌纹的色泽一般随其病机的发展变化面由浅入深,由淡转重(浓)。色泽鲜明一般以红色最为常见,提示其病较轻,或为初病。色泽黯黑以青蓝、赤黄、紫黑最为多见,提示由轻病、小病发展成重病、大病,甚至危重病直至死亡。故通过观察色泽可辨别所患疾病的轻重、危急情况。

(二)舌纹与色脉的关系

运用舌纹辨证诊病固然是舌诊的一种方法。而舌诊又是中医望诊的重要组成部分。舌诊虽然也可通过舌质、舌苔、舌态、舌纹预测还未发生的疾病,但这(包括所有的望诊)毕竟是机体内外、组织器官与自然环境相结合后的一种或一方面的病理信息。因此,诊病除进行望诊外,还必须结合问诊、闻诊、脉诊才能全面、准确地分析、归纳病情变化,进行合理的治疗。《素问·移精变气论》曰:"色以应日,脉以应月",指的是人体的色泽离不开太阳的普照,人体阳气的变化也同样离不开阳光的照射,人体的色脉可随其日月的影响使其阳气与阴气发生一定的变化,机体生命的维持离不开阳光、空气。所以诊病时必须重视"色脉合参"。又曰:"临床诊病、观死生、决嫌疑是应'理色脉而通'。神明,合之金、木、水、火、土。四时、八分、六合均离不开其常;变化相移,以观其妙,以知其要",充分说明了色脉合参的重要。《素问·脉要精微论》指出:"切脉动静而视精明,察五色,观五脏有余不足,六腑强弱,形之盛衰,以此参伍,决死生之分",这里的参伍指的是四诊合参。《类经》亦曰:"凡诊病必须合色脉内外,阴阳表里,虚实寒热之情无所循,而先后缓急,真假逆从之治必无善,故可决生死之分"。在诊断疾病时,无论是五色五脉,也无论四诊合参,其重要之处即是能合其色脉,这里的"合"是指统一、一致,只有形神统一,色脉一致,才能对病机作出正确的判断。

(三)舌纹、舌质与舌苔的关系

人体的病理变化是一个非常复杂的整体性变化与发展过程。因此,在掌握舌质、舌苔的基本变化及辨证诊病的同时,还应注意相互间的关系。在一般情况下,察其舌质重在辨别正气的虚实,当然亦包括邪气的性质;察舌苔重在辨邪气的深浅与性质,亦包括胃气的存亡情况;察舌纹重在辨别具体是什么纹,出现的部位,病情的吉凶等。正如《医门棒喝·伤寒论本旨》所曰:"观舌本,可验其阴阳虚实;审苔垢,即知其邪之寒热浅深也",这里的舌本即舌质。另外,血病观其质,气病观其苔,吉凶观其纹。如《形色外诊简摩》曰:"若推其专义,必当以舌苔主六腑,以舌质主五

脏"，并认为："舌质如常，舌苔虽恶，胃气浊秽而已。舌质既变，即当察其色之死活，活者细察底里、隐隐犹见红活，此不过血气之有阻滞、非脏气之败坏也；死者底里全变干晦枯萎，毫无生气，是脏气不至矣；所谓真脏之色也"。这里是说，舌质与舌苔的不同区别，需要分开来观察，但两者又是密切联系的，必须合参才能全面认识病情的变化。正如《伤寒指掌》所曰："如舌苔白而厚或兼干，是邪已到气分；白内兼黄，仍属气分之热""舌苔边红，此温邪入肺，灼干肺津"。可见舌质与舌苔如影随形，是非常密切的。舌纹是舌面上出现的裂纹，一般见出现舌纹就预示着病情加重，其纹越大、越多、越粗、越深、提示病情越重、患病时间越长、致病因素越多、脏腑间相互影响越大，治疗也就越复杂。

二、舌纹辨证诊病的临床意义

舌纹，是指舌面上出现的裂纹，一般情况下出现于舌面，但也可局限于舌边、舌侧、舌中部、舌根、舌底。通过对舌纹的观察、分析，可辨明五脏之虚实，气血之盛衰，正如《彩图辨舌指南》所曰："辨舌质，可决五脏之虚实；视舌苔，可察六淫之浅深。"临床上结合舌质、舌苔、舌形、舌态的各种复杂变化，为辨明外感抑或内伤等病提供了重要的诊断依据，无论从中医学的四诊、八纲、脏腑、十二经、卫气营血等辨证理论的方法来看，舌纹所表现出来的病理信息都是客观存在的。舌纹可预测到将要发病的最早信息符号，如舌面上出现"丰"状纹、"川"状纹等舌纹，并见舌体胖大，舌质紫红，舌边红，舌苔出现白腻苔或白腐苔转为黄腻苔等，便能得知是肝病传脾，临床上出现脾大。亦有少数患者，肝功能检查值正常，脾也不大，在这种情况下，根据舌纹的表现却能诊断出将要形成的肝病或已经形成的肝病。所以舌纹能够准确地反映疾病的早期信息，尤为可贵的是，舌纹可进一步探知患者病情的安危情况，如伤寒病患者，全身发热、无汗、头痛、大便干结、小便黄赤，观察其舌纹，粗大而深刻，非常明显。当舌纹由明转暗，提示邪气入深；当舌纹色泽由暗而转明，提示病情有好转。对于久病者来说，轻病、小病之舌纹则色泽明润；重病、大病之舌纹同色泽暗滞。舌纹浅，小白而润，提示胃气较为旺盛；舌面光滑而无苔，且见小纹，是无胃气的表现或胃气大伤。舌纹呈红、黄变，提示热证；舌纹色白，提示寒证、实证。在急性病中，舌纹常明亮、光彩；在慢性病中，舌纹多暗滞无光。风热病因无湿邪，故舌纹常白润而细小。湿热病的舌纹常呈多而粗大。血液循环不畅，舌纹则呈青紫变；门静脉高压，舌纹呈黄紫赤变。病在气分，舌纹白变；病在血分，舌纹红变。病初在表舌纹细小，纹色明亮；病久在里，舌纹多粗大而重浊。体内有瘀血或病毒，舌呈多点纹或悬针纹。消化系统有病变者，常呈"丰"状纹；呼吸系统有病变者，常呈"八"状纹；神经系统有病变者，常呈尖点纹；内分泌系统有病变者，常呈"水"状纹。发病时间较短，舌底无异纹和青筋；病重或久病者，舌底青筋暴露；危重病患者，舌纹粗大而色黑；火盛者，舌干而少纹;寒盛者,舌湿润而纹较多。另外,舌纹异常与季节也有一定的联系,如春季舌纹常呈青色,夏季舌纹常呈赤红色,秋季舌纹常呈白色,冬季舌纹常呈黑色。在一般情况下,舌纹色白,提示阳虚、气虚,常见于贫血、营养不良,妇女白带增多等。舌纹淡红属常色,一般提示病刚初起,病轻或表证。舌纹色红,提示热证,外感病、温病等。舌纹见多点纹,提示热毒或湿热,若点纹深重,则提示瘀血证,舌纹呈绛色,提示外感病,多属中风,或阴虚火旺者,见于高热,肝昏迷或中风等病症。舌纹淡青面湿润,一般提示瘀血证,绛而发青一般提示气血壅滞,常见于呼吸、循环系统疾病,血管血凝等。由于舌纹变化多端,所以要因人而异进行分类分型辨证分析,并结合中医四诊收集的资料,才能全面、准确地掌握病情状况。当舌面出现尖点纹、"八"状纹,且舌质淡、苔白而润滑,脉滑而数时,一般提示心脏病或心功能不全(心力衰竭);舌苔湿润,一般提示脾阳虚损,水湿上泛或外感寒湿。舌面正中出现"丰"状纹、鱼骨纹,舌质淡,舌形瘦小,舌左边发红,苔薄白或右边青紫,苔黄而厚,舌尖,则提示气血不足,肝胆郁热或脾不统血之病症。舌纹色赤,舌质红紫,苔焦黄,一般提示血液疾病,如贫血、出血或白血病等。舌中出现"人"状纹、大蝎子纹,舌体肥大,舌边出现齿痕纹,苔白或白腐苔,一般提示气虚血瘀或风、火、痰、湿为患,临床常见于心脑血管疾病、血液病等。总而言之,舌纹的出现与五脏、六腑,特别是消化系统、血液循环系统的关系最为密切。

三、舌纹的辨证论治

正常、健康人一般舌面上无纹,舌质淡红,淡白苔,舌态活动自如,收缩、伸展灵活,不偏不歪,舌尖能伸至口外,舌不强硬、不萎缩、不胖大,也不瘦小、不麻木、不颤动,枯荣、老嫩适中,无舌衄、舌疔、舌痈、舌菌等。若见舌体强硬、萎缩、偏歪、肿大、干枯、焦黄或出现舌纹等,均属于异常舌象。舌象的改变,可因外感风寒等邪气通过皮毛、肌肤侵入内脏,或内伤久病之人因痰湿阻滞心、脑,热邪内陷入里,久治不愈,则出现心、脑和各种复杂的全身性综合征表现。常见舌质的老嫩、荣枯、凹凸、歪斜、湿润、燥裂、圆缺、长短,舌苔的厚薄、色泽,气色的灰暗、明亮等,均提示病情的千变万化。因此,临床上通过观察舌质、舌苔、舌态、舌纹来分析病情是非常重要的。

1. 多点纹 包括尖点纹、根点纹、边点纹、雪花点纹与平点纹等(图 2-4-1 多点纹)。相同的舌纹与不同的舌质、舌苔结合所反映的疾病是不同的,称为"同纹异病"。

(1)舌质淡白,舌苔淡黄或白腻,舌边、舌尖略红,提示阳虚热浮,心火妄动,气虚津少,阴阳俱虚,虚火内动等证,临床常见于慢性肾炎、白血病、肝炎及各种病毒性病证的鼎盛期。

(2)尖点纹、边点纹与其他多点纹一起出现,舌质红、苔淡薄,且覆盖不住舌质的红色,苔湿润而滑,边点纹较突出,纹色重红,点大;尖点纹较小,有时舌中部出现

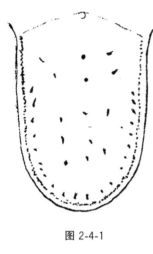

图 2-4-1

悬针纹、"人"状纹、"丰"状纹、曲虫纹等，提示湿热疫毒，热毒攻心，或痰湿毒邪内阻等证，临床常见于重症型肝炎、严重心肌炎等，治宜清热解毒、凉血活血，除湿化痰。

（3）舌质红，舌边红，苔白腻且干燥，多点纹布满全舌，舌中部见浅"丰"状纹，舌边点纹较多，尖点纹多呈鲜红色，边点纹纹色深而赤色，舌面纹较稀少，纹色淡红，舌根部苔厚，舌面苔从根部至舌尖由厚渐薄。提示阴虚火旺，热毒攻心，湿热入侵血分，津伤湿滞等证。常见于血分湿热病、急性肝炎、腹膜炎、腮腺炎等发热性传染性疾病。治宜清热除湿，滋阴降火，活血化瘀等。

（4）舌质淡红，舌体胖大，舌底绛红，舌底部青筋凸起，苔白腻，从舌根至舌尖满布白腻苔，舌边、舌尖苔较淡，舌边出现齿痕纹，舌中部出现悬针纹，舌边出现大点纹，但较稀少，舌尖无点纹，舌根出现"Y"状纹，纹色较暗，每边舌边点纹各出现10～30个点，齿痕纹较大，每边各出现3～12个，从舌尖至舌中出现多点纹（图 2-4-2 边点纹、齿痕纹、"Y"状纹）。一般提示湿热入侵血分，热毒侵肝，或湿邪寒痰内凝，或五积六聚，脾胃皆伤，肝气郁结，寒湿内阻，肝脾不和，气血郁结。临床常见于慢性胃炎、胸膜炎（水胸、脓胸）、肝胃虚弱或食欲不振、嗳气、恶心等病症。治宜健脾利湿，补气活血，滋补肝肾等。

（5）舌质黯红，略带青黑色，苔白腻，舌苔由舌根至舌尖满布白苔，边尖苔薄，舌中至舌根渐增厚，舌根部出现多点纹，且纹点较大，如同酸枣仁，由根部至中部尖点纹渐小，点色黯红，尖点纹稍红，色泽较明亮。提示寒湿内侵，寒极生热，热极生寒，真寒假热，真热假寒证。临床常见于虚寒性腰腿痛、下肢肿胀、肝硬化腹水、慢性肾炎、全身性水肿，有时可见吐血、便血等。治宜凉血解毒，温中化湿。

2. 悬针纹　包括长针纹、粗针纹、曲虫纹、来蛇纹、去蛇纹等。悬针纹中的长针纹是指舌纹从舌根直至舌尖分布，悬针纹大多出现于舌面正中部（图 2-4-3 悬针纹）。悬针纹一般常伴舌质红，苔

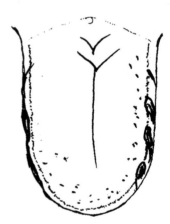

图 2-4-2

厚，多为白腐苔，且呈豆腐渣样或白腻苔。其来蛇纹恰似蛇从舌根向舌尖方向爬行（图 2-4-4 来蛇纹）；去蛇纹则相反，恰似蛇从舌尖向舌根方向爬行（图 2-4-5 去蛇纹）；曲虫纹恰似虫子弯曲爬行（图 2-4-6 曲虫纹）。

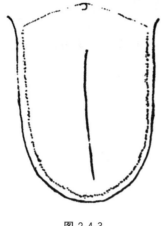

图 2-4-3

图 2-4-4

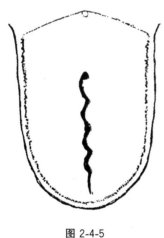

图 2-4-5

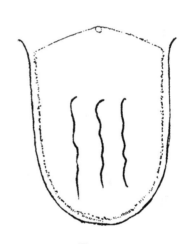

图 2-4-6

（1）悬针纹常与多点纹、齿痕纹一起出现于舌面，提示脾、胃、肝等脏器的病症。

（2）在舌根至舌尖出现长针纹，纹较粗，根部有见"Y"状纹与平点纹，纹较深，纹色红而重，色泽较黯，提示风、寒、湿邪在表，痰郁气结于里，属脾虚湿盛，经络、气血阻滞，肝脾不和证，临床常见于各种心脏病、阻塞性肺气肿、肝硬化、肝肾综合征等。治宜理气活血，化湿通络。

（3）悬针纹、多点纹常伴舌质淡红，苔白腻而不厚，干湿适中，苔色光亮，舌苔中间与舌边皆较薄，舌根则稍厚。若舌中至舌尖，舌边出现边点纹，纹较稀少，舌边纹色较重，提示肝胆湿热，热毒侵血证，临床常见于肝炎、胆囊炎、肝胆综合征、早期肝硬化、肝脾皆大。

（4）曲虫纹常伴舌质紫红，舌体胖大，苔黄白厚腻或满布全舌，少部分伴舌尖稍薄,舌根苔黄灰厚腻,色暗滞,舌面苔色则较发亮。若见舌中至舌尖出现曲虫纹,纹上部较粗,下部较细,纹色红重,舌质色赤或发紫,舌根出现"人"状纹,舌边出现小点纹,一般提示风湿相争,风湿与热邪相互转化,风助化火,湿热并重,临床常见于风热头痛,阴虚阳亢,肾虚腰痛,心烦不寐等见症,治宜祛风化痰,清心滋阴。

(5)见出现来蛇纹、去蛇纹,且伴舌质淡紫,舌边发青,舌色发黯,苔白腻,厚薄中等,舌中部苔色发黄,并有光泽,舌边尖薄或无苔光亮,提示阳气不足,气血郁闭,脾肾阳虚,肝气横逆犯胃,内分泌系统紊乱,消化系统出现综合性病变。治宜活血化瘀,疏肝理气,调理肝肾。

3."人"状纹 它包括乱"人"状纹[图 2-4-7(1)乱"人"状纹]、正"人"状纹[图 2-4-7(2)正"人"状纹]、顺"人"状纹[图 2-4-7(3)顺"人"状纹]、倒"人"状纹[图 2-4-7(4)倒"人"状纹]、平长"人"状纹[图 2-4-7(5)平长"人"状纹]。该纹出现于舌中部较多,其他部位较少,舌苔变化多端,一般黄、白、青、紫、黑均可见及,其共有特性就是舌纹呈"人"状形,它的出现常与心、脑、肝、脾脏器病变有关。如见出现"人"状纹,并伴见舌质淡白,白多红少,表面光莹,中部舌苔淡白,苔色平滑光莹,舌根苔白而厚,舌边有剥脱苔,舌底部有瘀点,舌根青筋凸起,舌尖、舌边见小点,点色红而光亮,"人"状纹满布全舌,一般正中部较多,舌尖见正"人"状纹,舌根见平长"人"状纹,舌尖正"人"状纹较深,色泽红色明润,舌中舌纹色泽呈紫红色,舌纹干枯不润泽,舌尖润泽,舌根舌纹较深,纹色黯滞无光彩。提示罹患阴虚证,心肾不交证,阳气衰弱证,临床见于各种心脏病、肝硬化等,治宜补气养血,滋阴壮阳。

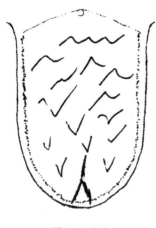

图 2-4-7(1)

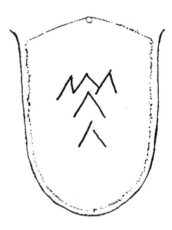

图 2-4-7(2)

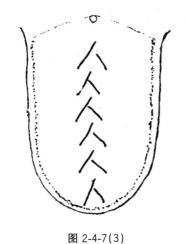

图 2-4-7(3)

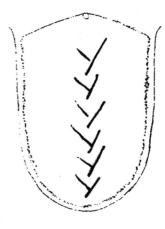

图 2-4-7(4)

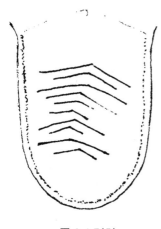

图 2-4-7(5)

（1）见出现正"人"状纹，并伴见舌质淡红兼白色，舌体痿软，苔黄腻，舌中根部呈黄灰色且较厚，提示罹患脾虚湿热证，临床见于肝炎、黄疸、心脑血管病变。若舌质红，苔色黄腻湿润而厚，一般则属湿热壅滞肝胆，多见于黄疸病初期；若舌苔由鲜黄转变为深黄，其色灰黯，提示病情进一步加重；若舌尖边见点纹，纹色明亮，苔较干燥，一般提示心脑血管方面的疾病，治宜补益气血，活血化瘀，化痰利湿。

（2）见顺"人"状纹和倒"人"状纹，若伴见相同的舌质、舌苔，则所罹患的疾病也大致相同。若其质、苔、态不同，即使同样的病，也会出现不同的症状。有时同样的舌纹出现同样的疾病，但有时同样的舌纹则出现不同的疾病，有时异常舌纹出现的部位相同，其所患疾病也相同。所以对舌纹必须仔细观察，认真分析，这样才能准确地作出诊断。

（3）见顺"人"状纹，伴见舌质淡白，舌中质深重，边尖舌苔淡黄或淡薄，舌根苔黄厚，色干枯，中部色润泽，"人"状纹从舌根至舌尖由少至多或由多至少，一般的分布情况是正中密集而两头稀少，舌根、舌中部纹色红赤较重，舌尖部色淡红或明亮，舌面整体光亮，而舌纹整体黯赤色，提示中焦湿热壅滞，若舌中心见灰黑苔，则提示血热上行，常见于血热证、阳虚证、湿滞证、肝阳上亢证或心脑血管疾病、慢性肝炎、肝硬化、肝肾综合征等，治宜通络凉血，健脾化痰，扶正祛邪，补益气血。

（4）见平长"人"状纹，并伴舌质绛红，舌中苔少，纹圆长，两头纹尖小，在两个椭圆形的圈内见 4～5 个平长"人"状纹，纹色紫且重于舌质色泽，舌根苔白腻，见有 2～3 个平长"人"状纹出现。纹色不明显，舌中舌纹较粗，两头舌纹较细，中间纹较

43

深,两头纹较浅,提示阴血已伤,下焦寒湿,中焦脾阳不振,清浊倒置,二便欠畅,临床常见于慢性肾炎、肠胃炎、肝炎、肝硬化等。治宜滋阴降火,清心化痰,滋肝益肾。

4.“王”状纹　它与“丰”状纹、鱼骨纹、平“人”状纹等基本相似,一般出现于舌正中或舌根,有的时候,舌中与舌尖之间也会出现,但舌边、舌尖则少见。“王”状纹若是单纯出现,没有其他杂纹相杂混,一般提示心血管方面的疾病。若见舌色泽变异,舌体胖大,苔黄白,薄厚突变,则所提示的病症也就变化多端了。因此,舌纹辨证诊病也有规律性和不规则性变异,这就是事物的普遍性和特殊性。

(1)见长“王”状纹[图 2-4-8(1)长“王”状纹、双直纹、两边撇纹],并伴见舌质嫩红,舌体萎缩,苔光莹如同镜面,舌中光亮无苔,舌色较老,舌中至舌尖见一长“王”状纹,舌尖见双直纹,纹色红色,舌根少数也呈“王”状纹,舌纹粗而黯淡,两边舌边见撇纹,其纹色较“王”状纹重,部分双直纹出现舌尖,提示胃阴不足,阴虚火旺。临床常见于肝硬化、肝脾大、萎缩性胃炎、肺炎等。治宜培土生金,滋补肝肾,调和脏腑。

(2)见小“王”状纹[图 2-4-8(2)小“王”状纹],并伴见舌质淡白,白腐苔满布全舌面,舌尖、舌根全白色,“王”状纹细小,位于舌面中部与尖部之间。舌中有的像鱼骨纹样,但不清晰,纹细小,纹色淡红而湿润,纹线细小而娇嫩,舌体稍胖大,舌尖、舌边略呈淡红色,但舌底则正常,提示脾胃虚寒证,临床见于慢性肾功能不全所致的肾虚腰痛及失血过多而引起的心脏衰弱等,治宜温阳行气,补气养血。

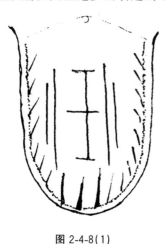

图 2-4-8(1)

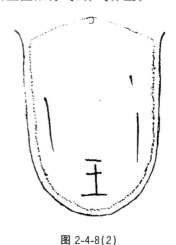

图 2-4-8(2)

(3)见正“王”状纹[图 2-4-8(3)正“王”状纹、曲虫纹、多点纹、六花纹],该纹一般长约 2cm、宽约 1.5cm,居于舌中,纹粗而深刻,部分患者在该纹下见一小曲虫纹(长约 2cm),上粗下细,纹色绛红,并伴见舌质绛红,舌体胖大,苔白腻而剥离,舌面四周星纹(即大点纹)点点满布,舌尖边呈尖点纹、六花纹,纹色红,舌根、舌边及舌中呈大点纹,纹色黯滞。提示水湿内停,脾肾两虚。临床常见于各种心脏病、肺部疾病、肝硬化、肝肾综合征、消化系统或内分泌系统疾病。治宜祛痰化湿,疏肝理气,补脾益肾。

(4)见双"王状纹"[图2-4-8(4)双"王"状纹、齿痕纹、多点纹、大圆圈纹]居于舌中稍上部位,并伴见舌质青紫晦黯,苔白,舌纹四周见呈一椭圆形如鸡蛋样圆圈,圈色呈黄灰色,色质较老,舌尖红,色质娇嫩,舌边不整齐,常见齿痕纹。舌尖见小尖点纹,纹色红,舌边齿痕纹呈青紫色,色泽晦黯,其舌质、舌苔较为复杂,舌面上所出现的舌质、舌苔、舌纹皆不相同,一般舌质中重边浅,舌苔除舌面白苔外,也有在舌中见蛋圆形的黄灰圈。舌尖的舌质、舌纹,其色泽皆非常明显,色红而光亮,舌尖、舌中一般无苔,舌边稍带淡白苔,提示湿热内阻,热盛于湿。中医辨证为脾虚生湿,或寒浊困脾,寒极生热,常见于久病者,有出血之势,如肝硬化、肝肾综合征、脾大、风湿性心脏病、心肌梗死等重危患者。治宜化湿祛痰,行气解郁,通畅气血。

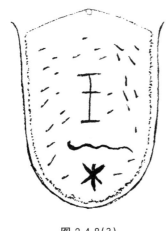

图 2-4-8(3)

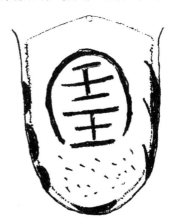

图 2-4-8(4)

大圆圈纹有时可单独出现于舌面,有时与"王"状纹、"丰"状纹、龟纹等同时出现。见出现大圆圈纹,一般提示脾火上升,产生湿热或实热火邪,色泽越红,提示火气越大,色转灰色,提示火气熄灭。如色淡白,则提示寒气而非火气,一般外感咳嗽可见此舌纹,病轻舌纹不显,病重则舌纹就较为明显。

5."丰"状纹 该纹一般位于舌中,舌尖,舌根,舌边均少见。

(1)若"丰"状纹与双直纹、"王"状纹[图2-4-8(5)"丰"状纹、双直纹、"王"状纹]同时并见,且舌质紫红,舌边色质红赤,舌尖色泽明显,苔厚而白,舌中滑腻而淡黄。舌中至舌尖见"丰"状纹,纹长约2.5cm,中部约1cm范围光滑无纹,舌根至舌中见"王"状纹,纹长1~3cm不等,舌面两边呈对称的双直纹。"丰"状纹为该舌面之主纹,纹较深刻,色泽鲜明。"王"状纹则为副纹,纹较浅,色泽赤黄色,舌尖红而无苔,"丰"状纹、双直纹直下至舌尖,见出现该类纹,提示脾阳不振,肝胆湿热,辨证属脾胃俱虚,湿热壅盛,临床常见于外感病寒湿未化而入内、伤寒病、肝硬化、各种慢性消化系统疾病患者。治宜清肝利胆,化湿除热,调理脾胃。

(2)若大"丰"状纹与雪花点纹、尖点纹[图 2-4-8(6)大"丰"状纹、雪花点纹、尖点纹]同时出现于舌面,舌面见雪花点纹,舌质淡红而黯滞,色泽明润,苔黄腻,色泽光亮,从舌根至舌尖,舌面正中见出现"丰"状纹,纹体长而大,长约 5cm,宽约1.2cm。纹色老而黯红。舌尖雪花点纹、尖点纹与边点纹同时出现,但以尖点纹、边点纹为主,边、尖点纹纹色发黑而重,而雪花点纹则洁白如莹,一般黑白分明,提示湿热瘀阻于内,中医辨证为脾虚血瘀。由于湿热瘀阻而引起瘀血久而未化,以致产生各种杂证,如肝硬化脾大、风湿性心脏病、心功能不全、肺源性心脏病等。治宜活血化瘀、化痰祛湿、疏肝理气等法合用。

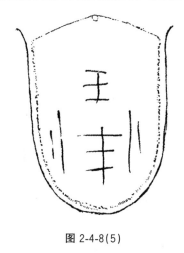

图 2-4-8(5)

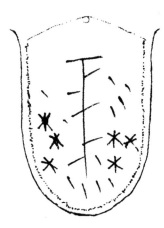

图 2-4-8(6)

(3)若"丰"状纹、鱼骨纹和多点纹[图 2-4-8(7)"丰"状纹、鱼骨纹、多点纹]同时出现于舌面正中,并伴见舌质重,色红,舌体胖大而娇嫩,苔白呈透明状。色泽光亮,舌纹大长而粗深,长 3～5cm,宽约1.5cm,以鱼骨纹为主,其次为多点纹。两纹之间见少量雪花点纹,鱼骨纹色泽老重厚且发赤。纵纹属主纹,从舌根直至舌尖而下,两头细而中间粗,两横纹在主纵纹的左右形成不对称的横纹,大约有 4 个纹,还布有不规则、不明显的小纹,该舌纹常见于外感病中的伤寒或高热伤阴者,在内伤病中多属脾胃俱伤者,中医辨证属风火内结,湿热相争,临床常见于肝硬化、湿热伤脾之肝病和脾胃病、骨髓炎、败血症等。治宜除湿化热,

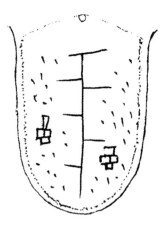

图 2-4-8(7)

清血排毒,健脾和胃等法共用。

(4)若麦穗纹、曲虫纹、"八"状纹[图2-4-8(8)麦穗纹、曲虫纹、"八"状纹]同时出现于舌面,并伴见舌质绛红,色苍老。舌体瘦长,舌中至舌根苔由白黄到黑黄,舌根色重厚,舌边布散白苔,如片状雪花布散而稀少。舌尖中部见薄白苔,舌尖两边无舌苔,边部色泽较中部绛红,色鲜艳,舌根至舌中见麦穗纹,长约3cm,宽约1cm,色黑。麦穗纹下布有曲虫纹,曲虫纹至舌尖两边布有"八"状纹,两纹色泽皆呈紫红色。该舌象常见于肝硬化脾大出血、脑出血者,中医辨证属三焦热盛,热毒攻心,热气上熏于脑,还可见于中风、痫证、高热、恶性肿瘤等患者。治宜清热凉血,重用生石膏120g以上,以清肺胃之火。

(5)若"丰"状纹、蜈蚣纹、去蛇纹、多点纹[图2-4-8(9)"丰"状纹、蜈蚣纹、去蛇纹、多点纹]同时出现于舌面,并伴见舌质红紫而色黯,舌尖稍红,苔白腻如抹粉面,舌根灰黄,舌尖部苔色明润。以蜈蚣纹为主纹,从舌根至舌尖直下,长4cm左右,纹色赤且深重,上深而下浅,两边见去蛇纹呈对称分布,整个舌面见出现大点纹,亦即多点纹,纹色如同主纹色。提示高热,邪毒侵入血分,中医辨证为邪毒侵入血分,三焦有火。临床常见于肝炎、病毒性腮腺炎、乳腺炎等。若舌质红,提示火毒入里,如果高热持续不退,则易招致昏迷。

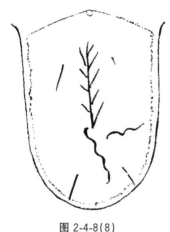

图2-4-8(8)

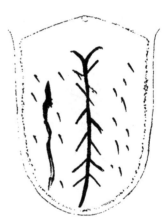

图2-4-8(9)

6. 圆心纹 圆心纹恰似鸡心纹中的空心纹,但鸡心纹中多数无舌苔(属剥脱苔),而大圈纹是由不规则和规则的弧形纹长短不一的纹线所组成,纹中与纹圈外的舌苔多与舌面是不一致的,其中一部分是由舌苔表面凸出的呈褐黄色改变所形成的圆圈,另一部分是由舌苔厚凸或凹下所形成的大圆圈。其舌质、舌苔、舌纹都有相同或不同的变化。

(1)若大圈纹与"丰"状纹、交叉纹、边点纹[图2-4-8(10)大圈纹、"丰"状纹、交叉纹、边点纹]同时出现于舌面,并伴见舌质淡红,舌体胖嫩,舌苔圈边白而滑,中部

(圈中心)无苔,舌苔色泽边深红,中淡红。舌面正中、舌根至舌尖,舌边见一大圈纹,舌尖边见"丰"状纹,部分患者舌边见多点纹,舌根见交叉纹。舌根纹色较红,舌尖"丰"状纹色鲜红而湿润。舌边多点纹尖部红而中根部淡,无苔处纹较明显,有苔处纹不明显而苔较重。该舌纹多见于外感病患者,如伤寒、中风等,内伤病如肝胆湿热、脾胃阴伤,中医辨证为湿郁肝胆,热极伤阴,临床常见于阻塞性黄疸、肝硬化腹水、胰头癌、肝癌、胃癌等。

(2)若大圈纹与小龟纹、小针纹、边点纹[图2-4-8(11)大圈纹、小龟纹、小针纹、边点纹]同时出现于舌面上,常以大圈纹为主纹。在一般情况下,常伴见舌质淡红,舌边紫红色或淡紫色;舌体胖大,较嫩,苔黏腻而白,舌苔表面中间占全舌舌面的1/3见一大圆圈,圈心色黄稍薄而较淡,圈边呈黄褐色改变,色稍重,舌面光滑而发亮,色鲜而不暗滞,大圈纹直径约2cm;小针纹位于舌尖部,长约1cm;小龟纹的下一半部位于大圈纹之上部,一半位于舌根部。龟纹如大豆样,色重,在云雾状的舌苔表面下呈点线状而位于左部,右部呈弧线状,线深刻而色红,舌边呈边点纹,舌尖部小针纹色较明显,边点纹色较黯,舌根呈灰褐色改变,色重于舌面的舌苔,龟纹构成小圈状,纹粗而深刻,色则红。该舌象提示外感证,属表里入里,胃肠积热,痰食互结。中医辨证属气虚痰结阻滞络脉,临床常见于各种心脏病、急性心肌梗死、肝硬化、脾大等,治宜祛痰化湿,通利二便。

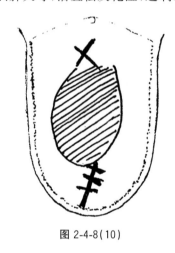

图2-4-8(10)

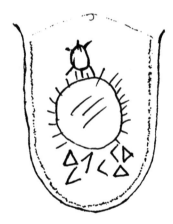

图2-4-8(11)

(3)若大圈纹与曲虫纹、"王"状纹[图2-4-8(12)大圈纹、曲虫纹、"王"状纹]同时出现于舌面上,则应以大圈纹为主纹而位于舌中部。并伴见舌质绛红,舌边滑润,而舌中部干枯,苔白散且湿润,舌苔表面大圈内呈焦红褐色状,质干枯,色泽呈深褐色兼黑色。舌苔表面呈深褐色而构成一个椭圆形的大圈位于舌中部,即舌面的1/3处。长约3cm,中间宽约3cm,中间大圈内有一大"王"状纹,纹长约2cm,大圈纹色泽呈红褐色,如同霉酱色,其圈呈弧形曲虫纹,边外也见有不规则的乱虫纹,纹色呈绛红色改变,纹深而粗,舌边见剥脱苔,剥脱处呈绛红色,中部较淡,见该舌象提示外感风邪侵入体内,病久长期不愈,邪入营血,上热下寒,亦即心、肝、肺为热,脾、胃、肠为寒。中医辨证属温热入侵营血,临床常见于肝硬化晚期癌瘤,重症内伤病、胃癌、上热下寒的各种内外科病症、危重症患者。治宜祛温热、利湿。

(4)若大圈纹与边点纹、"人"状纹[图2-4-8(13)大圈纹、边点纹、"人"状纹]同时出现于舌面上,因大圈纹位于舌中部,约占舌面的2/3接近舌尖或舌根,一般伴见舌质色紫,舌体胖大,苔白厚,苔质发干而不枯燥,舌底边色较白,中部渐黄,而大圈内则黑而腻,见散白黄苔,为圈内的"人"状纹所为。大圈纹长约3cm,宽约2cm,构成一个方圆形大圈,"人"状纹呈黑色改变,纹较深,根部舌白干而厚重。根底部见较深大的"人"状纹,苔满布于全舌,舌边亦呈厚白苔,舌尖边见少量多点纹,提示热毒伤阴。中医辨证属血热伤阴,营热火瘀,上焦热而下焦寒之病证,如外感病中的伤寒病常见及该舌象,治宜清上焦之热、利下焦之湿,使上焦热除、下焦寒祛。该舌象不属危重、久病患者。

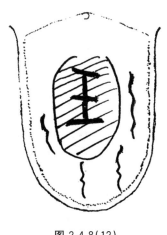

图 2-4-8(12)

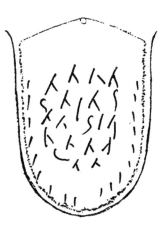

图 2-4-8(13)

7. 通天纹　该纹从纵面上出现。一般从舌根至舌尖一线贯通到底,极似一根天柱,分悬针形通天纹、麦穗形通天纹、"丰"状形通天纹等多种。另外,其通天纹还布有"王"状纹、"八"状纹等。通天纹的出现一般属久、重、危病,新病、小病、轻病一般不会出现该纹。

(1)若悬针形通天纹与特大圈纹[图2-4-8(14)悬针形通天纹、特大圈纹]同时出现于舌面,并伴见舌质淡红,质胖嫩;苔白而光滑,苔色底白,悬针纹与特大圈纹附近呈黄色点斑;舌边苔少;舌尖见红点。从舌根至舌尖见悬针纹,长约6cm,贯通整个舌纵面,纹深而粗大。中间较粗,两头微细,悬针纹外见一大圈纹,占布整个舌面的中部,长约5cm,宽约4cm。悬针纹纹色较黯,大圈纹则较浅而成褐色变。该舌象提示温邪入里,中医辨证为邪气入里,痰热内结,临床常见于呕吐泄泻、各种发热性病症、心脑血管病、妇女带下症、肾虚腰痛、肾病、恶性肿瘤初期等。治宜解郁散结,清热利湿。

（2）若天柱纹和"工"状纹［图2-4-8(15)天柱纹、"工"状纹］错杂出现于舌面。通天纹中最粗的舌纹称天柱纹,但也有某些通天纹无其他舌纹分布,该舌纹的出现提示病虽危重,但病情则不复杂,多为外感病中的伤寒,而内伤病中若见出现天柱纹,一般提示危证、重证。并伴见舌质红、舌体胖嫩,舌尖色质明显红色。中间天柱纹内无苔,少数呈淡白苔,天柱纹两边见淡黄兼白腻苔,舌边散布白苔,天柱纹内纹底色重,纹面色较轻,纹内呈干枯状,纹外呈湿润状,舌尖纹内呈焦红色,纹外红色明显,纹内外较为干燥。如为外感病则多见于伤寒,其苔较厚,纹内一般无纹;内伤病多见于肝癌、胃癌、肺癌等癌症的晚期,或肝硬化晚期出现癌变,或慢性消化系统疾病。中医辨证属阴虚痰浊未化,治宜补中益气,化痰祛湿,消积开胃,用攻补兼行法,驱邪扶正法以治,则病情可获好转。若天柱纹内焦红而无一点湿润,则病多属死症,十不救一。

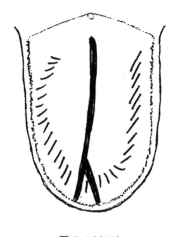

图2-4-8(14)

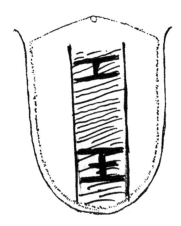

图2-4-8(15)

（3）若天柱纹与雪花点纹［图2-4-8(16)天柱纹、雪花点纹］同时出现于舌面上,天柱纹从舌根至舌尖占全舌纵面的1/2还要多。舌边布有雪花点纹,舌尖也布有少量的小雪花点纹。舌质老红,舌体略瘦,舌之两边红,天柱纹之舌苔内呈白或黄褐色变,舌苔表面见透明体膜。色泽明亮面光滑,在一般情况下通天纹为主纹,通天纹中见有纹,中空苔色薄而红黄色。舌尖边见雪花点纹,纹色洁白似如堆雪花,提示表邪瘀热,上焦水积。中医辨证属湿热入侵营血,瘀积于肺脾,而引起胸膜炎、水胸、腹膜炎或肝硬化晚期、癌症高热、肝昏迷等病。通天纹若由湿润变为干枯,提示五脏已绝,病属死证。治宜补气养血,活血散结,使气血畅行。

（4）若蝎子形通天纹与撇纹［图2-4-8(17)蝎子形通天纹、撇纹］同时出现于舌面上,见似一只蝎子出现在舌面,约占据全舌面的1/3。并伴见舌质淡红,舌质色明亮,苔腻而白,由舌苔的底苔上部至舌根出现了苔上苔,形成半圆圈。由形成的半圆圈和长形的蝎子纹共同构成了一个大蝎子纹。大圆圈则浮在舌纹与舌底苔上。纹粗而深,大圆圈纹色不明显如同烟云样。蝎子纹长约5cm。该舌若舌质更老,更紫、青、黑,则提示病情加重。可因外感风寒或久治不愈致使气滞血瘀,而形成肝硬化、脑血管硬化等。中医辨证属木旺土虚。临床常见于心肌梗死、慢性支气管炎、血液系统疾病、消化系统疾病等。治宜宣肺通窍,行气通络,活血化瘀,软坚散结,补土平肝,息风祛火。

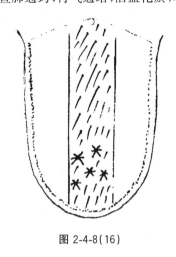

图 2-4-8(16)

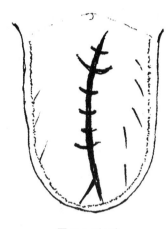

图 2-4-8(17)

8.满舌纹 该舌纹一般占据全舌面的3/4甚至整个舌面。属最大舌纹,一般从舌尖至舌根均被占据,无一块余地空存。全舌面均见各种不同的异纹和相同的舌纹,故称为满舌纹。

(1)若见大龟纹与点状纹[图2-4-8(18)大龟纹、点状纹],全舌满布一大龟纹,占满了整个舌面,舌边布有少量的点状纹。并伴见舌质红,质老,舌体厚胖,苔厚,且满布于全舌,散而粗松,舌苔似如堆起的豆腐渣样,色泽不滑不亮,无枯燥;大龟纹满布全舌面,舌尖见少量尖点纹,舌边见不规则的杂纹,有的像多点纹,有的像"人"状纹,一般纹色深红,纹中间较粗,四周较细;中间深,四周浅,但舌纹的颜色则中间黯淡,四周明亮。该舌象提示胃浊积聚(五积、六聚),水、气、虫、食、血、积块的患者。中医辨证属秽浊疫毒蕴积。临床常见于肝硬化、肝脾大、各种癌症、急腹症以及各种良、恶性肿块。治宜活血化瘀,利气通络,软坚散结,排毒,排脓。需经综合调理,方能减轻病情。

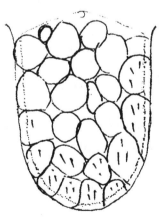

图 2-4-8(18)

(2)若"八"状纹与左右撇纹[图2-4-8(19)"八"状纹、左右撇纹]同时出现于舌面上,一般情况下舌中至舌根出现"八"状纹,舌根出现"人"状纹,舌边见左右撇纹,全舌满布舌纹,并伴见舌质红,苔淡薄而白,舌中部苔色光亮,中间见"八"状纹,全舌由多种舌纹同时出现于舌面上。提示平素身体欠安,抗病能力较差,易被六邪侵犯,脾虚湿侵而致胃燥热实,久之致使机体缺乏营养物质。中医辨证属肾阴虚损而致虚火旺盛。治宜滋阴降火,滋补肾水。

　　(3)若"水"状纹与"王"状纹、"八"状纹、左右撇纹[图 2-4-8(20)"水"状纹、"王"状纹、"八"状纹、左右撇纹]同时出现于舌面上,并伴见舌质呈橘红色,苔淡白,舌苔满布全舌面,舌边、舌尖、舌根部均见白苔而舌根见黄苔。底色白而表色微黄,舌尖见"水"状纹,舌中见"王"状纹,舌根见"八"状纹,舌边见左右撇纹。纹色较舌质色重,纹色较重而红,纹深如同刀刻般,中间"王"状纹浅而浮现。该舌象提示素体阴虚、气血衰弱而火热内积。中医辨证属肾阴不足,虚火上炎,临床常见于老年性支气管炎、营养不良、消化系统疾病以及久治不愈的各种内科疑难杂症等。治宜行气补血,滋补肾水,加强营养。

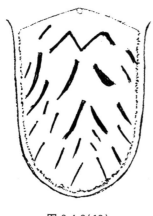

图 2-4-8(19)

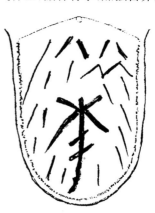

图 2-4-8(20)

　　(4)若龟纹、左右撇纹与"八"状纹[图 2-4-8(21)龟纹、左右撇纹、"八"状纹]同时出现于舌面上,并伴见舌质胖大,色青紫,舌体壅肿,苔白厚而匀称,苔色如堆雪,色不明亮,舌根见龟纹,纹大约2cm,舌中见"丰"状纹,纹长约 2cm,舌面左右见"人"状纹,舌边见左右撇纹,纹深如同刀劈样,纹呈黄褐色,边尖色重呈青黑色。该舌象所示气血双虚,病属难治,久治不愈。中医辨证属肾阴亏损,三焦寒湿,临床常见于肺源性心脏病、慢性肾病综合征以及各种性病,如淋病、梅毒及艾滋病等。治宜清血排毒,扶正祛邪。

　　(注:图 2-4-1～图 2-4-8 各图,均引自《舌纹诊病》)

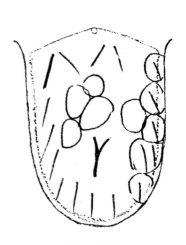

图 2-4-8(21)

四、舌纹与脏腑、三焦的辨证关系

(一)舌纹与心、小肠的辨证关系

心居于胸中,心包络围护于外,其经脉下络小肠,两者相互为表里,主血脉,又主神明,开窍于舌,小肠则分清泌浊。心病有虚实之分,虚证多由久病伤正,禀赋不足,思虑过度等因素引起,多见舌尖呈小水纹、乱水纹、"丁"状纹、小针纹;舌尖见小水纹,苔腻,一般提示心阳受损,心阴血亏耗;舌中见粗深纹,舌尖见"丁"状纹,苔厚白腐,大多是由痰阻,火扰,寒凝,瘀滞,气郁等所引起。临床表现为心悸怔忡,心烦,心痛,不寐多梦,健忘,谵语等,治宜清心除烦,健脑安神。

(二)舌纹与肺、大肠的辨证关系

肺居于胸中,下络大肠,与大肠相表里。肺主气,司呼吸,主宣发肃降,通调水道,外合皮毛,开窍于鼻;大肠主传导,排泄糟粕。肺病有虚实之分,虚证表现为气虚与阴虚,实证表现为风寒燥热等邪气侵袭或痰湿阻肺。临床表现为咳嗽、气喘、咯血等。大肠病有湿热内侵,津液不足以及阳气亏虚等,临床表现为便秘与泄泻。

1. 肺气虚　见舌纹细小,舌尖见横纹,伴见舌质淡苔白,自汗,脉虚。临床可用补肺润燥汤治之,药取牛蒡子、马兜铃、杏仁、葶苈子、薄荷、黄芪、大枣、沙参等施治。

2. 肺阴虚　见细小舌纹纵横出现于舌尖,伴见舌质红,干而津少,无苔,脉细数。临床可取阿胶、牛蒡子、沙参、太子参、青蒿、百合、地黄、玄参、贝母、桔梗、甘草等治疗。

3. 风寒束肺　一般不见舌纹,舌质淡,苔白,脉浮紧,无汗。临床常用麻黄汤加减服用,药取麻黄、桂枝、杏仁、甘草、牛蒡子、当归、川芎、白芍、羌活等施治。

4. 寒邪客肺　舌中见纵纹,较干燥,苔白,脉迟缓。临床常用定喘汤加减施治,药取白果、麻黄、款冬花、桑白皮、半夏、杏仁、苏叶、葶苈子、百合、地黄、玄参、贝母、桔梗、甘草等治疗。

5. 痰湿阻肺　舌见横纹,舌质淡,苔白腻,脉滑。临床常取陈皮、半夏、橘红、白茯苓、白术、薏苡仁、苏子、炙百部、前胡等施治。

6. 风热犯肺　舌纹多见细小横纹,舌尖红,苔薄黄。临床常取黄芩、生石膏、知母、粳米、薏苡仁、金银花、连翘、大青叶等施治。

7. 热邪壅肺　舌尖见细小纵纹,舌质红,苔黄,大便干结,脉滑数。临床常取全瓜蒌、蒲公英、黄芩、半夏、橘红、贝母、生石膏等煎汤内服。

8. 燥邪犯肺　舌尖见横纹,舌质红,苔黄,脉数。临床常取天门冬、麦门冬、杏仁、马兜铃、知母、玄参等煎汤服用。

9. 大肠湿热　舌纹粗深,一般出现于舌中,苔黄,脉滑或濡数。临床常取大黄、芒硝、天门冬、知母、生石膏、黄芩、苦参、槐花、地榆、锁阳、枸杞子、肥玉竹等施治。大肠液亏加芒硝、麻子仁、杏仁、桃仁;肠虚滑泄加炒扁豆、肉豆蔻、吴茱萸、五味子、黄连等。

(三)舌纹与脾胃的辨证关系

脾胃同属中焦,经脉互为络属,具表里关系。脾主运化,胃主受纳腐熟,脾升胃降,共同完成食物的消化吸收与输布,为气血生化之源,后天之本。脾统血,主四肢、肌肉的功能活动。脾胃病证有寒热虚实之分,脾病以阳气虚,运化失调,水湿痰饮内生,不能统血最为常见;胃以受纳腐熟功能障碍,胃气上逆为主要病变。脾胃有病最常见的症状为腹痛、腹胀、便溏、泄泻、浮肿、出血等,胃病常见胃脘部不适、疼痛,呕吐、呃逆等症状。

1. 脾气虚　舌中见"丰"状纹且较大,但舌纹较浅,舌质淡,苔白,脉迟缓。临床常用四君子汤,药用人参、白术、茯苓、甘草、炒扁豆、龙眼肉、香附、砂仁、陈皮等施治。

2. 脾阳虚　舌中见小水纹,且较深,舌质淡胖大,苔白滑,脉沉迟无力。临床常用四君子汤加补骨脂、肉豆蔻、五味子、吴茱萸、木通、泽兰、车前子、香附、赤小豆、桂圆肉、佛手等施治。

3. 中气下陷　舌中见小龟纹,舌质淡,苔白,脉细弱。临床常用四君子汤加倍人参量,再加黄芪、葛根、升麻、柴胡等施治。

4. 脾不统血　舌中见大龟纹,或深裂纹,舌质淡,苔白,脉细弱。临床常用四物汤去川芎,即当归、熟地黄、白芍,加半枝莲、茜草、焦栀子、棕榈炭、黄芩炭、藕节、白花蛇舌草等施治。

5. 寒湿困脾　舌中见"水"状纹,舌质淡,舌体胖,苔白腻,脉濡数。临床常取藿香、佩兰、厚朴、砂仁、香附等施治。

6. 湿热蕴脾　舌中见"川"状纹、满舌纹、舌质红,苔黄,脉濡数。临床常取茯苓、泽泻、薏苡仁、蒲公英、白花蛇舌草、夏枯草、败酱草、木通施治。

7. 食滞胃脘　舌中见悬针纹,苔厚腻,脉滑。临床常取牵牛子、槟榔、枳实、大黄、焦三仙、山楂、鸡内金、大腹皮等施治。

8. 胃寒　舌中见"水"状纹,舌质淡,苔白滑,脉迟缓。常取砂仁、香附、石榴皮、厚朴、白术、茯苓、莱菔子、半夏等药施治。

9. 胃热　舌中见纵横纹,舌质红,苔黄,脉滑数。临床常取生石膏、牡丹皮、升麻、石斛、黄连、海螵蛸等药施治。

(四)舌纹与肝胆的辨证关系

肝位于右胁部,胆附于肝,其经脉相互络属,故有表里之称。肝主疏泄,又主藏血,在体为筋,开窍于目,其华在爪。胆贮藏、排泄胆汁,以助消化,并与情志活动有关。肝之病证,常有虚实之分。虚证多见血虚、阴伤,实证多见郁火亢盛以及寒邪湿热等邪侵犯,肝病的常见症状为胸胁、少腹胀痛、窜痛,烦躁易怒,头晕脑涨,肢体震颤,手足抽搐,以及眼疾、睾丸腹痛、月经病等。胆病的常见症状为口苦、心悸不寐等症状。治疗常用中药为蒲公英、茵陈、连翘、五味子、虎杖、泽兰、佩兰、龙胆草、柴胡、板蓝根、大青叶、生地黄、黄连、黄柏、红花、没药等。

1．肝气郁结　舌边见多点纹、"川"状纹，舌质淡，苔厚腻。临床常取广木香、沉香、檀香、三棱、莪术、全瓜蒌、桃仁、红花、大黄、佛手、厚朴、枳实、香附、砂仁、土鳖虫、水蛭、地龙等施治。

2．肝火上炎　舌边见"十"状纹或纵横纹，舌色多为紫红色，舌质红，苔黄，脉弦数。临床常取蒲公英、田基黄、紫花地丁、柴胡、龙胆草、黄芩、黄连、黄柏、半枝莲、白花蛇舌草、草决明（决明子）、菊花、茺蔚子、青葙子、天花粉、芦根等药施治。

3．肝血虚　见出现纵横裂纹、龟纹，纹较粗深，舌质淡，苔白，脉弦细。临床常取墨旱莲、女贞子、桑椹、阿胶、生地黄、鸡血藤、枸杞子、麦门冬、天门冬、沙参、鳖甲、龟甲等药施治。

4．肝阴虚　舌中部见浅水纹，舌质红而少津，脉弦细数。临床常取女贞子、胡黄连、沙参、黄芪、石榴皮、泽兰、佩兰、青蒿、地骨皮、当归、知母等药施治。

并须注意：肝阴虚与肝火上炎虽均有热象表现，但前者属虚热，后者则属实火。

5．肝阳上亢　多见实心纹、双直纹、曲虫纹，舌质红，少苔或无苔，脉细数。多因肝肾阴虚，肝阳失藏，或焦虑恼怒，火气内郁，暗耗阴津，阴不制阳等所致。临床常取赤石脂、代赭石、五味子、沉香、石决明、草决明、覆盆子、枸杞子、黄精、当归、阿胶、鸡血藤、天麻、蜈蚣、羚羊角、地龙等药治疗。

6．肝风内动　舌中见来蛇纹、去蛇纹、蜈蚣纹，舌质红，苔白腻，脉弦有力等。临床常取羚羊角、全蝎、钩藤、蜈蚣、地龙、白芍、刺蒺藜、僵蚕、狗脊片、制首乌、龙眼肉等药施治。

7．寒凝肝脉　舌边见"水"状纹，舌中见实心纹、锁链纹，舌质淡，苔白滑，脉沉弦或迟缓，临床多见于疝气，或小肠下垂至阴囊部而导致气胀坠痛，常取海藻、昆布、橘核、小茴香、川牛膝、雷丸、怀山药、三棱、莪术、郁金、当归等药治疗。

8．肝胆湿热　舌中见纵横纹、曲虫纹，舌质红，苔黄而腻，脉弦数。临床常取怀山药、炒扁豆、茯苓、白术、秦艽、泽泻、薏苡仁、苦参、黄柏、蛇床子、地肤子、椿根皮、金樱子、芡实、荆芥等药施治。

9．胆郁痰扰　临床症见头晕耳鸣，口苦呕恶，胸闷胁胀，舌苔黄腻，脉弦滑。临床常取大黄、青礞石、法半夏、制南星、胆南星、橘红、陈皮、枳实、茯苓、白术、郁金、龙胆草、紫草等药治疗。

（五）舌纹与肾、膀胱的辨证关系

肾位于腰部，左右各一，其经脉与膀胱相互络属，故两者相为表里。肾藏精，主生殖，为先天之本，主骨生髓充养脑部，在体为骨，开窍于耳，其华在发，又主水，并有纳气功能；膀胱具有贮存尿液与排尿的功能。肾藏元阴、元阳，为机体生长、发育之根本，脏腑功能活动之本，若有所耗伤，则诸脏皆病，故表现为肾阳虚、肾阴虚、肾精不足、肾气不固、肾不纳气等诸方面。而膀胱之病，多见湿热为患。临床常取鹿茸、肉苁蓉、巴戟天、盐菟丝子、紫河车、制首乌、蛤蚧、冬虫夏草、仙茅、当归等药施治。

1. 肾阳虚　舌中见双环纹、六花纹、圆心纹，但其舌纹较细浅，舌质淡，舌体胖，苔白，脉沉弱。临床常取鹿茸、海马、海龙、人参、益智仁、淫羊藿、杜仲等药治疗。

2. 肾阴虚　其舌纹表现与肾阳虚基本相同，但舌纹深粗，舌质红面少津，脉细数。临床常取沙参、西洋参、玉竹、黄精、鳖甲、龟甲、鹿角胶等药施治。

3. 肾精不足　舌根见较深的"水"状纹、雪花点纹，舌质淡红，脉细弱或沉迟。临床常取山萸肉、五味子、盐菟丝子、五倍子、金樱子、锁阳、沙苑子、巴戟天、韭子、益智仁、芡实等药治疗。

4. 肾气不固　舌根见纵横纹、干裂，舌质红，苔白。临床常取西洋参、太子参、人参、党参、天门冬、甘草、枸杞子、女贞子、鳖甲等药治疗。

5. 膀胱湿热　舌中见纹中纹、六花纹，舌质红，苔黄腻，脉数。临床常取瞿麦、萹蓄、木通、滑石、茵陈、车前子、香薷、藿香、佩兰、谷精草等药施治。

(六)舌纹与三焦的辨证关系

自从清·吴鞠通的《温病条辨》以上、中、下三焦论述温病以来，三焦辨证为温病辨证的主要方法，它是在明·张仲景《伤寒论》及清·叶天士关于卫气营血理论的基础之上，结合温病而总结出来的。上焦包括手太阴肺经与手厥阴心包经之证候，中焦包括足阳明胃经与足太阴脾经之证候，下焦包括足少阴肾经与足厥阴肝经之证候。

1. 上焦病证　舌尖见"丁"状纹，舌质红，少苔或无苔，寸口脉独大，伴见身热自汗，口渴，或咳嗽，午后热甚。临床常取桂枝、白芍、生姜、葛根、淡竹叶、黄连、生地黄、芦根、黄芩、麦门冬等药治疗。

2. 中焦病证　舌中见粗针纹、"丰"状纹，纹粗而深，舌焦苔黄，脉细面濡数。临床常取茯苓、白术、枳实、厚朴、大黄、马齿苋、光桃仁、延胡索、木通、灯芯草、槟榔、牵牛子、商陆等药施治。

3. 下焦病证　舌根见"水"状纹、纵横纹，纹细而深，舌质绛红，苔少或无，脉虚弱无力。临床表现见手足心热者，常取地骨皮、胡黄连、制鳖甲、茵陈等药治疗；临床表现为口干舌燥者，常取麦门冬、天门冬、葛根、西洋参等药治疗；临床表现见手足蠕动或筋失所养而拘挛者，常取威灵仙、伸筋草、狗脊片、桑椹、鸡血藤、泽泻、炒僵蚕、地龙、乳香、没药、丹参等药施治；患者体质偏于阴虚而抗病力强，感受病邪又为湿热、湿毒、风湿、冬温、温疫等，若顺传中焦，则多从燥化而治，提示为阳明燥化证；若传入下焦，则发展为肝肾阴虚证。若患者体质偏于阳虚而抗病能力较弱，感受邪气又为寒湿，并顺传中焦，则宜从湿化，而成为太阴湿化证，若传入下焦，则发展成为湿久伤阴证。

五、五脏疾病的舌纹分布与规律

(一)心系疾病的舌纹分布与规律

心病的舌纹主要分布在舌尖。主要舌纹有尖点纹、圆珠纹、"川"状纹、"小"状

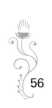

纹、齿痕纹、小针纹和各种舌纹的综合纹等。其纹有大、小、疏、密之分,色泽有明、亮、黯、夭、青紫之不同。尖点纹一般与温病、白血病、心脏病、病毒、瘀血等有关;圆珠纹、齿痕纹、"川"状纹、小针纹一般与风心病、冠心病、心绞痛、心肌炎等有关联。

(二)肺系疾病的舌纹分布与规律

肺系疾病的舌纹大多单一出现于舌中尖部。舌纹大多为字形纹,如"川"状纹、"口"状纹、"山"状纹等综合舌纹。若出现其他兼症,则字形纹、象形纹、苔纹同时出现。

字形纹大多分布于舌尖之上、舌中之下部位,其纹多位于舌面中上部位。肺病舌两边一般少见舌纹,舌纹有粗细、深浅、长短、大小之分;色泽有枯、润、明、黯之别。凡在舌上肺部的舌纹一般与温病、病毒性感染和呼吸系统疾病有关。

(三)脾胃病的舌纹分布与规律

脾胃病的舌纹常见出现于舌面正中,大小适中。舌纹形状较多,常见的有字形纹、象形纹、苔纹类、舌下类等,一般有悬针纹、"十"状纹、太阳纹、鱼骨纹、多点纹、齿痕纹等。

如舌纹既大又长,上至舌根,下至舌尖,则多为肺、心、肝、肾同病。一般出现于舌面正中的脾胃病舌纹与脾胃的阴、阳、表、里、寒、热、虚实等变化有关,时间越长,病情就越严重。

(四)肝病的舌纹分布与规律

肝病的舌纹主要分布于舌两边或舌偏侧部位。在五脏疾病中,舌纹分布属最多、最复杂且最明显。常见的舌纹有齿痕纹、边点纹、左、右撇纹、纵横纹(龟纹、梯田纹、"王"状纹、"丰"状纹、蜈蚣纹、鱼骨纹)等。如若肝病病程较长,久治不愈,则易影响其他脏腑的功能,从而出现各种综合纹或较大的舌纹。

(五)肾病的舌纹分布与规律

肾病的舌纹主要分布在舌根。其分布的舌纹主要有蚕豆纹、根点纹、月牙纹、交叉纹、大蝎子纹、字形纹类、象形纹类、苔纹类等。"肾为先天之本,脾属后天之本",故肾有病容易影响到全身各脏器,而出现诸多病变。

第五节 舌觉辨证诊病

舌觉,其一是指舌的味觉而言,包括舌的辣、甘、淡、酸、苦、咸等,是由分布在舌面的味蕾和味觉神经所控制的;其二是指舌的感觉,包括舌的冷、热、痛、痒等,是由分布于舌背黏膜的舌神经和舌根黏膜的舌咽神经所控制的。换句话来说,舌觉的内容包括舌的化学性感觉(如甘、苦、咸等)以及舌的物理性感觉(如冷、热、痛等)。察舌觉是通过对舌的味觉和感觉的询问,以辨别疾病的一种诊断方法。察舌觉虽不属于望舌范畴,但属于舌诊的范畴。对患者自述的异常舌觉,进行认真的综合分析,以了解推断病情,作为重要参考依据。察舌觉不仅可查出疾病来,而且还可推断其病情的程度。舌觉改变轻微的,提示病轻;舌觉改变明显的,提示病重。此外,舌觉的增减还可提示疾病的进退情况。舌觉的异常与舌体、舌苔、舌脉的变化共同反映着舌的病理变化,对于指导临床判断疾病具有重要的意义。下面介绍常见的各种舌觉与诊病情况。

一、舌味觉辨证诊病

俗话说得好,"鼻闻香臭,舌尝五味"。酸、甜、苦、辣、咸五味的信息,是靠舌面上密布的细小乳头,称为味蕾的味觉细胞来进行传递的,当食物的可溶性有味物质与味蕾相接触时,味蕾里的细胞纤毛就会将感觉信息传送至大脑皮质味觉中枢,从而产生味觉。味觉感受器即味蕾,主要分布在舌体乳头上。不同的乳头,所含味蕾的数目并不一致,以舌尖、舌侧及舌体后部占多数,而舌体中部感受器较少,味觉较为迟钝。不同部位的味蕾的味受体是不相同的,对于不同的刺激物有不同的敏感区。舌尖对甜最为敏感,舌尖两侧对咸最为敏感,舌体两侧对酸最为敏感,舌根对苦最为敏感。味蕾对各种味和敏感程度也不相同。人分辨苦味的本领最高,其次为酸味,再者为咸味,而对甜味则最差。有的人在进食时舌上会感觉到异于常人的味道,或者未进食舌上也有异常的感觉,这便就是舌觉异常,很可能是体内潜藏疾病的一种信号,应当引起医生和患者本人的密切注意。

1. 舌辛　舌辛,是指自觉舌有辛辣味,或伴舌上有麻辣感出现。辛辣味是咸味、热觉和痛觉的综合性感觉。故自觉口辣的患者舌温可能偏高。当室温在 18～22℃ 时,正常人的舌温大多是在 33～35℃,口辣患者的舌温则可达 36℃ 以上。另外,舌黏膜对咸味和痛觉都较为敏感。临床上舌辛较为少见,多属肺热壅盛或胃火上炎所引起。

西医学认为:舌辛在高血压病、神经症、更年期综合征以及长期低热者中,有时可能见到。

2. 舌甘　舌甘,是指自觉舌有甜味,此时即使是饮白开水亦感觉味甜。甘味入脾,故舌甘与脾关系密切。多因过食辛辣炙煿厚味之品,滋生内热或外感邪热蕴积于脾胃,脾胃湿热与谷气相搏,热蒸上溢于舌所引起。故该类舌甘,须施以芳香化湿醒脾之法治疗。少数舌甘是由于年老或久病伤及脾胃,引起气阴两伤,虚火内生,迫津上溢所致。舌甘,但舌苔满薄净,口中涎沫亦见稀薄的,见于老年阴虚者。舌甘常见于消化系统功能紊乱或糖尿病患者,前者是因为消化系统功能紊乱引起各种消化酶的分泌异常,尤其是唾液中的淀粉酶含量增加,将淀粉分解成葡萄糖,刺激舌上味蕾而感觉口舌甜,后者则是由于血糖增高,唾液内糖分亦增高,因而感觉口中发甜。

3. 舌淡　舌淡,是指自觉口中无味,亦即舌上味觉减退,或味觉迟钝而不敏锐,不能品尝出饮食的滋味感觉。多与脾失健运有关,或为脾胃湿阻,或为脾胃气虚,亦可见寒证。

现代医学认为,舌淡多见于炎症的初起或消退期,以肠炎、痢疾以及其他消化系统疾病多见,还见于大手术后的恢复阶段。内分泌疾病以及长期发热的消耗性疾病、营养不良、维生素与微量元素锌的缺乏、蛋白质及热量摄入不足的患者,也常见有口淡无味感的,这是因为这类疾病可使舌味蕾敏感度下降。此外,口淡无味、味觉减弱甚至消失,还可能是癌症患者的特征性表现之一。因此,中、老年人发生原因不明的味觉突然减弱或消失时,要高度警惕罹患癌症的可能。当然,这要与老年人味蕾退化,牙齿残缺不全使咀嚼不充分,甚至囫囵吞咽,食物不能和味蕾充分接触而导致食不知味的区别开来。

4. **舌酸** 舌酸,是指自觉舌上及口中时有酸味,甚者闻之就有酸气。舌酸应与吞酸相鉴别:吞酸是指胃中酸水上泛;舌酸则是自觉有酸味,而无酸水泛出。酸属肝味,舌酸属肝胆热邪侵脾,肝热上蒸所致。以脾虚肝旺者居多,土虚木乘亦可作酸,或暴食伤脾,食积肠胃,肝脾不和,浊气上泛所致。

现代医学认为,舌酸多见于胃炎,胃、十二指肠溃疡。与胃酸过多有关。

5. **舌苦** 舌苦,是指自觉舌上有苦味出现。《本草纲目·百病主治药·口舌》将口苦称为"舌苦"。苦属胆味,胆汁分泌排泄与肝之疏泄有关。在正常情况下,胆汁的分泌与排泄,在肝的疏导下,循经下泄,而不上逆于口,故无舌苦的症状。苦属火,火气亢盛则为苦。故口苦与肝胆有热有关,多属肝胆经内有郁热,胆热一蒸,胆气上溢或肝移热于胆所引起。

经临床观察,舌苦多见于肝热证、肠胃热证等。在西医学中,则多属急性炎症的表现,以肝、胆炎症为主,常与胆汁的代谢有关。舌苦还可见于恶性肿瘤患者,恶性肿瘤患者对甜味食物的味觉阈升高,而对苦味食物的味觉阈降低,因而进食甜的食物也会感觉舌苦,这与患者舌部血液循环障碍和唾液内成分改变有关。经常熬夜或抽烟的人,早上醒来亦会感到舌苦。

6. **舌咸** 舌咸,是指自觉舌上有咸味出现,犹如口内含盐一般,甚则有咸味痰涎排出。咸属肾味,口咸多属肾阳虚惫不摄,寒水上泛,或肾阴虚,虚火逼肾液上溢而引起。

现代医学认为,口咸多见于慢性咽喉炎、慢性肾炎、神经症或口腔溃疡等。有时测定口咸患者的唾液,可见钠、钾、钙、镁等氯化物含量增多,pH 值偏于碱性反应。

诚然,味觉的感受阈值常因人而异,个体判别很大。因此,味觉异常必须结合本人的味觉习惯、阈值情况,加以综合判断。此外,气候的影响、内外的环境、情绪的稳定、睡眠情况、吸烟饮酒、口腔炎症、特别嗜好以及药物反应等,都可导致味觉异常,临床须加以仔细鉴别。

二、舌感觉辨证诊病

1. **舌温觉** 对冷或热的刺激有感觉,如水太烫、菜太热、汤太冷等,皆属于正常的感觉。若无冷热的刺激,舌体却出现冷或热的感觉,称为舌温觉异常,如舌热、舌下冷等。临床所见,舌热多伴舌痛或肿。舌灼热疼痛是指舌上出现火烧样的疼痛感觉,这种舌觉的产生多因火邪内盛上炎于舌所致,舌灼热疼痛常与舌尖红赤、舌红、口舌生疮等同时并见。

现代医学认为,严重脱水时,舌可有寒凉的感觉。

2. 舌触觉 舌体摸触或扪之津润而不干燥,无明显不适或异常感的,属正常之舌。若见舌转动或运动、触摸、扪捏或揩刮等有异常感觉的,就称为"舌触觉异常"。它常见于"脑卒中"患者,还可见及因手术不慎造成神经损伤或神经症、精神分裂症等神经精神疾病患者。

3. 舌痛觉 舌上有火烧样疼痛感,称为"舌灼痛""舌本痛"等,其疼痛性质除了呈烧灼样疼痛外,还见有辛辣痛、干燥痛、麻木痛、苦涩痛等感觉,其疼痛部位可见于舌尖、舌根、舌边、舌背以及整个舌体,但检查舌部时有部分并无充血、水肿、糜烂、溃疡等表现。舌痛多与火邪内盛有关。常与舌生疮痛、舌光剥、舌碎裂、舌外伤、舌尖红赤等同时并见。如舌尖红赤灼痛的,属心火上炎,舌肿而灼痛的,属心脾有热;舌生疮疡而灼痛的,或属心经热毒上炎,或属肾阴不足,虚火上炎。

4. 舌痒觉 是指舌体的色泽和形态无明显异常,却感觉奇痒无比常欲搔抓,称为"舌痒"。一般认为,舌痒多属心肾阴虚或心火炽盛的缘故,也有因风邪而致舌痒的。

5. 舌麻觉 是指舌麻木而感觉减退,甚则刮、戳、搔抓其舌,其麻感仍未解的。舌麻多见于血虚、肝风、痰阻等。血虚者舌体失养,故麻木不仁;肝阳偏亢则化风,筋脉挛急则舌麻震颤,或舌强语謇,吞咽不利,多属中风先兆。痰盛者阻塞舌络,故麻木而强硬不灵活。若平素肝阳偏亢的,舌麻感则常为中风之先兆,应当引起足够的重视。也有因心头烦扰,忧思暴怒,气凝痰火而引起的。此外,某些药物(如乌头、半夏、胆南星等)具有一定的毒性,服用不当,也可出现口舌麻木。

6. 舌胀觉 自觉舌体肿胀,但未见出现舌体增大,称为"舌胀觉异常"。舌胀既不同于舌肿,又有别于舌胖,舌肿、舌胖皆可出现程度不同的舌体增大,以形体改变为主,而舌胀则是指舌体的异常感觉,舌胀未必出现舌体的增大。舌肿可兼见舌胀,由于舌胖为舌肌呈弛缓状改变,故而舌胖一般不兼有舌胀。舌胀常见于气滞,可因外感风寒、心经郁火、心脾热盛、脾虚寒湿等所引起。

7. 舌涩觉 是指舌干涩,舌上有如食生柿子的感觉。多与舌燥同时并见。主要是由燥热伤津所致,故常于干燥糙裂舌同时并见。脏腑阳热偏盛,气火上逆,也可致舌干涩。也有因精神、心理因素所引起的。严重的神经症或通宵未眠的,唾液腺分泌减少,也可感觉口舌枯燥而涩,一般调整好睡眠状态,即可消除口涩。部分恶性肿瘤,尤其是到晚期,常出现味觉苦涩的症状。中医学认为,舌涩是由于脾肾亏虚,气血瘀结的缘故。舌诊研究表明,晚期癌症患者舌微循环障碍,舌蕈状乳头萎缩,可出现舌触觉异常。因此,舌头可有发涩的感觉,并与舌苦并见。

8. **舌腻觉** 是指舌有黏腻不爽的感觉,并常伴见出现唾液过多、舌苔厚腻,这大多是由湿浊、痰饮、食滞等原因所引起。舌腻常兼见味觉异常,辨证有寒热之不同。如舌腻而甜的,多属脾胃湿热;腻而苦的,多属肝胆湿热;黏腻而淡的,多属湿浊中阻。

第三章

舌象临床辨证与治疗各论

第一节　传染病和寄生虫病

一、病毒性肝炎

病毒性肝炎是由多种肝炎病毒引起的一种慢性传染病。具有传染性强、流行面广、发病率高、传播途径复杂等特点。临床主要表现为食欲不振、恶心、欲呕、全身乏力、肝大、肝功能异常、有或无黄疸、起病时或有短期发热等症状。到目前为止，肝炎病毒已发现有七种，其中甲型与戊型经粪-口传播，其他类型则以血源性传播为主。甲型肝炎以急性起病为多，极少演变为慢性，而其他类型则易转变为慢性。

当感染肝炎病毒后，机体对病毒和肝细胞内抗原产生体液免疫和细胞免疫反应。肝细胞损害与病毒繁殖的持续存在、机体对病毒繁殖的调节、病毒及肝细胞内抗原在肝细胞表面的表现和宿主反应的特异性特性有关。

本病在中医学属"黄疸""胁痛""郁证""积聚""臌胀""瘟黄""疫毒""疫黄""肝瘟"等病证范畴。

【舌象辨证】

◎ 舌质红，苔黄（彩图 3-1-1），属肝胆湿热。

◎ 舌质红而少苔或苔黄欠润（彩图 3-1-2），属肝气郁滞。

◎ 舌质淡或黯，苔白滑（彩图 3-1-3），属湿邪困脾。

◎ 舌质红，舌体瘦削，舌边见干裂纹，苔剥落或光滑（彩图 3-1-4），属肝阴亏损。

◎ 舌质红绛，苔黄腻或黄燥（彩图 3-1-5），属热毒炽盛。

◎ 舌质紫红，或有瘀斑（彩图 3-1-6），属痰凝成积。

◎ 舌两侧呈青紫色斑状或条状瘀点（彩图 3-1-7），舌脉粗胀，色青紫或青黑，均属肝郁失疏（彩图 3-1-8）。

◎ 舌两侧淡白,无苔,提示慢性肝病。

◎ 急性黄疸型肝炎　舌质红,苔黄腻(彩图 3-1-9),提示热重于湿;舌质淡红,苔黄厚腻(彩图 3-1-10),提示湿重于热;舌质红,苔黄厚且干燥而无津(彩图 3-1-11),提示毒热鸱张;舌质淡,苔黄腻(彩图 3-1-12),提示寒湿。

◎ 急性黄疸型肝炎　多见白腻苔或黄腻苔。见厚腻苔,提示谷丙转氨酶明显增高;见舌体胖大或见齿痕纹,提示免疫功能低下。

◎ 急性无黄疸型肝炎　舌质红,苔腻。

【中医疗法】

◎ 名方验方　茵陈蒿汤加味:茵陈蒿 30g,山栀子 10g,熟大黄 6g,生黄芩 10g,金钱草 20g,蒲公英 15g,板蓝根 20g,赤芍药 15g,虎杖根 15g,滑石粉 10g,车前草 15g。上药水煎分服,每日 1 剂。具有清热利湿、解毒退黄的功效。主治急性黄疸型肝炎,证属阳黄之热重于湿型者。

加减:若恶心呕吐明显者,加竹茹 10g,黄连 6g,以清热止呕;腹胀甚者,加厚朴 10g,枳实 10g,以行气化湿消滞;皮肤瘙痒者,加苦参 10g,白鲜皮 10g,以清热燥湿止痒。

◎ 名方验方　茵陈五苓散加减:茵陈蒿 30g,生白术 10g,姜厚朴 10g,薏苡仁 15g,白茯苓 15g,猪苓 15g,炒泽泻 10g,藿香(后下)10g,佩兰(后下)10g,黄芩 10g,车前子(包煎)10g。上药水煎分服,每日 1 剂。具有清热利湿、健脾和中的功效。主治急性黄疸型肝炎,证属阳黄之湿重于热型者。

加减:若恶心厌油腻重者,加竹茹 10g,法半夏 10g,以清热燥湿、和胃止呕;纳呆食少者,加砂仁、白蔻仁各 6g(均后下),炒谷芽、炒麦芽各 30g,以芳香宣中、化湿醒脾;便溏甚者,去泽泻,加木香 6g,黄连 10g,苍术 6g,以清热燥湿行气、调理肠胃。

◎ 名方验方　茵陈术附汤加味:茵陈蒿 30g,生白术 10g,制附子 6g,干姜 6g,茯苓 15g,猪苓 15g,薏苡仁 15g,泽泻 10g。上药水煎分服,每日 1 剂。具有温阳散寒、健脾利湿的功效。主治急性黄疸型肝炎,证属阴黄型者。

加减:若湿阻气滞,腹胀较甚者,加大腹皮 10g,木香 6g,以行气宽中化湿;皮肤瘙痒者,加秦艽 12g,地肤子(包煎)12g,以燥湿止痒;黄疸消退缓慢者,加丹参 15g,泽兰 15g,虎杖 15g,赤芍 20g,以增强活血解毒、利湿退黄之力。

◎ 名方验方　藿朴夏苓汤加味:藿香(后下)10g,厚朴 10g,法半夏 10g,茯苓 15g,砂仁(后下)6g,白豆蔻(后下)6g,薏苡仁 15g,陈皮 10g,木香 6g。上药水煎分服,每日 1 剂。具有健脾利湿的功效。主治急性无黄疸型肝炎,证属湿阻脾胃型者。

加减:若腹胀甚伴浮肿者,加大腹皮 15g,车前子(包煎)15g,以行气导滞、利水消肿;纳差者,加鸡内金 10g,以健脾开胃、消积导滞;便溏甚者,加炒扁豆 10g,莲子肉 15g,以健脾渗湿止泻。

◎ 名方验方　逍遥散加减:醋柴胡 12g,当归 10g,炒白芍 10g,茯苓 15g,白术 10g,香附 15g,陈皮 10g,夏枯草 15g,板蓝根 20g,郁金 10g,丹参 15g,虎杖 20g。上药水煎分服,每日 1 剂。具有疏肝解郁、行气活血、解毒祛邪的功效。主治急性无黄疸型肝炎,证属肝郁气滞型者。

加减:若胁痛明显者,加炒川楝子 10g,制延胡索 15g,以行气化瘀止痛;纳差、腹胀者,加炒内金 10g,焦三仙各 10g,以行气消滞,开胃健脾;失眠多梦者,加炒酸枣仁 15g,百合 15g,以养阴安神。

◎ 名方验方　茵陈蒿汤加味:茵陈蒿 20g,山栀子 6g,熟大黄 5g,金钱草 15g,板蓝根 20g,黄芩 10g,蒲公英 15g,虎杖 20g,金银花 20g,车前子(包煎)、车前草各 10g。上药水煎分服,每日 1 剂。具有清热利湿解毒的功效。主治慢性病毒性肝炎,证属湿热中阻型者。

加减:胸脘满闷甚,伴大便不爽者,加全瓜蒌 12g,法半夏 10g,黄连 6g,以宽中行气、清热燥湿;恶心呕吐甚者,加竹茹 10g,黄连 6g,以清热止呕;纳呆不饥者,加炒谷芽、炒麦芽各 30g,以消积化滞、开胃健脾。

◎ 名方验方　逍遥散合四君子汤加减:醋柴胡 10g,当归 10g,白芍 10g,茯苓 15g,白术 10g,炙甘草 6g,丹参 15g,枳壳 10g,虎杖 15g,金银花 20g。上药水煎分服,每日 1 剂。具有疏肝理气活血、健脾和中解毒的功效。主治慢性病毒性肝炎,证属肝郁脾虚型者。

加减:若胁痛明显者,加川楝子 10g,郁金 10g,以行气止痛;胁痛固定,痛如针刺者,可加红花 6g,延胡索 20g,以活血祛瘀止痛;脘痞腹胀甚者,加佛手 10g,砂仁(后下)6g,生麦芽 30g,以行气消滞除痞胀;体倦乏力者,加太子参 15g,以补气生津。

◎ 名方验方　一贯煎加味:生地黄 20g,北沙参 15g,麦冬 15g,当归 10g,枸杞子 10g,川楝子 10g,牡丹皮 10g,五味子(打碎)10g,制女贞子(后下)10g,炒枣仁 10g,白茅根 20g,虎杖 20g。上药水煎分服,每日 1 剂。具有养血柔肝、滋阴补肾的功效。主治慢性病毒性肝炎,证属肝肾阴虚型者。

加减:胁痛明显者,加郁金 10g,延胡索 20g,以行气活血止痛;午后低热者,加地骨皮 10g,百合 15g,以养阴清热;纳差者,加炒谷芽、炒麦芽各 30g,山楂 10g,以开胃健脾。

◎ 名方验方　膈下逐瘀汤加减:柴胡 10g,枳壳 10g,白芍 10g,当归 10g,桃仁 10g,红花 9g,乌药 10g,川芎 10g,香附 15g,牡丹皮 10g,炙甘草 6g,丹参 10g,虎杖 20g,熟地黄 12g。上药水煎分服,每日 1 剂。具有活血化瘀,散结通络的功效。主治慢性病毒性肝炎,证属瘀血阻络型者。

加减:胁肋刺痛明显者,加川楝子 10g,延胡索 15g,以行气止痛;肝脾大明显者,加生牡蛎(先煎)20g,夏枯草 15g,炙鳖甲(先煎)15g,以软坚散结消积;鼻出血者,加白茅根 20g,三七粉(冲服)1.5g,以凉血止血;兼有痰浊者,加法半夏 10g,陈皮 10g,以燥湿化痰;气阴两虚,倦怠少力者,加太子参 15g,黄芪 10g,以益气养阴。

◎ **名方验方**　附子理中丸合五苓散加减:党参 10g,生黄芪 15g,白术 15g,干姜 5g,制附子(先煎)6g,桂枝 6g,山药 15g,茯苓 15g,猪苓 15g,泽泻 15g,炙甘草 6g,丹参 15g,桑寄生 12g。上药水煎分服,每日 1 剂。具有温补脾肾的功效。主治慢性病毒性肝炎,证属脾肾阳虚型者。

加减:腹胀甚者,加厚朴 10g,白蔻仁(后下)5g,以行气畅中;便溏甚者,加炒扁豆 10g,木香(后下)6g,以健脾利湿行气;尿少腹水者,加车前子(包煎)20g,冬瓜皮、冬瓜仁各 15g,以利水消胀。

◎ **饮食疗法**　鸡骨草瘦肉汤:鸡骨草适量,猪瘦肉 50～100g。加水适量同煮,待肉熟后顿服,每日 1 剂。适用于小儿黄疸。

◎ **饮食疗法**　绿豆藕枣汤:绿豆 200g,酸枣仁 50g,连节大藕 4 节(约 500g)。取水适量浸泡绿豆、酸枣仁 30 分钟,处理干净备用。再将藕节一端切断后,将绿豆、酸枣仁装入藕孔内,待装满后,可将切断端之藕盖于原处,用竹签插住固定,初入大锅中加冷水后上火煮,直至藕烂熟即成。适量食藕饮汤。日服 2～3 次,每日 1 剂,可连用 7～10 日。具有养肝安神、清热解毒的功效。适用于慢性肝炎。

◎ **饮食疗法**　益肝汤:黄芪、葛根各 30g,枸杞子、桔梗各 12g,瓜蒌、丹参各 20g,白芍、山楂各 15g,五灵脂各 10g,三七粉 15g,水牛角粉 2g。先煎前 10 味药,取煎汁,再冲入三七粉及水牛角粉即成,分 2 次服用。具有益肝理脾、疏经活络、活血软坚的功效。主治慢性肝炎。

◎ **饮食疗法**　芝贞丹金汤:灵芝 12g,制女贞子(后下)15g,丹参、鸡内金各 9g。上药加水适量,一煎 1 小时取汁,二煎再取汁,两煎合一即成,分 2 次饮服,每日 1 剂。具有补肝肾,活血,助消化的功效。主治慢性肝炎。

◎ **饮食疗法**　茵陈蚬肉汤:茵陈 30g,蚬肉(蚬肉可不吃)100～150g。上二味加水适量,煎汤饮服,每日 1 剂。具有清热利湿解毒的功效。适用于急性黄疸型肝炎。

◎ **饮食疗法**　瓜豆茅根汤:西瓜皮、赤小豆、白茅根各 50g。上三味加水适量,煎煮后分服,每日 1 剂,连服 6～7 日。具有清热利湿退黄的功效。主治急性黄疸型肝炎。

二、肺 结 核

肺结核是由结核杆菌引起的慢性、缓发性传染病。在全身各器官的结核病中,以肺结核最为常见。由于人体抵抗力下降时,感染了结核杆菌,所以引起发病。其病理特征为结核结节、浸润、干酪样变和空洞形成等。

本病在中医学属"肺痨""悬饮"等病证范畴。

【舌象辨证】

◎ 舌质红,苔薄黄而少津(彩图 3-1-13),属肺阴亏损。

◎ 舌质红,苔薄白而少津(彩图 3-1-14),属肺肾阴虚。

◎ 舌质淡,舌边有齿痕(彩图 3-1-15),属气阴两伤。

◎ 舌质红绛,无苔(彩图 3-1-16),属阴虚火旺。

◎ 舌质红而少津(彩图 3-1-17);或舌质淡,舌体胖,舌边有齿痕纹(彩图 3-1-18),属阴阳两虚。

【中医疗法】

◎ **名方验方** 月华丸加减:北沙参 10g,麦冬 10g,天冬 10g,生地黄 10g,炙百部 30g,川贝母 15g,獭肝 10g,阿胶(烊化)10g,怀山药 15g,冬桑叶 10g,菊花 10g,白及 15g。上药水煎分服,每日 1 剂。具有滋阴杀虫,润肺清热的功效。主治肺结核,证属肺阴亏损型者。

加减:潮热盗汗甚者,加地骨皮 15g,鳖甲(先煎)15g,青蒿 10g,以清退虚热敛汗;痰中夹血量多者,加藕节炭 15g,白茅根 15g,仙鹤草 30g,以清热凉血止血。

◎ **名方验方** 百合固金汤加味:百合 30g,生地黄 15g,麦冬 15g,熟地黄 15g,玄参 10g,龟甲(先煎)15g,阿胶(烊化)10g,冬虫夏草(炖服)15g,北五味子(打碎)10g,生白芍 10g,川贝母 10g,炙百部 15g,银柴胡 10g,肥知母 10g。上药水煎分服,每日 1 剂。具有补益肺肾、滋阴降火的功效。主治肺结核,证属肺肾阴虚型者。

加减:伴有继发感染,痰稠色黄者,加鱼腥草 30g,桑白皮 15g,马兜铃 10g,以清肺化痰止咳。胸痛剧烈,咳血不止者,加三七粉(冲服)3g,血余炭 15g,郁金 15g,以行气宽胸、祛瘀止血;声音嘶哑者,加诃子 10g,凤凰衣 10g,以利咽清音。

◎ **名方验方** 保真汤加减:太子参 30g,炙黄芪 10g,炒白术 10g,白茯苓 15g,大枣 10g,炙甘草 10g,当归 10g,天冬 10g,麦冬 10g,北五味子(打碎)10g,莲子肉 15g,陈皮 10g,白及 15g,炙百部 30g,炙紫菀 10g,炙款冬花 10g。上药水煎分服,每日 1 剂。具有益气养阴、补肺健脾的功效。主治肺结核,证属气阴两伤型者。

加减:便溏食少者,加炒扁豆、薏苡仁各 15g,以祛湿健脾;痰多者,加法半夏 10g,苏子 10g,以化痰止咳。

◎ **名方验方** 补天大造丸加减:人参(炖服)15g,炒白术 10g,炙黄芪 10g,白茯苓 10g,枸杞子 10g,制龟甲(先煎)15g,鹿角胶(烊化)10g,紫河车 10g,熟地黄 10g,麦冬 10g,阿胶(烊化)10g,北五味子(打碎)10g,当归 10g,炒白芍 10g。上药水煎分服,每日 1 剂。具有温养精气、培补阴阳的功效。主治肺结核,证属阴阳两虚型者。

加减:肾虚作喘者,加冬虫夏草(炖服)15g,诃子 10g,以补肾纳气;心慌气短者,加丹参、炙远志各 10g,以宁心安神;若五更泄泻者,则去熟地黄、阿胶,加白豆蔻(后下)10g,补骨脂(打碎)10g,以健脾补肾。

◎ **滋膏疗法** 夏枯草冰糖膏:夏枯草 5 000g,冰糖 1 000g。先将夏枯草加水煮沸 2 次,每次 50 分钟,然后合并煎液,沉淀至液清,除去滓泥,加入冰糖,微火煎煮,浓缩成膏,冷贮备用。每次取服 10～15g,日服 2 次,以温开水送服。适用于血行播散型、浸润型、慢性纤维空洞型肺结核。

三、流行性感冒

流行性感冒,简称"流感",是由流感病毒引起的急性呼吸道传染病。本病病原体分甲、乙、丙三型。系因外感风邪,客于肺卫所致,其临床表现以发热及全身中毒症状为主,而上呼吸道症状较轻为特征。本病为常见的外感病,传染性强,主要通过呼吸道传播,由于病毒(尤其是甲型病毒)极易变异,所以造成流行,甚至暴发流行。流行多发生在冬、春二季,人群普遍易感,轻者称为"伤风",重者称为"重伤风",其发病率在传染病中占居首位。

本病属中医"风温""春温""冬温""暑病""秋燥"等病证范畴。由于本病为疫疠之邪兼夹时令之气侵犯人体所致,故有风热、风寒、暑湿、燥热之别,同时,若失治、误治或感邪较重或年老体弱、抗病能力差,外邪则可由表入里,出现卫气营血的演变过程。

【舌象辨证】

◎ 舌边尖红、苔薄微黄(彩图 3-1-19),提示风热犯表。

◎ 舌质淡、苔薄白(彩图 3-1-20),提示风寒袭表。

◎ 舌质淡、苔薄黄微腻(彩图 3-1-21),提示暑湿困表。

◎ 舌质红而少津(彩图 3-1-22),提示燥热伪表或内闭外脱。

◎ 舌质红、苔黄(彩图 3-1-23),提示邪热壅肺。

◎ 舌质淡红、苔黄(彩图 3-1-24),提示肺热及肠。

◎ 舌质淡红或淡紫、苔黄腻或黄滑(彩图 3-1-25),提示瘀热阻肺、腑有热结。

◎ 舌质红绛、无苔或苔黄(彩图 3-1-26),提示热毒内陷、气营同病。

【中医疗法】

◎ 名方验方　荆防败毒散加味:荆芥 12g,防风 12g,川芎 9g,羌活 10g,独活 10g,柴胡 12g,紫苏(后下)6g,前胡 12g,枳壳 10g,茯苓 12g,桔梗 12g,甘草 6g。上药水煎分服,每日 1 剂。具有辛温解表的功效。主治流行性感冒,证属风寒型者。

加减:表寒重者,加麻黄 6g,桂枝 12g,以加强辛温散寒之力;风寒夹湿者,加炒苍术 10g,香白芷(后下)10g,以祛风散寒、除湿通络。

◎ 名方验方　银翘散加减:金银花 15g,芦根 20g,连翘 15g,牛蒡子 10g,荆芥 10g,淡竹叶 10g,生甘草 6g,薄荷(后下)6g,土牛膝 15g,岗梅根 15g,苍耳子 10g,桔梗 12g。上药水煎分服,每日 1 剂。具有辛凉解表的功效。主治流行性感冒,证属风热型者。

加减:头胀痛较重者,加桑叶、菊花,以清利头目;咳嗽痰多者,加浙贝母 12g,前胡 12g,杏仁 12g,以化痰止咳;咯痰稠黄者,加黄芩 15g,鱼腥草 20g,瓜蒌皮 12g,

以清化痰热;咽喉红肿疼痛者,加蒲公英20g,射干12g,玄参12g,以解毒利咽;如风热化燥伤津,或秋令感受温燥之邪,痰稠难咳,舌红少津等燥象者,可加北沙参12g,天花粉15g,以清肺润燥。

◎ 名方验方　新加香薷饮:香薷(后下)10g,扁豆花10g,姜厚朴12g,金银花,连翘各15g,青蒿(后下)9g,广木香(后下)12g,滑石粉30g,芦根15g,生甘草6g。上药水煎分服,每日1剂。具有清暑化湿解表的功效。主治流行性感冒,证属暑湿型者。

加减:若兼暑湿泄泻者,可加黄连9g,薏苡仁24g,以清暑化湿止泄;若胃纳不佳者,加布渣叶10g,炒谷芽、炒麦芽各20g;若兼肺热咳嗽者,加浙贝母12g,桔梗12g,以清热化痰止咳;若头重身痛较甚者,加炒羌活10g,秦艽12g,以疏风祛湿止痛。

◎ 名方验方　参苏饮加减:人参(炖服)6g,紫苏10g,前胡12g,法半夏10g,茯苓12g,桔梗10g,陈皮6g,枳壳12g,葛根20g,大枣5枚,生姜3片,炙甘草3g。上药水煎分服,每日1剂。具有益气解表的功效。主治流行性感冒,证属气虚型者。

加减:方中人参通常可采用东北人参或高丽参,若无人参可改用参须10g替代;若表虚自汗者,可加生黄芪20g,北防风10g,以益气固表;若风寒头痛较甚者,可加羌活12g,川芎9g,以疏风散寒止痛。

◎ 名方验方　加减葳蕤汤加味:玉竹12g,葱白6g,桔梗12g,桑叶12g,沙参12g,杏仁10g,白薇6g,淡豆豉10g,薄荷(后下)6g,大枣3枚,炙甘草1.5g。上药水煎分服,每日1剂。具有滋阴解表的功效。主治流行性感冒,证属阴虚型者。

加减:表证较重者,可加银柴胡10g,葛根20g,以祛风解表;口渴明显者,可加沙参、麦冬、玄参,以养阴生津;咽干较甚,咳痰不利者,可加牛蒡子12g,射干10g,瓜蒌皮15g;若咳嗽胸痛,痰中带血者,可加鲜茅根15g,侧柏叶12g,仙鹤草20g,以清热凉血止血。

◎ 名方验方　再造散加减:炙黄芪15g,人参(炖服)6g,桂枝9g,炙甘草3g,熟附子(先煎)3g,北细辛5g,羌活10g,防风10g,川芎10g,生姜3片。上药水煎分服,每日1剂。具有助阳解表的功效。主治流行性感冒,证属阳虚型者。

加减:方中人参通常采用吉林参或高丽参,如无人参可改用党参20g代替;若兼咳嗽者,加杏仁12g;如感受风寒湿邪而症见肢体酸重、疼痛者,可加苍术、薏苡仁、秦艽、独活,以散寒祛湿止痛;若肢体屈伸不利,喜暖畏寒者,可加当归12g,防己12g,以补益气血、祛风通络。

◎ 名方验方　葱白七味饮加减:葱白(连根)9g,葛根15g,防风12g,淡豆豉9g,生姜3片,生地黄10g,麦冬10g,川芎9g,炒白芍12g,炙甘草6g。上药水煎分服,每日1剂。具有养血解表的功效。主治流行性感冒,证属血虚型者。

加减:恶寒较重者,加紫苏10g,荆芥10g,以散寒解表;身热较甚者,加金银花15g,连翘12g,黄芩15g,以清热解毒;胃纳不佳者,加陈皮10g,以理气健胃。

◎ 名方验方　复方薄荷芦根汤:薄荷 6g,鲜芦根 30g,金银花 15g,板蓝根 30g。上药水煎分服,每日 1 剂。适用于流行性感冒,证属风热型者。

◎ 名方验方　葱白姜橘红糖汤:连须葱白、生姜、橘皮各 10g,红糖适量。上药水煎分服,每日 1 剂。适用于流行性感冒,证属风寒型者。

◎ 名方验方　复方扁豆薏苡汤:扁豆、薏苡仁(薏米)、绿豆各 15g,六一散(包) 10g,荷叶 15g,白糖适量。上药水煎分服,每日 1 剂。适于流行性感冒,证属暑湿外感型者。

◎ 饮食疗法　橄榄萝卜汤:鲜橄榄 50g,生萝卜 500g。将鲜橄榄、生萝卜洗净切碎后加水适量,煎煮去渣,代茶水饮用,每日 1 剂。主治流行性感冒。

◎ 饮食疗法　姜蒜汤:生姜 30g,大蒜 20g,红糖 50g。取生姜 30g,青大蒜头 20g,均予洗净、切片,与红糖 50g 同放入锅内,加水 700ml,煎煮约 30 分钟,滤取药汁即可。每次 500ml,每日 1 次,睡前 1 次服下,连服 3～6 日。具有发表散寒、解毒的功效。主治流行性感冒。

注意:生姜、大蒜性味温辛,故凡阴虚内热及热盛之证者,皆忌用。

◎ 针灸、拔罐、贴敷疗法

①风寒型　针刺列缺、风门、合谷穴;或于大椎、肺俞穴拔火罐。每日 1 次。

②风热型　针刺大椎、曲池、合谷、鱼际、外关穴。每日 1 次。

③干咳剧烈者　针刺天突、颊中穴。每日 1 次。

④消炎止痛膏贴敷大椎、肺俞穴。每日换药 1 次。

四、风　疹

风疹是由风疹病毒引起的一种常见的急性传染病,临床表现为发热、红色斑丘疹和耳后、枕后淋巴结肿大。孕妇妊娠早期感染风疹病毒,可导致胎儿的先天性感染而致胎儿畸形或死胎。本病在世界各地均有流行,主要经空气飞沫传播,终年可见,温带地区多见于冬春季。人群普遍易感,儿童多见。

本病在中医学称为"风痧",因其皮疹细小如痧故名。《素问》中有"瘾疹"、《金匮要略》中有"隐疹"的记载。清代《幼科直言》中称本病为"风疹"。中医学认为,本病是因感受风热时邪,邪毒与气血相搏,外泄肌肤所致。一般为邪伤肺卫,并可燔灼气营,少数热入营血。

【舌象辨证】

◎ 舌质红、苔薄黄(彩图 3-1-27),提示邪郁在表。

◎ 舌质红、苔黄糙(彩图 3-1-28),提示邪毒内盛。

◎ 舌质红绛或深绛、少量黄苔或无苔(彩图 3-1-29),提示热入营血。

【中医疗法】

◎ 名方验方　银翘散加减:金银花 15g,连翘 15g,黄芩 9g,牛蒡子 9g,大青叶

15g,薄荷(后下)6g,桔梗 9g,生甘草 6g,蝉蜕 9g,僵蚕 9g。上药水煎分服,每日 1
剂。具有疏风清热,解毒透疹的功效。主治风疹,证属邪犯卫表型者。

加减:若皮疹痒甚者,加防风、白鲜皮,以祛风止痒;若咳嗽重者,加杏仁、前胡、
川贝母,以宣肺止咳;若头痛者,加白蒺藜、白菊花,以疏风清热止痛;若烦躁不安,
尤其是夜寐不安者,加白芍、钩藤(后下)、竹叶,以清心宁神。

◎ **名方验方** 透疹凉解汤加减:桑叶、薄荷、金银花、连翘、大青叶、牛蒡子、蝉
蜕、紫草、赤芍、牡丹皮、生地黄(原方未注明剂量)。上药水煎分服,每日 1 剂。具
有清热解毒、凉血透疹的功效。主治风疹,证属正邪俱盛型者。

加减:若壮热口渴较甚者,加生石膏(先煎)、天花粉,以清热生津;大便秘结者,
加生大黄(后下),以泄热通便;头痛较著者,加白菊花、钩藤(后下),以祛风止痛;枕
部淋巴结肿痛者,加玄参、浙贝母、夏枯草,以散结止痛;若邪热内舍心营,伤及气
阴,症见胸闷,乏力,心悸,烦躁不宁,舌红脉细者,加用紫雪散、生脉散等。

◎ **名方验方** 板蓝根颗粒:每次 1 包(10g,小儿酌减),每日 3 次,开水冲服,用
于邪郁在表证。

◎ **名方验方** 牛黄解毒丸:每次 2 片(小儿酌减),每日 3 次,温开水送服。用
于邪毒内盛证。

◎ **饮食疗法** 鲜牡蒿嫩叶 120g。洗净切碎,加油、盐适量,炒熟当菜食用,早、
晚各 1 次。具有祛风发散,解表退热的功效。主治小儿风疹。

◎ **饮食疗法** 鲜芦根炖冰糖:取鲜芦根 100~200g,冰糖 30g,加清水适量,然
后放容器内加水炖,去渣代茶饮。适用于风疹轻证,发热不高,微有咳嗽或出疹后
口干内热等症。

◎ **饮食疗法** 鲜荸荠汤:鲜荸荠 6~10 枚,洗净,不去皮,切成片状,加水适量
煮 30 分钟,去渣后当茶水饮服。适用于风疹兼有咳嗽和喉间痰鸣者。

◎ **药茶疗法** 散疹茶:生地黄 9g,苍术 3~6g,茶叶 1~3g。将苍术、生地黄加
水适量煎煮,并以沸药汁冲泡茶叶于杯内,不拘时间慢慢饮服,至全身汗出为止,每
日 1 剂。适用于风疹初起,发热恶寒者。

◎ **药茶疗法** 银蝉散:金银花 3g,蝉蜕 3g,生甘草 1g,竹叶 1g。上药为散,用沸水
冲泡 10 分钟,不拘时间饮服,每日 1 剂。适用于风疹,症见皮疹作痒,烦躁不宁者。

◎ **外治法** 花生油 50g,煮沸后稍冷加入薄荷叶 30g,完全冷却后滤过药渣备
用。用时,外涂于皮肤瘙痒处,有止痒的作用。适用于风疹。

五、流行性腮腺炎

流行性腮腺炎是腮腺炎病毒引起的急性呼吸道传染病,病毒主要侵犯腮腺及
各种腺体组织。临床表现以腮腺非化脓性肿胀、疼痛、发热并且咀嚼受限为特征,
并能引起脑膜炎、脑膜脑炎、睾丸炎、卵巢炎和胰腺炎等。本病世界各地均有流行,

通过飞沫传播,冬春季多见,主要发生在儿童和青少年。

中医学称本病为"痄腮""蛤蟆瘟""鸬鹚瘟""衬耳风"等,属温毒范畴。本病的发生主要是由于外感风热时毒所致。病机的关键是风热时毒循经传变,壅阻少阳经脉。病位主要在少阳,并可传至厥阴。病多属温热实证。

【舌象辨证】

◎ 舌质淡、苔薄白微黄(彩图 3-1-30),提示毒袭肺卫。

◎ 舌质红、苔黄(彩图 3-1-31),提示热毒壅滞或邪陷厥阴。

◎ 舌边尖红、苔白(彩图 3-1-32),提示毒结少阳。

◎ 舌质红、苔薄黄(彩图 3-1-33),提示毒窜睾腹。

◎ 舌质红、苔黄或黄腻(彩图 3-1-34),提示热结肠腑。

◎ 舌质红而少苔(彩图 3-1-35),提示气阴两伤。

【中医疗法】

◎ 名方验方　银翘散加减:金银花 10g,连翘 10g,薄荷(后下)3g,柴胡 10g,夏枯草 10g,荆芥 6g。上药水煎分服,每日 1 剂。具有疏风清热、散结消肿的功效。主治流行性腮腺炎,证属风热轻证型者。

加减:热甚者,可加龙胆草 10g,板蓝根 15g,以清泻肝胆、清热解毒;肿甚者,加生石膏(先煎)25g,芦根 10g,白僵蚕 6g,以清热生津、化痰散结。

◎ 名方验方　普济消毒饮加减:黄芩 10g,黄连 10g,生甘草 6g,玄参 10g,柴胡 10g,连翘 10g,板蓝根 15g,马勃 3g,牛蒡子 10g,薄荷(后下)3g,白僵蚕 6g,升麻 5g。上药水煎分服,每日 1 剂。具有清热解毒、软坚散结的功效。主治流行性腮腺炎,证属毒热重证型者。

加减:若腮部漫肿较重,硬结不散者,加海藻 10g,昆布 6g,以软坚散结;热毒壅盛、大便秘结者,加大黄 6g,玄明粉 10g,以泻热通腑。

◎ 名方验方　龙胆泻肝汤加减:龙胆草 15g,山栀子 10g,黄芩 10g,柴胡 10g,生地黄 10g,车前子(包煎)10g,泽泻 10g,川楝子 10g,桃仁 10g。上药水煎分服,每日 1 剂。具有清泻肝胆、活血止痛的功效。主治流行性腮腺炎,证属毒窜睾腹型者。

加减:脘痛呕吐者,可加黄连 6g,竹茹 10g,以清热止呕;高热烦躁、大便干结者,加生大黄(后下)5g,芒硝(冲服)2g,以通腑泄热。

◎ 名方验方　清热解毒消肿汤:大青叶 10g,马勃 6g,金银花 10g,连翘 10g,黄芩 6g,桔梗 3g,麦冬 10g,桃仁 5g,天花粉 10g,板蓝根 6g,生石膏(先煎)15g。上药水煎分服,每日 1 剂。主治流行性腮腺炎,证属温毒内扰型者。

加减:若高热谵语,可重用生石膏(先煎)、大青叶,重者可加用安宫牛黄丸;大便秘结者,加用生大黄(后下);睾丸肿痛者,加川楝子、橘皮;若热邪过盛、温毒内陷,经多方治疗高热不退,症见神昏谵语,此乃温毒内陷,逆传心包,在此紧急关头,必须加用芳香化浊、开窍醒神之剂,如至宝丹、紫雪丹之类。

◎ 名方验方　疏风清热解毒汤:板蓝根10g,山栀子6g,马勃1g,荆芥(后下)6g,天花粉10g,薄荷(后下)3g。上药水煎分服,每日1剂。主治流行性腮腺炎,证属风热温毒型者。

加减:对腮腺炎合并脑炎者,加九节菖蒲、金银花、大青叶,以清热解毒、开窍;加生大黄(后下)、芒硝(冲服)、紫雪散,以驱毒热下行。

◎ 名方验方　清热解毒汤:连翘10g,升麻、黄芩各12g,柴胡25g,夏枯草、蒲公英、大青叶、忍冬藤、车前草各30g,薄荷(后下)、牛蒡子各10g。上药水煎分服,每日1剂。主治流行性腮腺炎,证属热毒郁火,结于少阳型者。

加减:并发睾丸炎者,加用龙胆草、黄芩、乌药各10g,柴胡15g,关木通、橘核、荔枝核各12g,蒲公英、忍冬藤、车前草、萹草各30g。

◎ 名方验方　清肝消炎汤:川楝子、龙胆草各6g,山栀子、荔枝核、牡丹皮、知母、黄柏各10g,橘核、滑石粉各12g,连翘、金银花、赤小豆各30g,犀黄丸(包煎)3g。上药水煎分服,每日1剂。主治流行性腮腺炎,证属毒热郁于少阳型者。多用于腮腺炎并发睾丸炎时。

◎ 名方验方　清热汤:龙胆草9g,连翘9g,板蓝根9g,蒲公英9g,夏枯草9g,黄芩6g,栀子6g,生甘草3g。上药水煎分服,每日1剂。主治流行性腮腺炎,证属热毒郁结型者。

◎ 名方验方　清解汤:龙胆草9g,黄芩6g,连翘6g,板蓝根9g,蒲公英9g,山栀子6g,夏枯草9g,生甘草3g。上药水煎,分2～3次服用,每日1剂。适用于流行性腮腺炎,证属热毒内蕴型,症见腮腺肿痛甚者。

◎ 饮食疗法　绿豆白菜汤:绿豆100g,白菜心2～3个。先把绿豆淘洗干净后,放入小锅内,加水适量,浸泡1小时后煮沸,待煮至将熟,加入白菜心,再煮20分钟即可。以上为1日量,取汁温热顿服,每日1～2次,直至痊愈。具有清热解毒的功效。适用于流行性腮腺炎。

◎ 饮食疗法　牛蒡粥:牛蒡根30g(或牛蒡子打碎20g),粳米60g,白糖适量。将牛蒡根煎汁去渣取汁100ml;粳米煮粥,入牛蒡汁,调匀,加白糖矫味。每日服2次,温服。具有疏风散热,宣肺透疹,解毒消肿的功效。适用于流行性腮腺炎。

◎ 贴敷疗法　鲜仙人掌1块,去刺及表皮,捣泥或切成薄片,贴敷于患侧腮部,每日1或2次。

◎ 贴敷疗法　蒲公英20g,鸭跖草15g,水仙花根20g,马齿苋20g。上药共捣烂后,外敷于患处。每日换药1次。

◎ 贴敷疗法　大黄4.5g,胡黄连、胆南星各6g,吴茱萸9g。上药共研细末,以食醋或清水调匀,压成饼状,贴敷于两足涌泉穴处,外以纱布覆盖固定,每日换药1次。

◎ 贴敷疗法　如意金黄散适量,以白醋调匀后,外敷于患处。每日换药1次。

◎ 针灸疗法　主穴取少商、合谷、商阳穴,配穴取颊车、风池、大椎穴。施以强

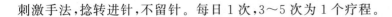

刺激手法,捻转进针,不留针。每日 1 次,3～5 次为 1 个疗程。

六、细菌性痢疾

细菌性痢疾,简称菌痢。是由痢疾杆菌引起的常见肠道传染病。临床上以发热、腹痛、腹泻、里急后重感及黏液脓血便为特征,可伴有感染性休克和中毒性脑病。其基本病理损害为结肠黏膜的充血、水肿、出血等渗出性炎症改变。因各型痢疾杆菌毒力不同,临床表现轻重各异,依病程可分为急性、慢性两期。

本病在《黄帝内经》中早有记载,称之为"肠澼";唐代《千金方》称本病为"滞下";宋代《济生方》首先提出"痢疾"病名。本病病位虽然在肠,但肠与胃密切相连,如湿热、疫毒之气上攻于胃,或久痢伤正,胃虚气逆,则胃不纳食,成为噤口痢;如痢疾迁延,正虚邪恋,则成久痢或时愈时发的休息痢;痢久不愈反复发作,不但损伤脾胃,而且影响及肾,导致脾肾亏虚,而致痢下不止。

【舌象辨证】

◎ 舌质淡、苔腻而微黄(彩图 3-1-36),提示湿热痢。

◎ 舌质红绛、苔黄(彩图 3-1-37),提示疫毒痢。

◎ 舌质淡、苔白(彩图 3-1-38),提示寒湿痢。

◎ 舌质红绛而少苔(彩图 3-1-39);或舌光滑乏津(彩图 3-1-40),提示阴虚痢。

◎ 舌质淡、苔薄(彩图 3-1-41),提示虚寒痢。

◎ 舌质淡、苔白腻(彩图 3-1-42),提示休息痢。

【中医疗法】

◎ 名方验方 芍药汤加味:黄连 9g,黄芩 10g,大黄 9g,当归 10g,白芍 20g,木香 7g,槟榔 7g,肉桂(焗服)2g,金银花 15g,穿心莲 12g,甘草 5g。上药水煎分服,每日 1 剂。具有清热利湿、调气行血的功效。主治细菌性痢疾,证属湿热痢型者。

加减:若嗳腐吞酸、腹部胀满明显,为饮食积滞,可加炒莱菔子 12g,神曲 15g,焦山楂 12g;若痢下白多赤少,舌苔白腻者,证属湿重于热,上方去当归、黄芩,加茯苓 12g,苍术 12g,厚朴 10g,陈皮 10g,以健脾燥湿;若痢下赤多白少,口渴喜冷饮,为热重于湿,上方可加白头翁 15g,黄柏 10g,秦皮 12g,以直清里热;痢下鲜红者,可加地榆 10g,苦参 10g,牡丹皮 10g,侧柏叶 12g。

◎ 名方验方 白头翁汤合芍药汤加减:白头翁 18g,黄连 9g,黄芩 10g,黄柏 12g,秦皮 12g,当归 10g,赤、白芍各 10g,木香 6g,槟榔 6g,金银花 20g,牡丹皮 10g,地榆 10g,穿心莲 12g。上药水煎分服,每日 1 剂。具有清热解毒、凉血理气的功效。主治细菌性痢疾,证属疫毒痢型者。

加减:若诊为中毒性菌痢神昏者,可用止痢解毒汤,药用白头翁 20g,黄连 9g,黄柏 12g,秦皮 12g,金银花 20g,黄芩 10g,赤芍 10g,牡丹皮 10g,加紫雪散 1 瓶灌服或鼻饲;若症见面色苍白,四肢厥冷而冷汗自出,唇指紫黯,尿少,脉微细欲绝,应加用生脉(或参脉)注射液、参附青注射液静脉推注或滴注,以益气固脱;若发生神昏烦躁,惊厥,面色灰白,瞳仁大小不等,呼吸不均匀者,加清开灵注射液等静脉滴注,并加神犀丹 3g,紫雪散 1 瓶灌服,1 日 3～4 次;若厥脱、神昏、惊厥同时并见者,最为险候,必须采取中西医结合抢救措施挽救。

◎ 名方验方　不换金正气散加减:藿香(后下)12g,苍术 12g,厚朴 10g,法半夏 10g,陈皮 10g,木香 10g,枳实 10g,桂枝 10g,炮姜 6g,白芍 12g,当归 10g。上药水煎分服,每日 1 剂。具有散寒除湿、调气和血的功效。主治细菌性痢疾,证属寒湿痢型者。

加减:若所下白痢如胶冻、如鼻涕,腹胀满,里急后重甚者,为湿邪偏重,治宜温中化湿健脾,方用胃苓汤加味,药用苍术 12g,白术 10g,厚朴 10g,猪苓 10g,茯苓 10g,泽泻 10g,肉桂(焗服)2g,炮姜 3g,木香 10g,枳实 10g,陈皮 10g,当归 10g。

◎ 名方验方　附子理中汤加味:炮附子(先煎)6g,干姜 5g,人参(炖服)6g,白术 10g,白蔻仁(后下)6g,茯苓 10g,炙甘草 5g。上药水煎分服,每日 1 剂。具有温中驱寒、健脾化湿的功效。主治细菌性痢疾,证属虚寒痢轻证。

◎ 名方验方　真人养脏汤合桃花汤:干姜 9g,肉桂(焗服)3g,赤石脂 12g,诃子 12g,罂粟壳 5g,肉豆蔻 10g,人参(炖服)6g,白术 12g,当归 10g,白芍 15g,木香 10g,粳米 30g,炙甘草 6g。上药水煎分服,每日 1 剂。具有温补脾肾、收涩固脱的功效。主治细菌性痢疾,证属虚寒痢重证。

◎ 名方验方　连理汤加味:人参 7g,白术 12g,干姜 7g,茯苓 9g,黄连 6g,木香 10g,槟榔 10g,枳实 10g,当归 10g,炙甘草 6g。上药水煎分服,每日 1 剂。具有温中清肠、调气化滞的功效。主治细菌性痢疾,证属休息痢型者。

加减:若大便涂片镜检,查到阿米巴原虫者,可用鸦胆子仁治疗,成人每服 15 粒,1 日 3 次,胶囊分装或用龙眼肉包裹,饭后服用,连服 7～10 日,也可配合连理汤服用;若遇寒即发,下痢白冻,倦怠少食,舌淡苔白,脉沉,此为脾胃阳气不足,积滞未尽,治宜温中导下,方用温脾汤加味,药用炮附子(先煎)9g,人参(炖服)9g,熟大黄 4g,干姜 6g,炒白术 10g,炙甘草 3g。上药水煎分服,每日 1 剂;若痢下赤白,或下鲜血黏稠,虚坐努责,量少难出,午后低热,口干心烦,舌红绛或光红,脉细数者,此为久痢伤阴,或素体阴虚,阴液亏损,余邪未净,阴虚作痢,治宜:养阴清肠,方用驻车丸加减,药用黄连 6g,黄芩 9g,阿胶(烊化)10g,炒白芍 12g,炒当归 10g,瓜蒌 12g,生晒参(炖服)7g,怀山药 12g,莲子 12g,乌梅 6g,木瓜 7g,麦冬 10g,甘草 4g。上药水煎分服,每日 1 剂。

◎ 名方验方　开噤散加减:黄连 9g,石菖蒲 9g,茯苓 10g,冬瓜皮 30g,陈皮 10g,陈仓米 30g,石莲子 12g,荷叶蒂 20g,半夏 10g,竹茹 10g,大黄 3g,上药煎成少量药汁,分多次徐徐咽下。具有泄热和胃,苦辛通降的功效。主治细菌性痢疾,证属噤口痢型者。

加减：或加玉枢丹，少量冲服，或用姜汁炒黄连煎服，频频咽下，坚持服用，以开噤为度；虚证者，症见下痢频频，呕恶不食，或食入即吐，舌淡，脉弱，此为脾胃素虚患痢或久痢胃虚气逆所致，治宜健脾和胃，降逆止呕，方用六君子汤加味，药用人参（炖服）6g，白术10g，茯苓10g，木香10g，砂仁（后下）9g，制半夏10g，陈皮9g，石菖蒲9g，炙甘草3g，姜汁1汤匙，上药水煎分服，每日1剂。

◎ 名方验方　炒草果9g，白果9g，炙甘草4.5g，炒干姜6g，党参9g，木香6g。上药水煎分服，每日1剂。主治急性细菌性痢疾，证属脾胃虚寒，寒湿内侵型者。

◎ 灌肠疗法　大黄20g，赤芍30g，上药煎汁120ml，分2次保留灌肠，每日2次，同时煎服葛根汤。主治急性痢疾。

◎ 灌肠疗法　白头翁30g，乌梅、黄连、赤芍、槟榔各6g，凤尾草10g，上药加水浓煎200ml，将药液导入肛门10cm处，保留时间越久越以利吸收，每日2次。主治热痢挟滞者。

◎ 敷脐疗法　贴脐止泻饼（羌活、白胡椒、肉桂、丁香、姜枣、小葱等，捣烂如泥拌匀，加入适量蜂蜜，做成钱币大小的药饼），用塑料膜包好备用，将药饼贴脐上固定6～8小时，每日换药1次。主治慢性菌痢，证属虚寒型者。

◎ 针刺疗法　主穴取合谷、天枢、上巨虚。配穴，湿热痢，配加曲池、内庭；疫毒痢，配加血海、照海；寒湿痢，配加中脘、气海、阴陵泉；虚寒痢，配加脾俞、胃俞、肾俞；休息痢，配加脾俞、足三里、三阴交。每次取3～5穴，虚证用补法，实证用泻法，留针20分钟。每日或隔日1次，10次为1个疗程。

◎ 刺络拔罐疗法　取脐周围1cm处，以三棱针刺入皮肤2～3分深，以出血为度，再拔火罐。

◎ 灸法　取神阙、关元、气海、脾俞、肾俞、大肠俞、胃俞、足三里等穴，每次选2～3穴，用艾条温和灸，以穴位局部有合适温度感为度，每日或隔日1次，10～15次为1个疗程，适用于慢性痢疾，久不痊愈者。

◎ 耳穴疗法　取耳穴大肠、小肠、胃、直肠、神门、脾、肾，每次取3～5穴，急性痢疾用强刺激手法，留针20～30分钟，每日1或2次，慢性痢疾用轻刺激手法，留针5～10分钟，隔日1次。

七、疟　疾

疟疾是由疟原虫经按蚊叮咬传播的传染病。临床上以周期性定时性发作的寒战、高热、出汗退热，以及贫血和脾大为特点。因原虫株、感染程度、免疫状况和机体反应性等差异，临床症状和发作规律表现不一。

我国对疟疾的认识久远，殷商时代甲骨文中就有"疟"的象形字。《黄帝内经》中有《疟论》《刺疟论》等篇，专论疟疾病因、病机、症状及针刺治疗等，同时提出"寒疟""温疟""瘅疟""风疟""间日发疟""间二日发疟"等各种疟名。

【舌象辨证】

◎ 舌质红、苔薄白或微黄（彩图 3-1-43），提示正疟。

◎ 舌质红、苔黄或黄腻（彩图 3-1-44），提示暑疟。

◎ 舌质绛、苔厚腻（彩图 3-1-45），提示湿疟。

◎ 舌淡红、苔薄白（彩图 3-1-46），提示寒疟或劳疟。

◎ 舌质黯红或有瘀斑，苔薄白（彩图 3-1-47），提示疟母。

【中医疗法】

◎ 名方验方 柴胡截疟饮（《医宗金鉴》）：柴胡 12g，黄芩 9g，人参（炖服）6g，制半夏 9g，炙甘草 5g，生姜 9g，大枣 4 枚，常山 8g，槟榔 10g，桃仁 6g，乌梅 10g。上药水煎分服，每日 1 剂。具有驱邪截疟、和解表里的功效。主治三日疟或间日疟。

加减：表实少汗而恶寒重，苔白腻者，加桂枝 9g，羌活 10g；口渴甚者，加葛根 30g，石斛 12g，生石膏（先煎）20g；胸脘痞闷、苔腻者，加炒苍术 12g，姜厚朴 12g，炒青皮（后下）10g。

◎ 名方验方 截疟七宝饮（《太平惠民和剂局方》）：厚朴、陈皮、炙甘草、草果仁、常山、槟榔、青皮各等份。上药共研细末。每次取服 15g，加水 250ml，酒 70ml，煎取 160ml，去滓，次早温服。具有驱邪截疟、理气化痰的功效。主治疟疾。

◎ 名方验方 清瘴汤（《中医内科学》）：青蒿 8g，柴胡 8g，茯苓 10g，知母 10g，陈皮 6g，制半夏 10g，黄芩 12g，黄连 10g，枳实 10g，常山 8g，竹茹 6g，益元散（冲服）9g。上药水煎分服，每日 1 剂。具有解毒除瘴、清热保津的功效。主治恶性疟。

加减：热盛伤津、舌质深绛者，加生地黄、玄参各 12g，石斛、玉竹各 10g；大便干结者，加生大黄（后下）6g，玄明粉（冲服）10g；壮热神昏者，急用紫雪丹。

◎ 名方验方 何人饮（《景岳全书》）：制首乌 12g，当归 12g，人参（炖服）10g，陈皮 10g，生姜（煨）6g。上药水煎分服，每日 1 剂。具有补气血、截虚疟的功效。主治劳疟。

加减：疟发时，加青蒿 8g 或常山 6g，以驱邪截疟。

◎ 名方验方 孙一民疟疾方：赤芍 6g，白芍 6g，北柴胡 9g，黄芩 9g，知母 9g，清半夏 6g，常山 9g，草果 6g，槟榔 9g，苇根 15g，连翘 15g，菊花 9g，桑叶 9g。上药水煎分服，每日 1 剂。具有和解表里、截疟的功效。主治疟疾初期。

◎ 名方验方 云母猪苓汤：云母（烧）10g，猪苓 10g，蜀漆（炒）10g，当归 6g，防己 6g，白薇 6g，柴胡 12g，黄芩 6g，法半夏 6g。上药水煎，于疟疾发作前 1 小时服下。主治各种疟疾。

加减：寒多者，去黄芩，加龙骨（先煎）10g；热多者，去半夏，加知母 6g；舌腻纳呆者，加草果 6g，以温运；久疟不止者，加党参 10g，白术 10g，牡蛎（先煎）10g，鲜生姜 3g，红枣 3 枚，以调之。

◎ 名方验方 赵锡武疟疾通治方：柴胡 9～15g，常山 3～6g，厚朴 9g，生石膏

(先煎)18g,甘草9g,当归9g,麻黄6g,葛根9g,苍术9g,草果9g(或用白蔻仁代替),生姜9g,大枣(擘)4枚,知母12g。上药水煎分服,每日1剂。具有化湿清热,和解截疟的功效。主治疟疾。

◎ **名方验方** 炙龟甲(先煎)12g,炙鳖甲(先煎)、女贞子(后下)各18g,柴胡3g,生白芍、常山各6g,佩兰叶(后下)、知母、黄柏、甜茶、玉竹各5g。上药水煎分服,每日1剂。主治劳疟。

◎ **饮食疗法** 红黑猪肉丸:猪瘦肉、红枣、白面各120g,黑矾12g。先将黑矾研成细末待用,再将红枣煮熟去核后与猪肉同煮,至肉熟,同捣烂如泥,加入白面、黑矾,制成药丸,每丸重约4.5g。每次1丸,每日2次,开水煮汤同服食。具有扶正截疟、顾护胃气的功效。

注意:不可超过规定用量,以防药性蓄积。

◎ **饮食疗法** 鸦胆龙眼汤:鸦胆子10粒,龙眼肉10枚。鸦胆子去壳,纳入龙眼肉中包好,以清水煮,开锅后30分钟即成。饮汤食龙眼肉,每日3次,疟止发则停用,或减半量连用3日。具有截疟扶正的功效。用治疟疾。

注意:不可过服久服。

八、蛔虫病

蛔虫病,是指蛔虫寄生于人体小肠内所引起的疾病。临床上以食欲异常、脐周疼痛、时作时止、大便下虫或粪便检验有虫卵等为特征。蛔虫病可见于任何年龄,尤以儿童多见,是儿童时期最为常见的肠道寄生虫,常可影响儿童的肠道功能及生长发育,其并发症较多,严重者可危及生命。它一年四季均可发病,由于饮食不洁,误食虫卵,复加饮食不节,湿热积滞,在脾胃虚弱,虫易滋生繁殖的基础上而形成本病。

根据本病的临床特征,本病属中医学"虫积""蛔虫病"等范畴,是由于蛔虫寄生在小肠内,扰乱脾胃气机,吸食水谷精微而引起。由于蛔虫喜温恶寒怕热,性好窜动,善于钻孔,故当人体脾胃功能失调,或有全身发热时,蛔虫即易在肠中乱窜而引起多种病证。

【舌象辨证】

◎ **蛔扰肠道(肠道蛔虫症)** 舌质淡,苔薄白(彩图3-1-48),属寒证虫痛;舌质红,苔少或无,属热证虫痛(彩图3-1-49);舌质淡或微红,苔白或黄(彩图3-1-50),属寒热错杂。

◎ **蛔厥症(胆道蛔虫症)** 舌苔正常或淡红,渐转鲜红或红绛(彩图3-1-51),提示病属初期;舌质淡,舌体胖嫩见齿痕纹(彩图3-1-52),苔先白腻或薄白(彩图3-1-53),继而黄腻或黄干(彩图3-1-54),提示脾胃虚寒。

◎ **肠结症(蛔虫性肠梗阻)** 舌淡红、苔薄白(彩图3-1-55),提示病属早期;舌质红绛,苔黄燥厚腻或焦黑而干(彩图3-1-56),提示病属晚期。

◎ 舌质淡而少苔(彩图3-1-57),提示蛔下体虚。

【中医疗法】

◎ 名方验方　麻杏甘石汤(《张氏医通》)加减:麻黄(去节)6g,杏仁(去皮、尖)9g,炙甘草6g,石膏(碎,绵裹)18g。用水700ml,煮麻黄,减至500ml,去上沫,纳诸药,煮取200ml,去滓。每次100ml,每日2次,温服。具有宣肺平喘、清热杀虫的功效。主治蛔虫病,证属虫毒犯肺型者。

加减:皮肤起风团者,加乌梅、蝉蜕、僵蚕等;咳痰带血丝者,加浙贝母、白茅根、仙鹤草等。

◎ 名方验方　化虫丸(《太平惠民和剂局方》)加减:铅粉(炒)、鹤虱(去土)、槟榔、苦楝根(去浮皮)各1.5kg,明矾(枯)375g。上药为末,以面糊为丸,如麻子大。1岁儿童服5丸,用温浆水加生麻油1～2滴调匀送服,亦可用温米饮送下,不拘时候。其虫细小者皆化为水,大者自下。具有驱蛔杀虫的功效。主治蛔虫病,证属虫积肠道型者。

加减:腹痛阵作,加乌梅、北细辛、黄连;腹胀、便秘者,加生大黄(后下)、玄明粉(冲服);恶心呕吐者,加制半夏、竹茹。

◎ 名方验方　布袋丸(《补要袖珍小儿方论》)加减:夜明砂、芜荑(炒,去皮)、使君子(肥白者,微炒,去皮)各60g,白茯苓、白术、人参、甘草、芦荟(研细)各15g。上药共为细末,汤浸蒸饼为丸,如弹子大。每次取服1丸,以生绢袋盛之,次用精猪肉60g,同药一处煮,候肉熟烂,提取药于当风处悬挂,将所煮肉并汁,令小儿食之。所悬之药,第2日仍依前法煮食,药尽为度。具有健脾杀虫的功效。主治蛔虫病,证属脾虚虫积型者。

加减:若肢冷、腹痛者,加细辛、川花椒、干姜;神疲、食少者,加怀山药、炒扁豆、炙黄芪;烦躁、口苦者,加胡黄连、知母、黄柏。

◎ 名方验方　乌梅丸(《伤寒论》)加减:乌梅300枚,细辛84g,干姜140g,黄连224g,当归56g,附子(炮,去皮)84g,蜀椒(出汗)56g,桂枝(去皮)84g,人参84g,黄柏84g。上药各为末,合治之,以苦酒渍乌梅1宿,去核,蒸干米饭上,饭熟捣成泥,和药令相得,纳臼中,与蜜同杵2000下,炼蜜为丸,如梧桐子大。每次取服10丸,食前以饮送服,每日3次。稍加至20丸。具有缓急止痛安蛔的功效。主治蛔虫病,证属蛔厥型者(胆道蛔虫证)。

加减:腹痛喜按,面色苍白,形寒肢冷,唇淡苔白,偏寒者,重用干姜、桂枝;唇红舌红,偏热者,重用黄连、黄柏;疼痛剧烈者,酌加大黄、玄明粉(冲服)、枳壳;疼痛缓解后,给予驱虫;憎寒发热甚,有黄疸者,去附子、桂枝、干姜,重用黄连、黄柏,加黄芩、茵陈。

◎ 名方验方　大承气汤(《伤寒论》):大黄(酒洗)12g,厚朴(炙,去皮)15g,枳实(炙)12g,芒硝9g。以水1L,先煮厚朴、枳实,取500ml,去滓,纳大黄,更煮取

200ml,去滓;纳芒硝,更上微火一、二沸。上为 1 日量分 2 次温服。得下,余勿服。具有通里攻下的功效。主治蛔虫病,证属关格型者(蛔虫引起肠梗阻)。

加减:病情较轻者,可用生豆油,以润肠,使虫结易于松解;呕吐频繁者,药物难以下咽,可先用推拿等治疗方法。

◎ 名方验方　大黄乌梅汤:熟大黄 15g,乌梅 30g,北五味子(打碎)12g,炒白芍 12g,北细辛 4g,蜀椒 10g,黄连 12g,黄柏 10g,法半夏 12g(儿童酌减)。上药水煎分服,每日 1 剂。具有安蛔杀虫、利胆消炎的功效。主治胆道蛔虫病。

◎ 饮食疗法　苦楝根皮粥:苦楝根皮 10～15g,粳米 50～100g,冰糖适量。将苦楝根皮置于水中,用文火煎煮,去渣取汁,再入粳米熬粥,粥成后加入冰糖调融,不拘时间服食。具有杀虫驱蛔的功效。适用于蛔虫病以及因虫积而导致的腹痛。

◎ 饮食疗法　乌梅花椒汤:乌梅 10 枚,花椒子 3～6 粒。加水 300ml,用文火煎煮成 60ml,去渣饮汤,1 次服完。具有安蛔温中的功效。适用于蛔虫引起的腹痛发作。

◎ 饮食疗法　炒南瓜子:南瓜子 60～100g(儿童用量减半)。将南瓜子炒至皮黄,于早晨空腹时口服,每日 1 次,5～10 日为 1 个疗程。具有杀虫、健脾的功效。适用于蛔虫病。

◎ 热敷疗法　食盐 500g,加入食醋 50～100ml,放锅内炒热,用两层纱布包好,嘱患者行仰卧屈膝位,将药袋置于腹部热敷,冷后再予加温,治疗 1 小时左右。适用于蛔虫引起的关格证。

◎ 针刺疗法　当蛔虫病腹痛不止时,可选足三里、中脘、天枢、内关等穴行针刺治疗,每日 1 或 2 次,中病即止。

九、钩 虫 病

钩虫病,是由于钩虫寄生于人体的小肠所引起的一种疾病。寄生于人体内的钩虫,主要有十二指肠钩口线虫(简称十二指肠钩虫病)和美洲板口线虫(简称美洲钩虫)两种。

【舌象辨证】

◎ 舌质红,苔薄黄(彩图 3-1-58),属皮感虫邪。

◎ 舌质红,苔白(彩图 3-1-59),属虫邪犯肺。

◎ 舌质淡,苔白厚(彩图 3-1-60),属脾胃虚弱。

◎ 舌质淡,苔白滑,舌体胖,舌边齿痕纹(彩图 3-1-61),属气血亏虚。

【中医疗法】

◎ 名方验方　桃叶泄春汤(《浙江中医学院学报》)加减:桃叶、辣蓼草、连根葱白、荆芥、苏叶、苦参(原方未注明剂量)。上药加水适量,水煎成汤后,先熏后洗患处,每日 2 次,2 日 1 剂。具有杀虫止痒的功效。主治钩虫病初期,证属皮肤受邪型者。

加减:发热者,加连翘。

◎ 名方验方　止嗽散(《医学心悟》)加减:桔梗(炒)、荆芥、紫菀(蒸)、百部(蒸)、白前(蒸)各 1kg,甘草(炒)360g,陈皮(水洗,去白)500g。上药为末。每次取 9g,食后、临卧时用开水调服;初感风寒,生姜汤调服。具有杀虫止痒的功效。主治钩虫病初期,证属虫邪犯肺型者。

加减:喉中痰鸣者,加葶苈子、莱菔子;哮甚者,加代赭石(先煎)、射干;声嘶者,加玄参、土牛膝根;痰中带血者,加白茅根、玄参;便血者,加生地榆、槐花。

◎ 名方验方　榧子杀虫丸(《中医杂志》)加减:榧子肉 21g,槟榔子 21g,红藤 21g,百部 21g,苦楝根皮 21g,雄黄 3g,大蒜(取汁)9g。上药除大蒜外共研细末为丸(散剂亦可)。每次取服 12g,每日 3 次,用米汤、稀粥或温开水送服。具有化湿杀虫、健脾益气的功效。主治钩虫病后期轻症。

加减:消谷善饥、嗜食异物者,加牡丹皮、胡黄连;食欲不振者,加乌梅、木瓜;大便溏者,加炮姜、乌梅。

◎ 名方验方　归脾汤(《济生方》):白术、茯苓(去木)、黄芪、龙眼肉、酸枣仁(炒,去壳)各 30g,人参、木香(不见火)各 15g,甘草(炙)7.5g。上药共捣粗末。每次取 12g,用水 230ml,加生姜 5 片,大枣 1 枚,煎至 160ml,去滓。温服,不拘时候。具有补益气血、健脾杀虫的功效。主治钩虫病后期重症(贫血期)。

加减:气虚者,重用黄芪、党参;贫血甚者,加伐木丸;水肿甚者,加泽泻、车前子(包煎);心悸者,加柏子仁、麦冬、煅龙骨(先煎)。

◎ 饮食疗法　马齿苋汤:鲜马齿苋 60 克,加水 2 碗,煎至 1.5 碗,空腹时服用,每日 1 剂。适用于钩虫病。

◎ 饮食疗法　姜汁黄鳝饭:生姜汁 20ml,黄鳝鱼 150g。将黄鳝鱼洗净,切成小段,用姜汁、花生油拌匀,待饭煮至水分将干时,把鳝鱼肉放于饭面上,用文火焖 30 分钟后服用。每日做早餐服食,连服 7～10 日。主治小儿钩虫病。

◎ 饮食疗法　生食大蒜:生大蒜 1 枚,切碎,空腹时吞服,每日 1 次。主治小儿钩虫病。

◎ 药茶疗法　榧子茶:榧子(炒香)30g,用沸水冲泡后,代茶水经常饮服。主治小儿钩虫病。

◎ 药茶疗法　驱钩虫茶:食醋 1 000ml,马齿苋 200g。马齿苋适量,晒干研成粉末,过 60 目筛,加食醋及适量黏合剂拌匀,压制成茶块,每块重 30g 备用。用时,每次取 1 块,用沸水冲泡后,代茶水频饮,可反复冲泡数次。每日 1 块,连服 7 日为 1 个疗程。主治小儿钩虫病。

十、血吸虫病

血吸虫病是由血吸虫在人体寄生引起的疾病。有 19 种血吸虫可引起人类发病,其中 5 种可引起人畜共患血吸虫病,即日本血吸虫、埃及血吸虫、曼氏血吸虫、间插血吸虫、湄公河血吸虫。中国是日本血吸虫病最大的流行区,本文"血吸虫病"仅指日本血吸虫,临床以发热、皮肤瘙痒、咳嗽、腹痛腹泻、肝脾大、消瘦、腹水、便血、大便查见血吸虫卵为特点。日本血吸虫首先在日本发现,除我国外,菲律宾、印度尼西亚、马来西亚、泰国也有流行。

根据本病的病因与临床特征,本病属中医学"蛊毒""水毒病"的范畴。该病是蛊毒由皮毛侵入肺部,下涉肠道,瘀积肝络,阻碍气血水液运行所致。由于损害部位及人体反应性的不同,各阶段的病理变化不同,以及人体可反复感染血吸虫,故本病临床表现非常复杂。

【舌象辨证】

● 急性期

◎ 舌边尖红、苔薄(彩图 3-1-62),提示邪袭肺卫。

◎ 舌边尖红、苔黄腻(彩图 3-1-63),提示邪郁少阳。

◎ 舌苔黄腻(彩图 3-1-64),提示邪蕴中焦。

◎ 舌质淡红、苔薄白(彩图 3-1-65),提示肝郁脾虚。

● 慢性期或晚期

◎ 舌质淡、苔腻(彩图 3-1-66),提示湿热滞肠。

◎ 舌质紫黯、有瘀点瘀斑(彩图 3-1-67),提示瘀血内阻。

◎ 舌质淡、苔白腻(彩图 3-1-68),提示水湿内停。

◎ 舌质略红、苔少或无(彩图 3-1-69),提示肝肾阴虚。

◎ 舌质淡、舌体胖(彩图 3-1-70),提示肾阳亏虚。

【中医疗法】

◎ 名方验方　银翘散(《温病条辨》):连翘 30g,金银花 30g,苦桔梗 18g,薄荷 18g,竹叶 12g,生甘草 15g,荆芥穗 12g,淡豆豉 15g,牛蒡子 18g。上药为散,每次取 18g,用鲜苇根汤煎,候香气大出即取服,勿过煮,热服。病重者约 4 小时 1 服,日 3 服,夜 1 服;轻者 6 小时 1 服,日 2 服,夜 1 服。病不解者再服。具有疏风清热、宣肺透邪的功效。主治血吸虫病急性期,证属邪袭肺卫型者。

加减:淋巴结肿大者,加夏枯草、浙贝母;咳吐血痰者,加白茅根、侧柏叶、茜草根;腹痛、腹泻者,加葛根、黄连。

◎ 名方验方　蒿芩清胆汤(《重订通俗伤寒论》):青蒿脑 4.5～6g,淡竹茹 9g,仙半夏 4.5g,赤茯苓 9g,青子芩 4.5～9g,生枳壳 4.5g,陈广皮 4.5g,碧玉散(包煎) 9g。上药水煎,去滓。每日分 2 次温服,日 1 剂。具有和解少阳、清利湿热的功效。

主治血吸虫病急性期,证属邪郁少阳型者。

加减:心烦口渴、胸腹灼热较甚者,加山栀子、黄连;脘痞、纳呆、苔腻明显者,加藿香(后下)、佩兰(后下)、白豆蔻(后下)。

◎ 名方验方　王氏连朴饮(《温病学讲义》):制厚朴 6g,川黄连(姜汁炒)、石菖蒲、制半夏各 3g,香豆豉(炒)、焦山栀各 9g,芦根 60g。上药水煎,去滓温服,日服 2 次,每日 1 剂。具有清热祛湿、疏利中焦的功效。主治血吸虫病急性期,证属邪蕴中焦型者。

加减:便下脓血者,加秦皮、刺苋菜;见黄疸者,加田基黄、金钱草;心烦尿赤者,加车前子(包煎)、鸭跖草;胁下痞痛者,加醋柴胡、赤芍、郁金;淋巴结肿大者,加夏枯草、浙贝母。

◎ 名方验方　逍遥散(《太平惠民和剂局方》):甘草(微炙赤)15g,当归(锉,微炒)、白茯苓、白芍药、白术、柴胡各 30g。上药共为粗末。每次取 6g,加水 200ml,烧生姜(切破)1 块,薄荷少许,同煎至 140ml,去滓热服,不拘时候,每日 1 剂。具有疏肝健脾的功效。主治血吸虫病急性期,证属肝郁脾虚型者。

加减:胁痛较剧者,加炒青皮(后下);脾虚、疲乏、纳呆、便溏突出者,加党参、黄芪。

◎ 名方验方　黄芩汤(《伤寒论》):黄芩 9g,白芍药 6g,甘草 6g,大枣 12 枚。上药加水 1L,煎取 600ml,去滓。每次温服 200ml,日间 2 次,夜间 1 次。每日 1 剂。合香连丸(《证类本草》引《李绛兵部手集方》)[宣黄连、青木香各等份。上药为末,白蜜为丸,如梧桐子大。如久患冷疾,则用煨熟大蒜作丸。每次取服 20～30 丸,空腹时用温开水送下,日服 2～3 次]加减。具有清肠化浊、和络止痢的功效。主治血吸虫病慢性期或晚期,证属湿热滞肠型者。

加减:便血甚者,加地榆、槐花;气虚较甚,神疲、纳呆、面色萎黄虚浮,形体消瘦者,加党参、白术。

◎ 名方验方　膈下逐瘀汤(《医林改错》):五灵脂(炒)6g,当归 9g,川芎 6g,桃仁(研泥)9g,红花 9g,牡丹皮、赤芍、乌药各 6g,延胡索 3g,甘草 9g,香附 4.5g,枳壳 4.5g。上药水煎,去滓温服,日服 2～3 次。病轻者少服,病重者多服。病去停服,不可多服。每日 1 剂。具有化瘀通络、攻积软坚的功效。主治血吸虫病慢性期或晚期,证属瘀血内阻型者。

加减:伴腹水、水肿者,加泽泻、薏苡仁、猪苓;纳呆、腹胀者,加麦芽、山楂、鸡内金。

◎ 名方验方　杞菊地黄丸(《医级》,又称《医级宝鉴》):熟地黄 240g,牡丹皮 90g,菊花 90g,茯苓 90g,山茱萸 120g,枸杞子 90g,怀山药 120g,泽泻 90g。上药为末,炼蜜为丸,如梧桐子大。每次 9g,沸汤送服,日服 2 次。滋养肝肾的功效。主治血吸虫病慢性期或晚期,证属肝肾阴虚型者。

加减:胁肋具有胀痛者,加川楝子、延胡索;潮热不退者,加银柴胡、地骨皮;腹水者,加大腹皮、猪苓。

◎ 名方验方　右归丸(《景岳全书》)加减:大怀熟地黄240g,山药(炒)120g,山茱萸(微炒)90g,枸杞子(微炒)120g,鹿角胶(炒珠)120g,菟丝子(制)120g,杜仲(姜汤炒)120g,当归90g(便溏勿用),肉桂60g(渐可加至120g),制附子60g(渐可加至150~180g)。先将熟地黄蒸烂杵膏,余药为末,加炼蜜为丸,如梧桐子大。每次取服10g,食前用滚汤或淡盐汤送服,每日2~3次。具有强壮肾阳,补益精血的功效。主治血吸虫病慢性期或晚期,证属肾阳亏虚型者。

加减:倦怠懒言,纳呆者,加党参,严重者加人参(炖服);形体短小,发育不全者,加巴戟天、肉苁蓉、紫河车。

◎ 名方验方　软肝散结汤:丹参、当归、鳖甲、沙苑子各10~15g,三棱、莪术各10g,黄芪、大枣各15~20g,琥珀(研末另包)3g。前8味水煎取汁,冲服琥珀粉末,早晚各服1次,每日1剂,并随症加减。具有活血散结、健脾益肾软肝的功效。主治血吸虫病肝纤维化。

◎ 名方验方　温阳活血汤:黄芪30g,白术15g,木瓜15g,广木香10g,大腹皮10g,草果10g,附子10g,干姜15g,厚朴15g,炙鳖甲10g,三棱10g,三七粉(冲兑)3g,莪术15g,丹参15g,桃仁10g,甘草6g。上药头煎加水350ml,取药汁150ml;二煎加水300ml,取药汁100ml,两煎混匀后,分2次服用。1个月为1个疗程。具有温阳活血、化湿利水、理气散结的功效。主治晚期血吸虫病肝硬化腹水。

◎ 名方验方　健脾软肝丸:醋柴胡12g,当归、鳖甲、地龙、青皮、丹参、茜草、鸡内金、炒麦芽、炒谷芽、黄精各15g,白芍、茯苓、枳壳、红花各10g,水蛭5g,白茅根30g。将上药混匀,低温干燥,粉碎成细末,过80目筛,用食醋制成药丸,每粒重0.25g,低温干燥后成白色丸药。每次取服9~15g,每日2~3次,饭前半小时用温开水送服。根据患者胖瘦、病情轻重、缓急情况配发药量。具有疏肝行气、活血化瘀、软坚散结的功效。主治血吸虫病性肝硬化。

加减:有黄疸者,加茵陈之剂送服;体虚及贫血者,加用两仪膏;腹水者,取甘遂为末,装空心胶囊后口服。

◎ 饮食疗法　苍耳槟榔煎:苍耳子全草100g,槟榔75g。上2味加水适量,煎成60ml。每次10ml,每日3次,饭前服,连服10天。具有清热解毒、杀虫消积的功效。主治急性血吸虫病。

◎ 药茶疗法　鸭跖草茶:鲜鸭跖草250~400g,白糖适量。先将鸭跖草洗净,加水适量煎汤,调入白糖代茶水分3~4次饮服。每日1剂,5~7日为1个疗程。具有清热解毒、行水凉血的功效。适用于血吸虫病急性感染高热者。

◎ 中医特色疗法　针灸主穴取大椎、膈关、云门、京门穴。配穴:肝大,配加肝俞、痞根穴;脾大,配加脾俞、痞根穴;腹水,配加水分、气海、中极穴;下痢,配加天枢、大肠俞穴;腹胀、食欲不振,配加足三里、三阴交,可间歇采用梅花针点刺夹脊及肝、脾大区。晚期肝脾大,取痞根穴,每次拔罐 10～30 分钟,间隔 1～2 日治疗 1 次。

十一、蛲虫病

蛲虫病是蛲虫寄生于人体盲肠所引起的疾病。临床以肛门周围和会阴部瘙痒、烦躁不安为特征。本病在世界各地都有流行,包括发达国家。寒带、温带或热带国家普遍存在,其发病率城市高于农村。任何年龄均可感染,但儿童感染率远远高于成人。我国各地感染也较普遍,近年来有下降的趋势。

根据本病的临床特征,本病属中医"虫积""蛲虫病"的范畴。由于蛲虫寄生在肠内,影响脾胃功能,雌虫移行至肛门产卵而引起各种临床症状。

【舌象辨证】

◎ 舌质淡、苔薄白(彩图 3-1-71),提示虫扰魄门。

◎ 舌质淡、苔薄(彩图 3-1-72),提示脾虚虫扰。

【中医疗法】

◎ 名方验方 万应丸(《医学正传·卷五》):槟榔五两,大黄八两,黑牵牛子四两,皂角十枚,苦楝根皮一斤。前三味为末,后二味熬膏,搜和为丸,梧桐子大,再用沉香、木香、雷丸各一两,分研,依次为衣,每服三丸,四更时砂糖水送下。具有杀虫止痒的功效。主治蛲虫病,证属虫扰魄门型者。

加减:还可加芦荟、雄黄、芜荑等;阴部潮湿糜烂者,加土茯苓、苦参、黄柏。

◎ 名方验方 参苓白术散(《太平惠民和剂局方》续添诸局经验秘方)莲子肉(去皮)、薏苡仁、缩砂仁、桔梗(炒令深黄色)各 500g,白扁豆(姜汁浸,去皮,微炒)750g,白茯苓、人参、甘草(炒)、白术、山药各 1kg。上药共为细末。每次取 6g,大枣汤调服,每日 3 次。具有健脾杀虫的功效。主治蛲虫病,证属脾虚虫扰型者。

加减:还可加百部、槟榔、芜荑等;烦躁不安者,加山栀子、黄柏。

◎ 饮食疗法 槟榔南瓜子汤:槟榔 15g,南瓜子仁 15g,捣碎水煎口服,每日 1 剂,早晚分服,连用 3 日。槟榔含有槟榔碱,能麻痹虫体;南瓜子有杀虫之效。适用于蛲虫病、蛔虫病。

◎ 饮食疗法 槟榔麦芽糖汤:百部 10g,槟榔 10g,捣碎入锅水煎,去滓取汁,调入适量麦芽糖搅匀后,早、晚分服,每日 1 剂。具有杀虫的功效。主治蛲虫病。

◎ 中药灌肠疗法 百部汤:百部 30g,浓煎至 30ml,于夜间入睡前行保留灌肠,10～12 日为 1 个疗程。有杀虫作用。适用于蛲虫病。

◎ 外洗疗法 百部蛇床子汤:百部 20g,蛇床子 15g,煎汤外洗肛门,每日 1 次,连用 2～3 次。有止痒杀虫作用。适用于蛲虫病。

◎ 熏洗疗法　复方苦楝根皮汤:苦楝根皮 20g,鹤虱 15g,蛇床子 15g,生百部 15g,野菊花 15g,生甘草 5g,上药加水煮沸 3～5 分钟,坐浴熏洗,每晚睡前 1 次。具有祛湿消炎、止痒杀虫的作用。适用于蛲虫病。

◎ 涂搽疗法　蛲虫软膏:取蛲虫软膏(含 30% 百部浸膏及 0.2% 甲紫)适量,涂搽于肛门皱襞周围,并挤少量软膏入肛门内,具有杀虫止痒作用。适用于蛲虫病。

第二节　呼吸系统疾病

一、感　冒

感冒是由风邪侵袭人体所引起的以恶寒、发热、头痛、鼻塞、流涕、全身不适等为主要临床表现的常见外感疾病,相当于西医学的感冒、急性上呼吸道感染和流行性感冒等。

感,即感受;冒,即触冒,或逆犯之意。感冒一词,首见于北宋《仁斋直指方·诸风》篇:"感冒风邪,发热头痛,咳嗽声重,涕唾稠粘。"必须指出,这里虽然提出了感冒一词,但尚未作病名运用。感冒作为病名运用,据目前资料所见,始于明·吴崑的《医方考》:"外感风寒,俗称感冒。感冒者,受邪肤浅之名也。六气袭人者,深者为中,次者为伤,轻者为感冒。"根据病情轻重不同,其轻者,一般通称"伤风";其重者,称为"重伤风"。如果病情严重,并且在一个时期内广泛流行,不分男女老幼,症状多相类似的,称为"时行感冒"。其发病机制是外邪侵犯肺卫所致,所以一般都有肺卫表证。初起治法,以解表散邪为主。如果是虚人感冒,屡愈屡发,正气愈虚,邪气留恋,又当扶正与祛邪兼顾。

感冒一年四季均可发病,但以冬、春季节为多见。由于四季气候的变化和病邪的不同,或由于体质有强弱,感邪有轻重之分,因此,在证候表现上有风寒、风热两大类,夹湿、夹暑等兼证,以及体虚感冒的不同。

【舌象辨证】

◎ 舌苔薄白而润(彩图 3-2-1),提示风寒证。

◎ 舌苔薄白微黄,边尖红(彩图 3-2-2),提示风热证。

◎ 舌苔薄黄而腻(彩图 3-2-3),提示暑湿证。

◎ 舌质淡、苔白(彩图 3-2-4),提示气虚证。

◎ 舌质淡、舌体胖、苔白(彩图 3-2-5),提示阳虚证。

◎ 舌质淡、苔白(彩图 3-2-6),提示血虚证。

◎ 舌质红、苔少(彩图 3-2-7),提示阴虚证。

【中医疗法】

◎ 名方验方　荆防败毒散加味:荆芥(后下)12g,防风12g,川芎9g,羌活10g,独活10g,柴胡12g,紫苏(后下)6g,前胡12g,枳壳10g,茯苓12g,桔梗12g,生甘草6g。上药水煎分服,每日1剂。具有辛温解表的功效。主治感冒,证属风寒型者。

加减:表寒重者,加麻黄6g,桂枝12g,以加强辛温散寒之力;风寒夹湿者,加苍术10g,白芷10g,以祛风散寒、祛湿通络。

◎ 名方验方　银翘散加减:金银花15g,芦根20g,连翘15g,牛蒡子10g,荆芥(后下)10g,淡竹叶10g,生甘草6g,薄荷(后下)6g,土牛膝15g,岗梅根15g,苍耳子10g,桔梗12g。上药水煎分服,每日1剂。具有辛凉解表的功效。主治感冒,证属风热型者。

加减:头胀痛较重者,加冬桑叶、白菊花,以清利头目;咳嗽痰多者,加浙贝母12g,前胡12g,杏仁12g,以化痰止咳;咳痰稠黄者,加黄芩15g,鱼腥草20g,瓜蒌皮12g,以清化痰热;咽喉红肿疼痛者,加蒲公英20g,射干12g,玄参12g,以解毒利咽;如风热化燥伤津,或秋令感受温燥之邪,痰稠难咳,舌红少津等燥象者,可配加北沙参12g,天花粉15g,以清肺润燥。

◎ 名方验方　新加香薷饮加味:香薷(后下)10g,扁豆花10g,姜厚朴12g,金银花、青连翘各15g,青蒿(后下)9g,藿香(后下)12g,滑石粉30g,芦根15g,生甘草6g。上药水煎分服,每日1剂。具有清暑化湿解表的功效。主治感冒,证属暑湿型者。

加减:若兼暑湿泄泻,可加黄连9g,薏苡仁24g,以清暑化湿止泄;若胃纳不佳者,加布渣叶10g,炒谷、麦芽各20g;若兼肺热咳嗽者,加浙贝母12g,桔梗12g,以清热化痰止咳;若头重身痛较甚者,加羌活10g,秦艽12g,以疏风祛湿止痛。

◎ 名方验方　参苏饮加减:人参(炖服)6g,紫苏10g,前胡12g,法半夏10g,茯苓12g,桔梗10g,陈皮6g,枳壳12g,葛根20g,大枣5枚,生姜3片,炙甘草3g。上药水煎分服,每日1剂。具有益气解表的功效。主治感冒,证属气虚型者。

加减:方中人参通常可采用东北人参或高丽参,若无人参可改用参须10g代替。若表虚自汗者,可加用黄芪20g,防风10g,以益气固表;若风寒头痛较甚者,可加羌活12g,川芎9g,以疏风散寒止痛。

◎ 名方验方　加减葳蕤汤加味:玉竹12g,葱白6g,桔梗12g,桑叶12g,沙参12g,杏仁10g,白薇6g,淡豆豉10g,薄荷(后下)6g,大枣3枚,炙甘草1.5g。上药水煎分服,每日1剂。具有滋阴解表的功效。主治感冒,证属阴虚型者。

加减:若表证较重者,可加银柴胡10g,葛根20g,以祛风解表;口渴明显,可加沙参、麦冬、玄参,以养阴生津;咽干较甚,咳痰不利者,可加牛蒡子12g,射干10g,瓜蒌皮15g;若咳嗽胸痛,痰中带血者,可加鲜茅根15g,侧柏叶10g,仙鹤草20g,以清热凉血止血。

◎ 名方验方 再造散加减:黄芪 15g,人参(炖服)6g,桂枝 9g,炙甘草 3g,熟附子(先煎)3g,北细辛 5g,羌活 10g,防风 10g,川芎 10g,生姜 3 片。上药水煎分服,每日 1 剂。具有助阳解表的功效。主治感冒,证属阳虚型者。

加减:方中人参通常采用吉林参或高丽参,如无人参可改用党参 20g 代替;若兼咳嗽者,加杏仁 12g;若感受风寒湿邪而症见肢体酸重、疼痛者,可加苍术、薏苡仁、秦艽、独活,以散寒祛湿止痛;若为肢体屈伸不利,喜暖畏寒者,可加当归 12g,防己 12g,以补益气血、祛风通络。

◎ 名方验方 葱白七味饮加减:葱白(连根)9g,葛根 15g,防风 12g,淡豆豉 9g,生姜 3 片,生地黄 10g,麦冬 10g,川芎 9g,炒白芍 12g,炙甘草 6g。上药水煎分服,每日 1 剂。具有养血解表的功效。主治感冒,证属血虚型者。

加减:恶寒较重者,加紫苏 10g,荆芥(后下)10g,以散寒解表;身热较甚者,加金银花 15g,连翘 12g,黄芩 15g,以清热解毒;胃纳不佳者,加陈皮 10g,以理气健胃。

◎ 名方验方 特效感冒宁汤:紫苏 10g,薄荷(后下)10g,藿香(后下)10g,防风 10g,荆芥(后下)10g,金银花 12g,苍术 10g,黄芪 10g,生甘草 10g。上药水煎分服,每日 1 剂。主治四时感冒,证属感冒时邪型者。

加减:若咽喉痛者,加桔梗 10g,白僵蚕 6g;若咳嗽痰多稠者,加浙贝母 10g;若痰清稀者,加法半夏 6g,陈皮 9g;若头痛者,加白芷 9g,川芎 9g;若夏季感冒恶寒无汗者,加香薷(后下)6g;若口渴汗出,小便短赤者,加滑石粉 15g,生石膏(先煎)20g,荷叶 10g。

◎ 名方验方 茵陈苡仁汤:茵陈蒿 15g,黄芩 12g,薏苡仁 20g,杏仁 10g,茯苓 12g,泽泻 12g,金银花 12g,枳壳 10g,厚朴 6g。上药水煎分服,每日 1 剂。主治湿热感冒,证属外感夹湿型者。

加减:高热、口渴、苔黄者,加生石膏(先煎)25g,知母 15g,太子参 15g;腹胀、便溏、纳呆者,加大腹皮 12g,炒麦芽 15g;腹痛、大便不爽者,加黄连 10g,火麻仁(打碎)15g;发热持续不退者,加青蒿(后下)10g,秦艽 12g,黄柏 12g;小便短少者,加滑石粉 15g,生甘草 5g,竹叶 10g。

◎ 名方验方 清热散结汤:蒲公英 30g,紫花地丁 20g,金银花 30g,板蓝根 15g,穿山甲 15g,玄参 20g,浙贝母 30g,牡蛎 30g,王不留行 12g,夏枯草 20g。上药水煎分服,每日 1 剂。主治急性扁桃体炎,证属痰热互结型者。

加减:若见淋巴结肿大压痛者,本方去金银花、王不留行,加莪术以开郁活血、软坚散结;若扁桃体肿大为风火上犯,则于上方去紫花地丁、穿山甲、牡蛎,加马勃、荆芥、白僵蚕、连翘以清热疏风散结。

◎ 名方验方 蒿芩银翘方:青蒿 9g,黄芩 1g,金银花 1g,淡豆豉 10g,连翘 1g,荆芥 1g,薄荷(后下)6g,桔梗 6g,大青叶 10g。上药水煎分服,每日 1 剂。主治感冒,证属温病卫气同病型者。

加减:口渴引饮者加石膏、知母;烦躁者加双钩藤、白僵蚕;大便秘结者加大黄;小便短赤者加碧玉散。

◎ **饮食疗法** 玉竹瘦肉汤:猪瘦肉 250g,玉竹 100g,葛根 60g,葱白 15g,淡豆豉 15g。将玉竹、淡豆豉、葛根洗净,猪瘦肉洗净,切块,葱白洗净切成葱花。把玉竹、葛根、猪瘦肉放入锅内,加水适量,武火煮沸后,用文火炙 1 小时,再加入豆豉、葱花煲沸,调味供用。主治阴虚之体,外感风邪轻症。

◎ **饮食疗法** 姜丝萝卜汤:生姜丝 25g,萝卜片 50g,红糖适量。取生姜丝、萝卜片加水约 500ml,煎煮 15 分钟,再加入红糖适量,稍煮 1～2 分钟即可。每次取服 200ml。每日 1 次,热服,发汗。主治风寒感冒,症见头痛,鼻塞,恶寒发热者。

◎ **灸疗法** 经常感冒者,可选大椎、肺俞或足三里穴,施以艾灸疗法,每日 1 次。

◎ **耳针法** 取肾上腺、头、肺、鼻等穴,行耳穴埋藏。

二、急性气管炎及支气管炎

急性气管炎及支气管炎,简称"急支",是由病毒或细菌感染、物理化学刺激或过敏等造成气管及支气管黏膜的急性炎症性表现。常见于气候突变之时,多由上呼吸道感染所引起,且常为某些传染病,如麻疹、百日咳、白喉、伤寒等的早期症状,临床主要表现为咳嗽和咳痰,病愈后支气管黏膜可完全恢复正常。亦可发展为细支气管炎或支气管肺炎,或加重原有的呼吸系统疾病。

本病在中医学,属"外感咳嗽"等病证范畴。

【舌象辨证】

◎ 舌质淡,苔白(彩图 3-2-8),属肺气虚。

◎ 舌质红而少津(彩图 3-2-9),属肺阴虚。

◎ 舌质红,苔薄黄(彩图 3-2-10),属燥热伤肺。

◎ 舌质红,苔黄腻(彩图 3-2-11),属邪热蕴肺。

◎ 舌质淡,苔薄白(彩图 3-2-12),属风寒束肺。

◎ 舌苔薄黄或薄白而干燥(彩图 3-2-13),属风热袭肺。

◎ 舌尖红,苔薄黄而少津(彩图 3-2-14),属燥热伤肺。

【中医疗法】

◎ **名方验方** 咳速宁汤:麻黄、麻黄根、五味子、牛蒡子、浙贝母、赤芍、芦荟各 10g,桑白皮、葶苈子、大青叶各 15g,桂枝、杏仁、甘草各 6g,细辛 3g,白茅根 30g。上药水煎分服,每日 1 剂。具有宣肺止咳、泻肺平喘的功效。主治急性气管-支气管炎。

加减:夜咳甚者,加生地黄 20g;咽痛者,加马勃 10g;咽痒者,加蝉蜕 10g。

◎ 名方验方　清金治哮汤:鱼腥草 30g,甜杏仁 30g,金银花 15g,栝楼皮 12g,浙贝母 12g。上药水煎,分 2 次服用,每日 1 剂。具有清热化痰、止咳定喘的功效。主治急性气管-支气管炎。

加减:有风邪袭表者,加荆芥(后下)、防风;热甚者,加黄芩、柴胡;痰多气喘者,加法半夏、地龙;热甚伤津者,加麦冬、天花粉、橘络;便秘者,加郁李仁、生大黄。

◎ 名方验方　宣白承气汤:生石膏(先煎)30g,生大黄(后下)6g,炙杏仁 6g,栝楼 20g,桔梗 12g,霜桑叶 12g。上药水煎,分 2 次服用,每日 1 剂。具有清热化痰、宣肺止咳的功效。主治急性气管-支气管炎。

加减:伴发热者,加金银花 15g,连翘 15g,生石膏(先煎)增至 90g;咽痛甚者,加玄参 15g,牛蒡子 12g;便秘重者,重用生大黄至 15g,栝楼加至 30g。

◎ 名方验方　辛润理肺汤:带节麻黄 4g,带皮杏仁去尖 10g,炙甘草 6g,桔梗 5g,佛耳草(包煎)10g,橘红 5g,当归 10g,炮姜 4g,生姜 1 片。上药水煎分服,每日 1 剂。具有轻宣凉燥、理肺化痰的功效。主治凉燥咳嗽。

加减:喉中燥痒为甚,以致咳不止者,加炒荆芥(后下)5g,枇杷叶 10g;症状仍不减者,加重当归用量;咳声呛急者,加生甘草 3g;小便遗多者,加五味子 10g;咳引胸痛者,加广郁金 10g,桃仁泥 10g;兼见咯血者,加荆芥炭(后下)5g,郁金粉 10g,分 2 次调服。

◎ 饮食疗法　二母散:川贝母 10g,知母 12g。上药水煎分服,每日 1 剂。具有清热润肺、化痰止咳的功效。主治急性气管-支气管炎,证属肺热燥咳者。症见咳嗽、痰黄稠,咯吐困难,胸痛口渴或干咳无痰,口干咽燥等。

◎ 饮食疗法　杏仁麻草大海汤:炒杏仁 15g,炙麻黄 10g,胖大海 4 枚,生甘草 5g,冰糖适量。将上述诸品共入锅中,水煎去渣取汁,加入冰糖适量搅匀即可频频饮服,每日 1 剂,连用 5～7 日。具有止咳平喘、清肺润喉的功效。主治急性气管-支气管炎,症见喉痒,咳嗽,咯黏液痰,轻度发热。

◎ 艾灸疗法　先将厚薄适宜的生姜片置于合谷、列缺穴上,再将艾炷置于姜片上,点燃艾炷,施以隔姜灸法。每穴灸 2～3 壮,每日 1 次。适用于各种类型咳嗽。

◎ 贴敷疗法　附片、肉桂、干姜各 20g,山柰 10g。上药共研细末,装瓶备用。先用拇指在双侧肺俞穴用力按摩半分钟左右,以使局部潮红,再取药末一小撮置于穴位上,并取 3cm×3cm 医用胶布贴盖固定。隔日换药 1 次。尤适用于小儿。

三、慢性支气管炎

慢性支气管炎,简称"慢支",是指气管、支气管黏膜及其周围组织的慢性非特异性炎症。临床上以长期咳嗽、咳痰,或伴有喘息并反复发作的慢性过程为特征。病情进展缓慢,持续发展常并发阻塞性肺气肿,甚至肺动脉高压、肺源性心脏病(简称肺心病),从而引起心、肺功能障碍。

引起本病的病因目前尚未完全明了。一般将其分为外因和内因两个方面。外因包括各种细菌、病毒等的感染,理化性刺激、过敏因素及气候变化的影响等;内因包括患者本身呼吸道局部防御和免疫功能低下、自主神经功能失调、内分泌功能减退、遗传因素等。

本病在中医学属"咳嗽""痰饮""喘证"等病证范畴。

【舌象辨证】

◎ 舌质淡,苔白(彩图 3-2-15),属肺气虚。

◎ 舌质红而少津(彩图 3-2-16),属肺阴虚。

◎ 舌质红,苔薄黄(彩图 3-2-17),属燥热伤肺。

◎ 舌质红,苔黄腻(彩图 3-2-18),属邪热蕴肺。

◎ 舌质淡红,苔薄白或白滑(彩图 3-2-19),属风寒犯肺。

◎ 舌质淡红,苔白腻或舌根中部发黄(彩图 3-2-20),属寒热错杂。

◎ 舌质红,苔薄黄而干,舌尖中部见"川"状纹或"口"状纹或"山"状纹(彩图 3-2-21),属风燥痰饮。

◎ 舌质淡,苔白或厚腻,舌体胖嫩,舌边有齿痕纹(彩图 3-2-22),属痰湿蕴肺。

◎ 舌质淡,苔薄白,舌边有齿痕纹(彩图 3-2-23),属肺脾气虚。

◎ 舌质红,苔少(彩图 3-2-24),属肺肾两虚。

◎ 舌质红,苔黄(彩图 3-2-25),属肺火壅盛。

◎ 舌质红,苔薄黄而少津(彩图 3-2-26),属肝火犯肺。

◎ 舌质淡,苔薄白(彩图 3-2-27),属肾阳虚。

◎ 舌质红而少津,苔花剥(彩图 3-2-28),属肾阴虚。

◎ 舌脉变粗、瘀血,黏膜发红(彩图 3-2-29),提示病程较久。

【中医疗法】

◎ 名方验方 棉花根 15～30g,水煎 2 小时以上,每日 3 次分服,10 日为 1 个疗程。具有清热、解毒、止咳、平喘、化痰的功效。

◎ 名方验方 二陈加络龙汤:陈皮、半夏、伏苓各 15g,橘络、地龙、黄芩、枯梗、紫菀、前胡各 12g,甘草 10g。上药水煎分服,每日 1 剂。具有止咳平喘、化痰通络的功效。主治慢性支气管炎。

加减:痰湿型者,加山药 20g,焦白术 12g,焦三仙各 12g;痰热型者,加鱼腥草、连翘、金银花各 12g;脾肺虚型者,加党参、黄芪各 12g;喘促甚者,加苏子、桑白皮、款冬花各 10g。

◎ 名方验方 补肺汤加减:熟地黄 15～30g,党参 15～30g,黄芪 15～30g,五味子 10g,紫菀 10g,桑白皮 10g。上药水煎,分 2～3 次服用,每日 1 剂。具有补肺止咳、平喘敛肺、滋肾的功效。主治慢性支气管炎。

◎ 名方验方　治咳喘十三味汤:麻黄、杏仁、陈皮、板蓝根、北沙参各 10g,茯苓 20g,制半夏、炙甘草、苏子、白芥子、莱菔子各 6g,栝楼皮 15g,生姜 3 片。上药水煎分服,每日 1 剂。具有止咳、祛痰、平喘的功效。主治慢性支气管炎迁延期。

◎ 名方验方　佛耳草汤:佛耳草 15～30g,蕺菜 15～30g,炙地龙 12g,炙百部 12g,车前草 15g,川陈皮 9g,炙甘草 9g。上药水煎,分 2 次服,每日 1 剂。具有镇咳平喘、清热化痰的功效。主治慢性支气管炎。

◎ 名方验方　久咳丸:制五味子 50g,罂粟壳 600g,枯矾 30g,杏仁 72g。上 4 味药研极细末,炼蜜为丸,如绿豆大,每服 10～15 丸,每日 2 次,用白糖开水送服。具有敛肺平喘,止咳化痰的功效。主治慢性支气管炎,久咳不已者。

◎ 饮食疗法　杏霜汤:杏仁(去皮、尖,麸炒研)二升,粟米(炒为面)五升,食盐三两。将上药拌匀,每日空心白汤调一钱服用。主治慢性支气管炎,症见咳嗽痰多,胸闷,食少,体倦。

◎ 饮食疗法　柠檬叶猪肺汤:鲜柠檬叶 15g,猪肺 200～250g。先将猪肺洗净切成片状,用手挤出猪肺内的泡沫,以清水冲洗干净,然后加清水适量与柠檬叶同煮汤,加食盐少许调味,饮汤食猪肺。主治慢支久咳不止,咽痒痰白者。

◎ 饮食疗法　萝卜杏仁牛肺汤:萝卜 500g,苦杏仁 15g,牛肺 250g。萝卜洗净切块,杏仁去皮尖,牛肺洗净后用开水烫过,同置于砂锅内,加水适量,三物同煮,熟后食肉饮汤,每周 2～3 次。主治慢性支气管炎咳嗽痰多,咽喉不适。

◎ 贴敷疗法　附片、肉桂、干姜各 20g,山柰 10g。上药共研细末,装瓶备用。先取生姜与葱白捣汁擦拭双侧肺俞穴及脊柱两侧,再取药末一小撮置于穴位上,并取 3cm×3cm 医用胶布贴盖固定。隔日换药 1 次。

四、支气管哮喘

支气管哮喘,简称"哮喘",是由外源性或内在的过敏原或非过敏原等因素,致使支气管平滑肌痉挛,黏膜肿胀,分泌物增加,从而发生气道不可逆性阻塞为特点的常见的变态反应性疾病。春秋两季发病率较高,可发生于任何年龄,但以 12 岁以前开始发病者居多。

支气管哮喘的发病原因迄今尚未完全阐明。目前已公认它是一种多因子而致的疾病。从免疫学观点来观察,支气管哮喘的本质是支气管抗原产生的一系列过敏反应,主要是由 IgE 介导的Ⅰ型变态反应,占 50%～80%,多发生于具有"过敏体质"的患者。自主神经系统中交感神经与副交感神经功能的相对平衡,对维持支气管平滑肌正常张力十分重要,自主神经系统功能异常可引起神经源性炎症从而导致呼吸道过敏性增强。随着药理学者提出了药物作用机制的"受体学说"以来,人们认识到 β 肾上腺素能受体功能低下是支气管哮喘发病的基本原因。分子生物学研究还发现,支气管哮喘的发病与 cAMP 和 cGMT 在有关细胞内相互平衡关系失调有关。另有部分患者,是在一些非特异性刺激下发生哮喘,比如冷的空气的刺激或运动或情绪波动时等;另有少数女性患者与月经或产后有关,这又与呼吸道过敏性增强有关。鉴于支气管哮喘患者活检支气管黏膜、肺普遍存在着以嗜酸粒细胞、肥大细胞反应为主的气道慢性炎症,即使是在疾病的缓解期也有轻度炎症改变,故近年来一些学者又提出哮喘是一种炎症性疾患;遗传学研究表明,多数支管哮喘患者有家族遗传史,支气管哮喘的病因多数是在遗传的基础上受到体内外某些因素而激发。

　　临床上通常将支气管哮喘分为内源性哮喘、外源性哮喘和混合性哮喘,较为少见的还有药物性哮喘和运动性哮喘等类型。

　　在中医学,支气管哮喘属"哮证"病证范畴。

【舌象辨证】

● 发作期

◎ 舌质淡或淡红,苔白滑或腻(彩图 3-2-30),属寒哮。

◎ 舌质红,苔黄干或黄腻(彩图 3-2-31),属热哮。

◎ 舌苔厚浊(彩图 3-2-32),属痰哮。

◎ 舌质紫黯,苔白腻(彩图 3-2-33),属痰瘀交阻。

◎ 舌质红,苔薄黄(彩图 3-2-34),属肝火。

◎ 舌质黯或舌边有瘀点、瘀斑,苔厚腻或薄(彩图 3-2-35),属血瘀。

◎ 舌质红,苔薄白(彩图 3-2-36),属阴虚痰热。多见于有肺结核病史者。

◎ 舌质淡,苔薄白或中根部略带黄(彩图 3-2-37),属阳虚痰盛。多见于长期依赖糖皮质激素者。

◎ 舌质紫黯,苔白滑,提示阳气暴脱(彩图 3-2-38),病情危重。

● 缓解期

◎ 舌质淡,苔薄白,属肺肾两虚(彩图 3-2-39)。

◎ 舌质淡红,苔白滑,属肺脾肾虚(彩图 3-2-40)。

◎ 舌质淡白、舌边有齿痕,苔白,属肺脾气虚(彩图 3-2-41)。

◎ 舌质淡红,苔薄白,属肺气虚(彩图 3-2-42)。

◎ 舌质淡红,苔少或无,属肾不纳气(彩图 3-2-43)。

◎ 舌质淡,白滑或白腻,属脾虚痰阻(彩图 3-2-44)。

【中医疗法】

◎ 名方验方　截喘汤:旋覆花 9g,鼠鞠草 25g,全栝蒌 15g,防风 9g,合欢皮15g,老鹳草 15g,碧桃干 15g,五味子 9g,野荞麦根 15g。上药水煎分服,每日 1 剂。具有降逆纳气、化痰截喘的功效。主治支气管哮喘发作期。

　　加减:气虚者,加黄芪 30g,党参 15g;阴虚者,加生、熟地黄各 15g;痰多,加法半夏 9g,贝母 9g;干咳者,加玄参 9g,麦冬 9g;热证者,加竹沥(兑入)30g,石膏(先煎)30g;寒证者,加附子 9g,肉桂(焗服)3g。

◎ 名方验方　费氏鹅梨汤:杏仁、苏子、栝楼仁各9g,当归6g,制半夏9g,橘红4.5g,茯苓9g,梨汁(冲入)1杯,钟乳石(先煎)12g,麻黄6g,炙桑皮9g。上药水煎分服,每日1剂。具有温肺散寒、豁痰利窍的功效。主治支气管哮喘之冷哮,症见呼吸急促,喉中痰鸣,痰清而稀,胸膈满闷,舌苔白滑,脉象浮紧。

◎ 名方验方　咳喘停汤:炙麻黄、炙甘草各6g,苦杏仁、北五味子、白术、僵蚕、桃仁各10g,白芍、黄芪、党参各30g,补骨脂(打碎)、枸杞子、重楼(七叶一枝花)各15g。上药水煎分服,每日1剂。具有温肺补气、止咳平喘的功效。主治支气管哮喘缓解期。

◎ 名方验方　越婢加术汤加减:麻黄3g,白术10g,蜈蚣2g,地龙、炙僵蚕、蝉蜕、炮山甲(先煎)各10g。上药水煎分服,每日1剂。具有化痰散结、清热平喘的功效。适用于支气管哮喘,证属热哮型者。

◎ 名方验方　青龙三石汤:桂枝、干姜、制五味子、麻黄、杏仁、甘草、胆南星各9g,白芍18g,细辛、皂荚炭各3g,半夏、苏子、鹅管石(先煎)、海浮石(先煎)、代赭石(先煎)、葶苈子(包煎)各15g,石韦30g。上药水煎分服,每日1剂。具有温肺散寒、降气化痰的功效。主治支气管哮喘,证属冷哮型者。

◎ 饮食疗法　南瓜牛肉汤:老南瓜500g,牛肉300g,生姜10g。南瓜、牛肉切块,3味同置于锅内,加水共煮,至牛肉酥熟,再加入黄酒适量和食盐,每日2次常服。主治支气管哮喘反复发作,体质虚寒者,症见咳吐清稀白痰,脘闷,体倦。

◎ 饮食疗法　蛤蚧胎盘汤:蛤蚧10条,胎盘10具,鱼腥草80g,北杏仁15粒,猪瘦肉40g,食盐适量。将蛤蚧、胎盘、鱼腥草、北杏仁、猪肉洗净,微火煲汤3小时,加食盐调味即成,分2次服食,每周1次。主治支气管哮喘之喘促,症见张口抬肩,卧不得息,痰白或黄。

◎ 发泡灸法　鲜毛茛叶3~5片,捣烂如泥,以姜汁调匀,做成药饼,贴敷于大椎穴处,使之发疱。10日1帖,每疗程3次,每年贴敷1个疗程。于每年夏季初伏、中伏、末伏的第1日上午近11时,各贴敷1次。

五、支气管扩张

支气管扩张,简称"支扩",是临床较常见的支气管慢性异常扩张性疾病。大多继发于呼吸道感染和支气管阻塞,由于支气管组织结构较严重的病理性破坏而导致支气管扩张。其临床主要表现为慢性咳嗽、大量脓痰和反复咯血,以儿童和青年多见。

本病在中医学属"咳嗽""痰饮""肺痿""肺痈"等病证范畴。

【舌象辨证】

● 急性发作期

◎ 舌质白或淡红,苔黄或黄腻,属痰热伤肺(彩图3-2-45)。

◎ 舌质红,苔薄黄而干燥,属肝火犯肺(彩图3-2-46)。

◎ 舌质红,苔少或无,属相火灼金(彩图 3-2-47)。

◎ 舌质淡,苔薄或无,属气不摄血(彩图 3-2-48)。

◎ 舌质红,属气阴亏虚。

◎ 舌质淡,属血脱亡阳。

◎ 舌质红,苔白燥或黄(彩图 3-2-49),属外感邪热。

◎ 舌质红,苔黄(彩图 3-2-50),属内热炽盛。

◎ 舌质红,苔少或无(彩图 3-2-51),属阴虚内热。

● 慢性迁延期

◎ 舌质红,苔白而厚腻(彩图 3-2-52),属痰浊阻肺。

◎ 舌质淡红,苔白润(彩图 3-2-53),属肺脾两虚。

◎ 舌质淡,苔薄白,舌尖"川"状纹或"大"状纹(彩图 3-2-54);纹深粗,色红,提示病程较久。

【中医疗法】

◎ 名方验方　参三七、蒲黄炭、甜杏仁、款冬花、川贝母、橘白、橘络、阿胶(烊化)、党参各 15g,海蛤粉、南天竺、百合、生白术、牡蛎各 30g,糯米 60g,白及 120g。上药共研细末,每次服 15g,日服 2 次。1 个月为 1 个疗程,发病前或发病时均可服用。具有止咳化痰、止血的功效。

◎ 名方验方　肺形草(干品,龙胆科双蝴蝶属植物双蝴蝶的全草)30g,水煎服,每次 300ml,日服 2 次,连服 1 个月。待症状缓解后,可用开水冲泡作饮。咯血发作严重时,可加用中西药物止血。具有清热解毒、止咳止血的功效。

◎ 名方验方　白海汤:小环钗 20g,糯稻根 30g,制女贞子(后下)15g,墨旱莲 15g,白及 6g,海螵蛸(先煎)15g,仙鹤草 20g,生甘草 6g,青蒿(后下)6g,生谷芽 30g,天花粉 12g。上药水煎分服,每日 1 剂。具有清热养阴、补肺止血的功效。主治支气管扩张。

◎ 名方验方　五复汤:制五味子(后下)3g,旋覆花(包煎)9g,杭白芍 9g,白果 5 枚,炙紫菀 9g,款冬花 9g,北细辛 2.4g,粉甘草 3g,蜜炙麻黄 4.5g,鹅管石(先煎)18g,广陈皮 6g,白芥子(包煎)4.5g。上药水煎分服,每日 1 剂。具有降气化痰、敛肺止咳的功效。主治支气管扩张。

◎ 名方验方　大百汤:生大黄粉(吞服)3g,百合片(百合、白及、百部、麦冬、天冬、丝瓜子制成片剂,用量适当)。每次 10 片,1 日 3 次,用开水送服。具有清热消瘀的功效。主治支气管扩张出血,症见咳喘反复发作,近来剧烈,伴咯血,低热,舌质青紫,苔薄腻,脉弦数。

◎ 名方验方　加减止嗽散:桔梗、炙枇杷叶、川贝各 9g,炙紫菀 10g,百部、全栝楼各 12g,太子参 15g,荆芥炭、甘草各 6g。上药水煎分服,每日 1 剂。具有止咳化痰、养肺止血的功效。主治支气管扩张咳血。

加减:咯血量多者,加仙鹤草、白茅根;背冷者,加苏叶、干姜;喘甚气虚者,加炙桑白叶、炙苏子、黄芪、胡桃仁;阴虚内热者,加北沙参、麦冬、制五味子(后下)。

◎ 名方验方　秘红丹:肉桂3g,生大黄、代赭石(先煎)各6g。上药共研细末,分成6包,每次1包,每日3次口服,3日为1个疗程。服3日后咯血未止,倍加用量。具有凉血止血的功效。主治老年性支气管扩张。

◎ 名方验方　二百桔梗白及汤:桔梗、白及、炙百部各20g,百合、鱼腥草、冬瓜仁、薏苡仁各30g,前胡、杏仁、川贝母各10g,生甘草5g。上药水煎分服,每日1剂。具有止咳化痰、清热止血的功效。主治支气管扩张。

加减:咳嗽剧烈者,加炙麻黄、紫苏子;肺气不敛,血随气逆者,加代赭石(先煎)、旋覆花(包煎);肺络损伤,肾精亏虚,咯血者,加制五味子、三七粉(吞服)、天冬、麦冬。

◎ 饮食疗法　虫草老鸭汤:老雄鸭1只,冬虫夏草15g。先将老雄鸭洗净,去除内脏后,将冬虫夏草置于鸭腹内,加清水适量,放于瓦锅内隔水炖熟,调味后即可食用。适用于支气管扩张日久,正气已虚,疲乏无力,动则气短,潮热盗汗,咳嗽痰少等症。

◎ 饮食疗法　海蜇荸荠汤:陈海蜇200g,荸荠200g。将海蜇用开水洗净后去除杂质,切成小块,荸荠洗净,切片,放砂锅中煮汤3杯,频频饮服。主治支气管扩张,症见痰多咳嗽者。

◎ 饮食疗法　鲫鱼甜杏汤:鲫鱼1条(约300g),甜杏仁9g。将鲫鱼剖洗干净后,与甜杏仁一起放入砂锅内,加清水适量,用文火炖至鱼肉熟烂后,即可食鱼饮汤,每日1剂。主治支气管扩张,病情反复发作,日久不愈,症见神疲气短,口干咽燥,咳嗽痰少等症。

六、肺　炎

肺炎主要是指肺实质的炎症性病变。其分类方法较多,按炎症的解剖部位可分为大叶性、小叶性和间质性肺炎等类型;按病因可分为感染性、过敏性、化学性、放射性等类型。因肺炎的治疗与病因密切相关,故病因分类似乎更符合临床应用实际。在病因分类中,以感染性肺炎较为多见。感染性肺炎中又以肺炎球菌性肺炎、金黄色葡萄球菌性肺炎、病毒性肺炎、肺炎支原体肺炎等多见。

肺炎的病因较多,但多数是由病原微生物,包括病毒、支原体、衣原体、立克次体、细菌、真菌等引起,物理、化学性因素,过敏反应等亦可引起肺部的炎症性反应。

本病在中医学属"肺热病""风温""肺炎喘嗽"等病证范畴。

【舌象辨证】

◎ 舌边红,苔薄白或黄(彩图3-2-55),属邪犯肺卫。

◎ 舌质红,苔黄(彩图3-2-56),属痰热壅肺。

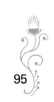

◎ 舌质红或绛,苔黄厚或苔少而干(彩图 3-2-57),属热入营血。

◎ 舌质暗淡,苔薄或少(彩图 3-2-58),属正气虚脱。

◎ 舌质红,苔少而干(彩图 3-2-59),属温邪伤阴,病邪留恋。

【中医疗法】

◎ 名方验方　蚤休汤:蚤休(重楼)30g,大青叶 30g,败酱草 30g,鱼腥草 30g,黄芩 12g,小蓟 12g。上药水煎分服,每日 1 或 2 剂。适用于肺炎高热。

◎ 名方验方　桑菊加味饮:桑叶 6g,菊花 6g,杏仁 9g,白茅根 30g,薄荷 3g。上药用沸水浸泡,频频饮用。适用于风温风热犯肺者。

◎ 名方验方　银翘蓝石饮:金银花 30g,连翘 10g,板蓝根 15g,生石膏 30g,香薷 10g。上药研末装纸袋,开水浸泡后代茶水饮用。适用于肺炎风温高热者。

◎ 饮食疗法　鱼腥草萝卜汤:鱼腥草 50g,萝卜 500g。水煎分 2～3 次服用,每日 1 剂。用治痰热咳喘。

◎ 饮食疗法　荸荠海蜇汤:荸荠 200g,海蜇皮(漂洗)100g。加水炖熟,每日分 2～3 次服用。用治肺热咳嗽痰稠。

◎ 饮食疗法　桑叶杏仁冰糖汤:桑叶 15g,南杏仁、冰糖各 9g。加水 300ml,煎至 100ml,趁热服用,用于风热型肺炎。

◎ 饮食疗法　枇杷叶竹茹陈皮饮:鲜枇杷叶(洗净)50g,竹茹 25g,陈皮 10g。水煎,加蜂蜜适量同服,每日 1 次,用于痰热或干咳少痰者。

◎ 饮食疗法　芦根粥:生芦根 15g,大米 30g。煎芦根水煮粥,每日 2 次。适用于邪热伤津型肺炎。

◎ 饮食疗法　冰糖雪耳炖雪梨:雪梨 1 个,雪耳 10g,冰糖 15g。将冰糖放入去核梨中加上雪耳和适量清水,加盖炖 1 小时后,食雪耳、雪梨饮汤,每日 1 次,连食 3～5 日。适用于肺炎后期气阴两虚,症见干咳无痰,口干咽燥等。

七、肺脓肿

肺脓肿,又称"肺脓疡",是由多种病原菌所引起的肺组织化脓性感染,继而引发脓肿。脓肿区因肺组织坏死,形成空腔并积聚脓液。

引起本病的常见致病菌有葡萄球菌、链球菌、肺炎球菌、克雷伯杆菌、厌氧菌、螺旋体、霉菌、溶组织阿米巴原虫等,且常为多种病原菌的混合性感染,可通过吸入或血源性播散而引起,也可继发于肺部的其他疾病,如支气管炎、支气管扩张或支气管肺癌等。

本病在中医学属"肺痈"等病证范畴。

【舌象辨证】

◎ 舌质淡红,苔薄或黄(彩图 3-2-60),属风热袭肺。

◎ 舌质红,苔黄腻(彩图 3-2-61),属热壅肺络或热毒伤营或气阴两虚。

【中医疗法】

◎ 名方验方 陈芥菜卤：每次取 100ml，每日 2～3 次，炖热服，亦可用沸豆浆冲服，脓尽为度。适用于肺痈各期。

◎ 名方验方 薏苡根汁：鲜薏苡根适量捣汁，炖热服，日 3 次，或加红枣煨服，能下臭痰浊脓。适用于肺痈成痈期。

◎ 名方验方 鲜枸树根皮汤（桑科植物枸树）：取 500g，洗净，切碎，加水 4 000ml，煎至 1 000ml，1 日 3 次分服，连服 1～2 周。适用于肺痈热盛者。

◎ 名方验方 荷叶蜜汁：取荷叶 30～50g，煎取浓汁，稍加白蜜和匀，每日 2～3 次服用。适用于肺痈各期。

◎ 名方验方 丝瓜汁：丝瓜藤尖（取夏秋间正在生长的）折去一小段，以小瓶在断处接汁，一夜得汁若干，饮服。适用于溃脓期。

◎ 名方验方 白及合剂：白及、山药各 50g，生蛤壳 75g，上药共研细末，每次 3g，用开水送下，1 日 2 次，常服。适用于肺痈恢复期。

◎ 饮食疗法 银蒲饮：蒲公英 30g，忍冬藤 60g。加水煎煮取汁，去渣，加黄酒适量，饭前饮服。具有解热毒、消痈肿的功效。适于肺痈初期患者食用。

◎ 饮食疗法 鱼腥草饮：鲜鱼腥草 250～1 000g（或干品 30～60g）。将鲜鱼腥草捣汁饮服或用冷水浸泡干品 2 小时后，煎煮一沸，取汁，去渣，频饮。具有清热解毒、消痈排脓的功效。主治肺痈咳吐脓痰，以及肺热咳嗽、热毒疮痈等。适用于成痈期。

◎ 饮食疗法 桃仁粥：桃仁 10～15g，粳米 30～60g。将桃仁捣烂如泥，加水研汁去渣，以汁煮粳米为稀粥。1 日内分 2 次，空腹温食。具有活血化瘀的功效。适用于肺痈中期服食。

◎ 饮食疗法 加减桔梗汤：桔梗 15g，薏苡仁 30g，冬瓜仁 60g，鲜藕 1 节，黑木耳 5g，冰糖适量。以上各味洗净后，共煎取汁，去渣，调入冰糖，稍煎令溶化，每日分数次频饮。具有清热除湿、解毒排脓的功效。适用于肺痈溃脓期患者服食。

◎ 饮食疗法 梨膏糖：川贝母 60g，杏仁 30g，炙百部 50g，苇茎 30g，冬瓜仁 30g，薏苡仁 30g，黑木耳（或银耳）10g，雪梨 1 000g，冰糖 300g，橘红 30g。将雪梨去皮切碎，与杏仁、百部、苇茎、冬瓜仁、薏苡仁、木耳（均洗净）一起放入砂锅内，加水适量，煎熬取汁，武火烧沸，文火煎熬浓缩，至汁较稠时，加冰糖，直至稠时，入川贝母粉、橘红粉搅匀。再以小火熬汁液挑起成丝状时，停火，取出候冷，压成小块即成。每次服 1 小块，每日 3 次。具有宣肺止咳，排脓解毒的功效。可作为肺痈溃后长期服食。

◎ 饮食疗法 糯米阿胶粥：阿胶 30g，糯米 100g，红糖少许。先用糯米煮粥，待粥将熟时，放入捣碎的阿胶，边煮边搅匀，稍煮二三沸即可食用。具有滋阴润肺的功效。适用于肺痈慢性期。

第三节 消化系统疾病

一、急性胃炎

急性胃炎系指由于各种不同病因引起的急性胃黏膜炎性病变。它主要是由各种内因或外因的刺激而引起。常起病较急,若伴有胃黏膜充血、水肿、出血、糜烂的,称为急性胃黏膜病变。

急性胃炎可分为单纯性、腐蚀性、感染性、化脓性4种类型。其中以急性单纯性胃炎最为多见。

引发本病的病因以细菌感染或细菌毒素的作用最为多见;其次与饮酒、进食过冷、过热,或过于刺激或粗糙的食物、暴饮暴食以及服用某些对胃黏膜有刺激性的药物(如糖皮质激素、水杨酸盐、磺胺类等)有关,也有少数患者还可因食用虾、蟹、甲鱼等,发生过敏反应而发病的。

本病在中医学属"胃脘痛"等病证范畴。

【舌象辨证】

◎ 急性胃黏膜病变合并血小板减少性贫血　舌质淡红,右侧或左侧见瘀斑,舌中见浅裂纹,苔薄白(彩图3-3-1)。

◎ 急性胃黏膜病变合并上消化道出血、胃窦炎(因饮酒过量所致)及胆囊肿大　舌质红,舌前部两侧微呈紫色,中部或中上部见裂纹,舌前部干而少津,苔黄腻(彩图3-3-2)。

◎ 舌苔白腻(彩图3-3-3),属寒湿;舌苔黄腻(彩图3-3-4),属暑湿;舌苔厚腻(彩图3-3-5),属积滞;舌质淡,苔白(彩图3-3-6),属虚寒。

【中医疗法】

◎ 名方验方　落新妇(虎耳草科植物落新妇的根茎)根15g,焙干后研细末备用。每次取1g,开水冲服,日服3次。具有清热解毒的功效。

◎ 名方验方　管南香(马兜铃科植物圆叶马兜铃的根)15～30g,研细末,每次取服1.5～3.0g,以开水送服,日服2次。具有清热、解毒、止痛的功效。

二、慢性胃炎

慢性胃炎系指由于不同病因引起的各种慢性胃黏膜炎性病变或萎缩性病变。

内镜下将慢性胃炎分为慢性非萎缩性胃炎(即旧称慢性浅表性胃炎)及慢性萎缩性胃炎两大基本类型。如同时存在平坦或隆起糜烂、出血、黏膜皱襞粗大或胆汁反流等征象,则可依次诊断为慢性非萎缩性胃炎或慢性萎缩性胃炎伴糜烂、胆汁反流等。慢性萎缩性胃炎包括自身免疫性胃炎（A 型胃炎、胃萎缩）和多灶萎缩性胃炎（B 型胃炎、胃窦萎缩）。临床常见者为非萎缩性胃炎和胃窦灶性萎缩性胃炎（即 B 型胃炎），均与 Hp 感染关系密切。另有特殊型胃炎，如化学性、放射性、淋巴细胞性、肉芽肿性、嗜酸细胞性及其他感染性疾病等所致之胃炎。

慢性胃炎缺乏特异性的临床表现，约半数有上腹部不适、饱胀、隐痛、烧灼痛，疼痛无明显节律性，一般进食后加重。亦常见食欲缺乏、嗳气、反酸、恶心等消化不良症状，部分患者无临床症状。有胃黏膜糜烂者可出现少量上消化道出血，长期少量出血可引起缺铁性贫血。少数患者可伴有乏力及体重减轻等全身症状。萎缩性胃炎伴恶性贫血者常有全身衰弱、疲惫，一般消化道症状较少。大多无明显体征，有时可有上腹部轻度压痛或按之不适感。少数患者伴有舌炎、消瘦和贫血。由于多数慢性胃炎患者无任何症状，因此难以获得确切的患病率。估计慢性胃炎患病率大致与当地人群中 Hp 感染率平行，可能高于或略高于 Hp 感染率。

引发本病的病因至今未明。但一般认为，急性胃炎未及时治疗和彻底恢复；长期食用刺激性物质；幽门功能障碍，导致胆汁反流；胃酸或营养缺乏等均为致病因素。近来也有人认为，幽门螺杆菌感染及自身免疫也是重要因素。

本病在中医学属"胃脘痛""吞酸""嘈杂"等病证范畴。

【舌象辨证】

◎ 舌质淡红，苔薄白（彩图 3-3-7），属肝胃不和。

◎ 舌质红，苔黄厚或黄腻（彩图 3-3-8），属脾胃湿热。

◎ 舌质黯红或紫黯，或有瘀点、瘀斑（彩图 3-3-9），属胃络瘀血。

◎ 舌质淡红，舌边有齿痕纹，苔薄白（彩图 3-3-10），属脾胃虚弱。

◎ 舌质红而少津或见裂纹（彩图 3-3-11），属胃阴不足。

◎ 慢性胃炎，舌中见黑苔（彩图 3-3-12），属寒湿犯胃。

◎ 慢性萎缩性胃炎，舌质由红而转淡白或青紫，苔腻长久不退，应警惕恶变的可能。

【中医疗法】

◎ 名方验方　大血藤（木通科植物大血藤）9～15g，水煎服，日服 2 次。具有活血通络、祛风杀虫、解毒止痛的功效。

◎ 名方验方　牡蛎苍术散：牡蛎壳 90g，苍术 90g。将牡蛎壳用火焙干，研成细面，将苍术晒干，研成细面，混合搅匀即可；每次取 1.5～2.0g，每日 3 次，饭后服用。适用于慢性胃炎之气滞湿阻型。

◎ 名方验方　二黄汤：黄芩 12g，黄连 12g，甘草 6g。上药用水 300ml，煎至 100ml，每日 2 次，饭后服用，中病即止，不可久服。适用于慢性胃炎之胃热型。

◎ 名方验方　陈皮 9g。用开水 100ml 冲浸陈皮，放凉后服用。适用于慢性胃炎之痰湿内阻型。

◎ **名方验方**　枳术丸：白术 60g，枳实 30g。共研成细末，每次取 3g，与米饭（适量）混合为丸状吞服，每日 3 次，饭前服用。适用于慢性胃炎之饮食停滞型。

◎ **名方验方**　四君子汤：党参 20g，白术 15g，茯苓 15g，甘草 6g。上药用水 300ml，煎至 100ml，每日 3 次，饭前服用，若无症状则可每日服 1 次，以调理身体。适用于慢性胃炎病程较长，脾胃虚弱者。

◎ **饮食疗法**　饴糖水：饴糖 20ml，加温开水 100ml 溶化，顿服，1 日 3 次，可缓解胃及十二指肠痉挛疼痛。适用于脾胃气虚型胃炎。

◎ **饮食疗法**　沙参麦冬粥：北沙参、麦冬、冰糖各 15g，加入大米 100g，煮粥食用，每日 2～3 次。适用于胃阴不足型胃炎。

◎ **饮食疗法**　萝卜粥：白萝卜 100g，粳米 100g，同煮成粥食用。适用于饮食积滞型胃炎。

◎ **饮食疗法**　甘蔗汁：甘蔗汁半杯（约 100ml），每日服 1 或 2 次。适用于胃热型胃炎。

◎ **饮食疗法**　橘皮生姜红枣水：橘皮、生姜各 10g，红枣肉 7 枚，水煎服，1 日 2 次，具有止痛、止呕之功效。适用于气滞型胃炎。

◎ **饮食疗法**　威灵仙鸡蛋汤：取威灵仙 30g，加水 200ml，煎煮 30 分钟去渣取汁，加生鸡蛋 2 枚，去壳，兑入药汁，再加红糖 10g，共煮成蛋汤。每日 1 剂，约 30 分钟见效，若无效可连服 2 剂。用治胃寒痛或萎缩性胃炎，服之有效。

◎ **发疱灸法**　大蒜 10g，捣烂如泥，用纱布 2～4 层包裹，敷压于中脘穴上，待局部皮肤发红、起疱、有烧灼感时去掉（一般保持 2 小时），洗净蒜汁，每日 1 次。

三、急性胃肠炎

急性胃肠炎多因进食刺激性食物，或暴饮暴食，或腹部受凉，或进食腐败、不洁食物而引起的胃肠道急性炎症性病症。好发于夏、秋两季。起病急骤，如以频繁呕吐，胃脘部剧烈疼痛为主要临床表现的，则称为急性胃炎；如以腹泻，脐周疼痛为主要临床表现的，则称为急性肠炎；如呕吐与腹泻均为明显的，则称为急性胃肠炎。

本病在中医学属"呕吐""泄泻""霍乱"等病证范畴。

【舌象辨证】

◎ 舌质淡，苔白或白腻（彩图 3-3-13），属寒湿。

◎ 舌质红，苔黄腻（彩图 3-3-14），属湿热。

◎ 唇舌淡润，甚则唇舌青紫或有斑块，苔少或无（彩图 3-3-15），属伤阴亡阳。

【中医疗法】

◎ **名方验方**　落新妇（虎耳草科植物落新妇的根茎）根 15g，焙干研末备用。

用时每取 1g,以开水冲服,日服 3 次。具有清热解毒的功效。

◎ **名方验方** 猪尾芡莲汤:猪尾巴 2 条,莲子 70g,芡实 70g,大枣 5 枚,盐、味精各适量。先将猪尾巴上的肥肉切掉,然后洗净切段。加水 3 大碗煮莲子、芡实、大枣,水沸后改用微火煨炖,放入猪尾再煨 2 小时至极烂,服时加盐及味精适量。适用于脾弱腹胀、便溏、小便不利、肢体浮肿、身倦少言。

四、胃下垂

胃下垂是指患者站立时,胃的下缘降至盆腔,胃小弯弧线最低点降至髂嵴连线以下的一种病症。临床上则根据其表现的轻重不同,可分为轻、重二度。轻者可无任何症状,重者则可见上腹部隐痛,腹胀,食后更甚,嗳气,腹部重坠感,劳累或站立位时,其症状加重,休息或卧位时可减轻或消失。

本病好发于瘦长体型的患者,多见于 20～40 岁的妇女。多因体质瘦弱,腹部脂肪缺乏;或因某种原因经常压迫胸部和上腹部,致使腹压增加;或因腹壁肌肉损伤及多次妊娠生育或卧床少动等原因,致使胃膈、胃肝、胃肠韧带松弛,腹肌张力下降,腹内压降低,而使胃的位置下移,是导致本病的根本原因。

根据本病的临床特点,可将本病归属于中医学的“胃缓证”范畴,也可根据其病理变化及临床表现而将其归属于“胃脘痛”“痞胀”“痰饮”“呃逆”“腹胀”“积聚”“恶心”“嗳气”等病证范畴。

【舌象辨证】

◎ 胃下垂属虚证,故舌质均较淡,绝无红或淡红或紫暗色出现。

◎ 舌质淡,苔薄白,属中气下陷(彩图 3-3-16)。

◎ 舌质淡湿润或水液满布全舌,苔薄白(彩图 3-3-17),属胃肠停饮。

◎ 舌质淡,苔薄白或黄(彩图 3-3-18),属肝胃不和。

◎ 舌质淡,舌体胖嫩,苔薄白(彩图 3-3-19),属脾肾两虚。

【中医疗法】

◎ **名方验方** 柴胡汤:柴胡 3～5g,水煎服,日服 2 次。具有疏肝解郁、解表退热、升举阳气的功效。主治胃下垂。

◎ **名方验方** 益气举陷汤:炙黄芪 120g,防风 3g,炒白术 9g,煨葛根 12g,炒枳实、山茱萸各 15g。上药水煎分服,每日 1 剂。具有益气举陷的功效。主治胃下垂。

◎ **名方验方** 芪参术归加味汤:黄芪 25g,党参、白术、当归、莪术各 12g,桃仁、红花各 8g,升麻 4g。上药水煎分服,每日 1 剂。具有益气化瘀的功效。主治胃下垂。

◎ **名方验方** 柴胡升麻加味汤:柴胡、炙升麻、炙甘草各 3g,枳实 20g,白芍、延胡索、炒川楝子、炒白术、炒神曲、生山楂、党参、炙黄芪、法鸡内金各 10g。上药水煎分服,每日1剂。具有疏肝益气的功效。主治胃下垂。

◎ 饮食疗法 吴茱萸粥:吴茱萸2g,粳米30g,生姜2片,葱白2茎。先将吴茱萸研为细末,用粳米先煮粥,待米熟后下吴茱萸米及生姜、葱白。同煮为粥。具有补脾暖胃,温中散寒的功效。主治胃下垂。

◎ 饮食疗法 胡椒猪肚煲:白胡椒15g,猪肚1个。先将胡椒略打碎,放入洗净的猪肚内,并留少许的水分,然后头尾用布线扎紧,放砂锅内慢火炖至烂熟,调味服食,早、晚常服,连服数个。具有温暖脾胃的功效。主治胃下垂。

◎ 贴穴疗法 蓖麻子仁(98%),五倍子末(2%),按上述比例捣成烂糊,制成每个约10g,直径约1.5cm的药饼备用(成人1次量)。用时在百会穴剃去一片头发(与药饼等大),再将药饼紧贴于百会穴上,外用纱布绷带固定。每日早、中、晚各1次。外以热水袋热熨,每次10分钟左右,以感觉温热而不烫痛皮肤为度。

五、胃肠自主神经功能紊乱

胃肠自主神经功能紊乱,又称"胃肠神经官能症""胃肠神经症"或"胃肠自主神经功能紊乱综合征"等。本病大多是由精神因素所致,其症状以胃肠道运动功能紊乱为主,但在病理、解剖等诸方面却无器质性改变。因此,它并不包括其他系统疾病引起的胃肠功能紊乱。

在正常的情况下,人体对各种内、外环境的刺激必须作出相应的调节,以适应内、外环境的各种变化,而这些调节功能必须要有自主神经的参与,才能正常进行。如果某种原因影响其进行相应的调节活动,就会出现一系列的自主神经功能障碍并出现相应的症状,就称为"胃肠自主神经功能紊乱综合征"或"胃肠自主神经功能紊乱"。

本病在中医学,将其归属于"郁证""嗳气""泄泻""便秘""胃脘痛""腹痛""呕吐"等病证范畴。

【舌象辨证】

◎ 舌质淡,苔薄白(彩图3-3-20),属肝胃不和。

◎ 舌质淡,苔白厚腻(彩图3-3-21),属胃气上逆。

◎ 舌质淡,苔薄白或薄黄(彩图3-3-22),属肝脾不和。

【中医疗法】

◎ 名方验方 柴芍加味汤:柴胡、川芎、枳实、香附、陈皮、厚朴各10g,白芍、半夏各6g,甘草5g。每日1剂,水煎300ml,早晚各服1次。具有疏肝和胃、理气止痛的功效。适用于胃肠自主神经功能紊乱,证属肝胃不和、胃气上逆型。

◎ 名方验方 梅连椒参加味汤:乌梅15g,姜黄连4g,花椒3g,党参10g,当归9g,盐黄柏4g,制附子6g,干姜3g,细辛1g,桂枝6g,陈醋30ml,白蜜糖少量(后两味兑入煎好的药液内)。每日1剂,水煎2次,每次取药汁约300ml,分早晚2次空腹时服用。1 周为 1 个疗程,连续治疗 2 个疗程。具有调和肝脾的功效。适用于胃肠自主神经功能紊乱,证属肝脾不和型。

◎ 名方验方　安神达郁汤:炒枣仁 30g,生龙牡(均先煎)各 20g,合欢花 15g,炒栀子 15g,郁金 12g,炒白芍 12g,夏枯草 10g,川芎 10g,柴胡 10g,佛手柑 10g,生甘草 6g。上药水煎 300ml,早、晚分 2 次服,每日 1 剂。服上药 1~2 剂有效时,停药 2~3 日,再服 2 剂,再停,再服。不要连服,1 个月为 1 个疗程。主治郁证(胃肠神经官能症,自主神经功能紊乱,精神抑郁症)久治不愈者。

加减:舌尖红、心烦重者,加黄连 10g;胃气上逆有痰者,加制半夏 10g。

◎ 名方验方　除痰安寐汤:珍珠母(先煎)60g,粉葛根 30g,青礞石(先煎)30g,合欢皮 15g,北柴胡 10g,枳实 10g,制南星 6g,夜交藤 3g。珍珠母、青礞石二药,须先放入水中煎沸半小时,然后纳入其余诸药,因此二味为介类及矿物药,非久煎不能奏效;余可按常法煎取浓汁约 150ml,连煎 2 次,混匀后分 2 次服用,距离吃饭约 1 小时,前后均可。具有祛痰(无形)镇静,解郁舒肝、安神除烦的功效。主治由七情六郁而引起的失眠烦躁,乱梦,头痛昏晕,多愁善感,疑虑妄想,惊悸夜游,无端喜怒啼涕泣以及幻睡等症,即现代医学所称神经官能症。

加减:抽搐动风者,加羚羊角粉(分冲服)1g,以清肝息风;头痛甚,中医称为痰厥头痛者,加赤芍 30g,钩藤(后下)30g,白蒺藜 15g,杭菊花 10g,以舒痉镇痛;大便干结者,加瓜蒌仁 12g,生大黄(后下)6g,以润肠通便;狂言乱语、躁动不宁、幻视幻听者,则其病已由量变到质变,属于癫狂之证,所谓"精神分裂症"之类,本方须加菖蒲 10g,远志 6g,以豁痰开窍,外加"礞石滚痰丸"6~9g,上午 1 次服下,下午可得泻下 2~3 次不等。不可睡前服用此丸,因为此药起作用时,可见腹痛泻下,影响睡眠,反滋病变。

◎ 名方验方　百麦安神饮:淮小麦 30g,百合 30g,夜交藤 15g,莲子肉 15g,大枣 10g,生甘草 6g。上药以冷水浸泡 30 分钟,加水至 500ml,煮沸 20 分钟,滤汁,存入暖瓶内,不计次数,作饮料服用。具有益气养阴、清热安神的功效。主治神经衰弱,神经官能症,以神志不宁、心烦急躁、悲伤欲哭、失眠多梦、善惊易恐、心悸气短、多汗、时欲太息为主症,舌质淡红或嫩红,脉细弱或细数无力。中医辨证属心阴不足、虚热内扰,或气阴两虚、心神失养者。

加减:兼气郁者,加合欢花 30g;兼痰浊者,加竹茹 9g,生姜 6g。

六、顽固性胃肠自主神经功能紊乱

顽固性胃肠自主神经功能紊乱,又称"顽固性胃肠神经官能症""顽固性胃肠自主神经功能紊乱综合征"。引起本病的原因与"胃肠自主神经功能紊乱"基本相同,为节省篇幅,在此不再赘述。

本病在中医学,亦将其归属于"郁证""嗳气""泄泻""便秘""胃脘痛""腹痛""呕吐"等病证范畴。

【舌象辨证】

◎ 舌质淡,苔薄白(彩图 3-3-23),属气滞。

◎ 舌质淡红,苔厚腻(彩图 3-3-24),属食滞。

◎ 舌质淡,苔淡白或白腻(彩图 3-3-25),属虚寒。

◎ 舌质红,苔黄而厚腻(彩图 3-3-26),属实热。

【中医疗法】

◎ 名方验方　黄芪 15g,白术、柴胡、桂枝、木香、干姜、甘草各 10g,白芍 20g。每日 1 剂,水煎服,早晚饭前分 2 次服用。10 日为 1 个疗程。具有温中散寒,理气缓急的功效。适用于顽固性胃肠自主神经功能紊乱,证属气滞型、虚寒型。

◎ 名方验方　焦山楂、炒麦芽各 10g,石莲子 12g,炒神曲 10g,鸡矢藤 15g。每日 1 剂,水煎服,早、中、晚饭前分 3 次服用。具有消食导滞的功效。适用于顽固性胃肠自主神经功能紊乱,证属食滞型。

七、溃疡性结肠炎

溃疡性结肠炎,又称"慢性非特异性溃疡性结肠炎",是一种原因未明的,以直肠、结肠黏膜的浅表性、非特异性、广泛性溃疡为特征的炎症性病变。本病病因未明,其发病可能与自身免疫反应、遗传、感染、变态反应、精神、饮食等因素有关。

本病在中医学,属"腹痛""泄泻""痢疾""肠癖""肠风""脏毒""滞下",少数属"便秘"等病证范畴。

【舌象辨证】

◎ 舌质淡,苔薄白(彩图 3-3-27),属肝郁湿阻或脾肾阳虚或脾胃虚弱。

◎ 舌质红,苔黄腻(彩图 3-3-28),属湿热下注。

◎ 舌质紫黯或见瘀斑、瘀点,苔薄(彩图 3-3-29),属瘀血内停。

◎ 舌质红,苔黄(彩图 3-3-30),属毒热内蕴。

◎ 舌质淡红,苔白(彩图 3-3-31),属寒热错杂。

【中医疗法】

◎ 名方验方　马齿苋加味汤:鲜马齿苋 30～60g,煎水 1 碗,冲入捣烂的大蒜泥 10～15g,滤过得汁,可酌加白糖,每日 2 次,同时用生大蒜 5g,切细温水吞服,每日 2～3 次。该法各种类型均可适用。

◎ 名方验方　高粱干姜汤:带壳高粱 50g,干姜 6g,水煎服,每日 2～3 次,适用于虚寒型慢性结肠炎。

◎ 名方验方　榴皮干姜汤:石榴皮 15g,陈皮 15g,干姜 6g,水煎服,每日 2～3 次,适用于虚寒久泻之慢性结肠炎。

◎ 名方验方　乌梅饮:乌梅 25g,煎浓汁加糖适量和匀饮服;或乌梅末(乌梅烧焦研末),每服 10g,米汤或黄酒送下,每日 2～3 次。适用于赤白痢或久痢不愈。

◎ 名方验方 马齿苋饮:马齿苋 200g,捣烂取汁,或水煎频服。每日 1 剂,连服 3 日。适用于溃结,证属湿热内蕴型者。

◎ 名方验方 陈荷散:陈皮 15g,干荷叶 10g,砂仁 2g,以开水泡服,每日 2 剂,早晚各服 1 剂。适用于溃疡性结肠炎,证属脾虚湿盛型者。

◎ 饮食疗法 用甜菜与粳米煮粥,剂量不限,适用于湿热型。

◎ 饮食疗法 陈皮椒姜焖竹丝鸡:竹丝雄鸡 1 只,去毛及内脏,加入陈皮 3g,高良姜 3g,胡椒 6g,草果 2 枚,全部用葱、醋、酱油和匀,放入锅内,加少量水,文火焖熟,调味。具有补虚温中,健脾开胃的功效。适用于溃疡性结肠炎,证属寒湿阻滞型,症见脘腹胀满、腹泻、口干不欲饮者。

◎ 饮食疗法 黄精党参蒸鸡:嫩母鸡 1 只,去毛及内脏,黄精 30g,党参 30g,怀山药 30g,生姜、葱花各适量,将调好味之鸡块及上药放入锅内,隔水蒸熟,随量食用。具有益气补虚、健脾开胃的功效,适用于溃疡性结肠炎,证属脾胃虚弱型,症见体弱、纳呆、腹胀、腹泻者。

◎ 饮食疗法 豆蔻蒸竹丝鸡:竹丝母鸡 1 只,去毛及内脏,将草豆蔻 15g,草果 6g 烧灰存性,掺入鸡腹内,加盐涂匀,缝好鸡腹,隔水蒸熟,随量食用。具有补虚益气、健脾止泻的功效。适用于溃疡性结肠炎,证属脾虚寒湿内阻型,症见脘腹冷痛、大便滑泄或恶心呕吐等。

◎ 饮食疗法 山药鸡内金粥:怀山药 30g,鸡内金 10g,粟米 120g。上料用文火煮成粥,随量食用。具有补中益气、祛湿的功效,适用于溃疡性结肠炎,证属脾虚湿盛型,症见腹泻、脱肛或水肿者。

◎ 饮食疗法 怀山芡实老鸽汤:老鸽 2 只,猪瘦肉 500g,怀山药 100g,芡实 50g,桂圆肉 25g,生姜 4 片,加清水适量,用武火煮沸后改用文火煲 3 小时,调味随量食用。具有补气健脾的功效。适用于溃疡性结肠炎,证属脾胃气虚型,症见纳呆、便溏、肢肿者。

◎ 灌肠疗法 黄连 2～3g,研细末,加入温开水 150ml 搅匀后灌肠。隔日 1 次,9 次为 1 个疗程。具有清热泻火、燥湿解毒的功效。

八、消化性溃疡

消化性溃疡是指发生于胃或十二指肠的一种慢性溃疡,慢性长期反复发作史和典型的节律性疼痛为主要临床特征。它的形成与胃酸和胃蛋白酶的消化作用有关。其发病年龄段以青壮年为多。其并发症常有出血、穿孔、幽门梗阻、癌变等。

本病在中医学属"胃脘痛""胃气痛""胃痛"等病证范畴。

(一)胃溃疡

胃溃疡是指发生于胃部的一种慢性溃疡。它是临床常见病、多发病。溃疡的形成大多是因胃的局部黏膜保护功能减退,无法抵抗胃酸和胃蛋白酶等酸性胃液的消化作用所致。

【舌象辨证】

◎ 胃溃疡的舌象与慢性胃炎的舌象非常相似,可参阅"二、慢性胃炎"一病。

◎ 胃溃疡活动期,黄苔出现的频率较高,其舌象与慢性浅表性胃炎亦相似。

◎ 当胃溃疡合并有炎症时,黄苔的出现频率明显增高。

◎ 舌边清晰,舌苔圆形、光滑有缺损,提示消化性溃疡。

◎ 舌质淡,苔薄白(彩图 3-3-32),属寒凝气滞。

◎ 舌质淡,苔厚腻(彩图 3-3-33),属饮食积滞。

◎ 舌质淡或淡红,苔薄白(彩图 3-3-34),属肝气犯胃。

◎ 舌质红,苔黄腻(彩图 3-3-35),属脾胃郁热。

◎ 舌质紫黯,或有瘀点、瘀斑(彩图 3-3-36),属瘀血阻络。

◎ 舌质淡嫩或舌边见齿痕纹,苔薄白而滑(彩图 3-3-37),属脾胃虚寒。

◎ 舌质红而少津,苔少而花剥(彩图 3-3-38),属脾胃阴虚。

(二)十二指肠溃疡

十二指肠溃疡,是指发生于十二指肠部的一种消化性溃疡。其发病原因主要是与迷走神经功能亢进,其壁细胞分泌盐酸的量增加有关。一般以十二指肠的局部黏膜的保护功能减退,无法抵抗胃酸、胃蛋白酶等酸性胃液的消化作用为基本原因。

【舌象辨证】

◎ 辨证分型与胃溃疡相似。

◎ 大多数患者见瘀黯舌(彩图 3-3-39)。

◎ 舌根、大乳头前边缘清晰,光滑的多发性圆形舌苔缺损。

◎ 舌质淡或淡红,苔薄白,舌边或见齿痕纹(彩图 3-3-40)。

【中医疗法】

◎ 名方验方 鬼臼(小檗科植物八角莲的根茎)5g,嚼服。具有温中散寒、理气止痛的功效。适用于虚寒气滞型。

◎ 名方验方 金铃子散:延胡索 100g,川楝子 100g。上药共研细末,每次取服 15g,每日 3 次。适用于肝气郁结、肝胃不和型。

◎ 名方验方 牡蛎白及散:牡蛎 5 份,白及 4 份。按比例称取上药,混匀研为细末;每次取 3～6g,每日 3 次,饭后用温开水送服。适用于各型消化性溃疡病。

◎ 名方验方 白鲜皮根:白鲜皮根适量。洗净,抽去硬芯,阴干后压成细末备用;每次取服 5g,每日 2 次,空腹时用温开水送服,用鸡蛋 1 枚加食油煎服用,则疗效更佳。适用于胃热型。

◎ 名方验方　云南白药：云南白药粉 1 瓶，饴糖 500g，大枣适量。每次用大枣 10 枚，饴糖 60g，放在碗中隔水蒸，待大枣蒸熟，饴糖融化即可；先吃枣肉去核，再倒入 1/8 瓶云南白药粉于碗内，搅匀趁热空腹时服用，每日 2 次。适用于气虚血瘀型消化性溃疡病。

◎ 名方验方　甘陈汤：生甘草 12g，陈皮 6g，蜂蜜 60ml。先煎前 2 味药至 200～400ml，冲入蜂蜜和匀，每日 3 次分服。适用于脾胃虚弱型消化性溃疡病。

◎ 名方验方　甘香粉：甘松 30g，广木香 15g。上药烘干粉碎成细面，口服每次 10g，每日 3 次。适用于胃溃疡，症见胃脘刺痛、腹部胀满、嗳气纳差、恶心呕吐者。

◎ 饮食疗法　白胡椒煲猪肚汤：白胡椒（略打碎）15g，猪肚（去杂，洗净）1 只，加清水适量，用慢火煲熟，调味后服食。适用于虚寒型溃疡病。

◎ 饮食疗法　莲子粥：莲子 30g，大米 100g。按常法煮粥，每天食用，连续服食 1 个月。适用于脾胃虚弱型溃疡病。

◎ 饮食疗法　山药粥：怀山药 100g，粳米 100g。上料一起加水煮成稀粥，每日 1 剂，分 3 次服食。适用于脾胃虚弱型胃及十二指肠溃疡。

◎ 饮食疗法　糯米粥：糯米或粳米 100g，大枣 7 枚。按常法煮粥，熟至极烂，经常性服食。适用于脾胃虚弱型溃疡病，可用治胃及十二指肠溃疡。

◎ 饮食疗法　田七鸡蛋羹：田七末 3g，藕汁 30ml，鸡蛋 1 枚，白糖少许。先将鸡蛋打破，倒入碗中搅拌；用鲜藕汁及田七末，加白糖，与鸡蛋搅匀，隔水炖熟服食。可用治血瘀型十二指肠溃疡病以及出血。

◎ 饮食疗法　银耳大枣粥：银耳 20g，红枣 10 枚，糯米 150g。按常法煮粥。适用于脾胃虚弱型溃疡病。

◎ 敷脐疗法　取川楝子、延胡索、香附各 6g，沉香 3g，上药共研细末，取适量以姜汁调为糊状，贴敷于脐部，外以纱布覆盖，胶布固定，每日换药 1 次。具有行气止痛的功效。适用于气滞型溃疡病。

九、上消化道出血

上消化道大量出血一般是指在数小时内，失血量超过 1 000ml 或循环血容量的 20%。出血部位位于屈氏韧带以上的消化道，包括食管、胃、十二指肠、上段空肠、胰管以及胆道等。其主要临床表现为呕血或（与）黑粪，常伴有因血容量减少而引起的急性周围循环衰竭，是临床上常见的一种急症，应引起高度重视，积极抢救。引起上消化道出血的病因很多，最常见的有消化性溃疡、糜烂出血性胃炎、食管胃底静脉曲张和胃癌等。

本病在中医学属"血证"中的"吐血""便血"等范畴。

【舌象辨证】

◎ 舌质红,苔黄腻(彩图 3-3-41),属胃中积热。

◎ 舌质红,苔黄厚(彩图 3-3-42),属肝火犯胃。

◎ 舌质淡红,苔黄厚腻(彩图 3-3-43),属食积伤胃。

◎ 舌质淡,苔薄白(彩图 3-3-44),属脾虚不摄。

◎ 舌质紫黯或紫斑(彩图 3-3-45),属瘀阻胃络。

◎ 舌质红,少苔(彩图 3-3-46),属阴虚火旺。

◎ 舌质淡,无苔或少苔(彩图 3-3-47),属气血两虚。

【中医疗法】

◎ 名方验方　红紫珠(马鞭草科植物红紫珠的叶)60g,水煎服,每日 1 剂。具有利尿、止血的功效。

◎ 名方验方　蚕豆苗(嫩茎叶)30g,冷开水洗净,捣汁服用。如无蚕豆苗,可改用蚕豆梗 30g,水煎分服,每日 1 剂。主治上消化道出血。

◎ 名方验方　止血速效方:大青叶 30～60g,柿霜(烊化)30g,三七粉(吞服)3g。将大青叶煎水 120ml,冲入柿霜搅匀,用于吞服三七粉,每日 2 次。用治消化性溃疡并发呕血。

◎ 名方验方　白地汤:白及 20g,地榆 20g,生地黄 15g,生大黄 7g,刺猬皮 10g,台乌药 10g。上药水煎分服,每日 1 剂。用治上消化道出血,有宁血止血、祛瘀生新之效。

◎ 名方验方　生大黄 3g,黄芩 10g,栀子 10g,代赭石(先煎)15g,鲜藕汁 30g,水煎服,每日 3 剂。适用于胃热炽盛之出血。

◎ 名方验方　刺苋菜根鲜品或干品 60g,洗净、切片,加水 800ml,用文火煎至 300ml,每次 100ml,每日 3 次口服,用治上消化道出血。

◎ 名方验方　四红丸:当归炭、蒲黄炭、阿胶、大黄炭、槐花炭各 60g。依法制成蜜丸,每丸重 9g,每次服 1 丸,每日 2～3 次。适用于便血。

◎ 名方验方　童尿(取 5 岁以下健康男孩中段尿)适量,送服止血散(血余炭、煅花蕊石、白及、炒三七,上药等份共为极细末)1～3g,用治胃病大出血。

◎ 名方验方　象牙屑柿饼霜:象牙屑(包,先煎)6g,柿饼霜 12g,血余炭 9g,杏仁霜 12g,煅瓦楞子(先煎)24g,琥珀屑(冲服)6g,伏龙肝(包煎)24g。上药水煎分服,每日 1 剂。主治胃溃疡出血。

◎ 名方验方　石决明(生研先煎)24g,竹茹 12g,乌药 9g,盐橘核 12g,龙胆草 9g,旋覆花(布包煎)12g,代赭石(先煎)12g,藕节 7 枚,煨葛根 15g,水制甘草 1.5g,藿香梗(后下)9g,陈皮 6g,醋大黄炭 4.5g,郁金(生白矾水浸)9g,苏合香丸(冲服)1 粒,犀黄丸(冲服)6g。上药水煎分服,每日 1 剂。主治肝脾不和湿热交蒸型吐血。

◎ 名方验方　檙木 10g,木香 10g,白及 10g,制香附 10g,白芍 10g,炙甘草

10g。上药水煎分服,每日1剂。主治各种原因引起的上消化道出血。

◎ **名方验方** 大黄白及粉:白及、生大黄各适量,共研细末,每服3～4.5g,每日3～4次。主治消化性溃疡、胃癌、食管静脉破裂等引起的出血。

加减:出血量多、势急者,予以三七40％、白及40％、生大黄20％的比例,配制成药末,每次服3～4.5g,日服3～4次。

◎ **饮食疗法** 三七莲子粥:粳米30g,莲子肉10g。加水熬粥,调入三七粉1g。可长期服用,适用于脾胃虚弱之上消化道出血。

◎ **饮食疗法** 乌贼骨炖猪皮:乌贼骨15g,猪皮60g。将二者洗净,猪皮切成小块,同放于碗内,加水适量,隔水用文火炖至猪皮熟透,食用猪皮,每日2次,连用3日。适用于脾不统血之吐血。

◎ **饮食疗法** 人参蒸乌鸡:人参10g,净乌鸡1只,精盐少许。人参浸软切片,装入鸡腹,置于砂锅内,加精盐适量。隔水炖煮至鸡肉烂熟,食肉饮汤。分2～3次服食,连服3日。适用于脾胃虚弱、气不摄血之出血。

◎ **饮食疗法** 焖地笋:地笋30～60g,洗净,斜切成块。炒锅放植物油约15ml烧热,放少许食盐后入地笋煸炒,加水适量小火焖熟。分2次服食,连服3日。适用于瘀血内结之吐血。

◎ **饮食疗法** 三七末藕汁炖鸡蛋:鸡蛋1枚,藕汁30ml,三七末3g,冰糖少许。鸡蛋除壳,置于碗内,与诸药、冰糖共搅拌均匀,隔水炖熟服食。每日1次,连服3日。适用于肝火犯胃,胃热炽盛之吐血。

◎ **饮食疗法** 白及羹:大枣10枚,加水煮烂,调入白及粉10g,煮熟制成羹,适量饮服。适用于脾虚型溃疡出血。

◎ **饮食疗法** 仙人果藕粉:仙人果120g,藕粉适量。将仙人果水煎取浓汁,调藕粉服食,每日1剂,二煎服用。适用于消化道溃疡引起之出血。

◎ **饮食疗法** 柏叶粳米粥:柏叶30g,粳米100g。先用水煎柏叶,去渣取汁,入粳米煮粥。每日1剂,空腹食用,连用数次。适用于消化道出血。

◎ **贴敷疗法** 大蒜30g,去净外衣,捣烂如泥,贴敷于双足心(涌泉穴)处,外以布包扎,每次3～4小时,每日或隔日1次。适用于胃热吐血。

十、便 秘

凡大便秘结不通,排便时间延长,或有便意而排出困难者,均称为便秘。大多是由于饮食、劳倦、情志损伤,造成大肠积热或燥热伤津,气机郁滞或寒凝,或阴阳气血亏虚、失于温养、濡润,使大肠的传导功能失常所致。临床上将其分为热秘、气秘、冷秘、虚秘等。

西医学中的胃肠功能紊乱、肠神经官能症、习惯性便秘、药物性便秘、炎症性便秘、手术后便秘等,均可按本证辨证施治。

【舌象辨证】

◎ 舌质红,苔黄厚腻或焦黄起芒刺(彩图 3-3-48),属热秘。

◎ 舌质淡,苔白腻,舌体胖,舌边见齿痕纹(彩图 3-3-49),属气秘。

◎ 舌质淡,苔薄白(彩图 3-3-50),属气虚秘。

◎ 舌质淡白,苔薄或少(彩图 3-3-51),属血虚秘。

◎ 舌质淡,苔白润(彩图 3-3-52),属冷虚秘。

◎ 舌质红,苔无或少(彩图 3-3-53),属血虚或阴虚。

【中医疗法】

◎ 名方验方　咸温通便汤:玄参 20g,白术 30g,升麻 10g,海参 1 条。水煎分服,每日 1 剂。主治习惯性虚秘。

加减:若气虚甚者,酌加党参、黄芪;阴血不足者,酌加生地黄、当归;兼郁热后重者,酌加黄连、木香。

◎ 名方验方　清热平肝汤:玄参、赤芍、三棱、青皮、枳壳、甘草各 10g,生地黄、麦冬、连翘各 15g,番泻叶 7g,石决明 20g。水煎分服,每日 1 剂。主治便秘,症见神昏发热,舌质红、苔黄腻少津,脉弦数。

加减:若燥屎难下者,加生大黄(后下)10g,芒硝(冲服)6g。

◎ 名方验方　益气润肠导下汤:肉苁蓉 20g,黑芝麻 30g,川厚朴 6g,枳实 6g,柏子仁 12g,党参 20g,木香 3g。水煎分服,每日 1 剂。主治老年人便秘。

加减:肠中干燥者,加蜂蜜适量,调服。

◎ 名方验方　滋水清肝饮:生地黄 40g,怀山药 15g,山萸肉 12g,牡丹皮 12g,茯苓 12g,泽泻 12g,柴胡 12g,当归 9g,白芍 15g,山栀子 9g,大枣 4 枚。上药水煎分服,每日 1 剂。主治肝郁日久化热,灼伤阴津,水亏火旺之阴虚秘。

加减:年老阴血不足,可加黑芝麻、桑椹、核桃肉、肉苁蓉;烦热口干,加玉竹、黄精。

◎ 名方验方　便秘通:白术 30g,苍术 30g,枳壳 10g,肉苁蓉 20g。水煎分服,每日 1 剂。主治各种便秘(虚秘),如习惯性便秘、全身虚弱所致排便动力减弱引起的便秘等。

加减:老年气虚,可加黄芪 20g;合并痔疮,加生地黄 30g。

◎ 饮食疗法　蜂蜜桑椹膏:新鲜桑椹,捣烂,用纱布滤过取汁,放瓦锅里煮,稍浓缩后加入蜂蜜适量,不断搅匀,煮成膏状,冷却后瓶贮备用。早、晚各服 1～2 汤匙,开水送服。适用于病后气血虚损、肠燥便秘。

◎ 饮食疗法　冰糖杏仁糊:南杏仁 15g,北杏仁 3g,清水泡软去皮,大米 50g,清水泡软,与南、北杏一起捣烂,加清水及冰糖适量煮成稠糊服食。适用于老年人肠燥便秘。

◎ 饮食疗法　肉苁蓉煲羊肾:肉苁蓉 15～30g,羊肾 1 对,煲汤调味服食。适用于阴精亏损之肠燥便秘。

◎ 饮食疗法 风髓汤:松子仁 30g,胡桃仁 60g,共研为膏,炼蜜调拌(另可加入柏子仁),每服 6～9g,开水送服。松子仁润肺通便,胡桃仁补肾润肠,又加蜂蜜更增强其润肠之功,对肾虚肠燥之便秘十分适宜。

◎ 饮食疗法 菠菜粥:鲜菠菜、大米各 50g,大米水煮成粥后加菠菜至熟喝粥,用于胃肠积热证。

◎ 饮食疗法 紫苏麻仁粥:紫苏子 10～15g,麻子仁 10～15g,粳米 100g。将紫苏子、麻子仁捣烂如泥,加水浸研,滤汁去渣,用粳米煮粥,早、晚分服。苏子降气滑肠,麻子仁润肠通便,适用于老人、产妇及体弱津枯之肠燥便秘者。

◎ 饮食疗法 郁李仁粥:郁李仁 10～15g,粳米 100g,将郁李仁捣烂煎汁去渣,用粳米煮粥,清晨或早晚分服。郁李仁辛开苦降,润肠通便,与粳米为粥则增益气健脾之功,行气而不伤正,适用于大肠气滞便秘。

◎ 敷脐疗法 大田螺 1 只,食盐适量,共捣烂如泥,贴敷于脐部,外以纱布覆盖,胶布固定。每日换药 1 次。具有散结通便的功效。

十一、痔

痔,一般称为"痔疮",是直肠下端黏膜下或肛管皮下静脉丛发生扩大、曲张而形成柔软的静脉团。本病在成年人中极为常见,故有"十人九痔"之说,儿童则较少见。根据其发生的部位,分内痔、外痔和混合痔 3 种。

本病在中医学,属"肠风""肠澼""脏毒""截肠""近血"等病证范畴。

【舌象辨证】

◎ 舌质红,苔薄白或薄黄(彩图 3-3-54),属内伤肠络。

◎ 舌质红,苔黄腻(彩图 3-3-55),属湿热下注。

◎ 舌质紫黯或有瘀点、瘀斑(彩图 3-3-56),属气滞血瘀。

◎ 舌质淡,苔薄白(彩图 3-3-57),属脾虚气陷。

◎ 舌质红,苔薄(彩图 3-3-58),属阴虚肠燥。

【中医疗法】

◎ 名方验方 消痔汤:槐花 15g,艾叶(后下)15g,荆芥(后下)15g,苦参 30g,黄连 15g,薄荷 15g,栀子 15g,枳壳 15g,黄柏 15g,大黄 15g,白芷 15g,地骨皮 30g,蛇床子 30g。将药物用纱布包好,放入大砂锅内,添水 5 碗,煮煎约 0.5 小时,取出药包,趁热先熏患部,待温后洗浴约 0.5 小时。每日熏洗 1～2 次,每剂可使用 3～4 次。主治痔瘘肿胀疼痛,手术后创面过大,发炎,肿痛,伤口愈合迟缓者。

加减:如有虚热大便干燥者,加槐角 15g,黄连 6g,生地黄 15g。

◎ 名方验方 消肿止痛膏:五倍子 60g,黄连 15g,雄黄 6g,朱砂 6g,冰片 6g。

将药物共碾成细粉,每 20g 药粉加入凡士林 60g,芝麻油 20g,调制均匀即成,将患部洗净拭干,敷药膏如铜钱厚,每日换药 1 次。主治外痔发炎肿痛,内痔嵌顿疼痛,肛周脓肿初起,手术后肛门边缘水肿及伤口周围肿痛等。

◎ 名方验方　清燥合剂:忍冬藤 9g,连翘 12g,天冬 9g,麦冬 9g,生地黄 9g,黄连 1.5g,灯心 3g,莲子心 1.5g,绿豆 30g,玄参 9g,栀子 9g,生甘草 1.5g。上药水煎分服,每日 1 剂。主治①枯痔期间烦热口干,小便短少;②肠燥火盛之肛门疼痛、便秘。

加减:若伴便血,配合便血合剂;便秘甚,配合麻仁丸同时服用。

◎ 名方验方　消痔饮:朱砂莲 15g,草决明 20g,煅牡蛎(先煎)15g,马勃 15g,黄柏 15g,生甘草 6g。上药水煎分服,每日 1 剂。主治Ⅰ、Ⅱ期内痔及Ⅲ期血管型内痔。

加减:便血严重者,加槐角 24g,地榆 30g;红肿痛剧者,加黄芩 10g,黄连 10g;小便不利者,加茯苓 15g,木通 10g,车前草 15g;虚证便秘者,加火麻仁(打碎)30g,生地黄 15g,杏仁 10g,郁李仁 15g;实证便秘者,加熟大黄 15g,枳实 9g;伴气虚痔核脱出者,可加黄芪 30g,党参 15g,升麻 15g,柴胡 15g;血虚者,加熟地黄 15g,当归 12g,白芍 12g,阿胶(烊化)10g。

◎ 名方验方　苦参、红糖各 60g,鸡蛋 2 枚。先将苦参浓煎后去渣,再放入红糖和鸡蛋,鸡蛋煮熟后去壳,与汤 1 次服食,每日 1 剂,4 日为 1 个疗程。主治混合痔。

◎ 名方验方　熏洗方:鱼腥草 100g,朴硝 50g,煎汤先熏后洗。主治痔疮。

◎ 名方验方　艾冰洗剂:艾叶 50g,皂角刺 20g,天花粉 15g,冰片 10g。上药加水倒入盆中,加温水至 1500ml,煮沸后,再用大火煮 5 分钟,先趁热熏蒸,待水温适宜后,再坐浴浸泡,每次熏洗 10 分钟,1 剂药可用 4 次。适用于痔疮。

◎ 饮食疗法　菠菜玉米粥:菠菜 500g,玉米面 100g,食盐少许。菠菜洗净切碎,开水中焯过,捞出,玉米面加水煮成粥,粥将熟时将菠菜放入,二、三沸后调盐即可。用治痔疮之气滞血瘀证,症见内痔核脱出不能还纳,表面紫暗或外痔水肿,伴肛门疼痛,舌质红,苔黄厚,脉弦滑有力。

◎ 饮食疗法　槐花炖猪肠:猪大肠 250g,槐花(鲜)50g,食盐、味精各适量。猪肠洗净,槐花放入肠腔中,两端用线扎紧。加水清炖,熟后捞出肠段,切丝,撒盐、味精调味后,分餐食用。用治痔疮之湿热下注证,症见便血,色鲜红,点滴而下,便后肛门肿物脱出,可自行回纳或手托回纳,或伴有肛门灼痛,舌红苔黄或腻,脉弦滑数。

◎ 饮食疗法　薏米饭:薏米 50g,百合 6g。上两味煮熟食用。具有润肠通便的功效。用治痔疮便秘。

◎ 饮食疗法　芝麻红糖粉:黑芝麻 500g,红砂糖 500g。先将黑芝麻 500g 炒焦,与红砂糖 500g 拌匀,随意适量服用。用治痔疮出血。

◎ 饮食疗法 香蕉止血方:香蕉 2 根(不去皮),炖熟,连皮食用,每日 2 次。用治痔疮或大便出血。

◎ 饮食疗法 蜂蜜蕹菜汁:蕹菜 2000g,蜂蜜 250g。先将蕹菜切碎捣汁,煎煮浓缩后加入蜂蜜,冷却备用。每次取 1 汤匙,以沸水冲化饮用,每日 2~3 次。主治外痔。

◎ 熏洗疗法 冬青树叶 250~500g,清水适量煎汤,先熏后洗肛门,即可取效。适用于内痔。

十二、肛 裂

肛裂,即肛管的皮肤全层裂开,并形成慢性感染性棱形溃疡,以周期性肛门疼痛,且久治不愈为其临床特征。它大多发生于肛管前、后正中线上,同时发生于两侧的则较为少见,一般发生的部位,男性多见于后部,女性则多见于前部。

本病的发生多与肛管损伤、感染等因素有关。多见于 30~40 岁的中年人,老人和儿童则较为少见。

本病在中医学,属"钩肠痔"等病证范畴。

【舌象辨证】

◎ 舌质偏红,苔黄燥(彩图 3-3-59),属燥火。

◎ 舌质偏红,苔黄腻(彩图 3-3-60),属湿毒。

◎ 舌淡红,苔少或无(彩图 3-3-61),属阴虚肠燥。

◎ 舌质淡,苔薄白(彩图 3-3-62),属血虚肠燥。

【中医疗法】

◎ 名方验方 肛疾康汤:黄芪 30g,苍术 25g,白术 25g,肉苁蓉 20g,白芍 60g,枳壳 10g,玉竹 10g,秦艽 10g,桃仁 10g,甘草 6g。上药水煎分服,每日 1 剂。具有益气养阴、润肠通便的功效。主治肛裂。

◎ 名方验方 当归 10g,肉苁蓉 30g,生地黄 30g,麦冬 10g,火麻仁(打碎)10g,全瓜蒌 30g,玄参 15g,远志 10g。上药水煎分服,每日 1 剂。具有滋阴清热、润肠通便的功效。主治肛裂。

加减:大便鲜红者,加地榆 30g.槐花 30g;大便干结者,加生大黄(后下)6g,玄明粉(冲服)6g;肛内持续性疼痛,检查见肛窦部充血并压痛者,加金银花 30g,连翘 10g,延胡索 10g。

◎ 饮食疗法 鲜刀豆汁:鲜刀豆 50g。鲜刀豆洗净,放入锅内,加入清水 500ml,急火煮沸 5 分钟,改为文火煮 10 分钟,取汁,分次服用。具有解毒活血的功效。主治肛裂。

◎ 饮食疗法 蜂蜜腌核桃仁:蜂蜜 20g,核桃仁 50g。核桃仁洗净,焙干研为细末,蜂蜜腌制调匀,分次食用。具有活血化瘀、通便的功效。主治肛裂。

◎ **饮食疗法**　香蕉牛奶饮:香蕉 2 根,牛奶 200g。香蕉去皮,切为小片,牛奶加热后,加入香蕉片,分次服用。具有通便活血的功效。主治肛裂。

◎ **贴敷疗法**　白及 20g,蜂蜜 50g,共熬成糊状,敷于患处,外以纱布覆盖,胶布固定。每日换药 1 次。主治肛裂。

十三、脂 肪 肝

脂肪肝,是指各种原因或疾病所引起的肝细胞内的脂肪大量堆积。它并不属于一种独立的疾病,其原因不同,临床症状也很不相同,轻重度也很不一致,一般可分为轻、中、重三度。当脂肪在肝细胞内沉积过多,引起结构和成分改变时,可影响其肝脏的正常功能。经适当治疗后,轻、中度的患者可得到恢复,重度患者则很难得到治愈,最终演变成肝硬化。脂肪肝患者也有造成猝死的。引起脂肪肝的病因,除了乙醇、药物及营养过剩等原因以外,极端的营养不良也可引起脂肪肝的发生。

【舌象辨证】

◎ 舌边较圆滑,质淡红,苔白腻(彩图 3-3-63),属痰湿阻络。

◎ 舌质黯红,苔薄白(彩图 3-3-64),属肝郁气滞。

◎ 舌边圆滑、胖大,舌面有瘀斑、瘀点(彩图 3-3-65),属痰瘀内结。

◎ 舌质淡胖,苔厚腻(彩图 3-3-66),属肝肾阴虚。

◎ 舌质淡,苔白(彩图 3-3-67),属肝肾阳虚。

◎ 舌质红,苔黄腻(彩图 3-3-68),属湿热内蕴。

◎ 舌边或全舌见紫斑或瘀点、瘀斑,苔薄(彩图 3-3-69),属瘀血阻络。

◎ 舌边、舌尖见瘀点或瘀斑(彩图 3-3-70),舌脉曲张(彩图 3-3-71),属气滞血瘀。

【中医疗法】

◎ **名方验方**　加味四逆散:醋柴胡 6～10g,赤芍、白芍各 15～30g,枳壳、枳实各 3～10g,炙甘草 3～6g。上药水煎分服,每日 1 剂。具有疏肝理气、化瘀祛痰的功效。主治肝郁瘀阻型脂肪肝。

加减:血脂高者,加何首乌、生山楂、茵陈、决明子;脘腹胀闷者,加玫瑰花、厚朴、川楝子;体胖恶心头晕者,加全瓜蒌、半夏、陈皮。

◎ **名方验方**　去脂汤:明矾、青黛各 6g,浙贝、生楂、草决明各 15g,泽泻、郁金、丹参、焦槟榔各 12g。上药水煎分服,每日 1 剂。具有祛痰化瘀、活血消脂的功效。主治痰瘀阻络型脂肪肝。

加减:脾大者,加泽兰;肝胆湿热者,加龙胆草、苦丁茶;大肠湿热者,加白头翁、大黄;肝肾亏虚者,加枸杞子、黄精;脾虚者,加苍术、党参。病情稳定后,改服用化脂散(明矾、青黛、浙贝、滑石、郁金等)。

◎ 名方验方 降脂益肝汤:泽泻 20～30g,生何首乌、黄精、草决明、丹参各 15～20g,生山楂 30g,虎杖 12～15g,大荷叶 15g。上药水煎分服,每日 1 剂。具有降脂益肝、减肥的功效。主治痰湿瘀阻型脂肪肝。

加减:腹肿明显者,加炒莱菔子 15g;恶心严重者,加姜半夏 12g;右胁疼痛者,加炒白芍 12g,龙胆草 10g;服药后大便次数超过 3 次者,减少生首乌、虎杖用量;服药后吐酸水者,加乌贼骨或减少生山楂用量。

◎ 名方验方 加味枳术汤:柴胡、三棱、莪术各 6g,当归、云苓、川楝子各 12g,赤芍、白术各 15g,枳实、党参、鳖甲(先煎)各 10g,生山楂 30g。上药水煎分服,每日 1 剂。具有疏肝健脾,和胃软坚的功效。主治脾虚气滞血瘀型脂肪肝。

加减:肝热者,加栀子、丹皮;肝阴虚者,加女贞子(后下)、墨旱莲;兼呕吐者,加竹茹、陈皮;纳呆畏食者,加砂仁、焦三仙;胁痛者,加郁金、香附;腹胀者,加大腹皮、广木香;肝阳上亢者,加龙骨(先煎)、牡蛎(先煎)、草决明;失眠者,加炙远志、炒枣仁。

◎ 名方验方 降脂化瘀汤:柴胡、黄芩、青皮、甘草各 10g,何首乌、生山楂、白术、当归、赤芍各 15g,玉米须、茯苓、牡丹皮、麦芽各 30g。上药水煎分服,每日 1 剂。具有疏肝化气,活血散结的功效。主治气滞血瘀型脂肪肝。

加减:肝脾大者,加炒龟甲、鳖甲(均先煎)各 15g;便血者,加三七末 3g,云南白药粉(均吞服)0.5g,生地炭、地榆炭各 15g;腹水者,加猪苓、泽泻各 15g;腹胀者,加厚朴、枳壳各 10g;胁痛者,加延胡索、郁金各 10g;气血亏虚者,加党参、黄芪各 30g,熟地黄、桂圆肉各 15g。

◎ 名方验方 软肝消积饮:淡海藻、淡昆布、白花蛇舌草各 30g,广郁金、象贝母、紫丹参各 15g,软柴胡、炙鳖甲、炮穿山甲各(均先煎)10g,泽泻、猫人参各 30～60g。上药水煎分服,每日 1 剂。并配合降脂饮(生何首乌、决明子、生山楂各 30g)开水冲泡,代茶水饮用。具有软肝消积、化瘀降脂的功效。主治气滞血瘀型脂肪肝。

加减:兼脾虚明显者,去白花蛇舌草、海藻、昆布,减泽泻为 10g,加炒白术 20g;若脾肾两虚者,加入淫羊藿 20g,熟附子(先煎)10g。

◎ 名方验方 消脂护肝汤:泽泻、生山楂、丹参、绞股蓝各 30g,柴胡、枳实各 12g,生鳖甲(先煎)、何首乌、海藻、路路通各 15g,蒲黄 10g。上药水煎分服,每日 1 剂。具有化湿疏肝、散结通脉的功效。主治肝郁湿阻型脂肪肝。

加减:痰湿明显者,加荷叶 20g,苍术 15g;肝大明显者,加桃仁 12g。

◎ 名方验方 何首乌 20g,人参 15g,白术 15g。上药水煎分服,每日 1 剂。主治脂肪肝,证属脾肾两虚、肝气不畅型者。

◎ 名方验方 祛脂饮:山楂 30g,泽泻 15g。上药水煎分服,每日 1 剂,具有降脂之功。主治脂肪肝,证属湿热瘀结实证型者。

◎ 名方验方　轻身饮：番泻叶、泽泻、山楂、草决明各适量。上药水煎代茶水饮用，适用于胃热脾虚型脂肪肝。

◎ 名方验方　山楂 15g，丹参 18g。上药水煎分服，每日 1 剂。主治脂肪肝，证属湿热瘀结实证为主者。

◎ 名方验方　桃仁 12g，茉莉花 15g，田七 6g。上药水煎分服，每日 1 剂。主治脂肪肝，证属湿热瘀结实证为主者。

◎ 名方验方　茵郁汤：茵陈 15g，郁金、香橼皮各 10g，柴胡 12g。上药水煎分服，每日 1 剂。主治脂肪肝，证属湿热瘀结实证为主者。

◎ 饮食疗法　蘑菇炖豆腐：南豆腐 200g，鲜蘑菇 50g，并配合一定的佐料，慢火炖成即可服食。

◎ 饮食疗法　大枣 1 枚，芹菜连根 20g，煎汤代茶水饮用。

◎ 饮食疗法　芹菜连根 20g，煎汤代茶水饮服。

◎ 饮食疗法　紫菜蛋汤：紫菜 10g，鸡蛋 1 枚，按常法煮汤服食。

◎ 饮食疗法　生山楂 30g，每日煎汤代茶水饮服。

◎ 艾灸疗法　取关元、足三里、丰隆、肺俞、脾俞、肾俞穴，每次选 2～3 穴，以艾条或艾炷施灸。每日 1 次，10～15 次为 1 个疗程。具有温补脾肾的功用，主治脾肾阳虚型脂肪肝。

◎ 梅花针疗法　取背俞穴、足三里穴。施以轻叩手法，每次 15 分钟，每日 1 次，20 次为 1 个疗程。具有调理脾胃、健运水湿的功效。

十四、肝硬化

肝硬化是一种以肝脏损害为主要表现的慢性全身性疾病，是各种致病因素持久反复作用于肝脏组织，引起肝细胞变性、坏死和再生，纤维组织增生等一系列病理变化，最后导致肝脏组织结构形体异常，质体变硬的一种疾病。

肝硬化不是一种独立的疾病，而是各种肝脏或胆道疾病发展到晚期的一种表现。其病因很多，主要以病毒性肝炎最为常见，其他诸如血吸虫病、慢性乙醇中毒、化学药物及慢性化学毒物或细菌毒素中毒、胆汁淤积、循环障碍致长期肝淤血，以及代谢紊乱、营养失调等也可引起肝硬化的发生。

【舌象辨证】

◎ 舌质淡，苔薄白（彩图 3-3-72），属肝气郁滞。

◎ 舌质淡红，舌边见齿痕纹，苔薄白（彩图 3-3-73），属肝郁脾虚。

◎ 舌质黯红或瘀滞，苔薄而浊（彩图 3-3-74），属气滞血瘀。

◎ 舌质淡黯，苔浊而腻（彩图 3-3-75），属脾肾阳虚。

◎ 舌质红绛，苔少或无而干燥（彩图 3-3-76），属肝肾阴虚。

◎ 舌质黯滞，苔浊腻（彩图 3-3-77），属水湿内阻。

◎ 舌脉青紫色,扩大、充盈,脉形粗大怒张(彩图 3-3-78);小舌脉见青紫色或黯红色,怒张时见囊状或囊柱状(彩图 3-3-79),提示病程较长。

【中医疗法】

◎ 名方验方　荣肝汤:党参 12g,炒白术 10g,炒苍术 10g,木香(后下)10g,茵陈 15g,当归 12g,白芍 12g,香附 10g,佛手 10g,山楂 15g,泽兰 15g,牡蛎(先煎)15g,王不留行 12g。上药水煎分服,每日 1 剂。主治慢性肝炎、早期肝硬化,证属肝郁脾虚、气滞血瘀、湿热未清型者。

◎ 名方验方　软肝缩脾方:柴胡 6g,黄芩 10g,蝉衣 6g,白僵蚕 10g,姜黄 6g,水红花子 10g,炙鳖甲(先煎)20g,生牡蛎(先煎)20g,大黄 1g,焦三仙各 10g。上药水煎分服,每日 1 剂。主治早期肝硬化,临床多用于肝炎晚期,表现为胁痛、腹胀、癥瘕、舌质有瘀斑、苔白、脉弦涩等,证属气滞血瘀型者。

加减:肝功能异常,舌苔黄腻有湿热征象者,加茵陈蒿 30g,土茯苓 30g;胸胁不适,善叹息,脉沉而滞,气郁明显者,加佛手 10g,香附 10g;脘痞畏食、呕恶、苔白腻,湿阻中焦者,加藿香(后下)10g,佩兰(后下)10g,姜半夏 10g;心烦易怒,舌红起刺,火郁证明显者,加黄连 6g,龙胆草 3g,牡丹皮 10g;形体消瘦,神疲乏力,脉弱,气虚明显者,加太子参 6g,白术 10g;血虚者,加阿胶(烊化)10g,当归 10g;中阳不足,畏寒肢冷者,加干姜 3g,吴茱萸 3g;舌质红绛,苔少且干,肝肾阴亏者,加生地黄 20g,枸杞子 10g,女贞子(后下)10g。

◎ 名方验方　舒肝开肺汤:柴胡 10g,赤芍 30g,当归 15g,丹参 30g,牡蛎(先煎)30g,广郁金 10g,桃仁 10g,土鳖虫 10g,紫菀 10g,桔梗 10g,川楝子 12g。上药水煎分服,每日 1 剂。主治慢性肝炎、迁延性肝炎及早期肝硬化所致的肝性腹水。

◎ 名方验方　消臌汤:煨甘遂 1.5g,大黄 8g,大腹皮 15g,茯苓 18g,沉香(后下)12g,大枣 5 枚,砂仁(后下)10g。上药水煎分服,每日 1 剂。适用于气滞湿阻型肝硬化腹水。

◎ 名方验方　水蛭三七散:水蛭、参三七各 20g,丹参、三棱、白术各 30g,枳实 15g。上药共研末分装,每日 1 包(5g),分 3 次冲服,连用 1～4 周。适用于肝硬化脾大者。

◎ 名方验方　鲤鱼(去鳞及内脏)500g,赤小豆 30g,煎汤服用,适用于臌胀虚证。

◎ 名方验方　水苋菜 30g,石菖蒲 15g,水煎分 2 次服,每日 1 剂。适用于臌胀,证属湿热蕴结型者。

◎ 名方验方　蝼蛄适量,将蝼蛄去头、爪、翼,焙焦,研为细末,装瓶备用。每次取服 6g,每日 3 次,5～7 日为 1 个疗程,适用于肝硬化腹水。

◎ 饮食疗法　冬瓜粥:带皮冬瓜 80～100g,粳米 100～150g。冬瓜洗净切成小块,粳米洗净。冬瓜、粳米同入锅内,加水 1 000ml 左右,煮至瓜烂米熟汤稠为度。每天上、下午随意服食。适用于臌胀证属寒湿困脾者。

◎ **饮食疗法** 山药桂圆炖甲鱼：山药片 30g，桂圆肉 20g，甲鱼 1 只（约重 500g）。将甲鱼宰杀，洗净去杂肠，连甲带肉加适量水，与山药、桂圆肉清炖至烂熟，食肉饮汤。适用于臌胀，证属肝肾阴虚型者。

◎ **饮食疗法** 枸杞南枣煲鸡蛋：枸杞子 30g，南枣 10g，鸡蛋 2 枚。将枸杞子、南枣加水适量，用文火炖 1 小时后，将鸡蛋敲开放入，再煮片刻成荷包蛋、食蛋饮汤，每日 2 次。适用于臌胀，证属肝肾亏损、脾胃虚弱型者。

◎ **饮食疗法** 鲤鱼赤豆汤：鲤鱼 1 条（约 500g），陈皮 6g，赤小豆 120g。鲤鱼去鳞杂洗净，加陈皮、赤小豆共煮熟烂为度，可加适量白糖，食肉饮汤，每周 2～3 次。适用于臌胀，证属寒湿困脾型者。

◎ **饮食疗法** 猪腿赤豆汤：猪腿肉 250g，赤小豆 120g。共煮烂成浓汁，饮用 1 碗（约 300ml），再将肉与豆吃完，连用 49 日。适用于臌胀，证属寒湿困脾型者。

◎ **饮食疗法** 烤牛脾：黄牛脾 90g，仙人掌 90g。将仙人掌纵切成二片不断，夹入牛脾，以木炭火烤熟，弃去仙人掌不用，只吃熟牛脾，每日 1 次。适用于臌胀，证属脾胃虚弱型者。

◎ **饮食疗法** 陈年蚕豆糖煎：蚕豆（数年旧豆最好）200g，红糖 200g。先将蚕豆煮去壳，加入红糖，用文火煮烂，服食。适用于臌胀，证属脾胃虚弱型者。

◎ **敷脐疗法** 麝香 0.5g，葱白 2 节，共捣为糊状，置于肚脐上；或先将麝香置于脐上，再用葱泥敷盖，外用胶布固定。每 2 日换药 1 次。具有利尿的功效。适用于肝硬化腹水。

十五、肝病后肝增大

正常成年人的肝脏位置，当平静呼吸时，其上界位于右锁骨中线的第 5 肋间，其下缘则隐藏于肋缘之后；当作深呼吸时，一般不能触及或刚可触及肝脏，也有少数人其肝的左叶可在剑突下触及，但一般不超过 3cm，边缘锐利，表面光滑，质地柔软，无压痛表现。当各种原因造成肝脏受损而发生病变时，使得肝脏体积增大，以致在肋缘下可被触及，就称为"肝病后肝增大"。肝病后肝增人并不是一种独立的疾病，而是一种临床体征而已。

【舌象辨证】

◎ 舌脉青紫、瘀阻、增粗（彩图 3-3-80），提示病程较久。

【中医疗法】

◎ **名方验方** 消臌利水汤：醋鳖甲（先煎）30g，炙黄芪 20g，茵陈 20g，泽泻 20g，丹参 20g，大腹皮 20g，猪苓 20g，白茅根 20g，淫羊藿 20g，炒白术 20g，制五味子 15g，莪术 15g，党参 15g，柴胡 9g。上药水煎，分早、中、晚 3 次服，每日 1 剂。具有培补脾肾、祛痰化瘀、利水消肿的功效。主治肝硬化代偿失调所出现的水肿臌胀、肝脾大。

加减:肝病虚损严重,肝功障碍,絮浊试验、血清蛋白电泳试验异常者,加培补脾肾之品,白术可增至40g,另加女贞子(后下)20g,仙茅20g,鹿角胶(烊化)9g;肝病虚损严重、抵抗力低下、微循环障碍、肝脾大、形成癥积肿块者,一般是轻重药并用,加重丹参、赤芍、莪术等药之分量。

◎ 饮食疗法　莲子山药甲鱼汤:山药50g,莲子(去心)20g,甲鱼1只,调料适量。先将甲鱼洗净,放于沸水中,使其排尿后,剖腹去其内脏,放入砂锅内,加入莲子、山药、调料等,再加清水适量,用文火炖煮约50分钟即可。食肉饮汤。具有软坚散结、补脾益气的功效。适宜用于慢性肝炎、肝硬变之肝脾大者。

◎ 饮食疗法　桂圆山药炖甲鱼:山药片30g,桂圆肉20g,甲鱼1只(约重500g)。先将甲鱼宰杀,洗净后去除内脏,连甲带肉加入清水适量,与山药片、桂圆肉清炖至熟。食肉饮汤。具有散结消肿、滋阴潜阳、补阴虚、清血热的功效。适用于慢性肝炎、肝硬化、肝脾大者。

十六、胆 囊 炎

胆囊炎,是指各种原因引起胆囊内产生炎症的一种疾病,常有急、慢性之分。可以是原发性的,即不伴有胆囊结石的;也可以是继发性的,即在胆囊结石的基础上,而后发生炎症的。

急性胆囊炎的发病原因主要是:①胆囊管梗阻(如胆石、胆道蛔虫、中华分枝睾吸虫、梨形鞭毛虫、癌肿等的阻塞);②细菌感染(如大肠埃希菌、副大肠埃希菌以及链球菌、葡萄球菌、伤寒杆菌、粪链球菌、产气杆菌等);③胰液向胆囊反流等。本病70%~80%合并胆道结石。我国农村中以胆道蛔虫为最常见诱发因素。

慢性胆囊炎的发病原因多发生在胆石症的基础上,且常是急性胆囊炎的后遗症,或因体内胆固醇紊乱所致。此外,亦可见于伤寒病的带菌者。

本病在中医学,相当于"胁痛""腹痛""结胸""少阳病""胆胀""黄疸"等病证范畴。

【舌象辨证】

◎ 舌淡红,苔薄白或微黄(彩图3-3-81),属肝胆气郁。

◎ 舌质红,苔黄腻或黄厚(彩图3-3-82),属湿热蕴结。

◎ 舌质红绛,苔黄燥或起芒刺(彩图3-3-83),属热毒壅盛。

【中医疗法】

◎ 名方验方　柴胡、木香各15g,白芍、延胡索各30g,郁金15g,枳壳20g。上药水煎,分早、晚2次服用,每日1剂。具有疏肝利胆、活血化瘀、理气止痛的功效。适用于慢性胆囊炎,证属肝郁气滞型,症见右上腹疼痛,痛甚时牵引右肩背部,恶心、纳差、胸闷嗳气,苔薄白,脉沉弦者。

◎ 名方验方　变通一贯煎:生地黄12g,何首乌9g,枸杞子9g,茵陈蒿12g,虎杖 12g,生大黄(后下)6～9g,生山楂 12g,鸡内金(研末分吞)3g,麦芽 12g,玫瑰花 3g,佛手 6g,绿萼梅 6g。上药水煎,分早、晚 2 次服用,每日 1 剂。主治慢性胆囊炎、胆石症,证属肝阴不足型,症见胁痛隐隐,体倦乏力,口干咽燥,头晕目涩,舌质红、舌体瘦小,苔薄黄或少苔,脉弦细为特征者。

◎ 名方验方　二金茵枳黄汤:金钱草 15g,郁金 15g,茵陈蒿 15g,枳壳 15g,生大黄(后下)9g。上药水煎,分早、晚 2 次服用,每日 1 剂。适用于治疗肝郁气滞、湿热交阻型胆囊炎、胆石症,症见右上腹、右胁疼痛,黄疸或 B 超提示胆囊炎、胆石症、胆囊息肉,胆道蛔虫病等。

加减:疼痛剧烈者,加制香附 6g,炙延胡索 9g;发热重者,加牡丹皮 6g,土茯苓 15g;呕吐者,加姜半夏 9g,苏梗 9g;湿重者,加苍术 9g,白术 9g,厚朴 6g;谷丙转氨升高者,加白花蛇舌草 15g。

◎ 名方验方　加味五金汤:金钱草 30g,海金沙 15g,鸡内金 10g,金铃子 10g,川郁金 10g,玉米须 15g。上药水煎,分早、晚 2 次服用,每日 1 剂。主治肝胆湿热型胆囊炎、胆石症,症见脘胁胀痛如灼,尤以右侧脘胁疼痛较剧,每伴有胸闷口苦,嗳气泛恶,溲赤便结,或兼见黄疸,或热灼胆汁成石者。

加减:伴肝胆结石者,加枳壳、川朴根;大便秘结者,加生大黄(后下)或玄明粉(冲服);胆区疼痛较甚者,加延胡索、白芍、甘草。

◎ 名方验方　单用大黄 30～60g,泡服,每 1～2 小时 1 次,每日 5～8 次,适用于湿热壅盛型急性胆囊炎。

◎ 名方验方　高粱叶 50g,赤小豆 30g。上药水煎分服,每日 2～3 次,每日 1 剂。适用于脾虚郁湿型慢性胆囊炎。

◎ 名方验方　山楂 50g,菊花 30g。上药水煎分服,每日 2～3 次,每日 1 剂。适用于脾虚湿热型慢性胆囊炎。

◎ 名方验方　白茅根 30g,黑木耳 10g,竹叶 6g。上药水煎分服,每日 2～3 次,每日 1 剂。适用于阴津不足之实证型者。

◎ 名方验方　炒麦芽 30g,鸡内金 6g,大黄 6g。上药水煎分服,每日 2～3 次,每日 1 剂。适用于脾虚纳呆,大便欠通型胆囊炎。

◎ 饮食疗法　鲤鱼 1 条,车前草 30g,竹叶 3g,上药水煎,饮汤食鲤鱼,每日 1 次。适用于脾虚、湿热内停型慢性胆囊炎。

◎ 饮食疗法　蒲公英茵陈红枣汤:蒲公英 30g,茵陈蒿 30g,红枣 6 枚。上药水煎去渣,加白糖适量搅匀饮服,具有清热解毒、利湿退黄的功效。适用于急性胆囊炎,证属热毒内盛型,症见右胁疼痛,痛连肩背,发热口渴,时有呕吐,小便短黄,轻度黄疸,苔黄腻,脉弦数者。

◎ 饮食疗法　蒲公英泥鳅汤:泥鳅鱼 120g,蒲公英 30g,金银花 30g,生姜 4 片,红枣 3 枚。上料加清水适量,先用武火煮沸,后用文火再煮 1～1.5 小时,调味即可,随量饮用。具有泻火解毒、清热祛湿的功效。适用于急性胆道感染、胆囊炎,证属湿热型者。

◎ **饮食疗法** 麦芽山楂红枣饮:炒麦芽 10g,炒山楂 6g,红枣 5 枚。煮汁后入红糖适量和匀后饮服。有和胃、消食、导滞之功,可起到保护肝脏和促进胆囊收缩的作用。

◎ **饮食疗法** 赤小豆薏米粥:赤小豆 60g,薏苡仁 30g,白米 100g,共煮成粥,加白糖适量调匀食用,适于急慢性胆囊炎,证属湿热型者。

◎ **饮食疗法** 莱菔瘦肉汤:莱菔子 15g,瘦肉 100g,用文火煮 1.5 小时,去渣饮汤。具有消食利膈的功效,适用于气滞型胆囊炎,症见腹胀、腹部隐痛及不思饮食等。

◎ **饮食疗法** 茅根百合玉米须汤:白茅根 30g,百合 15g,玉米须 15g,瘦肉 100g,加水适量,用文火煮 1.5 小时去渣,加少许白糖调匀后饮服。具有养阴清热利湿的功效。适用于胆囊炎热盛伤阴兼湿热未尽者。

十七、胆 石 症

胆石症,是指胆道系统(包括胆囊、胆管和肝管)中的任何部位发生结石的一种疾病。它是一种常见病、多发病。据有关资料显示,我国人群中大约 10% 的人患有胆石症。

结石形成的原因至今尚未完全阐明,但一般认为与神经系统功能紊乱、胆道感染、胆汁比例失调、结石核心的存在等有关。临床上根据结石所处的部位不同,一般可分为肝内胆管结石、胆总管结石和胆囊结石 3 种。

【舌象辨证】

◎ 舌淡红,苔薄白或微黄(彩图 3-3-84),属肝郁气滞。

◎ 舌质红,苔白腻或黄腻(彩图 3-3-85),属肝胆湿热。

◎ 舌质绛红或紫且干燥,苔腻或灰黑无苔(彩图 3-3-86),属毒热内蕴。

◎ 舌质红或见裂纹或光剥苔(彩图 3-3-87),属肝阴不足。

◎ 舌边质红,苔白腻或黄腻,尤以黄腻苔满布舌面,诊断意义更大、更有价值。

◎ 舌下见黄染,舌下黄染早于巩膜黄染。经治疗后,巩膜黄染可先退去,舌下黄染最后才退。

【中医疗法】

◎ **名方验方** 胆石清汤:乌梅 15g,炒白芍 30g,甘草 6g,生大黄(后下)5g,茵陈蒿 30g,木香(后下)12g,枳实 15g,焦山楂 15g。上药水煎分服,每日 1 剂。主治除热毒型以外的胆石症、胆囊炎,症见胁痛,腹胀,纳呆,嗳气,舌红,苔薄黄,脉弦者。

◎ **名方验方** 金钱利胆汤:金钱草 60g,平地木 30g,板蓝根 30g,枳壳 9g,醋柴胡 3g,赤芍、白芍各 9g,生大黄(后下)3g,生甘草 3g,硝矾丸(分吞)4.5g。上药水煎分服,每日 1 剂。主治胆囊炎、胆石症,证属肝胆湿热型,症见胁痛,厌油腻,口苦,便干尿赤,舌质红、苔黄腻,脉弦滑者。

◎ 名方验方　疏肝利胆汤：柴胡 10g，枳壳 10g，赤芍 10g，甘草 8g，木香（后下）10g，黄芩 10g，黄连 6g，熟军（熟大黄）8g，鸡内金 10g，郁金 10g，川厚朴 10g，生山楂 10g。上药水煎分服，每日 1 剂。主治肝胆湿热导致之胁痛、脘胀、口苦、口干、食纳呆滞、恶闻油腻、时作呕吐或嗳气不止、大便秘结，甚则恶寒发热，出现黄疸，脉弦，舌暗红，苔黄腻者。

加减：胁痛较甚者，可加延胡索、川楝子；大便秘结甚者，熟军改用生军；个别患者大便稀溏，去熟大黄加藿香（后下）；呕恶嗳气甚者，加姜半夏；消化不良者，加炒二芽；苔黄厚腻者，加金钱草；恶寒发热者，加金银花、连翘；黄疸出现者，加茵陈蒿、山栀。

◎ 名方验方　生大黄粉，每次取 0.6g，冲服，每日 3 次。适用于腑实热证型胆石症。

◎ 名方验方　威灵仙 30g，水煎分 2 次饮服，每日 1 剂，1 个月为 1 个疗程。适用于气郁壅滞型胁痛。

◎ 名方验方　垂柳枝 30g，浮萍 30g，玉米须 30g，水煎分 2 次服用，每日 1 剂。适用于湿热型腹部胀痛。

◎ 名方验方　白芥子（炒黄）30g，法鸡内金 30g，车前子（包煎）15g，共研细末，每次取服 2～3g，每日 2～3 次。适用于脾虚食滞之腹部胀痛。

◎ 饮食疗法　鸡骨草红枣饮：鸡骨草 30g，红枣 6 枚，煎汤代茶水饮服，每日 1 剂。适用于各型胆石症。

◎ 饮食疗法　茵陈蒿金钱草瘦肉汤：猪瘦肉 120g，茵陈蒿 30g，金钱草 30g，加清水适量，先用武火煮沸后，改用文火煮 1 小时左右，饮汤，每日 1 剂。适用于湿热型胆石症，或术后或结石排净后预防复发。

◎ 饮食疗法　金钱草鸡骨草汤：金钱草 30g，鸡骨草 30g，糯稻根 60g。水煎分服，每日 1 剂。适用于胆石症，证属湿热型伴黄疸者。

◎ 饮食疗法　梅枣饮：乌梅 2 枚，红枣 3 枚，焗茶饮用，每日 1 剂。适用于胆石症，偏于肝阴不足型者。

◎ 饮食疗法　蘑菇瘦肉汤：蘑菇 75g，瘦肉 75g，生姜 2 片，加水 400ml，煮沸后再改用文火煮 30 分钟，饮汤食菇。每日 1 剂，适用于胆囊结石各型。

◎ 饮食疗法　麦芽山楂鸡内金饮：炒麦芽 15g，焦山楂 15g，生鸡内金 15g，红枣 5 枚。上药煎汤代茶水饮服，每日 1 剂。适用于胆石症各型。

◎ 饮食疗法　焖猪蹄：猪蹄 250g，焖熟后食用。适用于胆石症缓解期，具有通利透窍、促进胆总管蠕动，有利于结石排出。

十八、急性胰腺炎

急性胰腺炎是由各种原因引起的胰腺本身分泌的胰腺消化酶被激活而发生对胰腺自身消化而引起的急性炎症性疾病。引起本病的病因复杂，临床上最常见的是胆道疾病(如胆道结石、慢性胆囊炎、胆道蛔虫症等),其次是暴饮暴食、酗酒、胰管梗阻(如胰管狭窄、结石、肿瘤)等,某些传染病或细菌与病毒感染、外伤、手术、乙醇、妊娠、胰腺血管病变、十二指肠液反流或阻塞,以及部分药物(如呋塞米、糖皮质激素等)、遗传因素、免疫因素等也有可能诱发本病。

一般认为,是胰腺泡损伤稀放出活性的胰酶(主要是胰蛋白酶和脂肪酶),使胰腺及周围组织被消化而造成急性胰腺炎。

本病可分两型,即间质水肿型和出血坏死型,以前者为多见。急性间质水肿型可发展为出血坏死型。胰腺炎若继发感染,可发展成局部脓肿,弥漫性腹膜炎或败血症。

本病的临床特点是:突然发作的持续性的上腹部剧痛,伴有发热、恶心、呕吐,继而全腹均有疼痛,以及血清和尿淀粉酶活力增高,严重者可发生腹膜炎和休克。

本病在中医学,属"心胃痛""脾心痛""结胸""腹痛""胁痛"等病证范畴。

【舌象辨证】

◎ 舌质红,苔黄或黄腻(彩图 3-3-88),属湿热气滞。

◎ 舌质红,苔厚腻或焦黄(彩图 3-3-89),属脾胃实热。

◎ 舌质红绛,苔焦黄(彩图 3-3-90),属瘀热内结。

◎ 舌质淡,苔薄白(彩图 3-3-91),属气滞食积。

【中医疗法】

◎ 名方验方 柴胡 15g,黄芩 9g,胡黄连 9g,白芍 15g,木香 9g,延胡索 9g,生大黄(后下)15g,芒硝(冲服)9g。每日 1 剂,水煎,早晚 2 次分服。具有疏肝理气、清热泄浊的功效。适用于急性单纯性胰腺炎。

◎ 名方验方 柴胡 15g,黄芩 12g,厚朴 15g,枳实 15g,白芍 12g,延胡索 15g,广木香 15g,生大黄(后下)20g。热重加蒲公英 30g,山栀 15g;湿热重加佩兰、藿香各 10g;剧痛加川楝子、娑罗子各 12g;伴结石加金钱草 30g,海金沙 15g;伴蛔虫加使君子、苦楝皮各 30g。水肿型每日 1 剂,水煎,早晚分服;出血坏死型,每日 2 剂,分 4 次服。具有行气开郁、化瘀止痛的功效。注意:服药后未取效或药后加重者,应及时转外科手术治疗。

◎ 名方验方 二白生脉汤:麦冬 15g,五味子 9g,白芍 12g,黄芪 18g,鳖甲(先煎)15g,白薇 6g,石斛 10g,煅龙牡(先煎)各 30g。每日 1 剂,水煎服。具有养阴清热、益气敛汗的功效。对急性胰腺炎见急性胁腹痛,面色苍白,神疲肢倦,四肢欠温,食欲不振,心悸,失眠,证属气阴两伤者有效。

加减:若阳虚欲脱者,加附子;气虚甚者,加人参(或党参);血虚者,加熟地、当归;血热者,加生地、丹皮。

◎ 名方验方 黄芩大黄汤:黄芩 30g,生大黄(后下)10g,柴胡 15g,芒硝(冲服)10g,白芍药 30g,枳实 15g,厚朴 15g,生甘草 10g,大枣 10 枚。上药水煎分服,每日 1 剂。具有清里攻下的功效。主治急性胰腺炎,症见胸腹满痛、胃家实、发热有汗、口苦咽干、小便黄赤、大便硬、脉滑数,证属胃肠燥热型者。

◎ 名方验方　清胰汤Ⅰ号(天津市南开医院方):柴胡 15g,黄芩 10g,胡黄连 10g,白芍 15g,木香(后下)10g,延胡索 10g,生大黄(后下)15g,芒硝(冲服)10g。上药水煎,分 2 次服,每日 1 剂。适用于胰腺炎,证属肝郁气滞、脾胃湿热及便结腑实型者。

◎ 名方验方　清胰汤Ⅱ号(天津市南开医院方):柴胡 15g,黄芩 10g,胡黄连 10g,木香(后下)10g,槟榔 30g,使君子 30g,苦楝根皮 30g,北细辛 3g,芒硝(冲服) 10g。上药水煎,分 2 次服,每日 1 剂。适用于蛔虫上扰型急性胰腺炎。

◎ 名方验方　清胰Ⅱ号(遵义医学院方):栀子 15g,牡丹皮 15g,赤芍 24g,木香(后下)15g,厚朴 15g,延胡索 15g,生大黄(后下)24g,芒硝(冲服)10g。上药水煎,分 2 次服,每日 1 剂。适用于胰腺炎,证属火毒内盛型者。

◎ 饮食疗法　胰菜汤:猪胰 1 条,淡菜 60g。将猪胰洗净切条,洗净淡菜,以清水浸泡 20 分钟。先将淡菜放入瓦罐内加水适量,煮开 10 分钟后,再入猪胰同煮至熟,调味服用,可以佐食。猪胰性味甘平,和淡菜同用,以脏补脏,且具有疏理气机的功用,可常食用。

◎ 饮食疗法　莱菔子汤:鲜莱菔子或干莱菔子 60～90g。鲜莱菔子捣汁;或用干莱菔子 60～90g,煎浓汤汁,分次冲蜂蜜服用。具有行气解郁、利水消肿的功效。适用于急性胰腺炎。

◎ 灸法　取神阙(脐部)穴,施以隔盐灸法,每日 1 次,10 次为 1 个疗程。

◎ 针刺疗法　取主穴分 3 组,第 1 组取足三里、下巨虚、内关;第 2 组取中脘、梁门、阳陵泉、地机;第 3 组取脾俞、胃俞、中脘。配穴:呕吐重者,配加天突;腹胀明显者,配加上巨虚。施以强刺激手法,得气后留针 1 小时,急性期每日 2～3 次,针刺后接通电针。

◎ 耳穴疗法　取胆区、胰区、交感、神门,采用强刺激手法,留针 30 分钟,每日 3 次,或予埋针。

◎ 三棱针疗法　取足三里、厉兑、下脘、天枢,以三棱针点刺放血,每日 1 次,5 次为 1 个疗程。

第四节　心脑血管疾病

一、慢性心功能不全

慢性心功能不全,又称"慢性充血性心力衰竭",简称"慢性心衰",是指心脏在心肌病变或长期负荷过重等病因作用下,工作能力减低,不能通过各种代偿机制将静脉回心血量充分排出以维持足够的心排血量,而出现的静脉回流受阻、脏器瘀血现象。动脉系统灌注不足,不能适应全身代谢的需要,从而发生一系列临床症状和体征的全身性病理状态。在慢性心力衰竭的病程中,有些患者对常规的心力衰竭治疗,不再有反应而症状仍然持续存在,这种状态称为"难治性心力衰竭"或"顽固性心力衰竭"。

根据本病的临床症状,本病在中医学属"心悸""怔忡""喘证""心痹""痰饮"等病证范畴。而顽固性心力衰竭则属中医学的"心悸""胸痹""咳喘""水肿"等病证范畴。

【舌象辨证】

◎ 舌质淡,舌边有齿痕,苔薄白(彩图 3-4-1),属心气虚弱。

◎ 舌质红,苔薄或少(彩图 3-4-2),属气阴两虚。

◎ 舌质淡,苔薄白或白腻(彩图 3-4-3),属心脾两虚。

◎ 舌质淡,苔薄白(彩图 3-4-4),属心肾阳虚。

◎ 舌质淡,苔少或无(彩图 3-4-5),属心阳虚脱。

◎ 舌质紫黯或有瘀斑、瘀点,苔薄白(彩图 3-4-6),属气虚血瘀。

◎ 舌质淡,苔白腻(彩图 3-4-7),属痰浊阻肺。

◎ 舌质红,苔黄腻(彩图 3-4-8),属痰热壅肺。

【中医疗法】

◎ 名方验方　党参(用人参则更好)、焦山楂、神曲各 15g,山药 20g,黄芪 30g,麦冬、五味子、赤芍、桃仁、当归、丹皮、丹参、炙甘草、木香各 10g,红花、枳壳各 6g。头晕肢麻,自觉胸中有火上冲,加生牡蛎、珍珠母各 15g(使用洋地黄类药物者禁用,易以磁石 15g,枸杞子 10g);舌胖润、苔白滑,加生姜 3 片,大枣 5 枚;心神不宁,加酸枣仁、柏子仁各 10g。每日 1 剂,水煎服,早晚各服 1 次。具有补气活血、行气化瘀的功效。适用于气虚兼气滞瘀血内停型。

◎ 名方验方　万年青根 9～15g,水煎分 3 次服。具有清热解毒、强心利尿、凉血止血的功效。

◎ 名方验方　温阳强心汤:桂枝、葶苈子、杏仁各 9g,熟附片、黄芪、丹参各 15g,赤芍、茯苓、桃仁各 12g,益母草、赤小豆各 30g,防己 6g。上药水煎分服,每日 1 剂。具有温阳益气、强心利水的功效。主治慢性风心病、心力衰竭,症见心悸、气急、咳喘不已、不能平卧、咳血、面色晦黯、面目虚浮、足肿、尿短、四肢不温等心肾阳虚证。

加减:若喘息不得卧,自汗绵绵者,加人参、制五味子、煅龙牡(先煎),或用参附汤或参蛤散吞服,以益气敛汗、防虚阳外越。

◎ 名方验方　四合一方:党参 15g,麦冬 10g,制五味子 6g,桂枝 10g,炙甘草 5g,黑附片 10g,北芪 15g,当归 10g。上药水煎分服,每日 1 剂。具有温通血脉、强心助阳的功效。主治心阳虚损,心血不足所致的胸闷不舒,心悸怔忡,气短汗出,喘息乏力,动则加甚,面白肢冷,脉细涩或结代等症。

加减:阳虚肢冷较甚者,加淫羊藿 15g;心阳虚,血脉瘀阻,舌质有瘀点,唇紫者,加丹参 12g;痰热痹阻,心痛彻背,背痛彻心者,合瓜蒌薤白半夏汤;善后调理宜加生姜 10g,大枣 12g。

◎ 名方验方　实脾汤:附子 9g,桂枝 9g,党参 9g,黄芪 9g,白术 9g,茯苓 15g,陈皮 9g,大腹皮 9g,槟榔 9g。上药水煎分服,每日 1 剂。具有温阳益气、行气利水的功效。主治水肿,症由风湿性心脏病引起,症见全身浮肿,其头面、胸腹、足背俱肿,按之没指,胸闷气急,胃部作胀,不能进食,面色苍白,形寒肢冷,唇紫舌淡,舌苔薄白,脉沉细,重按则无等。

◎ 名方验方　五泽强心汤:黄芪 10～15g,党参 10g,益母草 10～12g,泽兰 10g,制附片(先煎)6～10g,制半夏 10g,北五加皮 4～10g。上药水煎分服,每日 1 剂。具有益气活血、温阳利水的功效。主治心力衰竭。

加减:吐甚者,加竹茹、生姜;咳嗽喘息不得卧者,加紫苏子、白果、麻黄等;水肿明显,伴咳吐稀白泡沫痰者,加白术、茯苓、车前子(包煎)、苏子(包煎)、白芥子(包煎)等;阳虚明显者,加盐菟丝子(包煎)、补骨脂(打碎)等;阴虚明显者,去制附子,加麦冬、制五味子(后下)。

◎ 名方验方　益气利水汤:炙黄芪 10～15g,党参 10～15g,益母草 15～30g,泽兰 10～15g,炮附片 10g,北五加皮 3～5g,生姜皮 3～5g,法半夏 10g,茯苓 15g,大腹皮 10g。上药水煎分服,每日 1 剂。具有益气活血、温阳利水的功效。主治充血性心力衰竭。

加减:若兼见阴虚者,可加入麦冬、北五味子(后下)等养阴之品,取生脉散之意。

◎ 饮食疗法　人参麦冬炖鸡:人参 5～10g,麦冬 15g,大枣 3 枚,母鸡肉 100g,水 1 碗,用瓦盅隔水炖熟,食肉饮汤。适用于心功能不全,证属心气阴两虚型者。

◎ 饮食疗法　莲子冬虫草炖猪心:莲子(不去心)30g,冬虫夏草 5～10 条,水 1 碗,炖猪心 1/3 只。用瓦盅隔水炖,炖熟后,食肉饮汤。适用于心功能不全,证属心悸,脉律不整者。

◎ 饮食疗法　冬瓜鲤鱼赤小豆汤:冬瓜 150g,赤小豆 30g,薏苡仁 30g,鲤鱼 1 小条,水适量,煲汤,少许油盐调味后,食鱼喝汤。适用于心功能不全水肿者。

◎ 饮食疗法　清补凉糖水:沙参 15g,玉竹 15g,石斛 15g,百合 15g,加水 2 碗煮至 1 碗,去渣,加少许冰糖调味食用。适用于心功能不全,肺有痰热者。

◎ 饮食疗法　丹参山楂粥:丹参 30g,山楂 20g,粳米 100g,红糖适量。先将丹参、山楂洗净去杂质后放入锅内,加水适量煎煮半小时,去渣取汁,再将粳米淘洗干净后放药汁内煮粥,煮至米烂粥熟时,加入红糖溶化即可食用。具有活血化瘀、宣痹通络的功效。主治充血性心力衰竭,症见心悸怔忡,心胸憋闷疼痛或刺痛,或痛

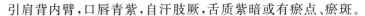

引肩背内臂,口唇青紫,自汗肢厥,舌质紫暗或有瘀点、瘀斑。

◎ 饮食疗法　龙眼芡实枣仁汤:龙眼肉、炒枣仁、芡实各 12g。将上述 3 味药共入砂锅内,注入适量清水,用旺火烧开后,改用小火煎煮 30 分钟,去渣取汁备用。睡前服用,连服 5 日。具有益心气、养阴液的功效。适用于心功能不全,证属气阴两伤型者服饮。

◎ 灸法　取神阙、气海、关元穴,施以灸法,每日 1 次,7～10 次为 1 个疗程。具有回阳固脱的功效。

◎ 耳穴疗法　取肾上腺、皮质下、心、肺、内分泌,两侧耳交替使用,适当刺激后间歇留针,留针 2～4 小时,每日 1 次。

二、风湿性心脏病

风湿性心脏病,简称"风心病",是指急性风湿性心脏炎症所遗留下来的以心瓣膜病变为主要表现的一种心脏病,又称"风湿性心瓣膜病"。受损的瓣膜以二尖瓣最为常见,主动脉瓣次之,三尖瓣和肺动脉瓣则较少被侵犯,也可几个瓣膜同时受累,称作联合瓣膜病变。在慢性瓣膜病的基础上,患者可有风湿炎症长期反复发作,此类患者称作"活动性风湿病"。由于活动性风湿病可继续存在和发展,并进一步加重瓣膜的损害和心脏的负担,临床上可出现心功能不全、心律失常等病变征象。本病在我国,是最常见的器质性心脏病之一。在成年人心血管疾病中发病率较高,占 40% 左右,好发于 20～40 岁的青壮年,女性高于男性。

本病在中医学属"心悸""怔忡""心痹""咳喘"等病证范畴。

【舌象辨证】

● 急性期

◎ 舌质红,苔薄微黄(彩图 3-4-9),属外邪袭肺。

◎ 舌质红,苔黄(彩图 3-4-10),属风湿侵心。

◎ 舌红绛,苔黄而干燥(彩图 3-4-11),属热毒犯心。

● 慢性期

◎ 舌质淡,苔白(彩图 3-4-12),属心气虚弱。

◎ 舌质青紫,或见瘀点、瘀斑(彩图 3-4-13),属心血瘀阻。

◎ 舌质黯淡,或见瘀点瘀斑,苔白滑(彩图 3-4-14),属心肾阳虚。

◎ 舌质淡,苔白滑(彩图 3-4-15),属水气凌心。

◎ 舌质黯淡,苔苍白或无苔(彩图 3-4-16),属阳气虚脱。

◎ 舌质淡,舌体胖,舌边有齿痕纹或舌尖红,苔薄白(彩图 3-4-17),属气血两虚。

◎ 舌质淡,苔薄白(彩图 3-4-18),属肾不纳气。

◎ 舌脉怒张,提示病程较久。

【中医疗法】

◎ 名方验方　利湿化瘀汤:制半夏 9g,枳实 9g,茯苓 30g,丹参 15g,川芎 9g,赤芍 6g,沙参 15g,麦冬 9g,制五味子 9g。上药水煎分服,每日 1 剂。具有利湿、化瘀的功效。主治风湿性心脏病,证属肺络瘀阻型,症见心悸浮肿,咳喘咯血,唇青,瘀斑等。

加减:心悸失眠者,加炒酸枣仁、柏子仁;气虚者,加党参、黄芪;阳虚者,加制附子(先煎)、桂枝;浮肿者,加薏苡仁、木通;喘甚者,加蛤蚧(研末吞服)。

◎ 名方验方　风心汤:桂枝 6～30g,茯苓 10g,生白术 10g,炙甘草 6g,生姜 3g,大枣 15g,熟附子(先煎)10～20g,三七末(冲服)2g。上药水煎分服,每日 1 剂。具有温散风寒、健脾化湿、通阳利水的功效。主治风心病。证属阳气不足,风寒湿重型者,症见心悸气促,胸闷,面色白或晦黯,畏寒肢冷,舌质淡白,边紫黯或有瘀点,苔薄白,脉多虚弱,或弦紧而涩、结、代。

◎ 名方验方　洋参八珍汤:西洋参(另炖服)12g,党参 24g,川芎 10g,茯苓 15g,当归 15g,熟地黄 24g,炒白术 10g,炙甘草 6g,炒白芍 15g。上药水煎,分 2 次温服,每日 1 剂。具有气血双补的功效。主治慢性风湿性心脏病。

加减:月经量多或有出血者,加艾叶(后下)10g,阿胶(烊化)10g;腹胀者,加砂仁(后下)6g。

◎ 名方验方　银翘白虎汤:金银花藤 60g,连翘 15g,生石膏(先煎)60～120g,知母 15g,薏苡仁 30g,炒苍术 15g,黄柏 12g,防己 15g,生甘草 6g。上药水煎,分 2 次温服,每日 1 剂。具有清热解毒、化湿通络的功效。主治慢性风湿性心脏病。

加减:有皮肤红斑结节者,加生地黄 30～60g,牡丹皮 15g,赤芍 15g,丹参 30g;上肢关节疼痛者,加桑枝、姜黄、防风;下肢关节疼痛,加川牛膝、川木瓜等;湿重于热者,宜化湿清热、通经活血,用白虎汤合三妙散加减:生地黄 30～60g,知母 12g,苍术 20～30g,防己 15g,薏苡仁 30g,木瓜 15g,川牛膝 15g,茯苓 30g,金银花藤 30g,滑石 15g,甘草 6g。

◎ 名方验方　防己茯苓汤:桂枝 9g,炙甘草 6g,防己 9g,生黄芪 9g,茯苓 9g。上药水煎,分早、晚 2 次服用,每日 1 剂。具有温阳益气、利湿通络的功效。主治慢性风湿性心脏病。

加减:气虚者,加党参、白术;心慌、失眠者,加大枣、酸枣仁;寒重者,加熟附子(先煎)。

◎ 名方验方　君心康汤:红参(蒸兑入)5g,麦冬 12g,桂枝 10g,猪苓 10g,炙甘草 6g,白术 10g,丹参 15g,甘松 6g,五加皮 15g。上药按常规煎取药汁 300ml,分 2 次温服,每日 1 剂,2 周为 1 个疗程。具有益气养阴、活血蠲饮、温阳复脉的功效。主治慢性风湿性心脏病。

◎ 饮食疗法　人参麦冬炖猪心:人参 6g(冬天用东北人参或高丽参,夏天用西洋参),麦冬 15g,猪心 1/2～1/3 只,大枣 3 枚,水约 180ml,用瓦盅炖熟,油盐调味,饮汤食肉。适用于风心病缓解期、慢性心功能不全,证属气阴两虚型者。

◎ **饮食疗法**　夏草莲子炖鸡肉:冬虫夏草 5g,莲子(不去心)30g,鸡肉 75～100g,蜜枣 1 枚,水约 200ml,用瓦盅炖熟,油盐调味,饮汤食肉。适用于风心病,心肾不足心律失常者。

◎ **饮食疗法**　鲤鱼赤小豆薏仁煲汤:鲤鱼 1 条(约 150g),赤小豆 30g,薏苡仁 60g,加水适量煲汤,油盐调味,饮汤食肉。适用于风心病,心功能不全,症见尿少、水肿者。

◎ **饮食疗法**　黄芪粉葛煲蛇肉:黄芪 30g,粉葛 150g,蛇肉 100g,水适量,共煲汤,油盐调味,饮汤食肉。适用于风心病,症见关节疼痛者。若关节疼痛偏热者,将黄芪改为玉竹 30g。

◎ **灸法**　取足三里、三阴交、中极、曲池、内关穴,每次施灸 15 分钟,每日 1～2次。具有温通经络、行气活血、祛湿逐寒的功效。主治风心病心悸气短,关节疼痛。

◎ **针灸疗法**　上肢取肩髃、曲池、合谷、外关、中渚、阳池;下肢取环跳、风市、伏兔、梁丘、足三里、阳陵泉、昆仑、三阴交、照海;脊背取风池、天柱、大椎、身柱、命门、肺俞、脾俞。每次每组穴位选 3～4 穴,交替使用。每日 1 次,施以平补平泻手法。适用于风心病,症见关节疼痛,轻度心悸气短者。

◎ **耳穴疗法**　取心、肺、肾、脾、肝、胃、内分泌等耳穴,亦可用压痛法找到压痛点,或用电阻法找到电阻较低的反应点。每次选 1～2 穴,施以毫针刺法,并予留针30 分钟,每日 1 次。适用于风心病,症见心悸、气短者。

三、慢性肺源性心脏病

慢性肺源性心脏病,简称"肺心病",是心血管系统较常见的一种疾病。系由于肺部、胸廓或肺动脉的慢性病变所引起的肺循环阻力增加,进而引起右心室肥厚,最后发展为右心衰竭的一种心脏病。由慢性肺功能不全所致者,尚可因缺氧和高碳酸血症影响了全身各部位重要器官,造成严重的功能衰竭,故本病是以肺、心功能障碍为主要表现的全身性疾病。在气候寒冷的地区,本病的发病率较高。

引发本病的主要原因,是肺部的慢性阻塞性病变:如慢性气管炎、支气管炎、阻塞性肺气肿、支气管哮喘合并感染等,且反复发作;胸廓病变:如脊椎畸形、胸膜纤维化等;肺血管病变:如各种原因所致的肺动脉高压等。

本病在中医学属"肺胀""咳喘""痰饮""水肿""心悸"等病证范畴。

【舌象辨证】

● 发作期

◎ 舌质黯淡,口唇发青,苔白滑(彩图 3-4-19),属风寒束肺。

◎ 舌质黯红,苔黄腻而少津(彩图 3-4-20),属痰热困肺。

◎ 舌质红,苔薄黄或黄腻而干燥(彩图 3-4-21),属燥热伤肺。

◎ 舌质黯红,苔黄燥(彩图 3-4-22),属肺热腑实。

◎ 舌质淡,舌体胖或舌质紫黯、苔白滑(彩图 3-4-23),属阳虚水停。

◎ 舌质黯红,苔黄浊(彩图 3-4-24),属痰热内闭。

◎ 舌强而卷缩(彩图 3-4-25),属寒痰内闭。

◎ 舌质紫黯,舌体颤动,苔黄浊(彩图 3-4-26),属痰热动风。

◎ 舌质红或紫黯,有瘀点、瘀斑,苔黄(彩图 3-4-27),属热瘀伤络。

◎ 舌质淡或紫黯,苔少或无(彩图 3-4-28),属肺肾虚衰。

◎ 全舌光滑无津液(彩图 3-4-29),属元阳欲绝。

● 缓解期

◎ 舌质淡或淡红,苔白(彩图 3-4-30),属肺肾两虚、痰瘀阻络。

◎ 舌质黯淡,苔薄而有津(彩图 3-4-31),属心肺肾虚、气逆不纳。

◎ 舌边尖质红,苔薄或花剥苔(彩图 3-4-32),属阴虚燥热、气逆不降。

◎ 舌质红,苔黄腻(彩图 3-4-33),属痰热壅肺。

◎ 舌质淡,苔白(彩图 3-4-34),属脾肾阳虚。

◎ 舌质红而少苔(彩图 3-4-35),属肺肾阴虚。

◎ 舌质淡,苔薄白而腻(彩图 3-4-36),属寒痰壅肺。

◎ 舌质黯红或淡紫,苔白腻或黄腻(彩图 3-4-37),属痰蒙清窍。

◎ 舌脉曲张,呈紫黯色,或如蚯蚓团状(彩图 3-4-38);其他的细小舌脉则如同树枝状向舌外方向伸展,色鲜红,提示病情较稳定;色紫黯或有出血点,提示病情危重难治。

【中医疗法】

◎ 名方验方　参赭镇气汤:党参、代赭石(先煎)各 20g,生芡实 15g,生山药、山茱萸、生龙骨、生牡蛎各(均先煎)20g,生白芍 12g,炒紫苏子(包煎)6g。上药水煎分服,每日 1 剂。具有补益肺肾、镇惊安神降气的功效。适用于肺心病缓解期。

加减:血瘀者,加当归、丹参;脾虚水泛者,加白术、茯苓;心阳不振者,加桂枝。

◎ 名方验方　麻杏二三汤:炙麻黄、杏仁、陈皮、清半夏、云茯苓、炒莱菔子、黄芩、漏芦各 10g,生石膏(先煎)45g,生甘草、苏子(包煎)各 6g,车前子(包煎)15g。上药水煎分服,每日 1 剂。具有清热利尿、止咳平喘的功效。主治肺心病急性发作。

◎ 名方验方　泻肺止咳汤:南沙参、法半夏、麦冬、苏子(包煎)、紫菀、款冬花、葶苈子(包煎)、浙贝母各 15g,苏梗、杏仁、厚朴、桔梗各 10g,茯苓 30g,炙甘草 6g。上药水煎分服,每日 1 剂。具有肃肺行水、祛痰止咳的功效。主治中老年人慢性肺心病,症见咳嗽、喘促、胸闷、气短、背部烘热、口干不甚饮、痰多泡沫或黄稠或胶黏、咳唾不利,甚则颜面、下肢水肿,口唇发绀,倚息不能平卧,舌淡红或暗红,苔腻或黄或灰白,脉弦数或弦滑或濡小者。

◎ 名方验方　蛤蚧四子汤:蛤蚧(研末吞服)1 对,制女贞子(后下)、盐菟丝子

（包煎）、枸杞子、沙苑子（包煎）、叭哒杏各 12g,前胡、紫菀各 9g,沉香末（冲服）2g。上药水煎分服,每日 1 剂。具有补肾纳气、止咳平喘的功效。主治慢性肺心病,症见咳喘日久,时轻时重,呼吸短促难续,动则喘甚,腰酸耳鸣,舌质淡,脉沉细者。

◎ 名方验方 皱肺五紫汤:人参 20g,制五味子 6g,桂枝 9g,杏仁 12g,款冬花 12g,紫菀 10g,紫苏 2g,紫石英 15g,紫丹参 18g,紫沉香 8g。上药水煎分服,每日 1 剂。主治肺心病,正虚邪微的迁延期或缓解期。

加减:本方再加紫衣胡桃肉,名皱肺六紫汤,再加紫河车,名皱肺七紫汤,临床常用其煎剂,除羊肺外,为一般常用剂量,每日 1 剂。在肺气肿、肺心病迁延阶段,用量稍重,最好用人参或红参,缓解期可用党参或太子参,坚持经常或短期间歇地服用,疗效显著。或冬病夏治,以防患于未然,能使症状获得改善或减轻,并减少复发率,为了便于长期调治,又制成皱肺片,即从皱肺五紫汤加羯羊肺、羊睾而成。羊肺通肺气,止咳嗽,利小便,退水肿,又以脏补脏之意,羊睾温补肾阳,填补气血,此方可皱肺纳肾,养心益气,化瘀祛痰,止咳平喘。

◎ 名方验方 全水高泰丸:南沙参 50g,黄精 30g,地龙 30g,苏子 30g,赤芍 30g,黄芩 30g,木蝴蝶、制南星各 15g,沉香（碾末冲服）6g,葶苈子（包煎）15g,甘草 15g。上药水煎分服,每日 1 剂。主治:慢性肺源性心脏病,证属虚实寒热错杂型者

加减:心悸气短较甚者,南沙参加至 100g,葶苈加至 30g,不但能润肺平喘,且能益气强心。痰涎胶固难咯者,制南星加至 30g。长期应用激素的患者,甘草加至 30g,可酌减或停服激素。痰瘀阻碍肺气,凝滞心脉而见心悸、唇甲发绀、胁下痞块等症者,加桃仁、五加皮,一是以"止咳逆而上气"（《名医别录》）,一是活血强心。阳虚水泛而见浮肿,加茯苓,去甘草;肺气耗散,心阳虚脱者,加红参合生脉散;痰瘀阻遏,蒙蔽清窍,症见神志恍惚,时清时乱者,加石菖蒲、远志,以化瘀通窍。

◎ 名方验方 二参苏橘饮:红参 6g,北五味子 6g,山药 30g,茯神 15g,丹参 15g,代赭石（先煎）15g,苏子（包煎）9g,红花 4.5g,橘络 4.5g。上药水煎分服,每日 1 剂。主治慢性肺源性心脏病,证属气虚欲脱、痰瘀壅塞型,症见喘息心悸,胸闷痰壅,肢冷汗多,神衰脉细,口唇指甲青紫,舌淡带黯者。

加减:阳气衰微,冷汗自出,四肢厥逆,舌苔白润,脉微欲绝,加熟附子（先煎）9g,以回阳救脱;气阴将竭,两颧发赤,烦躁不安,舌红无津,脉细数者,加玉竹、百合、生牡蛎（先煎）各 15g,以滋阴敛阳。

◎ 名方验方 瞿附通阳汤:瞿麦 15g,熟附子（先煎）9g,山药 15g,茯苓 12g,天花粉 20g,车前子（包煎）12g,怀牛膝 18g,椒目 6g,路路通 15g。上药水煎分服,每日 1 剂。主治肺心病心衰,证属脾肾阳虚,水泛凌心型者。

◎ 名方验方 参远汤:西洋参（炖服）、远志、炙甘草各 6g,麦冬、天冬、知母、杏仁、茯苓各 9g,蒲公英 20g,制黄精、瓜蒌皮各 12g。上药水煎分服,每日 1 剂。主治肺心病右心衰竭合并感染,证属气阴两虚、痰热壅肺型者。

◎ 名方验方 四子平喘方:葶苈子(包煎)12g,炙苏子(包煎)9g,莱菔子9g,白芥子(包煎)2g,杏仁9g,浙贝母12g,炙半夏9g,陈皮5g,沉香(后下)5g,生地黄12g,当归5g,丹参15g。上药水煎分服,每日1剂。主治肾虚失纳,痰饮停肺之咳喘,症见心胸肺满闷,咳喘短气,痰多色白,苔白腻,脉沉细滑等。

加减:畏寒肢冷者,加肉桂;咳嗽甚者,加百部、前胡;咳痰黄稠者,去沉香、生地黄,加黄芩、栀子;咯痰不畅者,加竹沥(兑入)、瓜蒌皮。

◎ 饮食疗法 神仙粥:生姜5大片,带须葱头7～8条,白醋半盅,糯米50g。先将姜、葱、糯米同煮,粥稠后入白醋起锅趁热服食。具有宣肺散寒的功效。适用于肺心病急性发作期,证属肺肾气虚外感型者。

◎ 饮食疗法 人参核桃煎:人参3～5g,核桃肉3枚。共煎汤分服,每日1剂。具有温阳利水的功效。适用于肺心病急性发作期,证属心脾肾阳虚水泛型者。

◎ 饮食疗法 参芪粥:丹参20g,黄芪20g,水煎2次取药汁,入粳米100g,煮成粥,分2次服食,每日1剂。用治慢性肺心病缓解期,气虚血瘀,无明显寒热倾向者,可常服。

◎ 饮食疗法 椰子汁:取椰子汁适量,经常性饮服。用治慢性肺心病水肿患者,有强心利尿的作用。

◎ 饮食疗法 鱼腥草煲猪肺:猪肺半只,鱼腥草30g。将猪肺洗净,切成条状,与鱼腥草同置于砂锅内,用小火煎煮,待猪肺熟烂,去除药渣,食猪肺喝汤。用治慢性肺心病。

◎ 饮食疗法 蜜酒参蛤散:蛤蚧1对,人参10g。将蛤蚧用蜜酒涂后,在火上烤脆,研末,人参研末,与蛤蚧混匀,每日2次,分4次服食。用治肺心病,症见气虚咳喘、面浮肢肿、自汗、盗汗者。

◎ 饮食疗法 虫草汤:冬虫夏草20g,鸭1只或胎盘1具,炖食,每周1～2次。用治慢性肺心病缓解期,证属肺肾不足型,症见气促不续、偶咳嗽、痰少,伴腰膝酸软者。

◎ 饮食疗法 鹿角胶粥:粳米100g,先煮成粥,待沸后,加入鹿角胶15～20g,生姜3片,同煮为稀粥分次服食,每日1剂。用治慢性肺心病缓解期,肾阳不足,平素畏寒、肢冷、神疲乏力、舌淡脉沉者。

◎ 针刺疗法 主穴取天突、膻中、列缺、太渊。配穴:脾虚痰盛型者,配加脾俞、丰隆、足三里;肺肾两虚型者,配加太溪、肾俞、肺俞、气海;痰热蕴肺型者,配加肺俞、尺泽、丰隆。适用于各种类型的肺胀。

◎ 耳穴疗法 取平喘、肺、下屏尖、神门、脑、下脚端等耳穴,每次选2～3穴,施以强刺激,并予留针10～30分钟,每日或隔日1次。适用于各种类型的肺胀。

◎ 穴位贴敷疗法 取熟附子60g,肉桂12g,母丁香18g,党参90g,黄芪270g,紫苏12g,白术90g,姜80g,防风60g,依法制成膏药,每张重15g,密封防潮贮藏。

用时将药膏烘软,贴背部第 3 脊椎处。适用于治疗肺胀,证属肾阳亏虚型者。

四、病毒性心肌炎

病毒性心肌炎,是由于病毒感染而引起心肌局灶性或弥漫性的炎性病变。临床上,根据病情的不同性质,常分为急性、亚急性和慢性等多种类型。自从抗生素广泛应用于临床以来,与溶血性链球菌感染有关的风湿性心肌炎已有明显减少,而由病毒所引起的心肌炎,与以往对比有所增多。

目前认为,多种病毒可以引起心肌炎,如柯萨奇病毒、流行性感冒病毒、艾柯病毒、水痘病毒、腮腺炎病毒、传染性单核细胞增多症病毒(EB 病毒)、脊髓灰质炎病毒等,且以可引起肠道与呼吸道感染的各种病毒最为多见,其中又以柯萨奇病毒引起者最多,并以柯萨奇 B 病毒感染最为常见。

在中医学,本病属"惊悸""怔忡""脚气""水肿""喘证""温病""心痹""虚劳""汗证""厥证""猝死"等病证范畴。

【舌象辨证】

◎ 舌质红,苔薄黄(彩图 3-4-39),属热毒侵(淫)心。

◎ 舌质红,苔黄而厚腻(彩图 3-4-40),属痰热扰心。

◎ 舌质黯红或紫黯,舌边有瘀斑或瘀点,苔薄白(彩图 3-4-41),属心脉瘀阻。

◎ 舌质淡红,苔薄白或少苔(彩图 3-4-42),属(心)气阴两虚。

◎ 舌质淡,苔白(彩图 3-4-43),属心阳不振。

◎ 舌质淡,舌体胖,舌边有齿痕纹,苔白(彩图 3-4-44),属心肾阳虚。

◎ 舌质红,苔少或无津液(彩图 3-4-45),属阴虚内热。

【中医疗法】

◎ 名方验方　清营解毒汤:金银花 30g,连翘 20g,黄连 10g,莲子心 10g,丹参 20g,玄参 15g,生地黄 15g,麦冬 25g,蒲公英 25g,板蓝根 20g,竹叶 10g。上药水煎,分早、晚 2 次服用,每日 1 剂。主治病毒性心肌炎,证属温热毒邪入里,耗伤心营,心脉失养而引起的发热、胸闷、胸痛、心悸,舌红少津,脉细数或促、代等。

加减:心前区痛者,加川芎、莪术,以活血通络止痛;心律不齐者,加葛根、五味子;齿鼻出血者,加墨旱莲、牡丹皮,以清热凉血止血;咳嗽多痰者,加鱼腥草、川贝母,以清热化痰止咳;失眠者,加蝉蜕、北五味子。

◎ 名方验方　黄芪 30g,丹参 20g,降香(后下)10g。上药水煎,分 3 次服用,每日 1 剂。主治病毒性心肌炎,证属气虚血瘀型者。

◎ 名方验方　冬虫夏草 50g,研细末备用。每次取 2g,吞服,每日 3 次。主治病毒性心肌炎伴心律失常者。

◎ 名方验方　玉竹 15g,水煎,3 次分服,每日 1 剂。主治病毒性心肌炎,证属气阴两虚型者。

◎ 饮食疗法　冬虫草莲子炖兔肉：冬虫夏草 5～10g，莲子（不去心）30g，兔肉 75g，蜜枣 2 枚，上料加水 200ml，放入瓦盅内炖熟，油盐调味后食用。适用于病毒性心肌炎，证属心肾阴虚型者。

◎ 饮食疗法　龟苓膏（保健食品）：每次 1 碗，用沸水冲成膏，待冷冻后服食。适用于病毒性心肌炎，证属湿毒犯心型者。

◎ 饮食疗法　扁豆薏米粥：白扁豆 20g，薏苡仁 30g，大米 50g。上料加水适量，先煮成粥，油盐调味后饮服。适用于病毒性心肌炎，证属湿毒犯心者。

◎ 饮食疗法　夏桑菊颗粒：每次 1 包（10g），每日 2～3 次。适用于病毒性心肌炎，证属热毒侵心型者。

◎ 药茶疗法　人参茶或人参含片（保健品）：每次 1 包（粒），每日 3 次。适用于病毒性心肌炎，证属心气虚弱型者。

◎ 药茶疗法　银菊饮：金银花 20g，野菊花 15g。上药用沸开水冲泡，代茶水频饮。适用于病毒性心肌炎，证属热毒侵心型者。

◎ 针刺疗法　取心俞、厥阴俞、内关、阳陵泉、三阴交、劳宫穴，每次取单侧，左右两侧穴位轮换交替使用。每日 1 次，1 周为 1 个疗程。适用于病毒性心肌炎，症见心悸、胸痹者。

◎ 耳穴疗法　取内分泌、心、交感、神门下等穴，用胶布固定王不留行子，每日按压 2～3 次，每次 5 分钟，保留 5～7 日。适用于病毒性心肌炎，症见心悸、胸痹者。

◎ 贴敷疗法　胆南星、川乌各 30g，共研细末，与适量熔化的黄蜡拌匀后，摊布于手、足心上，每日 1 次，晚敷晨取，10 日为 1 个疗程。具有化痰除湿的功效。适用于病毒性心肌炎，证属痰湿内阻型。

五、心 包 炎

心包炎，是指心包膜脏层和壁层的炎性病变。病变可波及邻近组织，有时可同时并发心肌炎或心内膜炎。临床上常按其病程的长短，分为急性心包炎和慢性心包炎两种，前者常见心包渗出液，后者常可引起心包缩窄。

引起心包炎的病因很多，但一般可概括为感染性和非感染性的两大类型。在感染性的心包炎当中，以结核性心包炎最为常见，病毒性、化脓性心包炎临床也并非少见，亦有见于真菌性和寄生虫性的。在非感染性的心包炎当中，常见的有风湿性、特发性、肾衰竭性、放射损伤性、胆固醇性、乳糜性、心肌梗死性、肿瘤或自身免疫性等多种。

本病在中医学属"心痛""胸痹""喘咳""心悸""痰饮"等病证范畴。

【舌象辨证】

◎ 舌质淡红，苔黄腻或白腻（彩图 3-4-46），属外邪犯心。

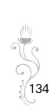

◎ 舌质红,苔黄(彩图 3-4-47),属热毒壅盛。

◎ 舌质红,苔少或少津(彩图 3-4-48),属痨虫疰心。

◎ 舌质红,苔黄浊或黄腻(彩图 3-4-49),属湿热蕴心。

◎ 舌质淡,苔白腻或黄腻(彩图 3-4-50),属湿浊淫心。

◎ 舌质红,苔黄腻(彩图 3-4-51),属痰热陷心。

◎ 舌质青紫晦黯,有瘀点、瘀斑,苔薄白(彩图 3-4-52),属心血瘀阻。

【中医疗法】

◎ 名方验方　牵牛子、牛蒡子各 9g,车前子、赤茯苓各 15g。上药共研细末,每次取服 4g,日服 2～3 次;或水煎服,每日 1 剂。适用于少量或中等量心包积液伴腹水或全身水肿者。

◎ 名方验方　狼疮性心包炎系列方:①红三方:生地黄 30g,玄参 30g,知母 9g,麦冬 12g,薏苡仁 30g,虎杖 30g,羊蹄根 30g,忍冬藤 30g,苦参 30g,黄芩 30g;②红一方:生石膏(先煎)30g,寒水石(先煎)30g,滑石粉 30g,生地黄 30g,薏苡仁 30g,知母 9g;③红三方或红一方加利水方:葶苈子(包煎)30～60g,桑白皮 30～60g,猪苓 15g,茯苓 15g,泽泻 15g,车前子(包煎)30g。三方均具有养阴清热、蠲饮利水的功效,主治系统性红斑狼疮性心包炎。

加减:热甚者,重用生石膏(先煎)60g,生地黄 30g;蛋白尿者,加六月雪 30g,接骨木 30g,猫爪草 30g;瘀血经闭者,加益母草 30g,丹参 30g。

◎ 名方验方　黄芪 30g,淫羊藿 25g,盐菟丝子(包煎)18g,黄精 18g,大黄 9g,丹参 20g,三七末(冲服)3g,甘草 6g。上药水煎分服,每日 1 剂。主治尿毒症性心包炎,症见心胸闷痛,呕逆喘促,不能平卧,气短乏力,面色无华,肢体、颜面浮肿,小便短少,舌淡黯,苔薄白,脉沉细,证属肾虚湿毒瘀阻型者。

加减:心痛明显者,加延胡索 15g,香附 15g,以活血止痛;心悸、脉律不整(促、涩、结、代)者,加太子参 20g,麦冬 15g,北五味子 6g,以益气养心复脉;呕吐者,加藿香(后下)15g,法半夏 15g,以化浊止呕;皮肤瘙痒者,加白鲜皮 15g,地肤子 12g,以祛湿毒止痒。

◎ 名方验方　二牛一车散:牵牛子、牛蒡子各 9g,车前子、赤茯苓各 15g,上药共研细末,每次取 4g,每日服 2～3 次;或水煎分服,每日 1 剂。适用于心包炎,少至中量心包积液伴腹水或全身水肿者。

◎ 名方验方　控涎丹:甘遂、大戟、白芥子各等份,蜜糊为丸,每丸重 3g,每次 2～4 丸,每日 2 次,以姜汤送服。适用于心包炎,外感风湿之邪,证属痰饮内盛型的患者。

◎ 饮食疗法　桃仁 15g,红花 10g,藕粉 100g。先煎桃仁、红花,取药液 200ml,再加入藕粉搅拌即成。日服 2 次,于早、晚温热后服食。适用于心包炎,证属痰瘀交阻型或瘀血阻络型者。

◎ **饮食疗法** 桃仁红花羹：桃仁 15g，红花 10g，藕粉 100g。先煎桃仁、红花，取药液 200ml，再加入藕粉搅拌即成。1 日分 2 次于早、晚各温热服食。适用于心包炎，证属痰瘀交阻型或瘀血阻络型者。

◎ **饮食疗法** 清补凉糖水：沙参、石斛、百合各 15g，玉竹 20g，上药加水约 800ml，煎至 400ml，再加冰糖或白糖少许搅匀，分次饮服。适用于心包炎，证属阴虚型者。

◎ **饮食疗法** 浙贝白果炖雪梨：浙贝母 12g，白果肉 10 粒，雪梨 1～2 只（削皮去心），加水 200ml，炖熟，加冰糖少许调至甜味饮服。适用于心包炎有痰热者。

◎ **饮食疗法** 丝瓜炒鱼片：丝瓜（去皮，洗净切片）200g，花斑鱼（去鳞，切片）100g。先用油盐炒丝瓜，近熟时加入鱼片一起炒至熟。适用于心包炎热盛者。

◎ **饮食疗法** 西洋参炖鸡：西洋参 3～6g，鸡肉 100g，大枣 3 枚，共置于瓦盅内，加水 200ml，隔水炖熟，油盐调味饮服。适用于心包炎，证属阴虚气弱型者。

◎ **饮食疗法** 三七炖鳖鱼：三七（打碎）3 枚，或三七粉 3g，鳖鱼 100g，生姜 2 片，大枣 3 枚，置于瓦盅内，加水 200ml，隔水炖熟，油盐调味服食。适用于心包炎，证属阴虚血瘀型者。

◎ **针刺疗法** 主穴取心俞、巨阙、肾俞、脾俞、丰隆、气海；配穴取委阳、三焦俞。用补法行针，得气后留针 15 分钟，留针期间捻针 2～3 次。每日 1 次，7 日为 1 个疗程。适用于心包炎，证属湿浊淫心、咳逆喘息型者。

◎ **针刺疗法** 取心俞、巨阙、膈俞、内关、郄门、尺泽、天池、大陵、神门、曲泽、复溜、水泉、阴陵泉、水道等穴，每次选 6～7 穴。用平补平泻法行针，得气后留针 15 分钟，留针期间捻针 2～3 次，每日或隔日 1 次，10 次为 1 个疗程。适用于心包炎，证属湿浊淫心型者。

◎ **针刺疗法** 取厥阴俞、心俞、膻中、内关等穴，用平补平泻法行针，得气后留针 15～20 分钟，留针期间捻转 3～5 次。每日 1 次，10 次为 1 个疗程。适用于心包炎，证属心阴虚型者。

◎ **针刺疗法** 取天突、心俞、巨阙、内关、列缺、丰隆、膻中、气海等穴，每次选 4～6 穴，用泻法行针，得气后留针 20 分钟，留针间捻转 5 次。每日 1 次，7 次为 1 个疗程。适用于心包炎，证属痰热陷心型者。

◎ **针刺疗法** 主穴取内关、神门、心俞、厥阴俞；配穴取素髎、大椎、关元、足三里。主穴每次取 2 穴，配穴每次取 1 或 2 穴，各穴轮换交替使用。用补法或平补平泻法行针，得气后留针 5～20 分钟。每日或隔日 1 次，7 次为 1 个疗程。适用于心包炎，证属湿浊淫心、心阳不振型者。

◎ **针刺疗法** 取心俞、巨阙、心平（位于少海穴下 3 寸处）或厥阴俞、膻中、内关，加配膈俞或血海，进针后刮针 2 分钟，四肢胸腹得气后留针 20 分钟。每日或隔日 1 次，10 次为 1 个疗程。适用于心包炎，证属瘀血结心型者。

◎ 耳穴疗法　取皮质下、内分泌、神门、交感、肾等穴,或取压痛敏感点,采用埋针法或胶布固定王不留行子,每日按压 3～4 次,每次 5 分钟,保留 3 日后换针或换药。适用于心包炎,证属湿浊淫心型者。

◎ 耳穴疗法　取肺、心、神门、肾上腺等穴,采用埋针法或胶布固定王不留行子,每日按压 2～3 次,每次 5 分钟,并保留 3～5 日。适用于心包炎,证属湿浊淫心、痰热陷心型者。

◎ 耳穴疗法　取交感、神门、胸、内分泌等穴,操作方法同上,以上各组配穴均为双侧交替取穴。适用于心包炎,证属瘀血结心型者。

◎ 敷脐疗法　地龙薤白泻心饼:地龙、甘遂各 9g,薤白 15g,黄连、猪苓各 12g,细辛 5g,上药共研为末,再以葱白 20～30g 捣烂,和药末调敷脐部。每日换药 1 次。适用于心包炎,证属心肾阳虚,痰饮凌心型者。

◎ 贴敷疗法　桃仁、栀子各 12g,研细末,加炼蜜 30g(或蛋清)调成糊状,摊敷在心前区。敷药范围为胸骨右缘第 3～5 肋间至心尖搏动处,约 7cm×15cm 大小,纱布或软布覆盖,胶布固定,每 3 日换药 1 次,2 次后可 7 日换药 1 次,6 次为 1 疗程。适用于瘀血结心,心前区刺痛或钝痛及胁下胀痛者。

六、冠状动脉硬化性心脏病

冠状动脉硬化性心脏病,简称"冠心病"。过去曾称本病为"冠状动脉性心脏病""冠状动脉粥样硬化性心脏病"或"缺血性心脏病",是临床常见病、多发病,亦是心血管系统的常见疾病之一,又是中老年人群的常见疾病。发病的重要因素为脂质代谢失调和动脉壁损坏,易患因素包括高脂血症、原发性高血压、糖尿病、吸烟、酗酒、脑力劳动、情绪紧张并缺乏体力劳动和遗传因素等。

1979 年,世界卫生组织将冠心病分为心绞痛、心肌梗死、心力衰竭、心律失常、心脏骤停 5 种。

(一)心绞痛

心绞痛,是冠状动脉发生硬化、狭窄和(或)痉挛,心肌发生急剧而短暂的缺血、缺氧而引起的临床综合征。它是冠心病中最为常见的一种类型。

【舌象辨证】

◎ 舌质黯红或紫黯,有瘀点、瘀斑,苔薄或少(彩图 3-4-53),属心血瘀阻。

◎ 舌质淡,苔浊或腻(彩图 3-4-54),属痰浊壅塞。

◎ 舌质淡红、苔薄白或少或无(彩图 3-4-55),属气阴不足。

◎ 舌质淡,苔薄白(彩图 3-4-56),属心阳亏虚。

◎ 舌质淡,苔白滑(彩图 3-4-57),属胸阳痹阻。

◎ 舌质淡,舌体胖,苔白(彩图 3-4-58),属心肾阳虚。

◎ 舌质淡,苔白(彩图 3-4-59),属阳气欲脱。

◎ 舌脉怒张,提示病程较久。

【中医疗法】

◎ 名方验方　温胆汤加减:法半夏 9g,云苓 12g,橘红 6g,枳壳 6g,炙甘草 5g,竹茹 9g,党参 15g,丹参 12g。主治心绞痛,症见胸闷,心痛,眩晕,肢麻,舌质黯红,苔腻,脉细滑者。

加减:如气虚明显者,加黄芪、五爪龙,或吉林参(另炖服)6g,或嚼服人参 1.5g,但党参不宜重用,一般不超过 15～18g,因本病虚实夹杂,多用反致补滞,不利于豁痰通瘀;如心痛明显,可合失笑散或三七末冲服;如脾气虚弱,可合四君子汤;兼阴虚不足,合用生脉散;兼高血压,加草决明、桑寄生、珍珠母;兼高脂血症,加山楂、何首乌、麦芽;兼肾虚者,加淫羊藿;兼血虚者,加鸡血藤。寒凝气阻者,加苏合香丸;心血瘀阻者,加桃仁 10g,川三七粉 2g,分 2 次冲服;舌质红少苔,加玉竹 10g,熟地黄 20g,生白芍 15g。心肾阳虚,心悸气短,形寒肢冷,肢肿便溏,脉沉细无力者,先用高丽参(炖服)10g,西洋参(炖服)5g,川附子(先煎)15g,干姜 10g,胡桃肉 20g,冬虫夏草(研末吞服)10g,蛤蚧(研末吞服)1 对,荜茇 4g,水煎分服。

◎ 名方验方　调气化瘀方:黄芪 10g,党参 10g,炙甘草 5g,旋覆花(包煎)10g,广郁金 10g,丹参 10g,三七粉(吞服)3g。主治心痛频发,胸痛掣背,憋闷,动则气急,倦怠无力,胃脘作胀。舌质黯红,苔薄白,脉沉细者。

加减:临证偏于阳虚者,可伍用薤白、桂枝、降香、川芎等温性理气活血药;偏于阴虚者,可伍用赤芍、枳壳、金铃子、延胡索等凉性、平性理气活血药。

◎ 名方验方　理冠通痹汤:桂枝 6g,党参 12g,当归 12g,制何首乌 12g,丹参 12g,红花 9g,川芎 6g,瓜蒌 18g,薤白 12g,郁金 9g。主治冠心病,症见阵发性心胸疼痛。

加减:若血瘀偏重,症见心区刺痛,唇舌色黯或有瘀斑,脉弦涩者,可在方中加活血化瘀药,如延胡索、三七粉等;若痰浊偏重,症见胸部闷痛不适,舌苔白腻,脉弦滑,则去制首乌,加化痰之品,如半夏、茯苓、陈皮、石菖蒲等;若舌苔黄腻,脉滑数者,可加黄连、竹茹、胆南星等,以清热化痰;若气滞偏重者,可加理气药,如枳实、桔梗、檀香(后下)、砂仁(后下)等;若见心胸疼痛,面白气短,舌淡,脉迟或结代者,可加温阳补气之品,如制附子、干姜、黄芪、炙甘草等;若疼痛剧烈不止,四肢厥冷,精神倦怠,脉沉微欲绝者,此为阳虚欲脱之证,急宜回阳固脱,益气复脉,方中去桂枝、川芎、当归、何首乌、郁金,加人参(炖服)、制附子(先煎)、干姜、麦冬、北五味子(后下)、炙甘草等;若见心胸阵痛、头晕目眩,心悸易惊,睡眠不安,唇舌色淡,脉细弱者,为血虚偏重,宜加补血养心药,如干地黄、枸杞子、制五味子、阿胶(烊化)、炒酸枣仁等;若脾虚而见脘痞腹胀,便溏者,宜去瓜蒌、当归、制首乌,加白术、茯苓、山药、鸡内金等,以健脾助运。

◎ 名方验方　宁心汤:孩儿参 9g,丹参 9g,当归 6g,川芎 3g,赤芍 9g,白芍 9g,生地黄 9g,桃仁 9g,红花 5g,茯苓 9g,广木香(后下)5g,陈皮 3g,甘草 3g。上药 1 剂做成宁心汤颗粒 2 包。每次 1 包,1 日 2 次。主治冠心病,症见胸痛(心绞痛)偏向左侧,痛引肩背,痛如刀绞针刺,或如紧束样痛,或如重物压痛,伴胸闷、心悸、气急等。

加减:兼有面色苍白,肢冷畏寒,自汗乏力,大便溏薄,苔白腻,舌质淡,脉沉缓,时有结代或涩脉,属阳虚者,加桂枝 4.5g;见浮肿者,加熟附片(先煎)4.5g;若兼有胸部烧灼感,头晕盗汗,夜寐欠安,口干,舌红少苔,脉细带数,或见代脉,属阴虚者,加玄参 9g,麦冬 9g;若兼有头晕目眩,手麻,肢酸乏力,夜寐多梦,大便溏薄,舌苔白腻,脉濡缓,偶有结代,属痰湿者,去生地、当归、川芎,加炒苍术、制半夏、焦楂曲、泽泻各 9g。

◎ 名方验方　毛冬青汤:毛冬青 100g,用清水浸泡 24 小时,煎 4 小时后浓缩成 20ml,每日 1 剂,分 2 次服用。适用于胸痹各型。

◎ 名方验方　五灵脂(醋制)10g,生姜 3g。上药共捣碎,每次取 3g,冲服,每日 1 或 2 次。适用于胸痹,证属瘀血阻滞型者。

◎ 名方验方　理冠通痹汤:桂枝 6g,党参 12g,当归 12g,制首乌 12g,丹参 12g,红花 9g,川芎 6g,瓜蒌 18g,薤白 12g,郁金 9g。上药水煎分服,每日 1 剂。具有温阳散寒,理气止痛的功效。主治冠心病心绞痛,症见阵发性心胸痛者。

◎ 饮食疗法　蒸猪心:猪心 1 个,朱砂、高丽参、川贝母各 3g。猪心剖开一半,再用朱砂研细,高丽参切片,如有咳嗽加川贝母研末(未咳嗽者不必加用),同入猪心内用线缝密,置于大碗内,上锅蒸熟去线,一并食用。每隔 1 日按上法食 1 次,吃 5 个猪心后病况好转,再每隔 2 日吃 1 个,吃 5 个后渐觉好转,又隔 3~4 日吃 1 个,至痊愈为至。主治心绞痛,症见心痛彻背者。

◎ 饮食疗法　参七炖鸡:人参 6g,三七粉 3g,鸡肉 75g,水 200ml,置于瓦盅内,隔水炖熟,油盐调味食用。适用于心绞痛,证属气虚血瘀型者。

◎ 饮食疗法　粉葛煲汤:粉葛(去皮、切片)200g,猪瘦肉 75g,水适量煲汤,油盐调味,分次饮服。适用于心绞痛,血压偏高者。

◎ 饮食疗法　黄花菜、芹菜炒鱼片:鲜黄花菜 75g,芹菜 75g,鲩鱼或鳙鱼 75g(切片),银耳少许。先用滚水灼熟蔬菜,将鱼片、银耳微炒,然后加入蔬菜及调配料共炒至熟,服食。适用于心绞痛,血压偏高者。

◎ 饮食疗法　薤白粥:薤白 10~15g(或鲜品 30~45g),粳米 100g。用薤白与淘洗的粳米同煮成粥,每日早、晚餐温热食用。主治老年性冠心病心绞痛。

◎ 针灸疗法　主穴取内关、心俞、膻中、通里、厥阴穴、巨阙、足三里。随证配穴,心血瘀阻配型者,配加膈俞、阴郄;气阴不足型者,配加阴郄、太溪、三阴交;心阳不振型者,配加命门(灸)、巨阙;痰浊壅盛型者,配加中脘、丰隆;阳气暴脱型者,配加关元(灸)、气海(灸)。每次选 4~5 穴,各穴轮换交替使用,连续治疗 10 次后可停针数日,再行治疗。巨阙穴宜沿皮刺。在针刺背部俞穴的同时可注意找寻敏感点进行针刺。对心阳不振,寒凝心脉者,可用灸法。

◎ 耳穴疗法　取心、皮质下、交感区等穴,施以埋针法或埋王不留行子,嘱患者自行按压刺激,以达到缓解心绞痛的目的。

◎ 推拿按摩疗法　以拇指或手掌按揉心俞、膈俞、厥阴俞、内关、间使、三阴交、心前区阿是穴,每次 10 分钟。主治心绞痛。

◎ 敷脐疗法　川芎 12g,冰片 7g,硝酸甘油 10 片,丹参注射液数支。前 3 味药共研细末备用。用时每取 0.5g,用丹参注射液调成糊状,贴敷于脐部,外盖纱布,胶布固定。隔日换药 1 次。

(二)心肌梗死

心肌梗死,是由于冠状动脉闭塞,血流中断,部分心肌因严重的持久性缺血而发生局部坏死所致。心肌梗死绝大部分系由冠状动脉硬化所引起,少数见于梅毒性主动脉炎累及冠状动脉开口,结缔组织疾病(风湿性疾病)或冠状动脉栓塞所引起。

本病在中医学属"真心痛"等病证范畴。

【舌象辨证】

◎ 舌淡红,苔薄白(彩图 3-4-60),属气虚血瘀、腑气不降。

◎ 舌质淡,苔白(彩图 3-4-61),属心阳虚衰。

◎ 舌体胖大,舌面有瘀斑或瘀点,舌边见齿痕纹(彩图 3-4-62),或全舌黯淡,苔薄白(彩图 3-4-63),属气虚血瘀。

◎ 舌质黯淡,苔白腻(彩图 3-4-64),属心阳虚衰、寒凝心脉。

◎ 舌质青紫,苔少或无(彩图 3-4-65),属阳脱阴竭。

◎ 舌质黯淡,舌体胖嫩,舌边见齿痕纹,苔白而腻(彩图 3-4-66),属痰浊瘀阻。

◎ 舌质黯红,苔黄腻(彩图 3-4-67),属痰瘀热互结。

◎ 舌质红,苔少或无(彩图 3-4-68),属气阴两虚。

◎ 舌脉曲张,见囊柱状或粗枝状(彩图 3-4-69),提示心肌梗死。

【中医疗法】

◎ 名方验方　红参或西洋参 10～15g,急煎,立即服下,或管喂,或小口频服。适用于气虚、阳虚明显者。

◎ 名方验方　瓜蒌皮 15g,薤白 15g,法半夏 10g,郁金 15g,甘草 5g,水煎服,每日 1 剂。适用于胸阳痹阻者。

◎ 名方验方　心梗救逆汤:红参(炖服)15g,熟附片(先煎)15g,山茱萸 18g,全瓜蒌 12g,薤白 6g,当归 18g,红花 6g,降香(后下)4.5g,煅龙骨(先煎)30g,煅牡蛎(先煎)30g。上药水煎分服,每日 1 剂。具有益气回阳固脱、行气宽胸、活血化瘀的功效。主治急性心肌梗死,心源性休克,症见突发心前区绞痛,神志不清,小便自遗,冷汗湿衣,四肢厥冷,血压降低,脉微欲绝,心电图示急性心肌梗死者。

◎ 名方验方　金陈三虫片：水蛭 3g，九香虫 3g，广虫 3g，郁金 9g，茵陈 30g。上药经水煎去渣浓缩成膏，加入适量赋形药，依法制成片剂，每片重 0.5g，相当于原生药 2g，每次服 4～8 片，每日 3 次。适用于胸痹，证属瘀血阻滞型者。

◎ 名方验方　瓜蒌薤白半夏汤加味：瓜蒌皮 15g，薤白 15g，法半夏 10g，郁金 15g，甘草 5g。上药水煎分服，每日 1 剂。适用于胸痹，证属胸阳痹阻型者。

◎ 名方验方　独参汤：红参或西洋参 10～15g，急煎，立即服下，或管喂，或小口频服。适用于胸痹，证属气虚、阳虚明显者。

◎ 名方验方　三七粉：取三七适量，研磨成粉，每次取 1～3g，冲服。必要时可加重用量。适用于胸痛剧，瘀象明显者。

◎ 名方验方　毛冬青汤：毛冬青 100g，用水浸泡 24 小时，煎 4 小时后，浓缩成 20ml，分 2 次服用，每日 1 剂。适用于胸痹证各证型。

◎ 饮食疗法　参七炖鸡汤：人参 10g，三七 3g，大枣 3 枚，鸡肉 75g。用瓦盅隔水炖熟，油盐调味服食。具有益气活血的功效。主治心肌梗死，证属心气虚、心脉瘀阻型者。

◎ 饮食疗法　冬虫夏草、莲子炖猪心汤：冬虫夏草 10 条，莲子（不去心）30g，猪心 75g，大枣 3 枚。用瓦盅隔水炖熟，油盐调味后服食。主治心肌梗死，症见身体虚弱者。

◎ 饮食疗法　榨菜煨肘子肉：榨菜 25g，肘子肉 250g。肘子肉除去皮及脂肪，用普通清汤制法煨制清汤，肉烂后以手撕碎，加入榨菜丝煮开，加入适宜味精即可食用。具有补虚益气的功效，适用于心肌梗死，病情稳定的患者。

◎ 针灸疗法　主穴取内关（双）、膻中；配穴取足三里（双）。膻中穴针尖向下平刺，反复行针，内关穴先用导气法待针感放射至前胸或侧胸，并用泻法；足三里穴用捻转加小幅度提插之补法。留针至胸痛显著缓解或消失，留针期间宜反复间断行针。适用于心肌梗死，证属血瘀心痛型者。

◎ 针灸疗法　主穴取心俞、郄门（双）、巨阙；配穴取厥阴俞、心俞、厥阴俞及郄门。均先用导气法，要求针感达前胸，巨阙针法同膻中。心俞、厥阴俞、巨阙穴均在施以补法后，加用艾灸或温针灸。适用于心肌梗死，证属寒性心痛者。

◎ 耳穴疗法　取心、神门、皮质下，配交感、内分泌、肾上腺、胸等耳穴。用王不留行子粘贴于耳穴上，并时时按压。适用于心肌梗死，各种类型的心痛。

◎ 穴位按压疗法　患者取坐位或侧卧位，由肩胛骨下角下缘画一垂直于脊柱的直线，直线相交于脊背正中线处即为至阳穴。将 1 枚伍分硬币之边缘横放于至阳穴上，适当用力按压 3～5 分钟。具有良好的缓解心痛的功效。适用于各种类型的心痛。

七、心律失常

正常、健康人的心脏是按照一定的频率和节律跳动的。当心脏因受到生理或病理等多种因素的影响,发生了心脏冲动的形成或传导发生障碍,而引起心脏的频率或节律异常改变时,就称为心律失常。

一般的心律失常,常分心动过速、心动过缓、心跳暂停 3 种。

本病在中医学属"惊悸""怔忡""昏厥""虚劳""水肿"等病证范畴。

【舌象辨证】

◎ 舌质淡红,苔薄白(彩图 3-4-70),属心气不足。

◎ 舌质红而少津液,苔少或无(彩图 3-4-71),属心阴亏虚或肝肾阴虚。

◎ 舌质淡红,苔少(彩图 3-4-72),属心脾两虚。

◎ 舌质淡,苔白(彩图 3-4-73),属心阳不足。

◎ 舌质淡,苔浊腻(彩图 3-4-74),属痰扰心脉。

◎ 舌质紫黯,或有瘀点、瘀斑(彩图 3-4-75),属心脉瘀阻。

◎ 舌质淡,苔薄白(彩图 3-4-76),属脾肾阳虚或心虚胆怯。

◎ 舌质淡,苔白腻(彩图 3-4-77),属痰浊阻滞。

【中医疗法】

◎ 名方验方　延胡索末每次 3～10g,以开水冲服,日服 3 次,7～10 日为 1 个疗程。适用于房性、结区性期前收缩(早搏),阵发性房颤。

◎ 名方验方　桂甘龙牡汤:桂枝 9g,炙甘草 6g,龙骨(先煎)12g,牡蛎(先煎)12g。上药水煎分服,每日 1 剂。主治心悸不宁,坐立不安,烦躁乏力,舌淡苔白,脉弦缓无力。

加减:若心悸烦躁,手足厥冷,脉沉而舌淡者,治当心肾同温,上下兼顾,合用茯苓四逆汤加减:桂枝 9g,炙甘草 6g,茯苓 12g,人参(炖服)6g,制附子(先煎)12g,干姜 6g。

◎ 名方验方　归脾汤:太子参 10g,炒白术 10g,炒谷、麦芽各 15g,炒神曲 15g,桔梗 6g,防风 6g,生白芍 12g,夜交藤 15g,生龙牡各(先煎)20g。上药水煎分服,每日 1 剂。主治心下悸动,精神困顿,头晕,纳差腹胀,大便溏薄不爽,舌淡红,苔白而腻,脉沉数者。

加减:若见舌苔白略厚,脉沉而小数者,酌加茯苓 15g,怀山药 15g,薏苡仁 15g,以加强健脾化湿之功。

◎ 名方验方　麻黄附子细辛汤合生脉散加味:麻黄 10g,制附子(先煎)6g,北细辛 3g,人参(炖服)10g,麦冬 15g,北五味子(后下)6g,丹参 15g,桂枝 10g,白芍 10g,炙甘草 6g。上药水煎分服,每日 1 剂。具有温阳益气、养血通脉的功效。主治窦性心动过缓。

◎ 名方验方　窦缓合剂:太子参 20g,麦冬 10g,北五味子(后下)6g,赤、白芍各 15g,桂枝 4g,炙甘草 10g,玉竹 15g,牡丹皮 15g。上药水煎分服,每日 1 剂。具有益气养阴、活血通脉的功效。主治窦性心动过缓。

◎ 名方验方　二参麦冬汤:炙黄芪 12g,丹参 12g,党参 10g,桂枝 10g,麦冬

10g,当归10g,炙甘草10g,北五味子(后下)6g。上药水煎分服,每日1剂。具有益气养心宁神的功效。主治窦性心律不齐及其他各种心律不齐。

加减:失眠者,加炒酸枣仁、茯神、夜交藤;外邪未清者,加茯苓、金银花、连翘。

◎ 名方验方　稳心灵散:党参30g,黄精30g,甘松15g,琥珀末1g,三七末1g。将上药研成细粉末,每次取9g,1日3次,用温开水送服。具有益气养阴、活血化瘀、复脉宁神的功效。主治窦性心律不齐。

◎ 名方验方　半夏麻黄丸:麻黄30g,半夏30g。上药混合后研为末,炼蜜为丸,如梧桐子大小。每次服用3g,每日3次。主治惊悸不安。

◎ 饮食疗法　人参炖鸡:人参5～10g,鸡肉75～100g,大枣2枚,水1碗,置于瓦盅中,隔水炖熟,油盐调味,饮汤食肉。适用于心律失常,证属心气虚型者。

◎ 饮食疗法　当归生姜羊肉汤:当归10～30g,羊肉75～100g,生姜3片,大枣2枚,清水1～1.5碗,放入炖盅内炖熟,油盐调味,饮汤亦可食肉。适用于心血少而体质虚寒的心律失常。

◎ 饮食疗法　粉葛煲猪肉:粉葛250～500g,猪瘦肉100～150g,同煲汤后,食肉饮汤。适用于心律失常。

◎ 饮食疗法　冬莲合粥:麦冬15g,莲子(不去心)30g,百合30g,清水适量,煲至烂熟,加适量冰糖(或白糖)调味后服食。适用于心阴虚型心律失常。

◎ 饮食疗法　鲜百合炒肉片:鲜百合100～150g,兔肉100g,切片,炒熟,油盐调味后服食,若无兔肉可用猪瘦肉、鲜鱼肉替代。适用于心阴虚、心神不宁型心律失常。

◎ 针刺疗法　独取膻中穴,施以平补平泻法,得气后留针10～15分钟,每日1次。适用于阵发性心动过速。

◎ 针刺疗法　针刺双侧内关穴,新发病及年轻体力尚强者,施以泻法重刺激,并予留针3～5分钟;对久病体虚者,施以补法轻刺激,并予留针15～30分钟。每日1次,适用于各种早搏。

◎ 耳穴疗法　取心、神门、交感点。采用5分毫针刺入耳穴内,并予留针30分钟,留针期间,每隔10分钟行针1次,中等刺激,适用于室上速及室速。对于反复发作者,可于发作终止之后,改用耳穴埋针或耳穴压药(用王不留行子或保济丸),每隔3日更换1次。

◎ 耳穴疗法　取内分泌、心、神门、交感、皮质下。用胶布固定王不留行子贴压于耳穴上,嘱患者每日自行按压2～3次,每次5分钟,10次为1个疗程。可配合药物治疗。主治缓慢性心律失常。

◎ 穴位按摩疗法　①患者取仰卧位,医者以拇指指端顺时针方向按压左神藏穴或灵墟穴。适用于阵发性、室上性心动过速。②取心俞、膈俞、至阳穴,采用点、按、揉等手法,在上述穴位上施以刺激,手法由轻至重,每次15分钟。每日1次,10次为1个疗程。适用于缓慢性心律失常。

八、病态窦房结综合征

病态窦房结综合征(SSS),简称"病窦综合征",是由窦房结及其邻近组织的病变,引起窦房结起搏功能和(或)窦房传导障碍,从而产生多种心律失常的综合表现。

本病的常见病因有冠心病,或因风湿热、白喉等疾病所致的心肌炎以及结缔组织疾病,进行性肌营养不良等非特异性病变,老年人年老造成窦房结硬化—退化—纤维变性,甚至心房、房室结、希-浦系统病变,使窦房结功能低下。另外,某些药物和原发性 R-T 间期延长综合征,阻塞性黄疸,高钾或低钾血症等均可诱发本病的发生。

本病在中医学属"心悸""怔忡""眩晕""胸痹""脉迟""厥证"等病证范畴。

【舌象辨证】

◎ 舌质淡,苔白(彩图 3-4-78),属心阳亏虚。

◎ 舌质淡,苔薄白(彩图 3-4-79),属气血两虚。

◎ 舌质黯淡,苔薄白(彩图 3-4-80),属心肾阳虚。

◎ 舌质淡,苔白腻或白滑(彩图 3-4-81),属痰浊内阻。

◎ 舌质紫黯或有瘀点、瘀斑,苔薄(彩图 3-4-82),属气滞血瘀。

【中医疗法】

◎ 名方验方 人参 15g,黄芪 20g,北细辛 6～15g,制附片(先煎)10g,炙麻黄 6g,麦冬 12g,丹参 18g,五味子 12g,桂枝 10g,甘草 10g。每日 1 剂,水煎 2 次,早晚各服 1 次。具有温阳益气、和络复脉的功效。适用于脉象迟缓结代,心悸怔忡,胸痹气短。证属心肾阳虚,心阳不运者。

加减:心痛加延胡索、生蒲黄、檀香以活血行气;胸憋加瓜蒌、薤白以宣痹通阳,或用石菖蒲、郁金以解郁理气;头晕加菖蒲、磁石以开窍通阳;气喘加重人参用量,以补元固脱。

◎ 名方验方 麻黄附子细辛汤:麻黄 10g,制附子 10g(先煎),北细辛 3g。上药水煎,分 2 次温服,每日 1 剂。具有温阳散寒通脉的功效。主治病窦综合征。

加减:若气虚者,加黄芪、人参;兼瘀者,加丹参、川芎。

◎ 名方验方 炙甘草汤:炙甘草 15g,大枣 10g,阿胶(烊化)10g,生姜 10g,人参(炖服)10g,生地 10g,桂枝 10g,麦冬 12g,火麻仁(打碎)10g。上药水煎,分 2 次温服,每日 1 剂。具有益气养血、滋阴复脉的功效。主治病窦综合征。

加减:若阳虚者,加制附子(先煎);兼瘀者,加丹参、川芎。

◎ 名方验方 升陷汤:生黄芪 30g,升麻 6g,柴胡 6g,桔梗 6g,知母 10g。上药水煎,分 2 次温服,每日 1 剂。具有益气升阳的功效。主治病窦综合征。

加减:若瘀血胸痛者,加丹参、郁金;若失眠者,加炒酸枣仁、合欢花;气虚下陷甚者,加人参(炖服)。

◎ **饮食疗法**　人参炖鸡汤:人参 10g,鸡肉 75～100g,大枣 2 枚。将上料加水 1 碗,置于瓦盅中,隔水炖熟,油盐调味,饮汤食肉。具有健脾益气的功效。主治病窦综合征,证属心气虚弱型者。

◎ **饮食疗法**　仙人掌白糖水:仙人掌 100g,白糖 50g。将仙人掌去刺洗净,捣成绒状,取汁,加入白糖,开水冲糖,睡前或餐时服用,每日 3 次,7 日为 1 个疗程。具有行气活血、宁心安神的功效。主治病窦综合征,症见心悸、失眠者。

◎ **耳穴疗法**　取内分泌、心、神门、交感、皮质下。用胶布固定王不留行子贴压于耳穴上,嘱患者每日自行按压 2～3 次,每次 5 分钟,10 次为 1 个疗程。可配合药物治疗。主治缓慢性心律失常。

◎ **穴位按摩疗法**　①患者取仰卧位,医者以拇指指端顺时针方向按压左神藏穴或灵墟穴。适用于阵发性、室上性心动过速。②取心俞、膈俞、至阳穴,采用点、按、揉等手法,在上述穴位上施以刺激,手法由轻至重,每次 15 分钟。每日 1 次,10 次为 1 个疗程。适用于缓慢性心律失常。

九、心脏神经官能症

心脏神经官能症是由于高级中枢神经功能失调,引起以心脏血管方面临床表现的一种功能性疾病。在病理解剖上心脏血管无器质性病变;但也有少数患者在长期患有器质性心脏病的同时,伴有心脏神经官能症。

心脏神经官能症是神经症的一种类型。心血管系统的活动受神经和内分泌系统的调节,其中神经系统的调节起主导作用。高级神经中枢通过交感与副交感神经组成的自主神经系统调节心血管的正常活动。由于各种因素,如情绪激动、忧虑、持续兴奋等各种致病因素,中枢神经的正常活动失调,受自主神经调节的心血管系统的功能也发生紊乱,从而引起本病的发生。

本病在中医学属"心悸""怔忡""胸痹""郁证"等病证范畴。

【舌象辨证】

◎ 舌质淡红,苔薄略黄(彩图 3-4-83),属心胆气虚。

◎ 舌质淡,苔薄白(彩图 3-4-84),属心脾两虚。

◎ 舌质红,苔少(彩图 3-4-85),属心肾不交。

◎ 舌质红,苔白腻(彩图 3-4-86),属肝郁化火。

【中医疗法】

◎ **名方验方**　归脾汤:人参(炖服)6g,炒白术 9g,炙黄芪 12g,当归 9g,茯神 9g,炙远志 6g,炒酸枣仁 12g,广木香 6g,龙眼肉 12g,炙甘草 3g,生姜 5 片,大枣 1 枚。上药水煎,分 2 次温服,每日 1 剂。具有补血养心、益气安神的功效。主治心脏神经官能症。

加减:若心悸重者,加柏子仁、琥珀;呼吸困难重者,用木香、瓜蒌;倦怠乏力明显者,重用人参、黄芪。

◎ 名方验方　逍遥散:白芍药 9g,当归 9g,茯苓 9g,炒白术 9g,醋柴胡 9g,薄荷(后下)3g,生姜 3 片,炙甘草 5g。上药水煎,分 2 次温服,每日 1 剂。具有健脾化痰,疏肝理气的功效。主治心脏神经官能症。

加减:心悸明显者,加柏子仁 15g,生龙牡各(均先煎)30g;胸痛明显者,加丹参15g,延胡索 12g,川楝子 12g;气短明显者,加生黄芪 15g,党参 12g;焦虑失眠者,加炒枣仁 30g,合欢花 10g。

◎ 名方验方　柴芩温胆汤合甘麦大枣汤:柴胡 12g,黄芩 12g,陈皮 10g,制半夏 10g,枳实 10g,竹茹 10g,茯苓 30g,生甘草 6g,大枣 10g,生姜 3 片,怀小麦(淮小麦)30g。上药水煎,分 2 次温服,每日 1 剂,14 日为 1 个疗程。具有理气化痰、养心安神的功效。主治心脏神经官能症。

加减:心悸重者,加柏子仁、琥珀末(冲服);乏力者,加红参(炖服)、黄芪。

◎ 名方验方　甘麦大枣汤:炙甘草 6～9g,怀小麦 30g,红枣 3～5 枚。上药浓煎 2 次,取 450ml 左右,分 3 次口服,每日 1 剂,连服 1 个月。具有养心安神、益气健脾的功效。主治心脏神经官能症。

加减:若气虚明显者,加黄芪、党参;阴虚明显者,加玄参、麦冬;兼痰浊者,加郁金、竹茹、远志;兼血瘀者,加桃仁、红花、赤芍;食少运迟者,加炒谷麦芽、炒神曲、焦山楂;烦躁不安者,加白薇、生龙骨(先煎)、生牡蛎(先煎);难于入眠者,加炒酸枣仁、夜交藤、合欢花,甚者合黄连阿胶汤。

◎ 名方验方　柴胡疏肝散加减:柴胡 12g,枳壳 10g,白芍 15g,陈皮 10g,郁金10g,香附 10g,丹参 15g,菖蒲 10g,桃仁 15g。上药水煎,分 2 次温服,每日 1 剂。具有疏肝解郁、理气活血的功效。主治心脏神经官能症。

加减:郁久化热致心肝火旺者,去桃仁、陈皮,加栀子、丹皮、桑叶、菊花;兼脾虚者,去桃仁、丹参,加白术、党参;湿阻甚者,加炒苍术 10g。

◎ 名方验方　宁心饮:太子参 15～30g,麦冬 15g,五味子 6g,淮小麦 30g,甘草6g,大枣 7 枚,丹参 15g,龙牡各 30g,磁石 30g。水煎分服。具有益气养阴,宁心调神的功效。主治气阴两虚型心脏神经官能症。

◎ 饮食疗法　人参枣仁汤:人参 5g,茯神 15g,炒枣仁 10g,砂糖 30g,前 3 味药水煎取汁调入砂糖,人参连用 3 次。代茶水饮用。具有养心安神、镇惊定志的功效,适用于心脏神经官能症,症见心神不宁,坐卧不安,眠少多梦者。

◎ 饮食疗法　五味子酒:五味子 60g,洗净,装细口瓶中,加 60 度白酒至500ml,封紧瓶口,每日振摇 1 次,半个月后开始饮用。每次取 3ml,饭后服用,也可佐餐,每日 3 次。用于心脏神经官能症,症见失眠、头晕、心悸、健忘、乏力、烦躁等。

◎ 针刺疗法　取心俞、肾俞、巨阙、内关、神门、通里、间使、足三里、三阴交、太溪等穴,每次选 3～5 穴,采用毫针刺入,酌情施以补泻手法,得气后并予留针 20 分钟。每日 1 次,10 次为 1 个疗程。

◎ 耳穴疗法　取皮质下、交感、神门、心俞等耳穴,毫针刺入得气后,留针 1 小时。每日 1 次,10 次为 1 个疗程。

◎ 头皮针疗法　取感觉区、足运动区、晕听区、胸腔区,毫针刺入得气后,留针 15～30 分钟,其间捻转行针 1～5 分钟,捻转角度在 180 度以内,频率每分钟 120～200 次,每日 1 次,10～15 次为 1 个疗程。

◎ 穴位贴敷疗法　取吴茱萸(米醋炒)、桂皮、柏子仁、远志各 300g,丁香 6g,姜汁适量。前 5 味药研为细末,过筛,加入姜汁调为糊状。取关元、神阙、肾俞(或加中脘、期门),将药糊分别涂于布上,置于穴位处,纱布盖后,胶布固定,每日换药 1～2 次。

◎ 按摩疗法　嘱患者取仰卧位,施术者站于右侧。先用双手拇指用推法,沿胸肋间隙由前至后施术,反复操作 1～3 分钟。然后用全手掌抚法施术于胸部两侧,由前向后反复操作 5～6 遍,再用双手掌重叠按压于胸前,由胸骨上端向下依次顿挫按压,反复操作 5～6 遍,手法要轻巧。然后点揉天突、云门、屋翳、膻中、天池等穴位。

十、脑血栓形成

脑血栓形成,是指在脑动脉的颅内、外段动脉管壁病变,尤其是动脉粥样硬化的基础上,发生血液的有形成分凝聚,致使动脉管腔明显狭窄或闭塞,引起相应部位的脑部发生梗塞,从而引起一系列的临床症状。

脑动脉粥样硬化是引起本病的最常见病因,其次是各种脑动脉炎,包括结核性、化脓性、钩端螺旋体病、红斑狼疮、结节性动脉周围炎、血栓闭塞性脉管炎、大动脉炎及其他非特异性脑动脉炎等。少见的病因有颈部动脉的直接外伤、先天性动脉狭窄以及真性红细胞增多症等疾病。血压降低和血液凝固性增高(如分娩后)等,亦为诱发本病的因素之一。

本病在中医学,属“中风”“卒中”“偏枯”等病证范畴。

【舌象辨证】

● 中风先兆期

◎ 舌质红,苔黄(彩图 3-4-87),属肝肾阴虚、风阳上扰。

◎ 舌质淡,苔白腻(彩图 3-4-88),属气虚痰阻。

● 中风卒中期

◎ 舌质黯淡,苔薄白或白腻(彩图 3-4-89),属风痰瘀血、痹阻络脉。

◎ 舌质红或红绛,苔薄黄(彩图 3-4-90),属肝阳上亢、风火上扰。

◎ 舌质黯红或黯淡,苔黄或黄腻(彩图 3-4-91),属痰热腑实、风痰上扰。

◎ 舌质黯淡,舌面有瘀点、瘀斑,苔薄白或白腻(彩图 3-4-92),属气虚血瘀。

◎ 舌质红绛或黯红,苔少或无(彩图 3-4-93),属阴虚风动。

◎ 舌质淡,苔薄白(彩图 3-4-94),属经脉空虚、风邪入中。

◎ 舌质红绛,苔黄腻或干腻(彩图 3-4-95),属痰热内闭清窍。

◎ 舌质黯淡,苔白腻(彩图 3-4-96),属痰湿蒙塞心神。

◎ 舌痿,舌质紫黯,苔白腻(彩图 3-4-97),属元气败脱、神明散乱。

● 中风后遗症期

◎ 舌质淡紫,舌面有瘀点、瘀斑,苔白(彩图 3-4-98),属气虚血滞、络脉瘀阻。

◎ 舌质红,苔黄(彩图 3-4-99),属阴虚阳亢、络脉瘀阻。

◎ 舌质黯,苔腻(彩图 3-4-100),属风痰阻窍、络脉瘀阻。

● 中经络

◎ 舌质红或红绛,苔薄黄(彩图 3-4-101),属肝阳暴亢、风火上扰。

◎ 舌质暗淡,苔薄白或白腻(彩图 3-4-102),属风痰瘀血、痹阻络脉或气虚血瘀。

◎ 舌质黯红或暗淡,苔黄或黄腻(彩图 3-4-103),属痰热腑实、风痰上扰。

◎ 舌质红绛或黯红,苔少或无(彩图 3-4-104),属阴虚风动。

● 中脏腑

◎ 舌质红绛,苔黄腻而干燥(彩图 3-4-105),属风火上扰清窍。

◎ 舌质暗淡,苔白腻(彩图 3-4-106),属痰湿蒙闭心神。

◎ 舌质红绛,苔褐黄而干腻(彩图 3-4-107),属痰热风闭心窍。

◎ 舌体萎缩,舌质紫黯,苔白腻(彩图 3-4-108),属元气败脱、心神散乱。

【中医疗法】

◎ 名方验方 化痰通腑汤:全瓜蒌 15～30g,胆南星 6～10g,生大黄(后下)10～15g,芒硝(冲服)10g。适用于缺血性中风急性期。

◎ 名方验方 三化复遂汤:生大黄(后下)3～10g,枳实 10g,厚朴 10g,羌活 10g,全瓜蒌 30g,半夏 10g,防风 10g,桃仁泥 10g,钩藤(后下)20～30g,玄明粉(冲服)6～9g。上药水煎,分 2 次温服,每日 1 剂。主治中风病中经络证。症见神志清楚,半身不遂,病侧肢体不能活动,肌力 0 度或 1 度,大便秘结,数日甚至 10 余日不能自行排大便,可兼见口中有热腐气味,舌苔腻而黄,脉象沉滑,重按有力等症,或渐渐再现神识恍惚,有欲向中脏腑证转化趋势。

加减:上肢不遂者,可加桑枝 30g,片姜黄 10g,红花 10g;下肢不遂者,可加桑寄生 30g,怀牛膝 12～15g,川续断 15g,大便通畅后,可减去玄明粉;去玄明粉后大便仍 1 日 2～3 次者,可减少大黄用量,但不可去掉,去玄参粉后,大便虽能 1 日 1 次,但感到排便不太通畅,腹部略感胀满者,可另加焦槟榔 10～12g,以消滞行痰,通降腑气;时日稍久,病入血分,瘀血证明显者,可加红花 10g,鸡血藤 15g,川芎 6g;患肢感到有胀痛者,可加红花 10g,地龙 9g,地鳖虫 6g,络石藤 20～30g,伸筋草 20～30g;舌苔厚腻、食纳不香者,可加苍术 9g,藿香(后下)10g,佩兰(后下)10g,陈皮 3～6g,茯苓 10g;兼有言语不利者,可加全蝎 6～9g(或蝎尾 10～20 条),菖蒲 10g,远志 10g;有欲向中脏腑证转化者(神识有些恍惚),可加菖蒲 12g,远志 12g,天竺黄 10g,或再加服牛黄清心丸。

◎ 名方验方　通脉舒络饮:黄芪 30g,红花 10g,川芎 10g,炒地龙 15g,川牛膝 15g,丹参 30g,桂枝 6g,生山楂 30g。上药水煎,分 2 次温服,每日 1 剂,主治中风、痹证,偏于气虚血瘀型者。

加减:①语言謇涩明显,属气郁或痰湿内阻者,加郁金 12g,菖蒲 10g,半夏 10g,茯苓 15g;②语言障碍,吞咽困难者,原方去桂枝,加胆南星 10g,郁金 10g;③头痛甚者,去桂枝、红花,加僵蚕 10g,白菊花 15g;④眩晕明显,若系肝阳上亢者,去桂枝、川芎、黄芪,加珍珠母(先煎)30g,芜蔚子 10g;⑤纳呆胸闷、舌苔白腻,湿浊明显者,加白术、茯苓各 10g,薏苡仁 20g 或藿香、佩兰(均后下)各 10g;⑥呕吐者,加竹茹、姜半夏各 10g;⑦便秘、口臭者,加生大黄(后下)12g;⑧抽搐者,去桂枝,加僵蚕、钩藤(后下)各 10g。

◎ 名方验方　疏风清热活血通络汤:钩藤 15g,独活 15g,白菊花 15g,黄芩 15g,生石膏(先煎)40g,赤芍 20g,全蝎 7.5g,红花 15g,丹参 20g,川芎 15g。上药水煎,分 2 次温服,每日 1 剂。主治中风入经络(脑血栓形成),风邪挟热入于经络。症见半身不遂,酸软无力,头昏,口眼㖞斜,舌苔白薄而干,脉浮数或弦数。

注意:此类型患者忌用补药,误补易使经络壅塞邪气不除,病必加重。辨证应注意舌苔白干、质红,脉象弦而有力或滑数等风热表现。

◎ 名方验方　通腑醒神胶囊:番泻叶 3g,虎杖 10g,人工牛黄粉 1.5g,天竺黄 6g,瓜蒌仁 9g。上药依法制成胶囊剂,每次口服 2 粒,每日 2 次,用温开水吞服。具有清热通腑、涤痰醒脑的功效。适用于中风急性期,痰邪积滞腑气不通之证。

◎ 名方验方　银珠 10g,枯矾 12g,降香 3g,艾绒 60g。上药共研细末,用皮纸制成艾条,早晚熏灸脐部,盖被微汗。主治半身不遂。

◎ 名方验方　脑脉复原汤:黄芪 20g,丹参 15g,水蛭 15g,川芎 12g,桑寄生 15g,杜仲 10g,五加皮 10g,黄精 10g,灵芝 6g,青皮 9g,葛根 15g,石菖蒲 10g,赤芍 10g,珍珠粉(冲服)3g,茯苓 15g,红花 10g,白菊花 10g,地龙 15g,全蝎 6g,白花蛇 1 条,胆南星 10g,海藻 10g,白附子 10g,黄连 10g。上药水煎,分 2 次温服,每日 1 剂。具有益气活血通脉的功效。适用于脑梗死。

加减:气血虚弱,经脉失养者,加炒白术、人参(炖服);风痰上扰,症见口舌㖞斜,言语不清,大便秘结,舌质红苔黄,脉弦滑者,可去黄芪,加牛膝、川军。

◎ 名方验方　醒脑通脉散:血竭粉 15g,藏红花 20g,葛根 30g,汉三七 25g,麝香 1.5g,东牛黄 2.5g,珍珠粉 5g,白花蛇 10g,玳瑁 20g,胆南星 15g,川芎 15g,白薇 10g。上药共研为细末,每次取服 1.5g,每日 3 次。服时以生黄芪 15g,丹参 5g,煎水冲散送下。具有通经活络化瘀的功效。适用于脑梗死。

◎名方验方　天麻钩藤饮合通窍活血汤化裁:夏枯草、葛根、赤芍、白芍、制香附、怀牛膝、钩藤(后下)、炒山楂各 15g,菊花、川芎、当归、桃仁、红花、僵蚕、柴胡、天麻(后下)各 10g,丹参 30g,茯神 20g,全蝎 6g。上药水煎,分 2 次温服,每日 1剂。具有平肝潜阳,活血通络的功效。适用于脑梗死。

◎名方验方　芪甲通脉汤:生黄芪 30～90g,丹参 30～60g,桑枝 15～30g,稀莶草(豨莶草)15～30g,怀牛膝 15～30g,穿山甲(代)15～30g,全蝎 6～12g。上药加水煎成汤剂,分 2～3 次,每日 1 剂,10 日为 1 个疗程。主治缺血性脑卒中(亦称中风或脑血栓形成)。

加减:神志不清者,加灌服或鼻饲安宫牛黄丸;喉中痰鸣者,加鲜竹沥膏 15g;头痛剧烈、项强者,加泽泻 30～60g,葛根 9g;有表证者,加秦艽 15g,防风 6g。

◎名方验方　消栓振废汤:黄芪 60～120g,川芎 30g,桂枝 30g,鸡血藤 30g,葛根 15g,羌活 15g,当归 15g,地龙 10g,炒三棱 10g,炒莪术 10g,石菖蒲 10g,乌梢蛇 10g,炙甘草 6g。上药水煎分 2 次口服,每日 1 剂,7 日为 1 个疗程,隔日再行第 2个疗程。主治脑血栓形成(亦称"中风","偏枯")。

加减:口眼㖞斜严重者,加白附子、僵蚕;头晕肢麻、血压高者,加天麻(后下)、石决明(先煎);舌红无(少)苔者,加生白芍、知母;上肢瘫痪严重者,加桑枝、姜黄;下肢瘫痪者,加川牛膝、杜仲;语謇流涎严重者,加胆南星、远志。

注意:孕妇忌服。

◎名方验方　参芪芎术汤:白力参 6g,炙黄芪 30g,酒川芎 10g,莪术 15g。上药水煎,分 3 次饮后口服,每日 1 剂,15 剂为 1 个疗程;根据病情轻重,一般服 1～3个疗程。主治缺血性中风。

加减:痰湿阻络者,加法半夏 10g,炒白术 10g;阴虚者,加生地黄 20g,玄参 15g;痰热者,加生大黄粉(冲服)5g;阳亢风扰者:加珍珠母(先煎)30g,天麻(后下)10g;血虚者,加全当归 10g,熟地黄 20g;肾虚精亏者,加制何首乌 25g,蒸山茱萸 15g。血压若超过 169/97.5mmHg(22.5/13kPa)时,加服复方降压片。

注意:服药期间可配合针灸、功能锻炼,以利于康复。

◎名方验方　通脉汤:白蒺藜 15g,柴胡 15g,赤芍 15g,白芍 15g,佛手 12g,枳实 10g,天麻(后下)10g,川芎 10g,地龙 10g,当归 10g,桃仁 6g,红花 6g。上药加水煎成汤剂,分 2 次口服,每日 1 剂,15 日为 1 个疗程,连服 1～2 个疗程。主治缺血性脑梗死(亦称"中风")。

加减:瘀血者,重用土鳖虫至 10g;高血压者,加夏枯草 15～30g;高血脂者,加生山楂 15g,决明子 15g;痰湿者,重用胆南星至 10g,陈皮 10g;下肢瘫痪者,重用川牛膝至 15g;上肢瘫痪者,重用桑枝至 10g;大便秘结者,加生大黄(后下)6～10g。

注意:治疗期间避免精神激动,加强心理护理。

◎ **饮食疗法**　竹沥生姜汁:竹沥汁 20ml,生姜汁 10ml,牛黄 0.2g,鲜橘汁 100ml。将三汁混合,调入牛黄即成。以上药汁分 2 次适温鼻饲,每日 1 剂,连用 3～5 剂。主治脑血栓形成。

◎ **饮食疗法**　珍珠母粥:珍珠母 50g,生牡蛎 50g,粳米 100g。将珍珠母与生牡蛎各 50g,煮水 500ml 去渣,用粳米 100g,煮粥服食,每日 2 次。主治脑血栓形成。

◎ **饮食疗法**　桃仁决明蜜茶:桃仁(打碎)10g,决明子 12g,白蜜适量。将桃仁、决明子水煎,加白蜜适量即成。每日分 2 次冲服。每日 1 剂,可服 5～7 剂。具有活血清肝、益肾降压的功效,适用于脑血栓形成,有热象者。主治脑血栓形成。

◎ **饮食疗法**　菖蒲郁金回阳饮:石菖蒲、郁金各 10g,麝香 0.1g,赤小豆 30g,白糖适量。先煎菖蒲、郁金、赤小豆,取汁约 100ml,调入麝香与白糖即成。分 2 次适温鼻饲,每日 1 剂,可用 3～5 剂,至昏迷清醒。具有芳香开窍化痰的功效。适用于脑梗死昏迷、痰浊较盛、舌苔白腻,脉沉滑的患者。

◎ **饮食疗法**　复方黄芪粥:黄芪 15g,炒白芍、桂枝各 10g,生姜 15g,粳米 100g,大枣 4 枚。前 4 味药煎浓汁去滓,后 2 味煮粥盛入药汁即成。调匀服食,每日 1 剂。具益气活血通络的功效,适用于脑血栓形成;亦可用于主治脑血栓形成后遗症,症见半身不遂、肢体麻木等。

◎ **饮食疗法**　人参黄芪当归粥:人参 30g,黄芪 60g,当归 10g,大米 100g,白糖 15g。人参、黄芪、当归煎水,加入大米,煮熟成粥,加白糖搅匀食用。具有益气活血通络的功效。主治脑血栓形成。

◎ **饮食疗法**　芍药天冬饮:白芍 30g,天冬 30g,白糖 15g。白芍、天冬煎水,加白糖搅匀,代茶水饮服。具有滋阴息风的功效。主治脑血栓形成。

◎ **饮食疗法**　黄芪桃仁粥:黄芪 50g,桃仁 10g,大米 100g,白糖 10g。黄芪、桃仁煎水,加入大米煮成粥,再加入白糖搅匀,分 2 次服用。具有益气活血通络的功效。适用于脑梗死。

◎ **饮食疗法**　珍珠母粥:珍珠母 100g,大米 50g。珍珠母煎水,加入大米煮成粥,分 2 次服食。具有滋阴息风的功效。适用于脑梗死。

◎ **头针疗法**　①治疗中风选体征对侧运动区,感觉区,足运感区,进针后捻转 3 分钟;②偏侧运动障碍,取对侧运动区;下肢瘫,取对侧运动区上 1/5,对侧足运区;上肢瘫,取对侧运动区上 2/5;头面部瘫痪,流涎,舌㖞斜,运动性失语,取对侧运动区下 2/5;偏身感觉障碍,取对侧感觉区;下肢感觉障碍,取对侧感觉区上 1/5,对侧足感区;上肢感觉障碍,取对侧感觉区中 2/5;头面部感觉障碍,取对侧感觉区下 2/5;失语,选瘫痪对侧运动区下 2/5;精神障碍,强哭强笑,刺正中线两侧胸腔以上,横刺;肢体浮肿,取对侧血管舒缩区。

◎ **耳穴疗法**　多选肾上腺、心、肝、脑干、皮质下、神门等耳穴。虚证多埋针,实证则强刺激。

◎ 灌肠疗法　取通腑灌肠液:生大黄(后下)15g,枳实15g,虎杖30g,益母草30g。上药水煎成150～200ml,做保留灌肠,每日1或2次,适用于中风急性期之各种实证。亦可用安宫牛黄丸或承气汤类,亦可用栓剂;或以辨证方制成药液,每次100～150ml,于直肠内给药,每日1或2次,治疗中风之吞咽困难及闭证患者。

◎ 药枕疗法　如石膏枕(生石膏适量,打碎后装入枕芯,令患者枕之,用于脑出血急性期)、菊丹芎芷枕(菊花、丹皮、川芎、白芷共研末),装入枕芯,令患者枕之,用于脑出血患者的恢复期或缺血性脑梗死患者急性期等。

◎ 贴敷疗法　马钱子、蔓荆子、黄芪各12g,上药共研细末,加清水适量调成糊状,贴敷于患侧足心(涌泉穴)处,每日1换。具有活血理气通络的功效。适用于中风瘫痪者。

十一、脑 出 血

脑出血,通常是指非外伤性脑实质内动脉破裂出血而言。其出血部位多数发生于大脑半球内(约占80%),少数原发于脑干和小脑内(约占20%),是病死率最高的疾病之一。

引起本病最常见的病因是高血压和动脉硬化,占70%～80%,其次为脑动脉瘤、脑血管畸形、脑瘤等疾病。大部分患者是在情绪激动、暴力等造成血压骤升而发病。

【舌象辨证】

◎ 舌诊辨证内容与"脑血栓形成"基本相同。

◎ 舌质红或红绛,苔薄黄(彩图3-4-109),属肝阳上亢。

◎ 舌质红绛或黯红,苔少或无(彩图3-4-110),属肝肾阴虚。

◎ 舌质黯淡或黯红,苔白腻(彩图3-4-111),属痰浊上扰。

◎ 舌质红绛,苔褐黄而干腻(彩图3-4-112),属痰热腑实。

【中医疗法】

◎ 名方验方　天麻(后下)15g,钩藤(后下)15g,石决明(先煎)30g,生地黄15g,白芍15g,怀牛膝15g,三七末(冲服)6g,羚羊角(先煎)4g。上药水煎,分2次温服,每日1剂。浅昏迷及服用困难者,给予鼻饲和适当补液。具有平肝息风、滋阴潜阳、活血化瘀的功效。适用于急性脑出血(肝阳化风型)。

◎ 名方验方　清半夏10g,陈皮10g,黄芩10g,夏枯草20g,钩藤(后下)20g,地龙10g,白芍10g,胆南星10g,大黄(后下)10g,麦冬10g,玄参30g。上药水煎,分3次温服,每日1剂。具有清热息风、化痰通络、清热生津的功效。适用于脑出血中期(正邪相争型)。

◎ 名方验方　加减乌梅丸:土茯苓30g,板蓝根24g,乌梅15g,北细辛5g,干姜

6g,黄连 6g,丹参 12g,当归 12g,制附子(先煎)5g,川椒 3g,桂枝 4g,黄柏 12g,人参(炖服)10g,大黄 6g,三七粉(冲服)12g。上药水煎,分 2 次温服,每日 1 剂。具有平肝益肾、养血通络的功效。适用于脑出血恢复期。

◎ 名方验方 旱田黄龙饮:墨旱莲 15g,田七(先煎)6g,炒蒲黄(包煎)10g,地龙 12g,野菊花 15g,茜草 10g,毛冬青 10g,牛膝 15g,丝瓜络 20g,红花 3g,生地黄 12g,丹参 15g。上药水煎,分 2 次温服,每日 1 剂。具有滋阴通络、止血活血的功效。适用于脑出血急性期。

◎ 名方验方 乌附星香汤:木香 10g,制川乌 10g,制南星 10g,制白附子 10g。上药水煎,分 3 次饭后服用,每日 1 剂。其中白附子、制川乌、制南星应先煎 1 小时,待药液不麻口后再加其他药物煎 10 分钟即可。具有祛风散寒、通经活络的功效。主治面瘫,面痛,中风偏瘫,痹证等。

加减:筋脉痉挛抽搐者,加僵蚕、全蝎、蝉蜕、蜈蚣,以息风止痉;瘀血阻滞者,加赤芍、红花、牡丹皮、桃仁,以活血祛瘀;有热者,加黄芩、金银花、连翘、黄连等,以清热;气虚者,加黄芪、白术、潞党参等,以益气;头昏眩晕者,加杭菊花、钩藤、草决明、桑叶,以清利头目;血虚者,加炒白芍、生地黄、当归、川芎、四物汤,以养血祛风;大便秘结者,加郁李仁、酒川军、蜂蜜、火麻仁(打碎)等,以润肠通便。

注意:该方多燥烈,对寒痰瘀血痹阻经络者有卓效。然燥烈之剂多伤正气,故对体质虚弱者,不宜使用。

◎ 名方验方 通脉汤:黄芪 30g,生地黄 15g,当归 15g,牡丹皮 10g,桃仁 10g,桂枝 10g,川芎 10g,茯苓 10g,白芍 10g。上药水煎,分 3 次饭后服用,每日 1 剂。具有益气活血、逐瘀通络的功效。主治半身不遂,口眼㖞斜,语言謇涩,口角流涎,脉迟缓或浮弱,舌苔薄白。

加减:头昏者,加杭菊花、蔓荆子;神志不清者,加石菖蒲、炙远志;语言不利较甚者,加胆南星、石菖蒲,口眼㖞斜较甚者,加全蝎、蜈蚣;失眠者,加女贞子(后下)、炒酸枣仁、墨旱莲;气血亏虚者,加党参、丹参;血压偏高者,可倍用黄芪,再加入牡蛎(先煎)、磁石(先煎)、龙骨(先煎)、珍珠母(先煎)之属,以重镇息风。

注意:该方功擅益气活血,对卒中后遗症属气虚者有良效,中风初期实证者,则不宜使用。

◎ 名方验方 通脉舒络汤:黄芪 30g,山楂 30g,丹参 30g,红花 10g,地龙 15g,川牛膝 15g,川芎 10g,桂枝 6g。常规煎服。具有益气活血、通脉舒络、排滞荡邪、祛瘀生新的功效。主治中风、痹证等,偏于气虚血瘀者。

加减:纳呆胸闷、舌苔白腻、湿浊明显者,加苡仁 20g,白术 10g,茯苓 10g,或藿香(后下)10g,佩兰(后下)10g;语言障碍、吞服困难者,原方去桂枝,加胆南星 10g,郁金 10g;头痛甚者,去桂枝、红花,加菊花 15g,僵蚕 10g;眩晕明显,若系肝阳上亢者,去黄芪、桂枝、川芎,加珍珠母(先煎)30g,茺蔚子 10g;意识、语言障碍明显,属气郁或痰湿内阻者,加茯苓 15g,郁金 12g,石菖蒲 10g,法半夏 10g;呕吐者,加竹茹 10g,姜半夏 10g;便秘、口臭者,加生大黄(后下)12g;抽搐者,去桂枝,加僵蚕、钩藤子各 10g。

◎ 名方验方　脑衄化瘀汤:生黄芪 50g,生地黄 30g,海藻 30g,仙鹤草 30g,地龙 20g,泽泻 20g,当归 10g,川芎 10g,赤芍 10g,三七(先煎)5g,生甘草 5g,土鳖虫 5g。上药加水煎成汤剂;每日 1 剂,分 2 次口服。主治脑出血(亦称"中风")。

加减:舌红少苔者,加枸杞子、山茱萸;舌紫甚者,加桃仁、红花;舌苔厚腻者,加草果;血压高者,加决明子、生龙骨(先煎)、生牡蛎(先煎);神昏窍闭者,加石菖蒲、天竺黄;腑实者,加大黄;舌强言謇者,加胆南星。若颅内压高,烦躁头痛或昏迷逐渐加深,呕吐抽搐项强者,给予 20%甘露醇 200～250ml,50%葡萄糖注射液 60ml,快速静脉交替点滴,每日 2～3 次,适当使用抗生素,维持水电解质平衡等;血压高甚者,加用利舍平注射液 1mg 肌内注射,每日 1 或 2 次。

注意:治疗期间,宜卧床休息,避免情绪波动、精神刺激,戒烟禁酒。

◎ 饮食疗法　二角三汁饮:水牛角 30g,羚羊角粉 0.5g,竹沥汁 20g,石菖蒲汁 15g,生藕汁 30g。将水牛角加水 200ml,煎煮 25 分钟,去滓取汁,对入竹沥汁、石菖蒲汁、藕汁、羚羊角粉,混匀。上药分两次适温鼻饲。每日 1 剂,可连用 3～5 剂。具有息风开窍豁痰之功效。适用于脑出血,痰热闭证,肢体强痉的患者。

◎ 饮食疗法　黄芪猪瘦肉:黄芪 15g,当归、枸杞子各 10g,瘦猪肉 100g(切片)。上料共入砂锅内加水炖汤,调味服食。每日或隔日 1 剂,连服 15 日。具有益气通络的功效。适用于脑出血恢复期。

◎ 饮食疗法　昆布绿豆汤:昆布 120g,绿豆 90g,红糖 90g。上料用水煮熟,经常进食。具有防治高血压、高血脂的作用。

十二、脑动脉硬化症

脑动脉硬化症,是由于脂质沉积于脑动脉内壁,以致脑动脉发生粥样硬化、小动脉硬化、微小动脉玻璃样变等病变,由此导致慢性、进行性脑缺血、缺氧,表现为脑功能障碍、精神障碍和局灶性损害等慢性脑病综合征。

本病的确切病因目前尚未完全明了,但可以肯定与糖尿病、高脂血症和原发性高血压等疾病有关,多数患者脑组织存在有不同程度的萎缩表现,整个脑重量减轻,脑回变小,脑沟增宽,尤以额叶、颞叶为甚。大约 70%的脑卒中患者,都存在有脑动脉硬化症。

本病在中医学属"眩晕""健忘""不寐""中风""虚劳""呆证"等病证范畴。

【舌象辨证】

◎ 舌质黯红,少苔(彩图 3-4-113),属肝肾亏虚、脑髓不充。

◎ 舌质淡或淡黯,舌体胖,舌边有齿痕纹,苔浊腻(彩图 3-4-114),属脾虚痰浊、蒙闭清窍。

◎ 舌质淡,舌体胖嫩,苔白腻(彩图 3-4-115),属阳气亏损。

◎ 舌质黯红或淡红,苔腻浊(彩图 3-4-116),属痰瘀阻滞。

◎ 舌脉扩大、怒张(彩图 3-4-117),提示病程较久。

◎ 舌体萎缩,不能自然转动、伸展,提示病情较重。

【中医疗法】

◎ 名方验方 参明山楂末:丹参 90g,决明子 85g,山楂 45g。上药共研细末,每次取服 15g,日服 3 次,以开水冲服。适用于脑动脉硬化症,证属痰瘀阻滞型者。

◎ 名方验方 花生黄精首乌汤:花生壳 100g,黄精、制何首乌各 15g。上药水煎分服,每日 1 剂。适用于脑动脉硬化症,证属肾精亏虚型者。

◎ 名方验方 矾金末:白矾、郁金各等份,共为细末。每服 6g,每日 3 次,饭后服用。适用于脑动脉硬化症,证属痰瘀阻滞型者。

◎ 名方验方 仙人车前汤:仙人掌、车前草各 30g,水煎分服,每日 1 剂。适用于脑动脉硬化症,证属脾虚湿盛型者。

◎ 名方验方 参金蝉蜕汤:丹参 15g,蝉蜕 15g,郁金 9g,水煎分服,每日 1 剂,10 剂为 1 个疗程。适用于脑动脉硬化症,证属气滞血瘀型者。

◎ 名方验方 全花生饮:花生全草(干品)50g,煎汤代茶水饮服,每日 1 剂。适用于脑动脉硬化症,证属脾虚湿盛型者。

◎ 名方验方 决明荷叶饮:决明子、荷叶各 10g,煎沸或水泡代茶水饮用,每日 1 剂。适用于脑动脉硬化症,证属脾虚湿盛型者。

◎ 名方验方 黛矾胶囊:青黛、白矾各等份,共研细末,装入痊心胶囊内,每服 1 粒,每日 3 次,饭后服用。适用于脑动脉硬化症,证属痰浊壅盛型者。

◎ 名方验方 加味益气聪明汤:黄芪 20g,党参 15g,升麻 5g,葛根 15g,蔓荆子 12g,白芍 10g,黄柏 8g,丹参 20g,川芎 12g,炙甘草 10g。上药水煎分服,每日 1 剂。具有补气活血醒脑的功效。适用于脑动脉硬化症。

◎ 名方验方 软脉灵汤:当归 20g,川芎 15g,熟地黄 18g,枸杞子 15g,怀牛膝 20g,制首乌 18g,人参(炖服)10g,丹参 30g,水蛭 15g,红花 15g。上药水煎分服,每日 1 剂。具有滋补肝肾、益气活血的功效。适用于脑动脉硬化症。

加减:失眠者,加炒枣仁 30g;心烦不安者,加山栀 15g,牡丹皮 12g;夜寐盗汗者,加浮小麦 30g,大枣 12 枚,麦冬 15g。

◎ 名方验方 益心健脑汤:黄芪 30～60g,葛根 15～30g,桑寄生 15～30g,丹参 20～40g,生山楂 9～15g,川芎 6～9g。上药水煎分服,每日 1 剂。主治冠心病、原发性高血压、脑栓塞、脑血栓形成、脑动脉硬化以及心律失常、高血脂等心脑血管疾病,证属气虚血瘀型者。

加减:畏寒肢冷者,加桂枝 6g,炮附子(先煎)9g;口干、舌红少苔,大便干结等阴虚证者,加麦冬 12g,生首乌 15g;体倦、神疲、气短等气虚明显者,加党参 30g,北五味子 9g;血瘀气滞疼痛明显者,加香附 12g,延胡索 9g;失眠多梦者,加炒枣仁 15g,夜交藤 30g。

◎ **名方验方** 补脑消脂汤:制何首乌20g,枸杞子15g,杜仲15g,桑寄生15g,酸枣仁10g,生山楂10g,生鸡内金10g,丹参15g,槐花12g,白僵蚕10g。上药水煎分服,每日1剂。主治脑髓不足,肝肾亏损或髓海空虚兼有痰浊瘀阻经络而引起的眩晕,相当于西医学的高脂血症及脑动脉硬化症。

加减:肝火亢盛型(血压多偏高),症见头晕头痛,眼花、耳鸣、面红体胖、口苦、失眠,舌红脉弦者,可加钩藤(后下)、地龙、牛膝;脾阳虚型(血压多正常),症见头晕眼花,身重疲乏,浮肿心悸,食少便溏,舌淡脉缓者,可加茯神、泽泻、法半夏;肾阳虚型,症见头晕眼花,面浮晦暗,腰酸怕冷,耳鸣多尿,舌淡脉弱者,可加制黄精、盐菟丝子(包煎)、炙金樱子。

◎ **饮食疗法** 麦饭石粥:麦饭石100g,大米100g。将麦饭石捣碎,加水浸泡30分钟,加水煮沸,取汁,加入大米,用文火煮成粥,分2次服食。每日1剂。具有健脾和胃、清热祛湿的功效。适用于脑动脉硬化患者。

◎ **饮食疗法** 艾蜜汁:艾叶200g,蜂蜜200g。艾叶加水煎,滤渣取汁加入蜂蜜,搅拌均匀,煮沸成膏状。早、晚各分服15g。每日1剂。适用于脑动脉硬化症。

◎ **饮食疗法** 兔肉紫菜豆腐汤:兔肉60g,紫菜30g,豆腐50g,盐、黄酒、淀粉、葱花各少许。上料加清水适量,用慢火炖兔肉熟后,饮汤食肉,每日1剂。具有清热利水、化痰软坚的功效。主治动脉硬化症、原发性高血压、高脂血症、冠心病。

◎ **饮食疗法** 仙人粥:制何首乌30～60g,粳米60g,红枣3～5枚,红糖适量。制首乌、粳米、红枣同煮粥,粥成后加入白糖搅匀后服食。每日1剂。具有补气血、益肝肾的功效。主治高脂血症、动脉粥样硬化症、冠心病、高血压病,证属肝肾亏损、气血不足型者。

◎ **饮食疗法** 决明子粥:炒决明子10～15g,粳米60g,冰糖少许,或加白菊花10g。炒决明子、粳米同煮粥,粥成后加入白糖搅匀后服食。每日1剂。具有清肝明目、通便的功效。主治高脂血症,原发性高血压,动脉硬化症等引起的头晕头痛,目赤肿痛,以及大便秘结等症状。

◎ **饮食疗法** 桑寄生茶:每次20～30g,沸水泡茶,每日2～3次。适用于高脂血症、动脉粥样硬化症,血压偏高者。

◎ **饮食疗法** 益智果(保健食品),每次10g,每日3次。适用于脑动脉硬化症、智能减退者。

◎ **药茶疗法** 花生全草(干品)50g,煎汤代茶水饮用。适用于脾虚湿盛者。

◎ **针刺疗法** 动脉粥样硬化,证属心血瘀阻型者,宜取心俞、巨阙、膻中、血海、膈俞,针刺用泻法,得气后留针10～15分钟;痰浊阻滞者,宜取足三里、丰隆、脾俞、肺俞,针刺用泻法,每次10分钟,每日1次,10次为1个疗程。

◎ **针刺疗法** 动脉粥样硬化,证属心阳虚型者,取内关、神门,或大椎、关元、足三里。用补法行针,得气后留针5～20分钟,每日1次,10次为1个疗程。

◎ 针刺疗法 动脉粥样硬化,证属痰浊阻滞型者,取足三里、丰隆、脾俞、肺俞。刺用泻法,每次 10 分钟。每日 1 次,10 次为 1 个疗程。

◎ 针刺疗法 动脉粥样硬化,证属肝阳上亢型者,取风池、肝俞、曲池、太冲、太溪。针刺用泻法或平补平泻法,留针 20 分钟。每日 1 次,10 次为 1 个疗程。

十三、原发性高血压

原发性高血压,以前曾称"高血压病",是一种以动脉血压持续升高,或神经功能失调表现为临床特征,并伴有动脉、心脏、脑和肾等器官病理性改变的全身性疾病。

本病病因尚未完全阐明。目前认为主要与中枢神经系统及内分泌体液调节功能紊乱有关,其次与年龄、职业、环境等因素也有密切联系。此外,家族性高血压病史、肥胖症、高脂血症、高钠饮食、嗜烟、酗酒等各种因素的影响,也促使原发性高血压的发病率有所增高。

此外,高血压也作为某种疾病的一种症状表现,如肾脏疾病、内分泌疾病、颅内疾病等均可发生高血压症状,称为继发性或症状性高血压。

根据本病的主要证候、病程、转归及其并发症,本病当属于中医学的"头痛""眩晕""肝风""中风"等病证范畴。

【舌象辨证】

◎ 舌质红,苔黄厚或黄腻(彩图 3-4-118),属肝阳上亢。

◎ 舌质红或红绛,苔少或无(彩图 3-4-119),属肝肾阴虚。

◎ 舌质淡,舌体胖嫩,舌边有齿痕纹,苔白(彩图 3-4-120),属阴阳两虚。

◎ 舌质红或黯红,苔薄白或薄黄(彩图 3-4-121),属阴虚阳亢。

◎ 舌质淡或微红,苔薄白或无(彩图 3-4-122),属阴阳两虚。

◎ 舌质红,苔薄白(彩图 3-4-123),属冲任失调。

◎ 舌质淡或淡胖,苔白腻或厚(彩图 3-4-124),属痰湿阻逆。

◎ 舌质红或黯红,或有瘀点、瘀斑,苔黄腻(彩图 3-4-125),属痰热瘀阻。

◎ 舌脉蓝紫色变,舌细络充血、扩张,均提示病程较久。

【中医疗法】

◎ 名方验方 清肝汤:葛根 12g,钩藤(后下)12g,白薇 12g,黄芩 12g,茺蔚子 12g,白蒺藜 12g,桑寄生 12g,磁石(先煎)30g,牛膝 12g,泽泻 12g,川芎 12g,野菊花 12g。上药水煎,分 2~3 次服用,每日 1 剂。具有清肝抑阳的功效。主治原发性高血压、颈椎病、梅尼埃病,证属肝阳上亢,阴虚阳亢之眩晕症,表现为"目闭眼眩,身移耳聋,如登车舟之上,起则欲倒"者。

加减:阳亢明显者,加生龙骨(先煎)15~20g;失眠者,加合欢皮 15g,柏子仁 10g;肾阴虚明显者,加女贞子(后下)12g,川续断 12g;腹胀纳差,肝胃不和者,加陈皮 10g,木香(后下)10g。

◎ 名方验方　决明钩藤汤:生石决明(先煎)30g,杭菊花 10g,钩藤(后下)10g,生牛膝 10g,川石斛 10g,龟甲(先煎)10g,远志肉 10g,何首乌藤 15g,青竹茹 10g,六一散 18g,生铁落(先煎)20g,忍冬藤 12g。上药水煎 2 次,早、晚分服,每日 1 剂。方中生石决明、龟甲、生铁落等重镇潜质药物须先煎半小时,再加入其余药物同煎。具有清肝滋阴、调和阴阳、清化湿热的功效。主治原发性高血压。

◎ 名方验方　益心健脑汤:黄芪 30～60g,葛根 15～30g,桑寄生 15～30g,丹参 20～40g,生山楂 9～15g,川芎 6～9g。上药用水适量浸泡 30 分钟左右,连煎两次,取药汁 300～400ml,分 2～3 次温服,每日 1 剂。具有补气活血、益心健脑的功效。主治冠心病、原发性高血压、脑栓塞、脑血栓形成、脑动脉硬化以及心律失常,高脂血症等心血管疾病,证属气虚血瘀型者。本方在用量上可根据病情适当调整。

加减:主要是根据病证变化和兼证的多少进行相应的加减。如出现畏寒肢冷,加桂枝 6g,炮附子 9g;出现口干、舌红苔少、大便干结等阴虚证,加麦冬 12g,生何首乌 15g;体倦、神疲、气短等气虚证明显者,加党参 30g,北五味子 6g;血瘀气滞疼痛明显者,加香附 12g,延胡索 9g;失眠多梦者,加炒枣仁 15g,夜交藤 30g。

◎ 名方验方　葛根祛湿汤:葛根 18g,党参 20g,生白术 15g,茯苓 15g,干姜 3g,神曲 15g,白蔻仁(后下)6g,广木香(后下)3g,砂仁(后下)5g,青皮 5g,陈皮 5g,猪苓 10g,泽泻 10g,丹参 10g,郁金 10g。上药水煎,分早、晚餐后服用,每日 1 剂。具有化痰祛湿、理气活血的功效。主治原发性高血压。

◎ 名方验方　芩仲降压汤:黄芩 15g,杜仲 15g,生地黄 15g,山茱萸 10g,牡丹皮 8g,生石决明 10g,双钩藤(后下)10g,甘菊花 10g,川牛膝 12g,茯苓 10g,茯神 10g,柏子仁 10g。上药水煎分服,每日 1 剂。具有滋阴潜阳、平肝泻火的功效。主治原发性高血压。

加减:眩晕重者,加生牡蛎(先煎)18g,天麻 8～10g;头痛者,加夏枯草、白芷(后下)各 10g;胸闷痰多者,去山茱萸,加栝蒌皮 10g,枳壳 6g;心悸者,加炙甘草、麦冬各 10g;大便干结者,加当归 12g,枳实 6g。

◎ 药茶疗法　桑寄生红枣茶:桑寄生 30g,红枣 5 枚。用滚开水冲泡,代茶饮用。适用于一般性原发性高血压病,证属血虚型者。

◎ 药茶疗法　蚕豆花茶:蚕豆花 50g,用开水冲沏,代茶水饮用,每日 1 剂,久服有效。具有清热散风的功效,适用于头晕目眩的高血压病。

◎ 饮食疗法　五味降压汤:紫菜 1 块,芹菜 5 根,番茄 1 个,马蹄 1 个,洋葱 1 个。紫菜用水浸泡去沙,芹菜洗净切段,番茄切片,洋葱切丝,马蹄去皮切成片,上料一起放入砂锅,加水共煮半小时,加调料即成。具有滋阴、平肝、降压的功效。主治原发性高血压。

◎ 饮食疗法　山楂决明荷叶瘦肉汤:猪瘦肉 250g,生山楂 30g,决明子 30g,鲜荷叶 1 张,红枣 4 枚。将生山楂、决明子、红枣(去核)洗净;鲜荷叶洗净、切片;猪瘦肉洗净。把全部用料一起放入锅内,加清水适量,武火煮沸后,用文火再煮1～2小时,调味即可。具有清热平肝,降脂降压的功效。主治原发性高血压。

◎ 饮食疗法　黑木耳柿饼汤:柿饼50g,黑木耳6g,冰糖少许。上料加水共煮至烂,服食。每日1剂,久服有效。具有清热、润燥的功效,可用治老年人原发性高血压。

◎ 耳穴疗法　取皮质下、神门、心、交感、降压沟。每穴捻针半分钟,留针30分钟,每日1次。锨针埋藏,或王不留行子按压,每次选2～3穴,可埋针1～2日,10日为1个疗程。主治原发性高血压。

◎ 皮肤针疗法　脊柱两侧,以腰骶椎为重点,作为叩刺部位,并兼叩颈椎、前额、后脑及眼区、四肢末端。采用轻刺激,先自脊椎部叩起,自上而下,先内侧,后外侧,然后再叩击颈项、头额等部位,亦可用中号或大号火罐在除头部以外的上述部位拔罐10个左右,时间约15分钟。主治原发性高血压。

◎ 贴敷疗法　吴茱萸、菊花各15g,共研细末,加食用醋适量调成糊状,于睡前贴敷于双足心(涌泉穴)处,外用纱布包扎固定,次晨除去。每日1次,2周为1个疗程,疗程间相隔1周,连用3个疗程。具有平肝息风的功效,适用于原发性高血压,证属肝阳上亢型者。

十四、原发性直立性低血压

原发性直立性低血压,又称"特发性起立性低血压"或"特发性直立性低血压"或"特发性体位性低血压"等,是一种广泛的自主神经和躯体神经系统疾病。它是指患者在站立时,由于血液循环异常,从而引起血压低下,收缩压常低于90mmHg(12kPa),舒张压常低于60mmHg(8kPa),临床出现一系列症状的一种疾病。

本病病因尚未十分明了。目前有两种学说:一种是神经变性学说,认为本病是一种自主神经系、锥体系、锥体外系、小脑系等广泛的神经系统变性疾病,但以自主神经变性为其主要特征;另一种是儿茶酚胺代谢或分泌障碍学说,认为本病是由于儿茶酚胺代谢或分泌障碍,从而引起神经传导失常,导致神经功能失调,特别是以自主神经功能失调为其主要特征。

本病在中医学属"眩晕""厥证""心悸""虚劳"等病证范畴。

【舌象辨证】

◎ 舌质淡,苔薄白(彩图3-4-126),属气血亏虚或心脾两虚。

◎ 舌质淡,舌体胖,苔白腻(彩图3-4-127),属脾胃虚弱或属脾虚湿困。

◎ 舌质红,少苔(彩图3-4-128),属肝肾阴虚。

【中医疗法】

◎ 名方验方　党参30g,黄精30g,炙甘草10g。每日1剂,水煎2次顿服。具有补中益气、助阳升清的功效。一般服药2～3剂见效。

◎ 名方验方　黄芪 30g,肉桂、附子各 15g,升麻 5g。每日 1 剂,水煎服,日服 2 次;或代茶水频饮。具有温阳益气升压的功效。

◎ 名方验方　补中益气汤:黄芪 18g,人参(炖服)6g,炒白术 9g,炙甘草 9g,升麻 6g,柴胡 6g,当归 3g,橘皮 6g。上药水煎,分 2 次服用,每日 1 剂。具有补中益气、养血升阳的功效。适用于原发性低血压。

加减:兼血虚者,加熟地黄、制首乌各 15g。

◎ 名方验方　参芪精草升压汤:党参、黄芪、黄精各 30g,生甘草、当归各 15g,升麻、柴胡各 9g,白芍 12g,大枣 5 枚。上药水煎,早、晚 2 次分服,每日 1 剂,7 日为 1 个疗程。具有补气养血,升阳升压的功效。适用于原发性低血压。

加减:心烦失眠、多梦健忘者,加炒枣仁 30g,远志、夜交藤各 15g;腰膝酸软者,加川续断、炒杜仲各 18g;血虚甚者,加鸡血藤 30g,熟地黄 15g;阳虚者,加桂枝 9g,附片 6g(先煎半小时);阴虚火旺者,加知母 12g,黄柏 10g。

◎ 名方验方　扶正生压片(原方未注明剂量):生黄芪、红参、附片、桂枝、枸杞子、枳实、甘草。上药依法制成片剂,每片重 0.3g,含原生药 0.13g,每次取服 5 片,每日 3 次。具有益气温阳的功效。适用于原发性低血压。

◎ 名方验方　大补升压汤:黄精 30g,生黄芪 30g,怀山药 25g,党参 20g,熟地黄 20g,枸杞子 20g,山茱萸 20g,当归 15g,生甘草 10～15g,升麻 6g。上药加水用文火煎 3 次,空腹时温服,每日 1 剂,6 剂为 1 个疗程,常用 1～3 个疗程。主治低血压综合征。

加减:白带量多者,加芡实 15g,海螵蛸(先煎)12g;偏阳虚者,加桂枝 10g,制附子(先煎)6g,淫羊藿 15g;平素纳呆便溏者,加用补中益气之品。

注意:治疗前后定期测量血压,以便对比;方中甘草必须生用。

◎ 饮食疗法　牛奶粥:粳米 100g,牛奶 500ml,白糖适量,粳米加水 800ml,用小火熬至半熟时,去米汤,加入牛奶和白糖,继续同熬至粥成,分 1～2 次空腹时服食,每日 1 剂。适用于原发性低血压、病后体弱、神经衰弱。

◎ 饮食疗法　莲苡参山粥:太子参 15g,山药 10g,薏苡仁 20g,莲肉 15g,红枣 10 枚,糯米 50g,白糖适量。将上药和糯米分别洗净,同放在砂锅中,注入清水 800ml,大火烧沸后,转用小火熬至粥成,加白糖调味。每日早、晚各服 1 次,15 日为 1 个疗程。适用于原发性低血压。

◎ 药茶疗法　桂枝肉桂茶:肉桂、桂枝各 5g,炙甘草 5g。肉桂、桂枝各洗净切薄片,和炙甘草同放在大茶杯中,加入沸水 200ml,加盖焖浸 15 分钟,代茶频饮,连服 10～20 日。适用于体质虚弱、低血压病、消瘦、怕冷、食欲不振。

十五、血栓性静脉炎

血栓性静脉炎是静脉血管腔内的一种非特异性炎性病变,同时伴有血栓形成

的一种血管性疾病。其基本病理变化为静脉管腔炎性改变,血流缓慢,血液黏稠度增加,进而导致静脉内血栓形成。发生于表浅静脉者,称浅层静脉炎;发生于深部静脉者,称深层静脉炎。

引起本病发病的原因,目前公认为:静脉血流缓慢、血液高凝状态和静脉壁损伤三大因素。静脉血流缓慢多见于长期卧床或静脉部位受压的患者;血液高凝状态常见于手术、晚期癌症、严重脱水、血液浓缩等患者;长期口服避孕药物,可降低抗凝血酶Ⅲ的水平,从而增加血液的凝固性。静脉壁损伤可分化学性损伤,如静脉内注射刺激性药物;感染性损伤,如静脉或静脉周围的细菌性感染;机械性损伤,如骨折外伤或手术创伤等。

本病在中医学属"脉痹""恶脉"等病证范畴。

【舌象辨证】

◎ 舌淡红,苔薄白(彩图3-4-129),属气滞血瘀。

◎ 舌质淡或淡红,苔白或微黄(彩图3-4-130),属肝郁痰凝。

◎ 舌质红,舌边有瘀斑,苔黄或白厚腻(彩图3-4-131),属湿热内蕴。

◎ 舌质淡,苔薄白而湿润(彩图3-4-132),属气虚湿注。

【中医疗法】

◎ 名方验方　制松香3g,水蛭3g,全蝎2.4g。上药共研细末,分3次用冷开水送服。每日1剂,30剂为1个疗程。具有化瘀、祛风的功效。适用于血栓性静脉炎。

◎ 名方验方　通脉饮:黄芪30g,忍冬藤20g,党参15g,当归5g,川芎15g,皂角刺15g,赤芍15g,木香(后下)10g,木通10g,穿山甲(代)10g,大黄10g。上药加水煎成汤剂,分2次口服,每日1剂,10日为1个疗程。主治血栓性浅静脉炎。

加减:症见舌质淡红、苔薄黄或黄腻,局部红肿疼痛,浅静脉如条索状,质软,触痛拒按,脉细数或数者,加地龙30g,金银花15g,黄芪、党参原剂量减半;症见局部可触及条索状浅静脉,质硬,有触痛或牵扯痛,牵拉条状静脉两端,皮下可出现凹陷性浅沟,局部拘胀不适,舌质暗红,苔薄白,脉弦数或缓者,加鸡血藤30g,桂枝10g;疼痛甚者,加川楝子15g,延胡索10g。

体会:血栓性浅静脉炎,属中医学"脉痹"等病证范畴。《素问·痹论》指出,痹"在于脉则血凝不流"。本病病因与虚损、湿热下注、瘀血有关,治宜活血化瘀、通络止痛。全方诸药合用,共奏活血化瘀、行气止痛、通经活络之功效。

注意:治疗期间,忌饮酒吸烟。

◎ 名方验方　败酱赤豆汤:蒲公英、金银花、赤小豆、米仁各30g,败酱草、泽泻各15g,赤芍、怀牛膝、陈皮各10g,生甘草6g。上药水煎2次,2次药液混匀后分2次温服。主治血栓性静脉炎。

◎ 名方验方　静脉炎一号片:当归230g,赤芍230g,川芎150g,制乳香90g,红花 90g,苏木 150g,地龙 150g,郁金 150g,炙黄芪 230g,络石藤 450g。上药共研细末,依法制为片剂,每片重 0.3g(含原生药 1.3g),每次取 10g,日服 2 次。主治血栓性静脉炎。

◎ 名方验方　萆薢渗湿汤加减:萆薢 15g,薏米仁 30g,黄柏 15g,丹参 10g,茯苓 15g,泽泻 10g,滑石 15g,木通 10g,紫花地丁 10g,忍冬藤 30g,生甘草 3g。上药水煎 2 次,2 次药液混匀后分 2 次温服。具有清热利湿、解毒通络的功效。主治血栓性静脉炎,证属湿热阻络型者。

临证事宜:本证也可服用四妙勇安汤和茵陈赤小豆汤加减,红热甚,选加蒲公英 15g,连翘 12g,金银花 30g;肿胀者,加苍术 9g,泽泻 12g;疼痛明显者,加桃仁 15g,红花 6g;发热者,加牛蒡子 12g。

◎ 名方验方　桃红四物汤加减:当归 9g,赤芍 15g,桃仁 15g,丹参 30g,红花 9g,川芎 10g,莪术 15g,忍冬藤 15g,生黄芪 15g。上药水煎 2 次,2 次药液混匀后分 2 次温服。具有活血化瘀、行气散结的功效。主治血栓性静脉炎,证属血瘀阻络型者。

临证事宜:发于下肢者,加怀牛膝 12g;发于上肢者,加桑枝 9g;红肿者,加蒲公英 30g,紫花地丁 12g;肿胀者,加滑石粉 12g;硬性条索状物肿甚者,加鸡血藤 30g,水蛭 12g;浮肿晨轻暮重者,加升麻 9g,黄芪 15g。

◎ 名方验方　柴胡清热饮加减:柴胡 15g,当归 12g,赤芍 12g,丹参 30g,忍冬藤 30g,郁金 10g,泽兰 10g,香附 10g,枳壳 10g,陈皮 10g。上药水煎 2 次,2 次药液混匀后分 2 次温服。具有理气活血、清热解毒的功效。主治血栓性静脉炎,证属气郁血瘀型者。

临证事宜:痛甚者,加炙乳没各 6g,徐长卿(后下)30g;肿块不消者,加水蛭 12g,莪术 30g。

◎ 饮食疗法　鸭蛋煨琥珀末:鸭蛋 1 枚,琥珀末 6g。先将鸭蛋戳一小孔,倒出蛋清少许,装入琥珀末,封孔,微火煨熟,早、晚各 1 次分服。剩余蛋壳研末,用植物油调敷患处。一般连用 6~7 次即可见效。适用于静脉炎。

◎ 饮食疗法　鸡蛋煨绿萼梅花:鸡蛋 1 枚,绿萼梅花将开者 7 朵。鸡蛋顶端开一小口,将绿萼梅花放入蛋内,封口,饭上蒸熟,去梅花,食蛋,每日 1 枚,连服 7 日。适用于静脉炎。

◎ 饮食疗法　鸭蛋煨蝼蛄:绿壳鸭蛋 1 枚,蝼蛄 1 个(鲜品为佳,干品亦可)。将鸭蛋戳一小孔,蝼蛄装入蛋内,用火纸叠为 7 层,清水浸泡后,将鸭蛋裹住,置细灰火内烧熟,除去蛋壳后服食。每天早上服 1 枚,连服 7~14 日。适用于静脉炎。

◎ 贴敷疗法

①初期可用金黄膏外敷,每日换药 1 次,或用金黄散,用水或茶叶水调匀,外敷红肿处。局部红肿渐消,可选用冲和膏贴敷。

②鲜马齿苋,捣烂后外敷患部,每日 2 次或紫金锭研末,醋调成糊状后外用。

◎ 涂擦疗法

①红灵酒:生当归 60g,杜红花 30g,花椒 30g,肉桂 60g,樟脑 15g,细辛 15g,干姜 30g。上药用 95％乙醇(酒精)1 000ml,浸泡 7 日后备用。每日用棉签蘸药水在患处揉擦 2 次,每次 10 分钟。

②冰阿酊:冰片 50g,血竭 10g,红花 10g,阿司匹林片 0.9g。上药共研细末,置于 75％乙醇(酒精)100ml 中,滤过备用。用时摇匀,用棉签蘸药液涂于患处,每日 2～3 次。

◎ 熏洗疗法 透骨草、伸筋草、艾叶各 15g,独活、桂枝、红花、干姜各 10g,花椒、附子各 3g。每日 1 剂,加水煎沸后,趁热先熏后洗局部,每次 15～25 分钟。每日 2 次。具有祛寒通络的功效。

第五节 血液病和结缔组织疾病

一、贫 血

贫血,是指循环血液的单位容积内的血红蛋白量低于其正常值的下限范围。贫血不是一种独立的疾病,它是由多种疾病所引起的一种症状。反过来,多种疾病都可伴随有贫血症状的发生。

【舌象辨证】

◎ 舌质淡或苍白,舌体胖而厚大,舌面满布津液,苔薄白或白腻,舌边或有齿痕纹(彩图 3-5-1),提示贫血。

◎ 舌脉浅淡,呈白色或淡黄色,如蒙一层薄膜状(彩图 3-5-2),提示贫血。

【中医疗法】

◎ 名方验方 黑木耳 30g,红枣 30 枚,水煎后温服,每日 1 剂。具有益肾补血的功效。

◎ 名方验方 养血健老汤:黄芪 30g,党参 15g(重度贫血用人参 3g,另兑入),阿胶(烊化)15g,鸡血藤 15g,淫羊藿 12g,当归 10g,蚕沙 10g,大枣 10g,法鸡内金 6g,炙甘草 6g,砂仁(后下)3g。上药加水煎成汤剂,滤过取汁,分 3 次口服,每日 1 剂,20 日为 1 个疗程。主治老年性贫血(是指 60 岁以上由于生理老化过程而发生的贫血)。

加减:咯血者,加仙鹤草 15g;头晕目涩者,加枸杞子 10g,杭菊花 10g;心悸、失眠者,加炒酸枣仁 10g;血瘀心痛者,加丹参 15g,川芎 10g;呕血、便血者,加白及粉(分吞)10g;重度贫血者,可酌加紫河车(研末吞服),其所含雌激素、肾上腺皮质激素、红细胞成熟因子,多能促进骨髓造血干细胞的增殖。

◎ 名方验方 归脾汤加减:黄芪 30g,白术 15g,党参 15g,当归 25g,茯苓 15g,远志 10g,阿胶(烊化)10g,益母草 16g。上药头煎加水 400ml,煎 30 分钟,取药汁

150ml,第 2 煎加水 300ml,取药汁 150ml,二煎药汁混合,分 2 次温服,每日 1 剂。具有益气养血的功效。主治缺铁性贫血,适用于消化性溃疡忌服铁剂者。

加减:偏气虚者,重用黄芪、党参;偏血虚者,重用阿胶、当归;偏阳虚者,加淫羊藿、炮姜;偏阴虚者,加生地黄、牡丹皮。

◎ 名方验方 双补生血汤:党参 15g,白术 10g,黄芪 15g,当归 10g,砂仁(后下)9g,枸杞子 12g,熟地黄 15g,茯苓 15g,制何首乌 12g,盐菟丝子 12g,煅绿矾(冲服)1g,炙甘草 10g。上药水煎,分 2 次温服,每日 1 剂,20 日为 1 个疗程,连用 2 个疗程。具有健脾补肾、益气生血的功效。主治缺铁性贫血。

注意:忌饮浓茶水。

◎ 名方验方 健脾生血汤:太子参 20g 或党参 20g,炒白术 15g,云苓 30g,生山药 30g,全当归 20g,炒白芍 20g,法鸡内金 15g,枸杞子 20g,女贞子(后下)20g,皂矾 2g,陈皮 15g,炙甘草 6g,大枣 7 枚。上药水煎 2 次,各取药汁 250ml,混合均匀后,早、晚饭后 20 分钟各温服 1 次,每日 1 剂。具有健脾补铁生血的功效。主治缺铁性贫血。

加减:阴虚症状明显者,加生地黄、牡丹皮、墨旱莲;阳虚症状明显者,加盐菟丝子(包煎)、仙灵脾(淫羊藿)、巴戟天。

注意:忌饮浓茶水。

◎ 名方验方 当归补血汤加味:黄芪 500g,当归 240g,茯苓 240g,炒白术 240g,生山药 240g,制何首乌 240g,阿胶(烊化)150g,枸杞子 300g,大枣 300g,广木香 100g,炙甘草 100g。上药加水煎煮 2 次,每次用文火煎煮 1 小时,合并煎液,滤过,滤液浓缩至适量。另加蔗糖 300g,加水煮沸,制成糖浆,与上浓缩液混匀,煮沸、放冷备用,苯甲酸钠 3g 以蒸馏水溶解,加入上述混合液,用蒸馏水稀释至 1 000ml,分装备用。每次取服 10ml,每日 3 次。具有健脾益气生血的功效。主治婴幼儿缺铁性贫血。

◎ 名方验方 红白汤:黄芪 50g,当归 20g,红参 15g,麦冬 15g,北五味子 15g,生地黄 25g,白芍 15g,丹参 15g,槐花(炒)50g,白术 15g,黄精 25g,制何首乌 15g。上药水煎分服,每日 1 剂。具有补益脾肾、益气养血的功效。主治缺铁性贫血,症见头晕,面白乏力,腰膝酸痛者。

◎ 名方验方 参苓白术散:莲子肉 9g,薏苡仁 9g,(后下)砂仁 6g,桔梗 6g,白扁豆 12g,白茯苓 15g,人参 15g,炙甘草 9g,炒白术 15g,怀山药 15g。上药水煎分服,每日 1 剂。具有益气健脾养血的功效。主治巨幼细胞性贫血,证属脾胃气血夹湿型者。

加减:若无湿阻之象,而偏于气血亏虚者,可去薏苡仁、桔梗,加黄芪、制何首乌、熟地黄,以补气养血;食欲不振,食后腹胀者,加陈皮、莱菔子、焦三仙,以理气健脾、消积化滞。

◎ 名方验方　归脾汤加减:炙黄芪 20g,炒白术 10g,当归 10g,炒枣仁 15g,龙眼肉 15g,熟地黄 12g,炒白芍 15g,制五味子 10g,炙甘草 10g,炙远志 6g,茯神 12g。上药水煎分服,每日 1 剂。具有益气健脾、养血宁心的功效。主治巨幼细胞性贫血,证属心脾两虚型者。

加减:舌红少津,并有舌痛表现者,加牡丹皮、生地黄,以滋阴凉血;食少便溏,腹胀明显者,加广木香(后下)、砂仁(后下)、焦三仙;胃脘疼痛者,加延胡索。

◎ 名方验方　十四味健中汤加减:党参 15g,茯苓 15g,炒白术 10g,炙甘草 10g,炒白芍 15g,熟地黄 15g,当归 10g,炙黄芪 20g,麦冬 10g,肉桂 6g,制附子(后下)10g,肉苁蓉 12g。上药水煎分服,每日 1 剂。具有健脾益肾的功效。主治巨幼细胞性贫血,证属脾肾两虚型者。

加减:腹胀便溏明显者,加补骨脂(打碎)、制吴茱萸;腰痛下肢不仁者,加鸡血藤、川续断。

◎ 名方验方　生血益气汤:当归、党参、鸡血藤、赤石脂(原方未注明剂量)。上药水煎分服,每日 1 剂。具有气血双补的功效。主治贫血。

◎ 名方验方　归脾汤加味:炙黄芪 30g,全当归 10g,潞党参 10g,炒白术 10g,白茯苓 12g,炙甘草 6g,炙远志 6g,炒酸枣仁 10g,云木香 3g,山萸肉 10g,生地黄 12g,制何首乌 15g,土大黄 12g,制女贞子(后下)10g。上药水煎分服,每日 1 剂。具有脾肾同治、气血双补的功效。主治巨幼细胞贫血。

◎ 名方验方　归脾汤:炒白术 9g,茯神 9g,炙黄芪 12g,龙眼肉 12g,炒酸枣仁 12g,人参(炖服)6g,木香 6g,炙甘草 3g,全当归 9g,炙远志 6g。上药水煎分服,每日 1 剂。具有益气补血、健脾养心的功效。主治再生障碍性贫血,证属心脾气血不足型者。

加减:肝肾阴虚火旺者,加知母、黄柏;脾肾阳虚者,加肉桂、制附片(先煎);发热者,加羚羊角粉(吞服)、金银花、连翘;内脏出血者,加仙鹤草、黑荆芥、黑地榆;皮下瘀斑者,加茜草炭、生地炭;大便干结者,加火麻仁(打碎)、郁李仁(打碎);骨蒸潮热者,加青蒿、地骨皮;纳食不香者,加焦三仙、炒山药等。

◎ 名方验方　血复生汤:盐菟丝子(包煎)20g,女贞子(后下)20g,熟地黄 10g,制何首乌 10g,肉苁蓉 10g,补骨脂(打碎)10g,炙黄芪 30g,当归 10g,巴戟天 20g,淫羊藿 10g,紫河车(研末吞服)10g,鹿角片(先煎)10g。上药水煎分服,每日 1 剂。具有补肾填精、益髓生血的功效。主治再生障碍性贫血。

◎ 名方验方　凉血解毒汤:羚羊角粉(冲服)1g,琥珀粉(冲服)1g,生地黄 25g,牡丹皮 20g,玄参 25g,麦冬 20g,贯众 25g,金银花 25g,连翘 25g,板蓝根 25g,栀子 20g,三七粉(冲服)2g。上药水煎分服,每日 1 剂。具有清热解毒、凉血止血的功效。主治急性再生障碍性贫血初期阶段。

加减:屡有齿鼻衄血者,加熟大黄、代赭石(先煎)、侧柏叶;消化道出血者,加蒲黄炭、白及粉、大黄炭。

◎ 名方验方　升髓汤:炒白术15g,太子参15g,仙灵脾15g,黄精10g,阿胶(炖服)10g,锁阳10g,海马3g,蛤蚧3g,茯苓12g,肉桂2g,北黄芪20g,大枣10枚。上药水煎分服,每日1剂。具有补肾填髓、活血化瘀的功效。主治再生障碍性贫血。

◎ 名方验方　三子补血补肾汤:制何首乌20g,女贞子(后下)12g,枸杞子12g,熟地黄15g,仙鹤草15g,当归10g,盐菟丝子(包煎)12g,巴戟天10g,党参10g,阿胶(烊化)15g,墨旱莲15g,炙甘草5g。上药水煎分服,每日1剂。具有补益肾精的功效。主治再生障碍性贫血,以贫血为主要症状者。

加减:血象不升,但一般情况尚可,且无明显出血倾向者,加丹参、川牛膝、鸡血藤、当归、牡丹皮、炮穿山甲(先煎)、赤芍等,以活血化瘀而生新。

◎ 名方验方　凉血解毒汤:羚羊角粉0.5～1.0g,牡丹皮10～15g,赤芍10～15g,生、熟地各20～25g,天冬15～20g,茜草根15～20g,黄芩10g,贯众20～25g,炒苍耳子10g,辛夷10g,生龙牡(均先煎)各25g,三七粉(吞服)2g,黄柏10g,甘草10g。上药水煎分服,每日1剂。具有凉血解毒、滋阴补肾,兼以疏散风热的功效。主治急性再生障碍性贫血,症见高热不退,肌肤紫癜,齿鼻出血,或尿血黑粪,或口舌血疱者。

加减:若伴上呼吸道感染导致发热、咽痛者,加金银花、连翘、蒲公英、射干等,以清热毒利咽;伴肺部感染导致发热、胸痛、咳嗽、咯痰者,加麻黄、生石膏(先煎)、杏仁、紫菀、鱼腥草、胆南星等,以清热排脓,止咳化痰;伴急性阑尾炎而致发热腹痛者,加大黄、牡丹皮、栀子、薏苡仁等,以通腑泄热、化瘀解毒。

◎ 名方验方　升马生血汤:升麻10～30g,马勃15～50g,山豆根15g,虎杖15g,紫草30g,生薏苡仁30g,玄参15g,砂仁(后下)3g,生甘草6g。上药水煎分服,每日1剂,连续服用至骨髓象恢复正常。具有清热解毒、凉血活血、滋阴健脾的功效。主治急性再生障碍性贫血,尤其伴有咽喉肿痛者。

◎ 名方验方　升血一号汤:党参、黄芪、炒白术、茯苓、阿胶(烊化)、生地黄、当归、女贞子(后下)、墨旱莲、鸡血藤、枸杞子、巴戟天、淫羊藿(原方未注明剂量)。上药水煎分服,每日1剂。具有补肾补血补气的功效。主治再生障碍性贫血。

加减:出血者,加茜草、仙鹤草、白茅根、藕节;发热者,加黄连、连翘、板蓝根;食欲差者,加焦山楂、建神曲、法鸡内金、炒谷芽、陈皮;睡眠差者,加制何首乌、夜交藤、炒枣仁。

◎ 名方验方　生血增白汤:人参(炖服)10～15g,炒白术15g,当归10g,制何首乌20g,淫羊藿20g,盐菟丝子20g,肉桂3～6g,枸杞子20g,女贞子(后下)20g,赤芍30g。上药水煎分服,每日1剂。具有补脾肾、养血活血的功效。主治虚劳、血劳,症见面白无华、身倦懒言、动则气促、食少便溏、腰脊酸冷、两足痿弱者。

◎ 名方验方　补肾生血汤:小红参(炖服)10g,磁石(先煎)30g,生黄芪30g,阿胶(烊化)12g,鹿角胶(烊化)10g,龟甲胶(烊化)10g,陈皮 10g,制何首乌 15g,枸杞子 15g,紫河车(研末吞服)15g,炒白术 10g,全当归 15g,炒白芍 15g,熟地黄 15g,炙甘草 6g。上药水煎分服,每日 1 剂。具有健脾和胃、补气益血、滋补肝肾的功效。主治头晕耳鸣,全身倦怠,指甲变薄、变脆、变平或反甲,皮肤干燥,毛发脱落,舌淡红、苔薄,脉细。

◎ 名方验方　健脾益气汤:人参(炖服)9～12g,炙黄芪 20～30g,炙甘草 9～12g,炒白术 12g,怀山药 15g,大枣 10 枚,生姜 9g,桂枝 6～9g,北五味子 6～9g,砂仁(后下)6～9g。上药水煎分服,每日 1 剂。具有益气生血、健脾摄血的功效。主治贫血(脾虚证),症见面色苍白少华,全身疲乏并四肢无力,自汗气短,食欲不振,大便溏泄,腹胀等。舌质淡红,苔薄腻,脉细滑。

加减:兼痰湿者,加茯苓、法半夏、薏苡仁;伴气血瘀滞者,加牡丹皮、赤芍、姜黄、血竭末(冲服);伴血溢络外者,配藕节、侧柏叶、三七粉(吞服);寒甚者,伍加高良姜、吴茱萸。

◎ 名方验方　补肾生血汤:小红参(炖服)10g,灵磁石(先煎)30g,生黄芪 30g,阿胶(烊化)12g,鹿角胶(烊化)10g,龟甲胶(烊化)10g,陈皮 10g,制何首岛 15g,枸杞子 15g,紫河车(研末吞服)15g,炒白术 10g,全当归 15g,炒白芍 15g,熟地黄 15g,炙甘草 6g。上药水煎,分 2 次服用,每日 1 剂。具有健脾和胃、补益气血、滋补肝肾的功效。主治肝肾亏虚型缺铁性贫血。

◎ 名方验方　复方针矾丸:醋煅针砂 60g,皂矾(亦名绿矾)60g,炒白术 60g,山楂 60g,糯米(炒)240g,黑枣(煮烂去皮核)240g。将前 5 味研粉,与黑枣混合为丸,如绿豆般大备用。每次取 3～5g,每日 2～3 次,饭后服用。具有健脾燥湿、消肿退黄的功效。主治黄胖病(纠正缺铁性贫血)。

◎ 饮食疗法　阿胶糯米大枣粥:阿胶 15g,糯米 100g,大枣 10 枚。将阿胶捣碎,大枣去核与糯米煮粥,待熟时加入阿胶碎粒,稍煮,搅化即成。每日早、晚餐温热后服食。具有养血止血、滋阴润肺、安胎的功效。适用于血虚萎黄、眩晕心悸、虚劳咯血、吐血尿血、便血等多种血症。

◎ 饮食疗法　龙眼当归煲鸡:龙眼肉、当归各 15g,鸡半只,调料适量。将鸡肉洗净切块,龙眼肉、当归洗净,共置于锅内,加水炖熟,调味,食肉饮汤。每日 1 剂。主治贫血。

◎ 饮食疗法　莲子龙眼糯米粥:莲子 15g,龙眼肉 10g,糯米 30g。将莲子、龙眼肉、糯米同煮成粥,温热时食用,每日 2 次。具有补心脾、益气血的功效,适用于失血性贫血。

◎ 饮食疗法　花生大枣炖猪蹄:猪蹄 1 只,花生米 50g,大枣 10 枚,调料适量。按常法炖熟后服分次服食,每日 1 剂。具有滋阴益气、补血的功效,适用于贫血、紫癜等。

◎ **饮食疗法** 猪肉炒蔬菜当归汁：猪肉 200g，当归 15g，洋葱、土豆、胡萝卜片、调味品、大米各适量。先将大米做成干米饭待用；当归加水煎取药汁约 50ml，连渣保留备用。再将猪肉炒熟，加入洋葱片、胡萝卜丝、土豆丝及调味品，翻炒数下后连渣倒入当归汁，加入盐、酱油、胡椒粉等调味品，煮熟后即可与米饭同食。当主食吃。具有促进血液循环及新陈代谢的功效，适宜用于血虚体弱、贫血、面白无华、月经稀少等症。

◎ **饮食疗法** 猪肚粉：全猪肚（猪胃）1 个。将猪肚用盐水洗净，去油脂，切碎后，置于瓦上焙干，捣碎，研为细末，放入消毒过瓶子内备用。用时，每次取服 15g，每日 2 次，可连续用 1 月余。具有补虚劳、益血脉的功效，适用于恶性贫血。

◎ **饮食疗法** 羊胫骨红枣糯米粥：羊胫骨（羊的四肢长骨）2 根，红枣 20 枚，糯米 100g。胫骨敲碎，加洗净的红枣和糯米煮粥，每日分 2 次服完，15 日为 1 个疗程。具有补虚损的功效，适用于再生障碍性贫血及血小板减少性紫癜。

◎ **饮食疗法** 牛骨髓龙眼肉红枣膏：牛骨髓、龙眼肉、红枣（去核）各 400g。共加清水 3 000ml，慢熬成膏。每次取服 2 汤匙，每日 2 次。适用于再生障碍性贫血。

◎ **饮食疗法** 香菇豆腐煮竹笋：干香菇 25g，水豆腐 400g，鲜竹笋 60g。以平常方法做菜，佐餐食用。每日 1 剂。具有益胃健脾、补虚损的功效，适用于贫血、缺钙、病后体虚等。

◎ **饮食疗法** 木耳大枣冰糖汤：黑木耳 15g，大枣 15 枚，冰糖 10g。将黑木耳、大枣用温水泡发并洗净，置于小碗内，加清水适量和冰糖。将碗放置于锅内蒸约 1 小时。做 1 次或分次食用，食大枣、木耳，饮汤。具有和血养荣、滋补强身的功效，适用于贫血。

二、原发性血小板减少性紫癜

原发性（特发性）血小板减少性紫癜（ITP）是一种病因未明的常见出血性疾患。因血中存在着血小板抗体而使血小板破坏过多，数量减少，从而引起紫癜。骨髓巨核细胞数量正常或增加，但有质的改变。由于其发病原理与免疫有关，故近年来又称本病为"原发性免疫性血小板减少性紫癜"。

本病的确切病因目前尚未十分清楚。但已肯定其发病机制与自身免疫有关，即存在血小板相关抗体（PAIgG）。由于 PAIgG 与血小板相关抗原结合，或有补体系统的参与，导致血小板被巨噬细胞所吞噬破坏，引起血小板数量减少，并可影响血小板功能，使血小板聚集与黏附能力下降。因巨核细胞与血小板具有共同的抗原性，故 PAIgG 还可作用于骨髓的巨核细胞，使其成熟障碍而致血小板的生成减少。另外，抗体还能够损伤毛细血管内皮细胞，使其通透性增加而出血。

本病在中医学，属"肌衄""发斑""血瘀""血证"等病证范畴。

【舌象辨证】

◎ 舌质红绛起芒刺,苔黄厚而干(彩图 3-5-3),属邪热炽盛、迫血妄行。多见于急性 ITP,尤其儿童。

◎ 舌质淡,体胖大有齿痕,苔白而厚腻(彩图 3-5-4),属脾气虚弱、统摄无力。为慢性 ITP 多见此型。

◎ 舌边尖红,苔薄黄而干,中心有裂纹或剥脱(彩图 3-5-5),属阴虚火旺、灼伤血络。慢性 ITP,尤其经激素治疗者多见此型。

◎ 舌质紫黯或有瘀斑,苔白腻(彩图 3-5-6),属气滞血瘀、脉络受阻。亦常见于慢性 ITP。

◎ 舌质淡,舌体胖大有齿痕,苔薄白(彩图 3-5-7),属气血双亏、心脾两虚。见于慢性 ITP 长年失血而合并缺铁性贫血者。

◎ 舌质淡,舌体胖,苔薄白而水滑(彩图 3-5-8),属阳气不足、脾肾两虚。多见于老年慢性 ITP 患者。

【中医疗法】

◎ 名方验方 甘草 12～20g(10 岁以下小儿酌减),水煎服,日服 2 次,每日 1 剂。具有清热解毒、健脾益气的功效。

◎ 名方验方 归脾汤:炒白术 9g,茯神 9g,炙黄芪 12g,龙眼肉 12g,炒酸枣仁 12g,人参(炖服)6g,木香 6g,炙甘草 3g,当归 9g,炙远志 6g,生姜 5 片,大枣 1 枚。上药水煎分服,每日 1 剂。具有益气摄血的功效。主治紫斑反复发作、病程长而致气血亏虚、气不摄血者。

加减:出血较重者,加仙鹤草、阿胶(烊化)、茜草根、地榆、紫草等;畏寒肢冷、便溏、舌淡嫩、苔白滑、脉沉者,可合用保元汤;若腰酸膝软者,加山茱肉、盐菟丝子(包煎)、续断、巴戟天、山药等;若伴纳差者,可加炒白术、茯苓、陈皮、炒苍术等。

◎ 名方验方 消癜灵汤:鹿角胶(烊化)10g,生地黄 10g,枸杞子 15g,山茱萸 10g,党参 15g,黄芪 30g,牡丹皮 10g,紫草 10g。上药水煎分服,每日 1 剂。具有补肾益气、凉血止血的功效。主治原发性血小板减少性紫癜。

加减:鼻衄者,加黄芩、紫珠;齿衄者,加白茅根;月经过多者,加仙鹤草;大便下血者,加槐花;血虚者,加当归、阿胶(烊化)。

◎ 名方验方 紫癜 1 号汤:生地黄 15g,熟地黄 15g,炒白芍 15g,枸杞子 15g,女贞子 15g(后下),墨旱莲 15g,仙鹤草 30g,芦根 30g,白茅根 30g,石斛 15g,板蓝根 30g,人中白 10g,紫草 10g,连翘 10g,生甘草 10g。上药水煎分服,每日 1 剂。具有补肾养阴、清热解毒的功效。主治原发性血小板减少性紫癜。

加减:若并发感冒、咽痛者,加蝉蜕、防风、桑叶、金银花;若合并感染,出现高热,烦躁者,加羚羊角粉(冲服)、牡丹皮、焦山栀;如出现肾脏损害、血尿、蛋白尿者,加大小蓟、益母草、怀山药、黄芪;若病情反复发作,出现神疲乏力等气虚症状者,加太子参、黄芪、白术;若兼见紫癜色暗,舌带紫气,脉细涩等瘀血证时,加蒲黄炭(包煎)、三七粉(冲服)。

◎ 名方验方　紫癜2号汤:黄芪60g,西洋参(炖服)10g,当归15g,紫草60g,茜草20g,大小蓟各15g,丹参30g,水蛭粉(冲服)1g。上药水煎分服,每日1剂。具有扶正解毒、祛瘀生新的功效。主治原发性血小板减少性紫癜。

加减:胃肠出血者,加防风、地榆炭、大黄炭;若并发血尿者,加白茅根、车前子(包煎);若关节部位出血明显者,加仙鹤草;鼻衄、齿龈出血者,加百草霜;月经量过多者,加血见愁、棕榈炭、荆芥炭。

◎ 名方验方　化斑汤:生石膏(先煎)100~200g,水牛角丝(先煎)20~30g,粉丹皮15g,肥知母15g,玄参15g,大青叶30g,小生地15~30g,生甘草10~15g等。上药水煎分服,每日1剂。具有清热通腑、凉血止血的功效。主治重症原发性血小板减少性紫癜。

加减:血热妄行者,重用生地黄、牡丹皮等;热毒炽盛者,加金银花、连翘等;阳明胃热亢盛者,加川黄连、黄芩等;便秘者,加生大黄(后下)等;气阴虚者,加太子参、麦冬等。

◎ 名方验方　愈癜汤:黄芪30g,红孩儿30g,白及30g,党参15g,当归10g,红枣7枚,炙甘草20g。上药水煎分服,每日1剂。具有补气养血摄血的功效。主治原发性血小板减少性紫癜。

加减:若妇女月经增多、经期缠绵不净者,加阿胶(烊化);心烦不寐,舌质偏红,食欲尚可者,加生地黄;食欲呆滞者,则去生地黄,而用制何首乌。

◎ 名方验方　升板胶囊:生大黄粉2份,生地黄1份,黄芪1份,何首乌1份,阿胶1.5份,三七1份,制马钱子0.5份,甘草1份。上药按比例粉碎为末,装入空心胶囊,每粒重0.5g(含马钱子0.25mg)。每次取服6~8粒;每日2次,儿童用量酌减。具有凉血止血、滋阴补血、补肾益髓、补气健脾的功效,主治急性原发性血小板减少性紫癜。

◎ 名方验方　养血清癜汤:炙甘草20g,全当归10g,炒白芍10g,制女贞子(后下)15g,墨旱莲15g,制何首乌10g,补骨脂(打碎)10g,巴戟天10g,炙甘草6g,山茱萸10g,熟地黄10g。上药水煎分服,每日1剂。具有益气血,补肝肾的功效。主治慢性原发性血小板减少性紫癜。

◎ 名方验方　鹿角胶炖黄酒:鹿角胶15g,黄酒半杯,红糖适量。将鹿角胶加酒和水各半杯,锅内隔水炖化后,调入红糖适量。每日分2次服用。主治慢性原发性血小板减少性紫癜。

注意:凡阴虚火盛所致的大便干燥、尿黄、目赤以及外感发热等患者,皆忌用。

◎ 名方验方　理血养肝健脾汤:全当归12g,炒白芍15g,生地黄20g,牡丹皮12g,阿胶(烊化)9g,墨旱莲12g,炒白术12g,茯苓12g,炙甘草6g。上药水煎分服,每日1剂。主治原发性血小板减少性紫癜,证属肝脾肾俱虚型者。

加减:据临床体会,治疗本病药宜甘寒,不宜温燥或苦寒:温燥伤阴,苦寒伤阳,均不利于本病。由于患者年龄的大小、体质的强弱、病程的长短和病情轻重缓急的不同,所选定处方也应随之加减。例如儿童稍受时邪则易内热蕴藏,迫血妄行,发生本病,治疗宜清热凉血养阴,本方去白术、茯苓,加水牛角、金银花、连翘;男性中青年多肾阴不足,虚火上炎,发生本病,每伴鼻衄、齿龈出血,治疗宜滋阴降火、导热下行,本方去白术,加川牛膝、白茅根、小蓟等;中青年妇女多肝郁化热、失其藏血和调节血量的能力,而易发生本病,多伴性情急躁,脉象弦数,若血上溢则鼻衄、齿龈出血,血下溢则使月经过多,治宜疏泄肝火,本方可加炒栀子、柴胡等;如因思虑过度,劳伤心脾,失其主血和统血能力而发生本病,不论男女老幼,病程日久,都可出现气血两虚,可伴心悸健忘,倦怠纳减,失眠等症,治宜重补气血,本方减去牡丹皮、墨旱莲、生地黄,加熟地黄、炙黄芪、党参、炙远志、炒枣仁、龙眼肉、龙骨、牡蛎等。

◎ 名方验方　扶命培土汤:肉桂 3g,熟附子(先煎)5g,党参 15g,黄芪 15g,山药 15g,淫羊藿 15g,巴戟天 10g,枸杞子 12g,盐菟丝子 12g,肉苁蓉 10g,蒸黄精 15g,制锁阳 10g。上药水煎分服,每日 1 剂。主治血小板减少性紫癜,证属肾之阴阳两虚型者。

加减:属肾阳虚或气虚者单用本方。属阴虚火旺者酌用滋阴清热之品,如麦冬、生地黄、玄参、焦山栀、茜草、白茅根;大便溏稀者,去肉苁蓉;急性期,加用水牛角丝(先煎)。

◎ 名方验方　郭氏紫癜汤:制首乌 30g,枸杞子 15g,生地黄 20g,阿胶(烊化) 20g,女贞子(后下)15g,黄芪 15g,党参 30g,炒白术 20g,大枣 50g。上药水煎分服,每日 1 剂。主治肝脾亏虚型血小板减少性紫癜。

加减:如血小板在 20×10^9/L 以下或全身性严重紫癜或其出血突出者,加三七粉(冲服)10g,仙鹤草、鸡血藤、丹参各 20g;血小板在$(30 \sim 40) \times 10^9$/L,仅有稀疏紫癜,但常有鼻出血、牙龈出血者,加白茅根 30g,藕节、仙鹤草各 20g;兼月经过多者,加墨旱莲 20g,白茅根 30g,小蓟 15g;血小板在 40×10^9/L 以上,只服基本方;如兼白细胞减少,乏力气短者,酌加制五味子 10g,麦冬 30g,黄精、补骨脂(打碎)各 15g;如兼舌红少苔,手足心热者,加牡丹皮、麦冬、枣皮各 10g;如兼食欲不振,大便溏薄者,加怀山药、炒谷芽各 30g,砂仁(后下)10g;如兼脘腹痞满,或服上方后脘腹胀满,苔厚腻者,加白豆蔻(后下)10g,姜厚朴、藿香(后下)各 15g。

◎ 名方验方　益气养血汤:人参(炖服)25g,黄芪 25g,当归 15g,红枣 10 枚。上药浓煎,频饮,每日 1 剂。具有益气养血的功效。适用于气血两虚重症血小板减少型紫癜。

◎ 名方验方　单味甘草汤:炙甘草 12～20g,水煎,早晚分服,15～20 日为 1 个疗程。具有补脾益气的功效。适用于脾虚不摄型原发性血小板减少性紫癜。

◎ 名方验方　补肾健脾方:补骨脂(打碎)12g,骨碎补 12g,盐菟丝子 12g,白术 12g,当归 15g。上药水煎,早晚分服,每日 1 剂,30 日为 1 个疗程。具有补肾健脾,养血活血的功效。适用于脾肾两虚型原发性血小板减少性紫癜。

◎ 名方验方　菊莲汤:田边菊、半边莲各 12g。上药水煎,分 2 次服用,每日 1 剂。具有清热解毒的功效。适用于热毒型血小板减少型紫癜。

◎ 饮食疗法　红枣煮鸡蛋:枸杞子 10~15g,红枣 10 枚,党参 15g,鸡蛋 2 枚。上料放入锅内煮汤,鸡蛋熟后去壳取蛋,再煮片刻,食蛋饮汤。每日或隔日 1 次,连服 6~7 剂。具有补脾益气摄血的功效。辅助用治血小板减少症。

◎ 饮食疗法　花生红枣汤:花生衣 50g,红枣 7 枚。上 2 味水煎,加阿胶一起烊化后同服,每日 1 剂,分 3 次服用,15 日为 1 个疗程。主治血小板减少性紫癜。

◎ 饮食疗法　阿胶黄酒饮:阿胶 30g,黄酒、水各适量。把阿胶和水、黄酒一起入盅,用文火炖化饮服,临食时可加入适量赤砂糖。主治血小板减少性紫癜,症见皮肤散在紫斑,斑色苍白者。

◎ 饮食疗法　藕节煮大枣:藕节 250g,大枣 1 000g。将藕节洗净,加水适量煎至稠状,再放入大枣,煎至熟透。拣去藕节,食大枣,可尽量服用,连续进食 3~5 个月。具有补血止血的功效。主治血小板减少性紫癜。

三、白血病

白血病是造血系统的一种恶性肿瘤。它是国内 10 种高发的恶性肿瘤之一,也是儿童和青少年中发病率与病死率最高的一种恶性肿瘤。

目前本病的病因和发病机制尚未完全清楚。可能与病毒、放射因素、化学因素、遗传因素等有关。病理上,本病在骨髓中,有广泛的幼稚白细胞增生,后者进入血液,并浸润破坏其他组织。

根据病势的急缓与骨髓象中原细胞的多少,本病可分为急性白血病和慢性白血病两种。急性白血病起病较急,骨髓象中原细胞在 10% 以上(常明显增多),不经特殊治疗,病程一般短于 6 个月;慢性白血病起病缓慢,骨髓象中原细胞少于 2%,幼稚和成熟的细胞占多数,不经特殊治疗,病程一般在 1 年以上。根据增殖的原始细胞群的不同,急性和慢性白血病,也可分为淋巴细胞性和非淋巴细胞性白血病两大类,后者又可分为粒细胞性白血病、单核细胞性白血病。

急性白血病在中医学,属"温劳""热劳""血证"等病证范畴;慢性白血病属"贫血""虚劳"等病证范畴;有肝脾大及淋巴结肿大,属"虚损""癥瘕""瘰疬""痰核"等病证范畴。

【舌象辨证】

◎ 舌质红绛,苔黄腻或灰黑(彩图 3-5-9),属热毒炽盛。

◎ 舌质红或淡红,苔薄黄(彩图 3-5-10),属气阴两虚。

◎ 舌质淡,苔薄白(彩图 3-5-11),属气血两虚。

◎ 舌质紫黯,有瘀点或瘀斑,苔白(彩图 3-5-12),属痰瘀互结。

【中医疗法】

◎ 名方验方　山药茱萸加味汤:山药 15g,山茱萸 20g,丹皮 15g,茯苓 15g,泽泻 10g,生地黄 25g,半枝莲 20g,七叶一枝花 20g。温毒入髓,出现心烦便秘或神志不清,加虎杖、白花蛇舌草、紫花地丁、菊花等;血瘀见皮肤瘀斑、癥瘕,加丹参、赤芍、归尾、川芎、鸡血藤等;气血两虚见面色苍白,心悸气短,加党参、白术、当归、阿胶等;阴阳两虚见形体消瘦、目眩耳鸣、五心烦热或畏寒肢冷、月经不调、遗精、腰酸腿软,偏阴虚加枸杞子、女贞子、墨旱莲、麦冬、鳖甲、青蒿、地骨皮;偏阳虚加补骨脂、仙茅、巴戟天、淫羊藿、肉苁蓉、女贞子等。每日 1 剂,水煎分 2 次服。具有清热解毒、滋阴益气的功效。适用于急性白血病,症见发热、鼻衄、牙宣、皮肤瘀斑,癥瘕痞块,痰核,舌红苔黄,脉数细者。

◎ 名方验方　参芪术芍加味汤:党参 15g,黄芪 30g,白术 10g,赤芍 10g,马勃 20g,制何首乌 20g,黄药子 10g,重楼(七叶一枝花)20g,半枝莲 15g,白花蛇舌草 30g。辨证属气血两虚,症见面色无华,头晕低热,乏力,苔白,脉沉细,加黄精;辨证属肝肾阴亏,症见低热,头晕,手足心热、自汗,舌红,脉细数,加沙参、银柴胡、生石膏;辨证属癥瘕型,症见乏力,胁下痞块,低热,苔白或薄黄,脉弦数,加三棱、莪术、红花、蓼实子。每日 1 剂,水煎分 3 次服。具有补气活血、清热解毒的功效。适用于慢性粒细胞白血病。症见面白无华,低热,自汗乏力,胁下痞块,苔白或薄黄,脉细数者。

◎ 名方验方　固本汤:黄芪 20g,党参 20g,白术 10g,茯苓 15g,女贞子(后下)15g,墨旱莲 15g,枸杞子 15g,补骨脂(打碎)15g,全当归 15g。上药水煎分服,每日 1 剂。具有益气养血、滋阴助阳的功效。主治急性粒细胞白血病。

加减:若呕吐明显者,加竹茹、半夏;食欲欠佳者,加砂仁(后下)、焦三仙;出血者,加仙鹤草。

◎ 名方验方　益气养阴清热汤:黄芪 24g,太子参 15g,炒白术 15g,茯苓 15g,生地黄 24g,黄精 15g,天冬 15g,麦冬 15g,白花蛇舌草 30g,半枝莲 30g,小蓟 30g,蒲公英 30g,生甘草 10g。上药水煎分服,每日 1 剂。具有益气养阴清热的功效。主治急性髓系白血病。

加减:贫血较重者,加当归、阿胶(烊化)、枸杞子、女贞子(后下);鼻衄、齿衄、皮肤瘀斑等出血症状明显者,加三七粉(冲服)、牡丹皮、玄参、紫草;伴感染、热势较重者,加金银花、连翘、栀子、黄芩、板蓝根;持续高热不退者,加安宫牛黄丸。

◎ 名方验方　地黄汤加减:水牛角丝(先煎)120g,生地黄 15g,赤芍 10g,玄参 15g,麦冬 15g,金银花 20g,连翘 15g,板蓝根 30g,黄芩 10g,牡丹皮 10g,白花蛇舌草 15g,鲜小蓟 200g,半枝莲 10g,三七粉(冲服)3g,蒲公英 150g,白茅根 200g。上药水煎分服,每日 1 剂。具有清热解毒、益气养血的功效。主治急性白血病。

◎ 名方验方　凉血解毒汤加减：羚羊角粉 1g（冲服），生地黄 20～25g，赤芍 15～20g，牡丹皮 15g，生石膏（先煎）30g，连翘 10～15g，大青叶 25g，白花蛇舌草 20～30g，栀子 10g，大黄 10g，玄参 10～15g，白茅根 15g，川芎 10～15g，生甘草 10g 等。上药水煎分服，每日 1 剂。具有清热解毒、活血凉血的功效。主治急性白血病，以高热出血为主要表现者。

◎ 名方验方　散结溃坚汤加减：夏枯草 15～20g，海藻 15g，昆布 15g，郁金 10～15g，蒲公英 20～25g，川芎 15g，生甘草 10g 等。上药水煎分服，每日 1 剂。具有清热解毒、消瘰散结的功效。主治急性白血病，以淋巴结浸润症状为主要表现者。

◎ 名方验方　桃红四物汤与鳖甲煎丸加减：桃仁 10g，红花 10g，当归 10～15g，赤芍 15～20g，川芎 15～20g，三棱 10g，莪术 10～15g，鳖甲 20～25g，生牡蛎 20～25g，大黄 5～15g，生甘草 10g。上药水煎分服，每日 1 剂。具有解毒活血、软坚散结的功效。主治急性白血病、肝脾大者。

◎ 名方验方　扶正抗白颗粒：人参、黄芪、首乌、仙灵脾、天冬、补骨脂、女贞子、炒白术，原方未注明剂量。上药依法制成颗粒剂，每小袋 12g（含原生药 82.5g），每次取服 1 小袋，每日 3 次，连服 1 个月为 1 个疗程，一般使用 2～12 个疗程。具有滋阴补气、扶正抗白的功效。主治急性白血病完全缓解后，进入微小残留白血病阶段。

◎ 名方验方　益气养阴解毒汤：黄芪 30g，太子参 20g，制黄精 15g，白术 12g，茯苓 10g，生地黄 20g，麦冬 20g，天冬 15g，墨旱莲 18g，女贞子（后下）15g，白花蛇舌草 30g，半枝莲 30g，蒲公英 30g，小蓟 15g，生甘草 5g。上药水煎分服，每日 1 剂。具有益气养阴、清热解毒的功效。主治急性白血病。

加减：若口舌生疮，咽喉肿痛，或咳嗽吐痰，或肛门肿痛，或衄血发斑、尿血、便血，甚则神昏谵语，多发生在危重阶段或末期，多伴有感染者，可选加金银花、连翘、板蓝根、黄芩、蒲公英、白花蛇舌草、栀子，以清热解毒；犀角（水牛角代用）、生地黄、牡丹皮、玄参，以清热凉血；紫草、赤芍、三七、小蓟，以凉血止血化瘀。

◎ 名方验方　急白汤：黄芪 50g，党参 25g，全当归 12g，炒白芍 12g，阿胶（烊化）12g，龙眼肉 12g，熟地黄 15g，山豆根 15g，菝葜 60g，白花蛇舌草 30g。上药除阿胶外，共入锅中煎汁分服。每日 1 剂，连服 10 剂。具有补益气血、抗癌防癌的功效。主治急性白血病。

◎ 名方验方　参莲四白五黄汤：人参（炖服）10g，黄连 10g，黄药子 10g，炒白术 15g，炒白芍 15g，白芥子（包煎）15g，黄芩 15g，当归 15g，夏枯草 15g，半枝莲 30g，白花蛇舌草 30g，生地黄 30g，黄芪 30g。上药水煎，早晚分服，每日 1 剂。待完全缓解后，为巩固疗效可继续服 3～12 个月，或酌情停药。具有益气补血、清热解毒的功效。主治慢性粒细胞白血病。

◎ 名方验方　清肝化瘀汤:龙胆草 6g,黄芩 9g,山栀 9g,太子参 15g,生地黄 10g,黄连 3g,大黄 9g,三棱 12g,莪术 15g,枳壳 9g,制香附 6g,青黛(包煎)3g。上药水煎分服,每日 1 剂,可长期服用。具有清肝化瘀的功效。主治慢性粒细胞白血病慢性期。

◎ 名方验方　青黄散:青黛,雄黄。二药比例为 9:1,研末装入空心胶囊内备用。诱导缓解每日 6～14g;维持缓解每日 3～6g,均分为 2～3 次日服用。具有化瘀消癥,凉血解毒的功效。主治慢性粒细胞白血病。

◎ 名方验方　化瘀消癥汤:桃仁 10g,红花 10g,当归 15g,赤芍 10g,川芎 12g,丹参 20g,鸡血藤 20g,三棱 12g,莪术 12g,青黛(包煎)12g,香附 12g,郁金 10g,鳖甲(先煎)20g。上药水煎分服,每日 1 剂。具有活血化瘀、消癥散结的功效。主治慢性粒细胞白血病。

加减:血瘀严重者,加水蛭、土鳖虫、虻虫,以加强破血散瘀的作用;白细胞明显增多者,青黛剂量加至 15～20g,并加雄黄 1g 入煎。

◎ 名方验方　清肝化瘀汤:青蒿 12g,地骨皮 15g,牡丹皮 15g,黄芩 12g,山栀子 12g,三棱 15g,莪术 15g,狗舌草 15g,白花蛇舌草 15g,龙胆草 15g,冰球子 15g,生甘草 10g。上药水煎分服,每日 1 剂。具有清肝化瘀的功效。主治慢性粒细胞白血病慢性期,症见低热,盗汗,骨痛,心烦易怒,腹内癥积大而坚硬者。

◎ 名方验方　三才封髓丹:人参 6～9g,天冬 12～15g,熟地黄 15～20g,黄柏 10g,砂仁(后下)10g,甘草 10g。上药水煎分服,每日 1 剂。主治急性髓细胞白血病,证属气阴两虚型者。

加减:出血者,可加当归、龙眼肉,以引血归经;加山茱萸、龙骨、牡蛎、阿胶等,以固涩止血;热证者,可加羚羊角粉(冲服发)、牡丹皮、生地黄、侧柏叶、荷叶等,以清热凉血。

◎ 名方验方　解毒玉女煎:羚羊角粉(冲服)1g,玄参 15g,生石膏(先煎)30g,生地黄 25g,天冬 15g,金银花 15g,连翘 12g,蒲公英 30g,知母 12g,牡丹皮 12g。上药水煎分服,每日 1 剂。主治急性白血病伴感染高热。

◎ 名方验方　生地合剂:鲜生地 500g,鲜白茅根 300g。上药水煎分服,每日 1 剂。主治白血病,证属阴液亏虚,热毒炽盛型者。

加减:贫血为主,加用熟地黄 20g,制何首乌 15g,阿胶 10g,当归 10g,龟甲(先煎)12g,以滋阴补血;高热伴见烦躁,口舌生疮,咽喉肿痛者,加金银花 30g,连翘 15g,板蓝根 30g,大青叶 30g,桔梗 10g,芦根 30g,以清热解毒;热盛动血见出血者,加三七粉(吞服)3g,荷叶 10g,藕节 10g,侧柏叶 10g,仙鹤草 30g,栀子 10g,以凉血止血。

◎ 名方验方　活血化瘀汤:当归 20g,丹参 20g,赤芍药 20g,川芎 10g,沙参 20g,麦冬 15g,板蓝根 50g,山豆根 30g,山慈菇 50g。上药水煎分服,每日 1 剂。主治热毒血瘀型急性白血病。

加减:热毒血瘀甚者,加金银花、连翘各 20g,黄芩、黄柏、黄连、柴胡各 15g;血热妄行者,合用犀角地黄汤加减;气滞血瘀者,加用丹参注射液静脉点滴,并加理气药。

◎ 名方验方　蟾蜍酒:蟾蜍 1 只(重 125g 左右),黄酒 1 500ml。将蟾蜍剖腹,去除内脏洗净,与黄酒放入瓷罐中封闭,置入铝锅内加水蒸 2 小时,将药液滤过后即可。成人每次饮服 15～30ml,儿童酌减,饭后服用,每日 3 次。一般服药 15 日,间隔 15 日,连续用药直至症状完全缓解,其后维持缓解治疗。具有解毒散结的功效。适用于急性淋巴细胞白血病,证属瘀毒结聚型者。

注意:在治疗过程中不用其他抗白血病药,但需配合抗感染、输血、补液、纠正电解质紊乱等支持疗法。

◎ 名方验方　黄鱼白:黄鱼白(即黄花鱼肚里的白)适量。将黄鱼白焙干,研成细末备用。用时,每次取 3g,每日 3 次口服。具有大补元气、调理气血的功效。适用于急性粒细胞白血病,证属气血两虚型者。

◎ 名方验方　归芪三七汤:当归 3g,黄芪 15g,三七 3g,桑叶、白茅根各 6g。上药水煎,分 2 次服用,每日 1 剂。具有益气补血、活血化瘀的功效。主治急性粒细胞白血病,证属气血两虚伴血瘀型者。

◎ 名方验方　羊蹄根汤:羊蹄根 60g,苦参 60g。水烧开后,入药再煎 15～20 分钟,连煎 2 次,煎成药液 200ml,分 2 次服用,每日 1 剂。具有扶正抗癌、利湿解毒的功效。主治急性白血病,证属湿热内蕴型者。

◎ 名方验方　犀角地黄汤:犀角 1.5g(用水牛角 30g 代),生地黄 30g,白芍药 12g,牡丹皮 9g。上药水煎,犀角磨汁冲服(若无犀角,可用水牛角 30g 代)。分 2 次服用,每日 1 剂。具有凉血止血的功效。主治急性白血病,症见高热、吐衄、便血、昏谵烦躁等,证属热入营血型者。

◎ 名方验方　猪脾百合丸:猪脾(烤干研末)1.5g,野百合粉 1.5g。上述药末混匀装入空心胶囊内备用。每次取服 2～3 粒,每日 3 次。具有养阴扶正抗癌的功效。主治急性白血病,证属气阴两虚型者。

◎ 名方验方　三草丸:马鞭草 30g,白花蛇舌草 30g,葵树子 30g,夏枯草 15g。上药共煎煮浓缩成膏,依法制成小丸备用。每次取服 6 丸,每日 3 次。具有清热解毒、消肿抗癌的功效。主治急性白血病,证属热毒炽盛型者。

◎ 饮食疗法　蒲公英煮猪肝:蒲公英 100g,猪肝 500g,食盐少许。蒲公英用布包好,与猪肝共煮,放食盐少许。每日 1 次,食量不限。具有清热养血的功效。主治急性白血病,症见发热者。

◎ 饮食疗法　蟾蜍煮鸡蛋:大蟾蜍 1 只,小鸡蛋 1 枚。蟾蜍带皮洗净,于腹壁正中线划开,不去内脏,放入鸡蛋,以线缝合,煮成肉烂。食蛋不喝汤,每日 1 枚,连服 6 日。主治急性粒细胞白血病。

◎ 饮食疗法　排骨芫茜冻:猪排骨 500g,鲜芫茜 250g,食盐、五香粉、食醋、白糖各适量。将猪排骨敲碎,加水1 500ml,慢火熬煮成浓糊状,除去骨渣,取500ml糊汁,加入洗净切碎的芫茜,放入适量的五香粉、食盐、味精等,放冷成冻状。每日取服1~2次,切成块状,蘸白糖、醋食用。具有补虚抗癌,益髓健胃的功效。主治慢性粒细胞白血病。

◎ 饮食疗法 三鲜汤:鲜生地黄60g,鲜小蓟250g,鲜蒲公英250g。上药水煎取汁饮服,连服15日,每日1剂。主治慢性粒细胞性白血病。

◎ 饮食疗法 白兔煮玉蟾:白兔肉段若干,蟾蜍2只。共煮极酥,佐餐。方中兔肉具有补中益气、凉血解毒的功效,蟾蜍可直接杀灭白血病细胞,并提高机体的免疫功能。适用于化疗期间的辅助治疗。

◎ 饮食疗法 青蒿露:青蒿60~120g。蒸露饮服,不拘时候。对阴虚虚热者尤为适宜。

◎ 饮食疗法 茼蒿煮海蜇:茼蒿菜、海蜇、麻油、酱油若干。茼蒿菜炒熟,拌入海蜇丝,蘸麻油、酱油食用。

注意:脾胃虚寒者,勿食。

四、类风湿关节炎

类风湿关节炎(RA),又称"畸形性关节炎""强直性关节炎""萎缩性关节炎",简称"类风关",是一种以关节及关节周围组织的非感染性炎症为主的,能引起肢体严重畸形的慢性全身性自身免疫性疾病。如累及其他脏器,可引起心包炎、心肌炎、胸膜炎、间质性肺炎、肾淀粉样变以及眼部疾病(如巩膜炎、虹膜炎),还可并发血管炎以及末梢神经损害等,因此又称为类风湿病。其关节症状特点为,关节腔滑膜发生炎症、渗液、细胞增殖、血管翳(肉芽肿)形成,软骨及骨组织破坏。最后关节强直,关节功能丧失。由于全身多系统受损,它又是一种免疫系统调节紊乱所致的炎症反应性疾病。也属结缔组织疾病,是经典的结缔组织疾病之一。

本病的病因至今尚未完全阐明。一般认为与感染、免疫、遗传及内分泌等因素有关。有人提出,可能为变态反应和自体免疫反应。当抗原-抗体复合体形成后,抗体性质转变为异体,刺激关节滑膜中浆细胞和局部淋巴结产生"类风湿因子"。另外,寒冷、疲劳、潮湿、营养不良、外伤、精神创伤等为本病的诱发因素。

本病在中医学属"痹证"等病证范畴,也有人称为"历节病""顽痹""尪痹""骨痹""肾痹""虚痹""鹤膝风"等病证的,以区别于其他的"痹证"。

【舌象辨证】

◎ 舌质红,苔黄腻(彩图3-5-13),属湿热阻络。

◎ 舌质偏淡或黯红,苔白腻或白滑(彩图3-5-14),属寒湿阻络。

◎ 舌质稍红或边有红点,苔微黄或燥(彩图3-5-15),属寒热错杂。

◎ 舌质红,苔黄腻(彩图 3-5-16),属毒热瘀阻。

◎ 舌质红或偏黯,多有瘀点、瘀斑,舌体较瘦而小,苔少(彩图 3-5-17),属肝肾两虚、瘀血阻络。

◎ 舌质淡紫,或偏红或见裂纹,或有瘀点、瘀斑,苔少或无(彩图 3-5-18),属气血虚弱、瘀血阻络。

【中医疗法】

◎ 名方验方　十全大补汤合独活寄生汤:党参 15g,独活 10g,桑寄生 30g,秦艽 10g,防风 10g,北细辛 5g,当归 10g,白芍药 10g,川芎 10g,地黄 10g,杜仲 15g,牛膝 15g,茯苓 15g,黄芪 15g,白术 10g,肉桂 3g,甘草 5g。上药水煎分服,每日 1剂。具有益肝肾、补气血的功效。主治类风湿关节炎。

加减:偏阴血虚者,加左归丸;偏阳虚者,加右归丸;肿胀甚者,加白芥子、皂角,外敷皮硝;关节疼痛者,加石楠叶、老鹳草、忍冬藤等。

◎ 名方验方　清利搜通汤:茵陈 30g,滑石块 30g,生薏米 30g,防风 10g,防己15g,猪苓 15g,老鹳草 30g,金银花 30g,露蜂房 15g,蜈蚣 2 条,僵蚕 15g,全蝎 4g,生甘草 10g,雷公藤 16g。上药水煎分服,每日 1 剂。具有清热利湿、搜风通络的功效。主治类风湿关节炎。

加减:热重者,加蒲公英 30g,生石膏(先煎)30g,知母 10g;痛甚者,加秦艽 16g,羌活 20g,延胡索 20g;气虚者,加黄芪 20g,党参 15g;胃脘不适者,减老鹳草,加半夏 10g;月经量减少或闭经者,加泽兰叶 15g,当归 15g。

◎ 名方验方　四物四藤汤:生地黄 20g,赤芍 15g,炒白芍 15g,当归 15g,川芎12g,雷公藤 15g,青风藤 30g,络石藤 20g,忍冬藤 20g。上药水煎分服,每日 1 剂。具有养血荣筋、通络止痛的功效。主治类风湿关节炎。

加减:寒甚者,加制川乌、制草乌(均先煎)各 10g,辽细辛 5g,去生地黄、忍冬藤;湿甚者,加薏苡仁 30g,炒苍术 12g,去生地黄;风甚者,加威灵仙 15g,羌、独活各 12g;关节肿痛明显者,加片姜黄 15g,炮穿山甲(先煎)15g;麻木晨僵严重者,加炙僵蚕 12g,制木瓜 15g;拘挛变形者,加全蝎 5g,蜈蚣 2 条,乌梢蛇 10g;倦怠气短者,加生黄芪 20g,党参 15g;阳虚畏寒者,加鹿角霜(先煎)15g,制附子(先煎)12g,露蜂房 15g。

◎ 名方验方　李济仁教授经验方:生石膏(先煎)60g,知母 15g,苍术 15g,威灵仙 15g,秦艽 15g,鸡血藤 15g,活血藤 15g,忍冬藤 30g,络石藤 20g,海桐皮 12g,宣木瓜 15g,赤芍 15g,炒白芍 15g。上药水煎分服,每日 1 剂。具有清热通络、祛风化湿的功效。主治类风湿关节炎。

加减:胃气未复者,加炒白术 15g,带皮茯苓 15g,生薏苡仁 25g,炒薏苡仁 25g。

◎ 名方验方　加减补肾汤:生地黄 15～20g,川续断 15～18g,骨碎补 15g,桑寄生30g,补骨脂 6g,桂枝 6～9g,白芍 1～5g,知母 12g,威灵仙 12～15g,酒炒黄柏 12g,炙山甲

9g,羌独活各 9g,红花 9g,制附片 3～6g,忍冬藤 30g,络石藤 20～30g,地鳖虫 9g,伸筋草 30g,生薏苡仁 30g。上药水煎分服,每日 1 剂。主治肾虚标热轻证型类风湿关节炎。

◎ **名方验方**　益肾蠲痹丸:生、熟地黄各 150g,全当归 100g,鸡血藤 200g,仙灵脾 100g,鹿衔草 100g,淡苁蓉 100g,炙乌蛇 100g,炙全蝎 20g,炙蜈蚣 20g,炙蜂房 100g,炙僵蚕 100g,蜣螂虫 80g,广地龙 100g,地鳖虫 100g。上药共研细末,另以老鹳草 120g,徐长卿 120g,寻骨风 120g,虎杖 120g,甘草 30g。煎浓汁作丸,如绿豆大,每服 6～8g,日服 2 次,饭后服。妇女经期或妊娠忌服。阴虚咽干口燥者,另加生地黄 10g,麦冬 10g,石斛 10g,泡茶饮服。益肾蠲痹丸现已有成药供应。主治尪痹。

◎ **名方验方**　任继学教授验方:酒炒当归 20g,肉桂、炒熟地黄各 10g,姜汁炒白芍 30g,蜈蚣 1 条,全蝎 3g,土鳖虫 10g,露蜂房 15g,乌梢蛇 15g,山甲珠 10g,苍耳子 10g,仙灵脾 10g,仙茅 10g。上药水煎分服,每日 1 剂。主治类风湿关节炎等。

加减:身重浮肿者,加白芥子(包煎)10g,稀莶草 50g;病见微热者,去二仙,酌加草果仁、知母、生石膏(先煎)。

◎ **名方验方**　五爪龙汤:五爪龙 30g,牛大力 30g,鸡血藤 30g,千斤拔 15～30g,血枫根 15g,豹子樟 15～30g,臭茉莉 15g,盐菟丝子(包煎)15g,枸杞子 12g。上药水煎分服,每日 1 剂。主治类风湿后期,证属肝肾亏虚、气血不足型者。

◎ **饮食疗法**　五加皮醪:五加皮 50g,糯米 500g。五加皮洗净,加清水适量浸泡 30 分钟,煎煮 30 分钟,得药液 300ml,共煎煮 2 次,再将二煎药液与糯米同烧煮,做成糯米干饭,待冷后加酒曲适量,拌匀,发酵成酒酿。每日随量佐餐食用。具有祛风利湿、温经通脉的功效。适用于类风湿关节炎。

◎ **饮食疗法**　乌头粥:香白米 50g,生川乌末 10g。香白米与生川乌末同放入锅中,加水 500ml,水沸后取微火煮,并下生姜汁 1 匙,蜂蜜 3 大匙,煮至米烂为度,空腹时服下,若加薏苡仁 6g 同煮,则疗效更佳。适用于类风湿关节炎。

◎ **饮食疗法**　木瓜薏苡仁粥:木瓜 10g,薏苡仁 30g,白糖 1 匙。木瓜、生薏仁洗净后,倒入小锅内,加冷水 1 大碗,先浸泡片刻,再用小火慢炖至薏苡仁酥烂,加白糖 1 匙,稍炖即可。每日食用,不拘量。适用于类风湿关节炎。

◎ **发疱疗法**　斑蝥 3 份,大黄 5 份,共研细末,混匀备用。在病变脊柱处上下左右各旁开 1 寸处取穴,并配合循经取穴,每次选 2 穴。取药末 0.5g,外敷于所选穴位上,待 24 小时后取下,用消毒针穿刺水疱以排出分泌液,并清洁消毒局部。一般施治 2～3 次,其间宜休息 3～5 日。

◎ **贴敷疗法**　鹅不食草 2 500g,透骨草 2 500g,水泽兰 5 000g,生川乌 250g,马钱子 750g。上药共研细末,每次取药末 60g,水 200ml 煮沸,再取出炒 5～8 分钟,加入 50% 乙醇 20ml 调匀,装入纱布袋内贴敷于压痛点处,每次 2～3 小时。每日 1 次,6 次为 1 个疗程,疗程间宜相隔 3～5 日,3 日更换药末 1 次。

第六节　内分泌疾病和代谢性疾病

一、甲状腺功能亢进症

【概述】

甲状腺功能亢进症,简称"甲亢症",是由于甲状腺激素分泌过多所致的一组临床常见的内分泌疾病。病理上以甲状腺肿大,同时有多种脏器和组织病变为特征;临床上以代谢率增高和神经兴奋性增高为主要表现。

本病的主要发病原因是自身免疫,如长期使用甲状腺刺激物(LATSL)、抗促甲状腺激素抗体(HSIG)引起下丘脑-垂体-甲状腺轴失调,形成甲状腺肿大,甲状腺激素分泌过多所致。

本病在中医学,属"瘿病""瘿气""瘿瘤""心悸""泄泻""脏躁"等病证范畴。

【舌象辨证】

◎ 舌前半部或全舌见规律性分布的赤红色点状纹,形如草莓(彩图3-6-1),提示甲状腺功能亢进症。

◎ 舌质红或边尖发红,苔薄白或薄黄(彩图3-6-2),属阴虚阳亢。

◎ 舌质淡,舌体胖嫩,舌边或有齿痕纹,苔薄白腻(彩图3-6-3),属脾虚痰湿。

【中医疗法】

◎ **名方验方**　蛎草白芍汤:生牡蛎30g,夏枯草30g,白芍15g,象贝母10g,玄参、生地黄、麦冬各15g,甘草5g。每日1剂,水煎2次分服,4～6周为1个疗程。待症状改善后,用本方研末,每次20g,以开水冲服,日服2次,2个月为1个疗程。具有软坚化痰、消瘿养阴的功效。主治甲状腺功能亢进症。

加减:气郁明显者,加柴胡、郁金;心悸者,加珍珠母、丹参;出汗者,加制五味子;手颤者,加钩藤;肝火亢盛者,加龙胆草、山栀子;甲状腺肿者,加浮海石(先煎);甲状腺质硬者,加炮山甲(先煎)、三棱;突眼者,加重楼(七叶一枝花)、白花蛇舌草。

◎ **名方验方**　甲亢灵汤:黄芪30g～45g,白芍12g,生地黄15g,香附12g,夏枯草30g,制何首乌20g。上药水煎分服,每日1剂。主治甲状腺功能亢进症,证属气阴两虚型者,症见甲状腺肿大、心悸、汗出、急躁易怒、消瘦、多食、眼球突出,舌红苔黄,脉弦数。

加减:在运用本方时,应根据具体情况辨证加减。若脾虚,症见神疲乏力、纳差便溏者,加山药15g,白术12g,神曲12g,去生地黄;若兼见心火旺,症见心烦急躁,失眠多梦者,加黄连12g,以清心火;若兼见肝火旺,症见易怒、口苦、目赤、头痛者,加龙胆草15g,以清肝泻火。

◎ 名方验方　抑甲亢丸:羚羊角(单煎)2g,生地黄15g,生白芍15g,黄药子10g,天竺黄20g,刺蒺藜25g,沉香(后下)15g,香附10g,紫贝齿(先煎)25g,莲子心15g,珍珠母(先煎)50g。上药水煎分服,每日1剂。主治甲状腺功能亢进症,证属肝郁气滞化火型,症见心悸而烦,怕热多汗,口渴,多食,腹泻,两目怒而如脱,舌赤,苔黄而干,脉弦数者。

加减:若神疲乏力兼气虚者,加太子参30g,以益气;口渴甚者,加沙参15g,天冬20g,黄精12g,以生津止渴;心烦失眠者,加茯神15g,柏子仁12g,以安神定志;肝郁甚而喜太息,随情志不稳而症状加重者,加柴胡15g,清半夏15g,以疏肝解郁、涤痰散结。

◎ 名方验方　抑甲亢灵汤:夏枯草15g,墨旱莲15g,丹参15g,山药15g,煅龙骨(先煎)15g,煅牡蛎(先煎)15g。上药水煎分服,每日1剂。主治甲状腺功能亢进症,证属肝肾阴虚挟痰阻血瘀型者,症见眼突、甲状腺肿大、心悸、善饥多食或月经紊乱等,舌红、少苔、脉弦细数。

加减:如肝阳上亢症明显者,加龙胆12g,生地黄15g,以清泄肝火;肝郁气滞型者,加醋柴胡12g,生白芍12g,钩藤(后下)15g,以疏肝解郁;肝肾阴虚甚者,加知母15g,黄柏12g,以滋阴清热;痰湿凝滞型者,加浙贝母15g,陈皮12g,以燥湿理气化痰散结;气阴两虚型者,加黄芪20g,太子参30g,女贞子(后下)12g,以益气养阴。

◎ 名方验方　平甲汤:海藻30g,龙胆草3g,生牡蛎(先煎)30g,珍珠母(先煎)30g,浙贝母9g,夏枯草30g,黄芩3g,生甘草3g,赤芍9g,黛蛤散15g,车前子(包煎)12g。上药水煎分服,每日1剂。主治甲状腺功能亢进症,证属肝郁气滞型者,症见颈前瘿肿,眼球突出,心悸失眠,性情急躁,消谷善饥,面红多汗,两手震颤,舌红脉弦等。

加减:若有结节者,可加炮山甲(先煎)、桃仁、红花、忍冬藤;大便溏薄乏力者,去龙胆草,加白术、茯苓、白扁豆;阴虚、腰痛耳鸣者,加生地黄、龟甲(先煎)、天麦冬、女贞子(后下);便闭者,加生大黄(后下);手抖者,加全蝎、钩藤;痰多者,加清半夏、陈皮;失眠者,加炒酸枣仁、远志、茯神;胸闷胁痛者,加郁金、川楝子。

◎ 名方验方　消瘿汤:醋柴胡10g,生白芍30g,枳壳15g,生甘草10g,昆布10g,法半夏10g,青皮10g,川贝母12g,牡蛎(先煎)15g,夏枯草20g,陈皮10g。上药水煎分服,每日1剂。主治甲状腺功能亢进症,证属肝郁气滞痰结型者,症见颈前结喉一侧或两侧发生柔软圆滑结块,吞咽时可随喉结上下移动,并食多易饥、性情急躁、多汗、心悸、胸闷、气短、乏力、消瘦或便溏肢困等症。

◎ 名方验方　平亢乐汤:醋柴胡10g,生黄芩10g,法半夏15g,龙骨(先煎)30g,牡蛎(先煎)30g,生石膏(先煎)30g,生铁落15g,葛根20g,钩藤(后下)15g,白僵蚕10g,朱砂(冲服)3g,生甘草5g,生大黄(后下)6g。上药水煎分服,每日1剂。

主治甲状腺功能亢进症。

加减：大便不秘结者，去大黄。

◎ 名方验方　柴胡疏肝散：柴胡 10g，香附 10g，白芍 12g，半夏 9g，党参 15g，白术 15g，陈皮 9g，扁豆 15g，炒麦芽 15g，川楝子 12g，青皮 10g。上药水煎，分早晚 2 次服用，每日 1 剂。具有疏肝理气、健脾和胃的功效。主治甲状腺功能亢进症，症见胸闷胁痛、急躁易怒、善太息、纳差、腹胀便溏、脉弦等。

加减：若腹胀甚者，加川厚朴、枳壳；胸闷、胁痛甚者，加郁金。

◎ 名方验方　龙胆泻肝汤：龙胆草 6g，栀子 6g，柴胡 9g，泽泻 9g，黄芩 9g，夏枯草 15g，生地黄 15g，丹参 15g，白芍 12g，生牡蛎（先煎）30g，谷精草 50g，石决明（先煎）30g。上药水煎，早晚分服，每日 1 剂。具有清肝泻火的功效。主治甲状腺功能亢进症，症见头晕目眩，紧张烦躁，兴奋不安，怕热多汗，肢体震颤，多食易饥，面红肌瘦，大便秘结，脉弦等。

加减：若胃热多食者，加玉竹、知母；大便秘结者，加枳实、生大黄（后下）。

◎ 名方验方　平甲煎：龙胆草 12g，栀子 12g，柴胡 12g，黄芩 12g，夏枯草 15g，酸枣仁 15g，麦冬 15g，昆布 21g，海藻 21g，玄参 21g，生地黄 21g，生甘草 10g。上药水煎，分 2 次服用，每日 1 剂，21 剂为 1 个疗程。主治甲状腺功能亢进症。

加减：四肢颤抖明显者，加天麻（后下）、钩藤（后下）；腰膝酸软者，加枸杞子、山茱萸；大便溏泄者，加炒山药、生白术。

◎ 名方验方　甲亢丸：生地黄 60g，玄参 30g，玉竹 30g，炙龟甲 30g，当归 20g，麦冬 30g，白芍 30g，牡丹皮 20g，女贞子（后下）30g，墨旱莲 30g，党参 30g，黄芪 60g，枸杞子 30g，海藻 30g，昆布 30g，茯苓 60g，泽泻 30g，生牡蛎 30g，夏枯草 60g，制首乌 30g，红枣 30g，山药 60g。上药各研为细末，炼蜜为丸，每丸重 10g，早中晚各服 1 丸，用温开水送下。

加减：腰膝酸软甚者，加杜仲、狗脊、川续断；五心烦热明显者，加知母、黄柏；视物昏花者，加杭菊花、石斛，枸杞子、制首乌用量加大。

◎ 名方验方　丹栀芍归夏枯草汤：牡丹皮 12g，栀子 9g，白芍 12g，柴胡 12g，当归 12g，川芎 9g，茯苓 15g，牛蒡子 9g，甘草 9g，夏枯草 15g。上药以水煎后，分 2 次服用，每日 1 剂。具有清肝泻火的功效，适用于甲状腺功能亢进症，证属肝火亢盛型者。

◎ 名方验方　麦冬生地枣仁汤：麦冬 12g，生地 12g，当归 12g，柏子仁 12g，天冬 12g，远志 12g，酸枣仁 12g，白芍 12g。上药以水煎后，分 2 次服用，每日 1 剂。具有滋阴养血的功效，适用于甲状腺功能亢进症，证属心肝阴虚型者。

◎ 名方验方　茯熟萸丹阿胶汤：茯苓 12g，熟地 12g，山药 12g，山茱萸 12g，牡丹皮 9g，泽泻 12g，黄连 9g，黄芩 9g，阿胶 12g，桑寄生 12g，白芍 12g，川牛膝 12g。上药以水煎后，分 2 次服用，每日 1 剂。具有补心益肾、滋阴养精的功效，适用于甲状腺功能亢进症，证属心肾阴虚型者。

◎ **名方验方**　夏枯草煎：夏枯草 30g，生牡蛎 30g，玄参 15g，白芍 15g，生地 15g，麦冬 15g，浙贝母 10g，甘草 5g。上药水煎分服，每日 1 剂，2 个月为 1 个疗程。具有清肝火、养肝阴、抑肝阳、疏痰导气的功效。主治痰结气滞型甲亢。

◎ **饮食疗法**　枸杞玉竹粥：枸杞子 20g，玉竹 20g，粳米 100g。取枸杞子、玉竹，加清水适量煎汤取药汁，再加入粳米煮粥食用。具有滋肾养阴益胃的功能。适用于甲状腺功能亢进症。

◎ **饮食疗法**　黄芪百合麦冬粥：生黄芪 20g，百合 10g，麦冬 10g，粳米 100g。先将前 3 味药加煎煮取汁，再加入粳米煮粥食用。具有益气润肺养阴的功效。适用于甲状腺功能亢进症。

◎ **饮食疗法**　百合枸杞粥：冰糖 30g，百合 20g，枸杞子 20g，沙参 20g，粳米 150g。共洗净加水煮粥食用。具有养阴散结和胃的功效。适用于甲状腺功能亢进症。

◎ **饮食疗法**　参贝百合饮：沙参 20g，浙贝母 20g，百合 15g。上药同煎煮，再入冰糖适量搅匀后代茶水饮服。具有养阴清热，散结消瘰的功效。适用于甲状腺功能亢进症。

◎ **饮食疗法**　蘑菇大米粥：鲜蘑菇 120g，大米 100g，食盐适量。按常法煮粥，分 1~2 次服食，每日 1 料。具有健脾益气、润燥化痰的功效。适用于甲状腺功能亢进症。

◎ **耳穴疗法**　取甲状腺、内分泌、肝、神门等耳穴。施以针刺法，每周治疗 3 次，10 次为 1 个疗程。适用于甲状腺功能亢进症。

◎ **针挑疗法**　取肺俞、心俞穴。穴位常规消毒，局部麻醉后，采用小刀片切开穴位表皮约 1cm，用三棱针挑断皮下纤维组织，深度 0.3~0.5cm，挑 3~4 次后，外涂碘酊，用无菌纱布敷盖，胶布固定。每隔 7~10 日治疗 1 次。适用于甲状腺功能亢进症。

◎ **艾灸疗法**　取天突、大椎、风池、天府、膻中等穴。每穴施灸 10~20 分钟，每日 1 次，连灸 6 日；以后隔日 1 次，2 周为 1 个疗程。适用于甲状腺功能亢进症。

二、甲状腺功能减退症

甲状腺功能减退症是由甲状腺激素功能不足或缺如，以致机体代谢过程降低而出现的一系列综合征，简称"甲减"。

由于其发病年龄不同，分为呆小病、幼年甲减和成人甲减 3 型。本文所述为成人甲减，其主要表现为畏寒、乏力、出汗减少，毛发稀疏、体重增加、黏液水肿面容（面部表情淡漠、面颊及眼睑虚浮、面色苍白）、贫血、皮肤苍白、反应迟钝、嗜睡、记忆力衰退、性欲减退、脉搏缓慢、心动过缓、食欲减退、便秘等，血清 T_3、T_4 降低等。本病以中老年妇女多见。

本病在中医学属"虚劳""水肿"等病证范畴。多属脾肾阳虚证。

【舌象辨证】

◎ 舌质淡，舌体胖，苔薄白(彩图 3-6-4)，属肾阳虚衰。

◎ 舌质淡，苔少或无(彩图 3-6-5)，属肾阴阳两虚。

◎ 舌质淡，舌体胖，苔白滑或薄腻(彩图 3-6-6)，属脾肾阳虚。

◎ 舌质淡黯，苔薄白(彩图 3-6-7)，属心肾阳虚。

◎ 舌质淡，舌体胖(彩图 3-6-8)，脉微欲绝，属阳微欲脱，气阴两竭(甲减危候)。

【中医疗法】

◎ **名方验方**　制附子(先煎)6g，干姜 3g，肉桂(焗服)2g，党参 15g，茯苓 9g，白术 9g，炙甘草 4.5g。每日 1 剂，水煎分 2 次服用。具有温中健脾、扶阳补肾的功效。适用于脾肾阳虚型。并同时服小剂量甲状腺片及降血脂、降血压药。症状消失后，用小剂量甲状腺片巩固疗效。

加减：腹胀者，加砂仁(后下)4.5g，水肿者，加车前子(包煎)9g，赤小豆 24g，泽泻 9g；便秘者，加黄芪 9g，火麻仁(打碎)15g。

◎ **名方验方**　扶脾温肾方：甲方侧重扶脾，药用：黄芪 30g，党参 18g，白术 24g，当归 12g，炙甘草、柴胡、升麻各 6g，巴戟天、枸杞子各 9g，陈皮 3g。乙方侧重补肾，药用：黄芪 18g，茯苓 30g，白术、何首乌各 24g，泽泻、桂枝、山药、淫羊藿各 9g，盐菟丝子 12g。嘱患者二方交替服用，甲方服 3 天，乙方服 1 天。主治由冲任耗损，营血亏乏，脾肾阳气衰微所致之甲减。症见面部及双手明显肿胀，按之随按随起、恶寒、全身无力、嗜睡、记忆力差、感情淡漠、性欲减退、闭经、毛发脱落，舌质淡胖，苔白润而厚，脉沉迟细。

◎ **名方验方**　真武汤合当归补血汤加减：制附子、淫羊藿、肉桂、茯苓、白术、干姜、生黄芪、当归、生地黄、熟地黄、山茱萸、白芍等。主治中医辨证属脾肾阳虚(水肿)之甲减。

加减：心包积液者，又加入小陷胸及葶苈大枣泻肺汤以泻水；阳虚未及脾阳者，予以金匮肾气丸合当归补血汤加减治之。

◎ **名方验方**　补中益气汤合二仙汤加减：黄芪、党参、升麻、白术、淫羊藿、仙茅、熟地黄、鹿角胶等。主治：虚劳(脾肾阳虚型甲减)，症见畏寒、纳呆、浮肿、神情萎靡，头昏嗜睡，气短乏力，甚则皮肤干燥，毛发脱落，腹胀便秘等。

加减：甲状腺肿大者加白芥子、炮山甲；浮肿严重者加猪苓、茯苓、车前子；心率慢者加麻黄、熟附子。

◎ **名方验方**　参芪附桂汤：黄芪 40～60g，党参 20～40g，肉桂末 3～6g，熟附子(先煎)6～9g，熟地黄 20～30g，炙甘草 5～10g。上药水煎，分早、晚 2 次温服，每日 1 剂，1 个月为 1 个疗程，一般治疗 2～3 个疗程。服中药前停用西药。主治甲状腺功能减退症，证属肾阳虚兼脾气虚型者。

　　加减:腹胀便秘者,加肉苁蓉、当归各 20g,以养血润下;嗜睡懒言者,加升麻 10g,以升阳;毛发稀疏脱落者,加制何首乌 15g,枸杞子 20g,以补精血;面浮肢肿者,加茯苓 20g,生姜、白术各 10g,以健脾化湿。

　　◎ 名方验方　桂椒冬葵末:桂枝 10g,椒目 2g,冬葵子 12g。上药共研细末,分 8 次用开水送服。适用于甲减,证属阳虚水泛型者。

　　◎ 名方验方　鹿茸酒:鹿茸 30g,黄酒 500ml。将鹿茸浸泡于黄酒内,3 个月后服用,每次取服 10ml,每日 2 次。凡甲减患者,皆可服用。

　　◎ 名方验方　驻景丸:盐菟丝子(酒浸 5 日,曝干后捣为末)150g,车前子 30g,熟、干地黄各 90g。共捣为末,炼蜜和丸如梧桐子大。每于晨起空腹以温酒送服 30 丸,晚食前再服。适用于甲减症,证属肾阴阳不足或兼见肢体浮肿者。

　　◎ 名方验方　枸杞熟地牛膝汤:枸杞子 12g,熟地黄 10g,怀牛膝 12g,怀山药 12g,山茱萸 12g,杜仲 12g,盐菟丝子(包煎)12g,麦冬 12g,玉竹 9g。上药以水煎后,分 2 次服用,每日 1 剂。具有滋阴潜阳,补肾益精的功效,适用于甲状腺功能减退症,证属肾精亏损型者。

　　◎ 名方验方　鹿茸粉:取鹿茸适量,研成细末,每次口服 1g,每日 3 次;或用鹿角粉代,或用全鹿丸。适用于甲减症,症见神疲乏力,畏寒肢冷,腰酸,男子阳痿,女子崩漏者。

　　◎ 名方验方　邓氏甲乙方:甲方取黄芪 30g,党参 18g,白术 24g,当归 12g,炙甘草 6g,柴胡 6g,升麻 6g,巴戟天 9g,枸杞子 9g,陈皮 3g;乙方取黄芪 18g,茯苓 30g,白术 24g,何首乌 24g,泽泻 9g,桂枝 9g,怀山药 9g,淫羊藿 9g,盐菟丝子 12g。以上二方交替使用,甲方服 1 日,乙方服 2 日,水煎分服,每日 1 剂。具有益气健脾,温肾壮阳的功效。主治甲状腺功能减退症导致的神疲嗜睡、少气懒言、面色萎黄、纳呆便溏、手足不温、腰膝酸软、畏寒肢冷等症。

　　加减:腹胀明显者,加重陈皮的用量,加砂仁(后下);便秘者,加栝楼、火麻仁(打碎);水肿甚者,加车前子(包煎)、大腹皮;口苦、失眠、烦躁者,加牡丹皮、龙胆草。

　　◎ 饮食疗法　当归羊肉汤:精羊肉 90～120g,当归 10～15g,生姜 3 片,同煮,食肉饮汤,每日 1 次。适用于甲减症,症见腰膝酸软、畏寒肢冷等。

　　◎ 饮食疗法　红枣粥:大枣 15 枚,龙眼肉 30g,粳米 60g。上料共煮粥,供早、晚餐食用。用于甲减症伴见贫血者。

　　◎ 饮食疗法　佛手甜粥:佛手 10g,煎汤去渣,再入粳米 60g,冰糖少许,同煮为粥,供早、晚餐服食。用于甲减症,症见胃弱气滞,胸膈饱闷,消化不良,食欲不振等。

　　◎ 饮食疗法　煮海参:海参 200～300g,加佐料烧熟后服食。适用于甲减症,症见神疲乏力,畏寒肢冷,阳痿等,证属肾阳虚弱型者。

　　◎ 饮食疗法　泽泻羹:新鲜泽泻花叶 125g,葱适量,羊肚 1 个,豆豉少许。新鲜泽泻花叶加水 3 000ml 煮至 1 500ml,去滓,下羊肚、葱、豉等于汁中,煮羹香熟,任意服食。具有健脾温肾利水的功效。适用于甲状腺功能减退症,证属阳虚畏寒型者。

◎ 饮食疗法　黄芪黑豆粥:黄芪、黑豆各 20g,粳米 100g,共煮粥食用。具有健脾补肾利水的功效。适用于甲减症。

◎ 饮食疗法　当归生姜羊肉汤:当归 150g,生姜 250g,羊肉 500g。将上药与羊肉同煮,炖烂后,去药渣食肉喝汤。适用于甲状腺功能减退症,证属肾阳不足型者。

◎ 饮食疗法　羊骨粥:羊骨 1 具,陈皮 6g,高良姜 6g,草果 2 个,生姜 30g,盐少许。上料加水 3 000ml,用慢火熬成汁,滤出澄清,如常作粥。具有开胃健脾、温阳补肾的功效。适用于甲状腺功能减退症,证属脾肾阳虚,气血两虚型者。

◎ 饮食疗法　苁蓉羊肉粥:肉苁蓉 30g,加水适量煮烂切细后与精羊肉 250g,粳米 150g 同煮成粥。煮熟后放入少许葱、姜、蒜、酱、盐即成。主治甲减,证属脾肾阳虚型,症见畏寒肢冷,腰酸便秘,阳痿闭经,舌质淡,脉沉迟。

◎ 饮食疗法　补虚正气粥:先将黄芪 30g,人参 10g,加工成薄片,加水同煮 45 分钟,去渣取汁,再入粳米 150g 煮粥,空腹时服食。常食此粥大补脾气、扶虚益损。主治甲减,证属脾阳不足型,症见畏寒少气、神疲乏力、形体羸瘦,舌淡脉虚者。

◎ 药茶疗法　苁蓉茶:肉苁蓉 30～60g,煎汁代茶水饮服。本品具有补而不燥的功效。适用于甲减症。

◎ 艾灸疗法　取肾俞、脾俞、命门穴,选用二味温补肾阳的中药(如附子、肉桂、生鹿角屑、益智仁、细辛等)研成细末,铺在穴位上,厚变为 1cm,然后将直径为 5cm 的空心胶木圈放在药末上,以大艾炷(直径 4cm)在药末上施灸,每穴灸 3～5 壮,每周 3 次,4 个月为 1 个疗程。

三、单纯性甲状腺肿

单纯性甲状腺肿,俗称"大脖子病",主要是由于食物、食盐、饮水、土壤中含碘量低,机体对碘的摄入不足或因生长、发育、妊娠、哺乳以及感染、中毒、创伤、寒冷等原因,机体对碘的需要量增加,引起碘的绝对或相对不足,出现甲状腺激素合成障碍,甲状腺组织发生代偿性增生、肥大等病变,但不伴有甲状腺功能异常的一种疾病。根据本病的流行情况,可将本病分为地方性和散发性两种。

本病在中医学属"瘿病"等病证范畴。

【舌象辨证】

◎ 舌质淡,苔薄白(彩图 3-6-9),属肝郁气滞。

◎ 舌质淡薄,苔黄或黄腻(彩图 3-6-10),属痰气郁结。

◎ 舌质红,少苔(彩图 3-6-11),属阴虚火旺。

◎ 舌质淡,苔少无津(彩图 3-6-12),属气阴两虚。

◎ 舌质黯红,苔薄黄(彩图 3-6-13),属气血互结。

【中医疗法】

◎ 名方验方　海带 500g,海藻 60g,浮海石 60g,醋炒三棱、莪术各 30g,陈皮 15g,广木香 8g,川大黄 8g,甘草 30g。上药各研细末,混匀,以红枣肉打和为丸,每丸重 4g。每次服 1 丸,噙化缓缓咽下,日服 3 次,30 日为 1 个疗程。停 5～7 日再服,应服至瘿囊全消。具有理气化痰,消瘿散结的功效。

◎ 名方验方　紫菜黄独酒:高粱酒(60 度以上)600ml,紫菜 100g,黄独 50g。将紫菜、黄独浸泡入高粱酒内,密封贮存,10 日后即成饮服。每次服用 10～30ml,每日 2 次。具有消瘿散结的功效。适用于甲状腺肿大。

◎ 名方验方　蚝豉海带汤:海带 50g,蚝豉 100g。上料以水煎后,分 2 次服用,每日 1 剂。具有散结、利水的功效。适用于甲状腺肿大。

◎ 名方验方　海带全蝎方:全蝎 1 只,海带 15g。将全蝎研为细末,以海带煎汤后送服。每日清晨 1 剂,连服 10 日。具有软坚散结、通经利水的功效。适用于甲状腺肿大。

◎ 饮食疗法　糖腌海带:海带、红糖各适量。将海带去砂洗净,用锅加水煮烂后切成细丝,置于碗内,用红糖腌拌 2 日。当菜食用。适用于痰气郁结型单纯性甲状腺肿。

◎ 饮食疗法　鸭子海带汤:鸭子 1 只,海带 120g。将海带洗净,用温水浸泡 6 小时以上,连同浸泡水倒入砂锅内;将鸭子宰杀后,去净毛及内脏,也置于砂锅内,与海带一起,用文火炖至熟烂。食肉喝汤,1 周 2 次,治愈为止。具有消瘿、清热、补碘的功效,适用于单纯性甲状腺肿。

◎ 饮食疗法　绿豆陈皮海带粥:绿豆 60g,水发海带 50g,大米 30g,陈皮 6g,红糖 60g。将海带切丝;锅内注水,加入绿豆、大米、海带、陈皮;煮至绿豆开花,米熟烂,加红糖溶化,调匀即成,随意食用。适用于缺碘性甲状腺肿大、青春期甲亢等。

◎ 饮食疗法　醋腌海带:海带 120g,米醋 1 000ml,香橼皮 9g。将海带、香橼皮浸泡在米醋中,7 日后即可食用。每日进食海带 6～9g,连服 10～15 日。具有消瘿散结、理气解郁的功效,适用于单纯性甲状腺肿所致的肝郁气滞、胁痛腹胀、心情不畅,或月经前乳房、小腹胀痛等症。

◎ 饮食疗法　昆布海藻炖黄豆:昆布、海藻各 30g,黄豆 150～200g,白糖适量。将海藻、昆布加水浸泡 1 日,漂洗干净,切碎,与黄豆用文火煮汤,待黄豆熟,加白糖调味即可食用,日服 2 次。具有清热滋阴降压的功效。适用于单纯性甲状腺肿、慢性颈淋巴腺炎以及高血压病,证属阴虚有热型者。

◎ 饮食疗法　海带昆布汤:海带皮 30g,昆布 15g,海藻 15g,白萝卜 100g。将海藻、海带、昆布洗净放入砂锅内,用文火煨炖,将熟时下萝卜,再炖至熟烂即可,可加入食盐少许。连汤服食,每日 1 次。具有消瘿散结的功效。适用于单纯性甲状腺肿。

◎ 饮食疗法　海带豆腐汤:豆腐、水发海带各120g,调料适量。将上料按常法煮汤服食,每日1剂,连服15～20日。具有软坚化痰、清热利水的功效。适用于甲状腺肿大。

◎ 药茶疗法　海带紫菜汤:海带15g,紫菜15g,海藻15g,龙须菜15g,昆布15g。上药煎汤即可食用。代茶水频饮。具有消除瘿瘤、清热养阴的功效,适用于甲状腺肿大(瘿瘤)患者。

◎ 药茶疗法　海带清茶:海带500g。海带用自来水浸泡24小时后,切成细丝,再用铁锅炒干,用来沏茶。日1次,每次3g,开水冲泡,徐饮。具有软坚散结、清热化痰的功效,适用于单纯性甲状腺肿大。

◎ 药茶疗法　紫菜决明茶:决明子25g,紫菜30g。上药水煎取汁,代茶水饮用,每日1剂。具有化痰散结、清热利水的功效。适用于甲状腺肿大。

◎ 贴敷疗法　蓖麻子3粒,鲜山药1块。将新鲜山药去皮洗净,与蓖麻子共捣烂,调和均匀后贴敷于患处,每日换药2次。具有消瘿散结的功效。适用于甲状腺肿大。

◎ 涂搽疗法　米醋、樱桃核各适量。将樱桃核用米醋磨取药汁,涂搽于患处,每日2～3次。具有解毒、透疹、消肿的功效,适用于甲状腺肿大。

四、糖尿病

糖尿病,是由遗传、环境、免疫等因素引起的,以慢性高血糖及其并发症为特征的代谢性疾病。糖尿病的基本病理生理为相对或绝对胰岛素不足所引起的代谢紊乱,涉及糖、蛋白质、脂肪、水及电解质等多种代谢。最典型的表现为"三多一少"综合征,即多饮、多尿、多食和体重减轻(或相对减轻)。尽管各种类型糖尿病出现上述四种主要表现的时间和顺序可能不同,但在各种糖尿病的自然进程中迟早会出现。

本病的基础病因,是由于胰岛素分泌不足所引起的糖、脂肪、蛋白质代谢紊乱。主要包括:①由于慢性胰腺炎、恶性肿瘤、血红蛋白病、胰腺手术全部或大部分切除后,引起胰腺直接损害所致;②由于病毒感染,自体免疫反应等因素使胰岛β细胞遭受破坏造成;③由于对抗胰岛素的各种内分泌过多,从而引起血糖升高和尿糖;④由于某种遗传缺陷,β细胞分泌功能低下,加之肥胖而进食过多,加重了β细胞的负荷而发病。

糖尿病是一种慢性终身性疾病,合理的综合治疗手段可以使病情得到良好的控制,并防止和减慢并发症的发生和发展。本病在中医学属"消渴"等病证的范畴。

【舌象辨证】

◎ 舌质红,苔黄燥(彩图3-6-14),属燥热内盛。

◎ 舌质淡,舌体胖嫩、苔厚腻(彩图3-6-15),属脾虚湿滞。

◎ 舌质淡红,苔薄白(彩图3-6-16),属肝郁气滞或肾阴亏虚。

◎ 舌质淡,舌体胖、苔白而厚腻(彩图 3-6-17),属水湿停聚。

◎ 舌质淡,苔少或薄白(彩图 3-6-18),属气血亏虚。

◎ 舌质黯,舌面有瘀点、瘀斑(彩图 3-6-19),属瘀血阻滞。

◎ 舌质淡,苔薄白(彩图 3-6-20),属肾阳亏虚。

◎ 舌质红,苔厚腻(彩图 3-6-21),属肝胆湿热。

◎ 舌质红,舌根部苔黄厚腻(彩图 3-6-22),属湿热下注。

◎ 舌质红,苔黄或薄黄(彩图 3-6-23),属阴虚燥热。

◎ 舌质淡或红或淡黯,舌体胖嫩,苔白或少或无(彩图 3-6-24),属阴阳两虚。

◎ 舌质干红,苔黄燥或少苔(彩图 3-6-25),属阴阳欲绝(急性并发症)。

◎ 舌质黯淡,苔薄白(彩图 3-6-26),属气阴两虚、瘀阻络脉(慢性并发症——周围神经病变之一)。

◎ 舌质紫黯,舌面或有瘀点、瘀斑,苔白腻(彩图 3-6-27),属肝肾阴虚、痰瘀阻络(慢性并发症——周围神经病变之一)。

【中医疗法】

◎ 名方验方 桃胶(蔷薇科植物桃或山桃等树皮中分泌出来的树脂)15～30g,先用温水洗净,置于小锅内煮熟后服食,亦可加入少许调味品(但不可加入甜味)。具有活血化瘀的功效。主治糖尿病。

◎ 名方验方 加减白茯苓丸:黄连 5g,石斛 15g,熟地黄 15g,玄参 15g,覆盆子 15g,蛇床子 15g,人参(炖服)10g,天花粉 10g,茯苓 10g,草薢 10g,法鸡内金 15g,磁石(先煎)20g。上药水煎分服,每日 1 剂。主治糖尿病(消渴症),证属阴亏阳亢、津涸热淫型者。

加减:渴甚者,加葛根、天花粉;消瘦者,加苍术、法鸡内金;腰酸乏力者,加制何首乌、盐菟丝子(包煎)、枸杞子;咽痛者,加桔梗、玄参、金银花、连翘。如果消渴病并发水肿,可用古方甘露饮加减治疗之,偏于肾阳虚者,可加用熟附子(先煎)、肉桂(焗服)、干姜之品。并发疖肿者,原方加五味消毒饮。

◎ 名方验方 逍遥降糖饮:柴胡 9g,当归 10g,白术 12g,白芍 10g,生地黄 10g,枸杞子 10g,茯苓 12g,香附 9g,川芎 9g,知母 30g。上药水煎分服,每日 1 剂。主治糖尿病,证属肝郁气滞型,症见口干多饮多尿,胸胁胀满不适、易怒或郁闷少欢,善太息,舌质淡,苔薄黄,脉弦细者。

加减:渴饮无度者,加生石膏(先煎)、天花粉;易饥、多食者,加黄连;小便频数者,加桑螵蛸、覆盆子、盐菟丝子(包煎);便干秘结者,加瓜蒌仁;便溏、腹泻者,加苍术、地榆、秦皮;面部、肢体浮肿者,加猪苓、泽泻;手足麻木者,加鸡血藤、丹参;头晕、头痛者,加夏枯草、钩藤(后下);视物模糊者,加青葙子、决明子、茺蔚子。

◎ 名方验方 四藤一仙汤:鸡血藤 15g,络石藤 15g,海风藤 15g,钩藤(后下)15g,威灵仙 10g。上药水煎分服,每日 1 剂。主治糖尿病周围神经病变,症见四肢窜痛,皮肤灼痛,麻木不仁者。

◎ 名方验方　刘仕昌糖尿病方:生地黄 15g,麦冬 10g,天花粉 20g,葛根 20g,辽五味子 10g,炙甘草 6g,党参 15g,黄芪 30g,山药 30g,枸杞子 15g,糯米 30g。上药水煎分服,每日 1 剂。主治 2 型糖尿病,症见口干、多饮、乏力、纳差、便溏等。

加减:合并高血压病者,加海蛤壳(先煎)、怀牛膝;高脂血症者,加何首乌、桑寄生、山楂;出现蛋白尿者,重用党参、黄芪;兼皮肤瘙痒者,加金银花、刺蒺藜;兼月经不调者,加制何首乌、当归、白芍;兼视力障碍者,加玉竹、杭菊花;口渴甚者,加生石膏(先煎)、知母。

◎ 名方验方　地骨皮末:地骨皮 15g。将地骨皮制为粗末,放入杯中,用沸水冲泡,代茶水饮用。每日 1～2 剂。具有凉血退热、清肺止咳的功效。适用于肺热津伤型糖尿病,症见烦渴多饮、口干舌燥、大便如常、尿多尿频等。

◎ 名方验方　玉竹银耳冰糖汤:玉竹、冰糖各 25g,银耳 15g。以水煎后,分 2 次服用,每日 1 剂。具有滋阴润燥、生津止渴的功效。适用于胃热炽盛型糖尿病。

◎ 名方验方　黄连鱼涎丸:黄连末、鲇鱼涎各适量,乌梅 10～15g。用鲇鱼口里或身上的滑涎,与黄连末调和,捏成弹丸,晒干备用。用时,每次取服 7 粒,每日 3 次,用乌梅煎汤送服。

◎ 名方验方　消糖汤:生黄芪 30g,野党参、麦冬、茯苓、桑螵蛸、炙远志、辽五味子各 10g,玄参、绿豆衣、天花粉、生地黄、山茱萸各 12g,制何首乌 15g,山药 18g,乌梅肉 10g。上药水煎分服,每日 1 剂。适用于气阴两虚型糖尿病。

◎ 饮食疗法　三豆饮:绿豆、赤小豆、黑大豆各 30g。共水煎煮成糊状服食,每日 1 剂。适用于糖尿病,证属中消,症见善饥多食、烦渴多饮者,症消即换方。

◎ 饮食疗法　烫猪胰:猪胰子 1 条,调料适量。将新鲜猪胰子洗净。入开水中烫至半熟,捞出切碎,加调料拌匀食用。每日 1 剂。具有润燥、运食,补充胰岛素的功效。适用于糖尿病。

◎ 饮食疗法　黄芪山药粥:炙黄芪 30g,怀山药 60g。先将黄芪煮汁去渣,后入山药粉拌成粥,分 2 次服用,每日 1 剂。适用于糖尿病日久,证属脾肾虚弱型者。

◎ 饮食疗法　葛根粳米汤:葛根 30g,粳米 100g。先将粳米放入锅内,加清水适量,用武火煮沸后,转用文火煮,煮至米半熟时,加入葛根粉,再继续用文火煮至米烂成粥。每日服 2 次,作早、晚餐服食。具有生津补虚的功效,主治糖尿病,证属阴虚口干,气阴两虚型者。

◎ 药茶疗法　苦瓜茶:干苦瓜 15g,用开水泡后,当茶水饮用,每日 1 剂。适用于糖尿病口干口渴明显者,但食欲正常者。

◎ 药茶疗法　枸杞菊花茶:枸杞子 15g,白菊花 5g。上药水煎,当茶水饮服。适用于糖尿病白内障、视物模糊者。

◎ 熏洗疗法　末梢灵熏洗剂:延胡索 25g,川芎 20g,桃仁 10g,生甘草 10g,桂枝 15g。上药研成粗末,用沸水冲开,1 日 2 次先熏后洗。适用于糖尿病周围神经病变。

◎ 外洗疗法　威灵仙 30g,豨莶草 30g,桂枝 15g,姜黄 15g,刘寄奴 15g,制川乌 15g,鸡血藤 15g。上药水煎,取药汁 1 000ml,用温热药液洗浴患肢,每次 15～30 分钟,每日 1 次,隔日 1 剂,16 日为 1 个疗程,连用 3 个疗程。

◎ 外洗疗法　活血止痛散:金银花、透骨草、川芎、桃仁、椒目、桑枝、地龙、地鳖虫各适量。上药煎汤外洗患肢局部,每日 1 或 2 次,能获满意疗效。

五、肥 胖 症

肥胖症是指人体皮下脂肪积聚过多,以致体态臃肿,体重明显增加的一种疾病。一般体重超过按身长计算的标准体重的 20% 者即可称为肥胖症。

引起本病的病因较为复杂,一般与遗传因素、体质因素、饮食习惯及年龄、劳逸等有密切关系。

本病在中医学属"肥人""肉人"等病证范畴。多因平素饮食过量,喜食肥甘、醇酒厚味等,以致脾胃湿热,脾运失常,精微不布,脂膏内瘀;或因脾胃虚弱,脾失健运,痰湿内聚;或因情志不畅,肝气郁结,气滞血瘀,以致痰瘀、脂膏内郁,气血壅塞而发为肥胖。

【舌象辨证】

◎ 舌质淡,舌体胖,苔薄白(彩图 3-6-28),属脾虚湿痰。

◎ 舌质红,苔微黄而腻(彩图 3-6-29),属胃热湿阻。

◎ 舌质紫黯或有瘀点、瘀斑,苔薄(彩图 3-6-30),舌脉纤曲(彩图 3-6-31),属气滞血瘀。

◎ 舌质淡,舌体胖或舌边有齿痕纹,苔薄白或白滑(彩图 3-6-32),属脾肾两虚。

◎ 舌尖红,苔少或薄黄而干(彩图 3-6-33),属阴虚内热。

【中医疗法】

◎ 名方验方　参苓白术散加味:党参 15g,茯苓 15g,白术 10g,薏苡仁 15g,砂仁(后下)6g,山药 15g,桔梗 10g,炒白扁豆 15g,陈皮 10g,法半夏 10g,生姜皮 10g,炙甘草 6g,冬瓜皮 15g,椒目 3g。上药水煎分服,每日 1 剂。具有健脾益气、化痰祛湿的功效。主治肥胖症,证属脾虚湿痰型者。

加减:若倦怠乏力,面黄神疲,面目虚浮,动则短气,甚则全身虚肿者,加黄芪 20g,防己 12g,以补气健脾利湿;若过食膏粱厚味,时有腹胀纳呆,食滞不化,或血脂高,伴脂肪肝者,可酌加山楂、莱菔子各 12g,麦芽 15g,以消食导滞化浊;兼尿少、浮肿、腹胀而体质尚壮实者,可加生姜皮 12g,大腹皮 15g,桑白皮 12g,以导水下行;痰多而黏者,加竹茹 12g,胆南星 12g,炙枇杷叶 12g,以清热化痰;恶心者,加荷叶 10g,橘皮 10g,生姜 3 片。

◎ 名方验方　泻黄散加味:藿香(后下)10g,防风10g,生地黄15g,栀子10g,夏枯草12g,决明子12g,牡丹皮10g,生石膏(先煎)15g,炙甘草6g。上药水煎分服,每日1剂。具有清胃泻火、凉血润肠的功效。主治肥胖症,证属胃热湿阻型者。

加减:兼腑气不通、便秘、痞满不舒者,加生大黄10g(视病情调整用量,后下)、枳实12g,厚朴10g,或加用麻子仁丸,以泄下通腑;头晕头胀甚者,加野菊花10g,决明子10g,以清厥阴肝经之热;口中黏腻或胶着、口臭者,加竹茹15g,黄连6g,以清热化痰。

◎ 名方验方　血府逐瘀汤加味:柴胡10g,枳壳10g,川芎10g,赤芍15g,牛膝15g,生大黄(后下)10g,红花10g,生蒲黄(包煎)10g,炙甘草6g。上药水煎分服,每日1剂。具有疏肝理气、活血化瘀的功效。主治肥胖症,证属气滞血瘀型者。

加减:若伴两胁胀闷或疼痛,心烦易怒,头晕头痛,或经前乳房胀痛,失眠多梦,体困乏力者,加香附10g,佛手10g,白芍12g,或合用丹栀逍遥散类方,以舒肝行气、清热除烦;痛甚者,加延胡索12g;兼血瘀而见胸部刺痛,四末麻痛,妇女经量减少或错后,甚或闭经者,加桃仁12g,桂枝、当归各10g,以活血化瘀。

◎ 名方验方　真武汤加味:制附子(先煎)10g,茯苓15g,生白术10g,炒白芍10g,干姜10g,肉桂(焗服)6g,车前子(包煎)15g,仙茅15g,盐菟丝子(包煎)15g,炙甘草6g。上药水煎分服,每日1剂。具有补脾固肾、温阳化湿的功效。主治肥胖症,证属脾肾两虚型者。

加减:若四肢无力,头身困重,形寒肢冷,腰酸背痛,尿少浮肿者,加熟附子(先煎)、白芍至12g,生姜12g,以加强温肾健脾、散湿利水;自汗不止、甚则冷汗淋漓者,加熟附子至15g(先煎),红参(炖服)10g,凤凰衣6g,以温阳固摄止汗;腰酸腿软甚者,加怀牛膝15g,炒杜仲10g,以强筋壮骨。

◎ 名方验方　知柏地黄丸加味:知母10g,黄柏10g,生地黄10g,山药15g,山茱萸15g,泽泻12g,茯苓15g,牡丹皮10g,栀子10g,女贞子(后下)10g,墨旱莲10g。上药水煎分服,每日1剂。具有滋阴降火、补肾消胖的功效。主治肥胖症,证属阴虚内热型者。

加减:虚烦而夜寐不安、头昏头胀者,加炒枣仁15g,川芎6g,以养阴清热、安神;心胸烦闷、灼热,甚则坐卧不安者,重用栀子至15g,加黄芩10g,柏子仁10g,以除上焦实热、散胸中烦热;低热或潮热,自汗盗汗者,加胡黄连6g,地骨皮10g,麦冬12g,辽五味子(打碎)9g,以清虚热、止盗汗。

◎ 名方验方　清消饮:荷叶15g,泽泻12g,茯苓12g,决明子15g,薏苡仁15g,防己10g,白术10g,陈皮10g。上药水煎分服,每日1剂。具有补脾消痰的功效。主治脾虚痰浊型单纯性肥胖症。

加减:兼有乏力、气短者,加党参15g;口干烦躁者,加麦冬10g,制黄精15g;头晕头痛者,加钩藤(后下)15g,葛根15g,菊花10g;小便不利者,加车前草15g,猪苓

10g;痰浊者,加炙枇杷叶 6g,鲜竹茹 12g,杏仁 10g;胃满者,加枳壳 10g,玫瑰花 6g;气滞作痛者,加延胡索 10g,降香(后下)6g;大便干结者,加番泻叶,代茶水饮服。

◎ 名方验方　"轻身一号"方:黄芪 15g,防己 15g,白术 15g,川芎 15g,制首乌 15g,泽泻 30g,生山楂 30g,丹参 30g,茵陈蒿 30g,水牛角丝(先煎)30g,淫羊藿 10g,生大黄(后下)9g。上药水煎分服,每日 1 剂。具有补益脾肾、消痰化瘀的功效。主治脾肾两虚、痰湿内阻、瘀血阻络型单纯性肥胖症。

加减:腹胀肢沉者,加枳壳 10g,厚朴 10g,威灵仙 15g,以行气消胀、燥湿通络;月经紊乱者,加当归 10g,赤芍 10g,以温经活血;胸闷气促者,加瓜蒌皮 15g,法半夏 10g,以宽胸理气化痰;心悸多汗者,加桂枝 10g,炙甘草 6g,既可温通心阳,又可化饮除湿;头晕头痛者,加天麻(后下)10g,蔓荆子 10g;腰背酸痛者,加炒杜仲 12g,威灵仙 15g;下肢浮肿者,加重茯苓、泽泻的用量,并可加用墨旱莲、丹参等。

◎ 名方验方　轻身饮Ⅱ号:番泻叶(后下)10g,泽泻 15g,生山楂 30g,决明子 15g。上药水煎分服,每日 1 剂。主治胃热脾虚型肥胖症。

加减:胃热明显甚至出现牙痛者,加生石膏(先煎)20g,生地黄 10g;脾虚明显者,加党参 15g,茯苓 15g;肝胃积热而出现烦躁易怒、口臭唇赤咽干者,加龙胆草 10g,栀子 10g,生黄芩 10g;大便秘结者,加生大黄(后下)6g,肉苁蓉 15g。

◎ 名方验方　"体可轻"减肥丸:白果叶、荷叶、乌龙茶叶、茉莉花、香附、番泻叶、山楂等(原方未注明剂量)。上药依法制丸。每次取服 6g,每日 3 次。主治脾虚痰湿、瘀血阻滞型肥胖症。

加减:脾虚湿盛者,加茯苓、白术;性情抑郁者,加柴胡、郁金、佛手;舌质紫黯瘀血明显者,加墨旱莲、丹参、生蒲黄。

◎ 名方验方　海藻轻身汤:海藻 10g,夏枯草 15g,薏苡仁 15g,白芥子(包煎)10g,生山楂 30g,泽泻 15g,茵陈蒿 15g,柴胡 10g,炙甘草 5g。上药水煎分服,每日 1 剂。主治女性青年肥胖者。

加减:乳房胀痛者,加橘核 15g;胸脘痞闷、脉滑舌淡者,加瓜蒌皮、法半夏各 10g;大便欠通畅者,加番泻叶(后下)6g;短气乏力自汗者,加黄芪 15g;水湿重者,加炒苍术 10g,茯苓 15g。

◎ 名方验方　"体可轻"减肥丸:法半夏 10g,陈皮 10g,茯苓 15g,炒苍术 10g,炒薏苡仁 10g,大腹皮 10g 等。上药依法制成丸剂。每次取服 6g,每日 3 次。主治湿浊寒化型轻、中度肥胖症者。

加减:脾虚湿盛者,加党参、白术;性情抑郁者,加柴胡、郁金、佛手;舌质紫黯瘀血明显者,加墨旱莲、丹参、生蒲黄(包煎)。

◎ 名方验方　七消丸:地黄、乌梅、木瓜、白芍、北沙参等。上药依法制成丸剂。每次取服 6g,每日 3 次。主治胃火亢盛、阴液亏虚型各种肥胖症。

加减:胃火炽盛而伴有牙痛者,加生石膏(先煎)15g,怀牛膝 15g,以清泻胃火;

口干欲饮者,加太子参 15g,麦冬 10g,以滋养胃阴;大便干结难出者,加火麻仁(打碎)15g,肉苁蓉 15g,生地黄、熟地黄各 15g,以增液润肠通便。

◎ 名方验方　温补脾肾汤:淫羊藿、黄芪、肉桂、续断、白术、泽泻、茯苓、山药、当归、泽兰(原方未注明剂量)。具有温补脾肾的功效。主治脾肾亏虚型女性肥胖症合并闭经者。

加减:带下多者,加盐菟丝子(包煎);带下清稀者,加补骨脂(打碎)。

◎ 饮食疗法　苡仁茯苓饼:薏苡仁、茯苓各适量,共研细粉,加水调成糊状,烙饼食用。适用于单纯性肥胖症。

◎ 饮食疗法　荷叶粥:新鲜荷叶 1 张(或干荷叶 20g),粳米 100g。将荷叶切成细丝,加水煎成 200ml,去渣加粳米煮成稀饭食用。适用于内热型单纯性肥胖症。

◎ 饮食疗法　萝卜粥:新鲜连皮萝卜 500g,粳米 100g。将萝卜切成小块同煮成粥食用。适用于内热便结型肥胖症。

◎ 饮食疗法　冬瓜粥:新鲜连皮冬瓜 100g(或冬瓜仁 20g),粳米 100g。将冬瓜切成小块(或将冬瓜仁煎水去渣)与粳米同煮成粥食用。适用于湿浊中阻、内热炽盛型肥胖症。

◎ 饮食疗法　食醋拌黄瓜:新鲜黄瓜 500g,食醋 10g,精盐 6g,调味品少许。将新鲜黄瓜切成薄片在沸水中烫一下,加入精盐、食醋及调味品后即可食用。适用于痰热壅盛型肥胖症。

◎ 饮食疗法　海带烧木耳:新鲜海带 250g,黑木耳 20g,芹菜 100g,香醋 12g,调味品适量。做成菜肴食用。适用于瘀血阻滞型肥胖症。

◎ 饮食疗法　参苓山药粥:人参 10g,白茯苓 10g,怀山药 10g,粳米 100g。上料加水适量,用文火煮成粥,每日食 1 次。具有健脾和胃、燥湿利湿的功效。适用于肥胖症,症见疲乏懒言、少动、纳差等脾虚湿阻型者。

◎ 药茶疗法　天雁减肥茶:荷叶 15g,车前草 15g。上药水煎,当茶水饮服,每日 1 剂。适用于火热较重的单纯性肥胖症。

◎ 药茶疗法　三花减肥茶:玫瑰花 10g,茉莉花 10g,玳玳花(代代花)10g,川芎 6g,荷叶 10g 等。上药水煎,当茶水饮服,每日 1 剂,适用于脾虚而胃火亢盛型单纯性肥胖症。

六、高脂血症

高脂血症是指血浆脂质浓度超过正常范围。血浆脂蛋白超过正常高限时,称高脂蛋白血症。由于血浆中脂质大部分与血浆中蛋白质结合,因此本病又称为"高脂蛋白血症"。临床上常见于未控制的糖尿病、动脉粥样硬化及某些原发性遗传性脂代谢紊乱等疾病。

本病以其病因可分为原发性和继发性两种。我国正常健康人血清总胆固醇

(STC)的正常值为 2.82～5.95mmol/L(110～230mg/dl);血清三酰甘油(STG)的正常值为 0.56～1.71mmol/L(20～110mg/dl);血清高密度脂蛋白(HDL)的正常值:男 0.4g/L(40mg/dl);女 0.62g/L(62mg/dl);血清低密度脂蛋白(LDL)的正常值:40 岁以下＜5g/L(500mg/dl);40 岁以上 ＜6.1g/L(610mg/dl)。

本病在中医学,属"痰证""湿阻""眩晕"等病证范畴。

【舌象辨证】

◎ 舌质偏红,苔黄浊腻(彩图 3-6-34),属湿热内蕴。

◎ 舌质淡,舌体胖,舌边有齿痕纹,苔白浊腻(彩图 3-6-35),属脾虚湿盛。

◎ 舌质淡,苔浊厚腻(彩图 3-6-36),属痰浊阻滞。

◎ 舌质黯红,或瘀点、瘀斑,苔薄白(彩图 3-6-37),舌脉纡曲(彩图 3-6-38),属气滞血瘀。

◎ 舌质淡黯,苔薄白(彩图 3-6-39),属肾精亏虚。

【中医疗法】

◎ 名方验方　调脂汤:甘草 15g,柴胡 15g,山楂 15g,枸杞子 25g,泽泻 25g,丹参 30g,虎杖 30g,红花 10g。上药水煎分服,每日 1 剂,4 周为 1 个疗程。具有益气养阴补肾、化痰泄浊、活血降脂的功效。主治高脂血症。

加减:气虚者,加黄芪、黄精;肝肾阴虚者,加制首乌、生地黄;痰湿内阻者,加石菖蒲、茵陈;气滞血瘀者,加薤白、川芎;肝阳上亢者,加决明子(打碎)、钩藤(后下)。

◎ 名方验方　复方降脂汤:陈皮 10g,虎杖 10g,法半夏 12g,白芥子(包煎)6g,茯苓 15g,赤芍 15g,泽泻 15g,丹参 20g,山楂 20g,大黄 3g。上药水煎,早晚分服,每日 1 剂。具有祛瘀化痰、降脂复肝的功效。主治高脂血症合并慢性肝炎者。

加减:气虚痰湿较重,苔厚腻者,加党参、白术、黄芪、栝楼;肝肾不足,下肢酸软者,加桑寄生、制首乌、川续断、怀牛膝。

◎ 名方验方　祛痰降脂饮:栝楼 24g,黄精 24g,法半夏 9g,海藻 15g,泽泻 15g,苍术 12g,何首乌 30g,生山楂 30g,赤丹参 30g,决明子(打碎)18g,大黄 6g。上药水煎,早晚分服,每日 1 剂。具有祛痰化浊、活血调脂的功效。主治高脂血症,症见头晕乏力,失眠,耳鸣,肢体麻木等。

加减:眩晕甚者,加杭菊花、钩藤(后下);耳鸣甚者,加磁石(先煎)、蝉蜕;头痛者,加延胡索、川芎;失眠者,加炒枣仁、炙远志;肢体麻木甚者,加桑枝、怀牛膝。

◎ 名方验方　降脂通脉饮:制首乌 30g,金樱子 30g,决明子(打碎)30g,生薏苡仁 30g,茵陈 24g,生山楂 18g,柴胡 12g,郁金 12g,酒川军 6g。上药水煎,早晚分服,每日 1 剂。具有滋补肝肾、活血泻浊的功效。主治高脂血症,证属肝肾阴虚、痰瘀蕴结型者。

加减:偏于阴虚阳亢者,加桑寄生、生赭石(先煎);脾胃失健者,加黄芪、茯苓、炒莱菔子;目失濡养者,加茺蔚子、青葙子、杭菊花。

◎ **名方验方** 鲜猕猴桃或汁:鲜猕猴桃适量,可洗净吃,亦可榨汁饮用,常食有益。鲜猕猴桃能防止致癌物亚硝胺在人体内生成,具有降低血胆固醇及三酰甘油的作用。对高血压等心血管疾病,肝、脾大者,均有疗效。

◎ **名方验方** 山楂消脂饮:山楂 30g,槐花 5g,荷叶 15g,决明子 10g,白糖适量。前 4 味同放入锅内煎煮,待山楂将烂时,碾碎,再煮 10 分钟,去渣取汁,调入白糖即可饮用。可经常饮服。用治高脂血症,证属气滞血瘀型,症见头晕头痛、胸胁胀满等。

◎ **名方验方** 藿香荷叶姜片汤:藿香 6g,荷叶 15g,生姜 4 片。上药水煎,分 2～3次服用,每日 1 剂。用于高脂血症,证属脾虚湿盛型,症见食少纳呆、呕恶脘胀等。

◎ **名方验方** 降脂Ⅰ号方:法半夏、瓜蒌皮、生山楂、生麦芽、陈胆星、虎杖等(原方未注明剂量)。具有化痰祛瘀的功效。主治高脂血症,证属痰瘀阻滞型,症见嗜食肥甘,形体肥胖,面有油光,头昏重胀,时吐痰涎,口苦口黏,胸闷或痛,脘痞,肢麻沉重,舌苔厚腻,舌质隐紫,或有瘀斑,脉弦滑者。

◎ **名方验方** 降脂Ⅱ号方:制首乌、枸杞子、桑寄生、泽泻、决明子、黑料豆、金银花等(原方未注明剂量)。具有滋肾养肝的功效。主治高脂血症,证属肝肾不足型,症见头昏晕痛,目涩视糊,健忘、耳鸣、心悸、失眠,腰酸肢麻,口干,舌质偏红,脉细或数者。

◎ **名方验方** 宁脂汤:白术、陈皮、半夏、丹参(原方未注明剂量)。具有健脾化浊的功效。主治高脂血症。

◎ **饮食疗法** 花生壳粥:花生壳 60g,粳米 60g,冰糖适量。先将花生壳洗净煎汁,然后取汁去渣,加入淘净的粳米合冰糖同煮成粥,服食。适用于高脂血症、高血压等病症。

◎ **饮食疗法** 荷叶二皮饮:荷叶 30g,冬瓜皮 30g,老南瓜皮 30g。上药水煎,分 2～3 次饮服。具有健脾利水、降脂减肥的功效。适用于冠心病、高脂血症、肥胖症等。

◎ **饮食疗法** 双木耳煮冰糖:白木耳、黑木耳各 10g,冰糖 5g,黑、白木耳用温水泡发后,放入小碗内,加清水、冰糖各适量,置蒸锅中蒸 1 小时,饮汤食木耳。具有滋阴益气、凉血止血的功效。适用于血管硬化、高血压、冠心病患者食用。

◎ **饮食疗法** 麦麸糯米山楂糕:麦麸 60g,山楂 35g,茯苓粉 45g,粟米粉 120g,糯米粉 60g,红糖 30g。先将麦麸、山楂拣杂,山楂切碎去核,晒干或烘干,共研为细末,与茯苓粉、粟米粉、糯米粉、红糖一起拌和均匀,加水适量,用竹筷搅成粗粉样粒状,分别装入 8 个粉糕模具内,轻轻摇实,放入笼屉,用大火蒸半个小对,粉糕蒸熟取出即成。早晚各服 1 次,或当点心,随餐食用。可辅治高脂血症,伴有肥胖症、冠心病者。

◎ **药茶疗法** 山楂益母茶:山楂 30g,益母草 10g,茶叶 5g。用沸水冲沏,代茶水饮服,每日 1 剂。具有清热化痰、活血降脂的功效。主治高脂血症、冠心病等。

◎ **药茶疗法**　灵芝茶：灵芝草 10g，茶叶 5g。将灵芝切成薄片与茶叶一起用沸水冲泡后饮用，也可将灵芝、茶叶稍加煎煮后饮用，每日 1 剂。具有益气补精、延年益寿的功效。适用于高脂血症、动脉硬化症等。

◎ **药茶疗法**　香菇茶：香菇（干品）6 个。先将香菇洗净，切成细丝后放入杯中，用刚煮沸的水浸泡，加盖闷 20 分钟即可，当茶水频频饮服，一般可连续冲泡 4 次左右。适用于高脂血症。

◎ **药茶疗法**　红花绿茶汤：红花 6g，绿茶 6g。先将红花拣杂，与绿茶同放入有盖杯中，用沸水冲泡，加盖闷 15 分钟即成。当茶水频频饮服，一般可连续冲泡 4 次左右。适用于高脂血症、动脉硬化症等。

◎ **药茶疗法**　沙苑菊花茶：沙苑子 35g，白菊花 15g。将沙苑子、白菊花拣杂后同放入砂锅内，加水煎煮成 400ml，分 6 次温服，当茶水于当日饮完。可辅治肝肾两虚型高脂血症。

◎ **药茶疗法**　祛脂滑肠香蕉茶：香蕉 50g，茶水 50ml，蜂蜜少许。香蕉去皮研碎，加入等量的茶水中，加蜜调匀。每日服 2～3 次，当茶水饮服。适用于各型高脂血症。

◎ **药茶疗法**　祛脂减肥山楂菊银茶：山楂、杭菊花、金银花各 10g。先将山楂拍碎，3 味共加水煎汤，取汁代茶水饮服。每日 1 剂。适用于高脂血症、肥胖症、高血压病，证属瘀热型，症见胸胁刺痛、头晕咽干、心烦等。

◎ **药茶疗法**　三花祛脂减肥茶：玫瑰花、茉莉花、玳玳花、川芎、荷叶各适量（有成品出售）。每日服 1 包，置于茶杯内，用开水冲泡，日饮 3 次。主治各型高脂血症、肥胖症。

七、痛　风

痛风是一组长期由嘌呤代谢紊乱所致，以高尿酸血症、急性关节炎反复发作、痛风石形成、慢性关节炎和关节畸形、肾实质性病变和尿酸结石形成为特征的疾病。

本病的发病原因，主要分原发性和继发性两种。原发性者，其病因大多未予阐明，部分患者是由于先天性酶的缺陷而引起尿酸生成增加；或是由于肾脏尿酸排泄减少，导致高尿酸血症，并常见高脂血症、糖尿病、高血压症、动脉硬化和冠心病等；继发性者，常继发于某些疾病，如肾脏病，以致形成高尿酸血症。劳累、着凉、季节变换、手术外伤、暴饮暴食和饮酒等，特别是高嘌呤饮食习惯，是诱发痛风发作的最重要因素。

本病在中医学，属"痹证"等病证的范畴。与"热痹""风湿热痹""历节风""痛风"等病证相类似。

【舌象辨证】

◎ 舌质红，苔黄腻（彩图 3-6-40），属风湿热痛。

◎ 舌质黯红，苔白腻（彩图 3-6-41），属湿浊瘀痛。

◎ 舌质淡红或胖嫩,苔白滑(彩图3-6-42),属脾虚瘀浊。

◎ 舌质黯红而少苔(彩图3-6-43),或舌质淡,舌体胖,苔白腻(彩图3-6-44),属肾虚瘀浊。

【中医疗法】

◎ 名方验方 泄浊化瘀汤:土茯苓45g,萆薢15g,威灵仙30g,桃仁10g,红花10g,泽兰10g,生薏苡仁30g,全当归10g,车前子10g(包煎),泽泻10g。上药水煎分服,每日1剂。具有降浊泄毒、活血化瘀的功效。适用于急性、慢性痛风性关节炎和痛风性肾病。

加减:急性期以关节红肿热痛为主证,于方中酌加清热通络之药,如忍冬藤、鸡血藤、半枝莲之类;慢性间歇期,关节漫肿剧痛、僵硬、畸形、皮下结节,或流脂浊,往往以浊邪夹湿、夹瘀、夹痰等虚实夹杂为多见,故宜参用虫蚁搜剔、化痰消瘀之品。至于痛风性肾结石者,可酌加通淋排石之品;痛风性肾病者,可酌加健脾益肾之类,往往屡收佳效。

◎ 名方验方 消痛饮:当归12g,牛膝15g,防风12g,防己15g,泽泻18g,钩藤(后下)15g,忍冬藤25g,赤芍18g,木瓜15g,老桑枝30g,甘草5g。上药水煎分服,每日1剂。具有清热消肿、通络止痛的功效,适用于痛风性关节炎,属关节肿痛急性期。

加减:关节红肿痛甚者,加黄柏、地龙;大便燥结者,加生大黄(便软则同煎,便结则后下);痛甚者,加田三七、乳香、没药。同时配用下列药物煎汤熏洗:马钱子10g,红花15g,生半夏20g,王不留行40g,大黄30g,海桐皮30g,葱须3根,艾叶20g。上药煎水熏洗患处,日2次,每日1剂。

◎ 名方验方 痛风定痛汤:金钱草30g,泽泻10g,车前子(包煎)10g,海藻15g,生石膏(先煎)30g,知母10g,黄柏10g,赤芍10g,生地黄15g,防己10g,地龙10g。上药水煎分服,每日1剂。具有清热利湿、活血定痛的功效,适用于痛风性关节炎急性发作。

加减:疼痛明显者,加水牛角丝(先煎),以治热痹;局部红肿不明显,疼痛又较剧者,加川乌(先煎)、草乌(先煎)、桂枝;局部结节明显,手足关节或耳部有痛风石形成者,加山慈菇、海藻等,以软坚化石;脾虚湿重,关节漫肿者,加苍术、白术、茯苓等,以健脾助运、化湿除痹。

◎ 名方验方 降酸祛痛煎:土茯苓50g,生薏苡仁30g,萆薢20g,白术20g,猪苓15g,滑石15g,车前子(包煎)10g,川牛膝10g,萹蓄10g,制大黄10g,瞿麦10g,桂枝5g。上药以水煎后,分2次口服,每日1剂,20日为1个疗程,一般治疗3个疗程。主治痛风。

加减:体虚者,加党参20g,黄芪20g;慢性期关节畸形僵硬、有痛风石者,加桃仁15g,穿山甲(代)10g,当归10g,红花10g,蜣螂6g,去车前子、白术;急性期关节红肿热痛者,加生石膏(先煎)10g,制苍术10g,生知母15g,黄柏15g;伴尿路结石者:加石韦 20g,金钱草 20g。

注意:治疗期间,必须少摄入含嘌呤蛋白量多的食物,如动物的肝脏、肾脏、脾脏、沙丁鱼等。

◎ 名方验方　除痛消风丸:丹参 60g,秦艽 60g,制黄精 60g,萆薢 60g,土茯苓 30g,金银花 30g,络石藤 20g,威灵仙 20g,炒苍术 20g,制乳香 10g,制没药 10g。上药研成极细末,过筛,依法制成片剂,每片重 0.3g,装瓶备用。用时,每次取服 5～10 片,每日 3 次,饭后用白开水送服;连服 1 个月为 1 个疗程。主治痛风。

注意:治疗期间多饮开水,节制饮食,禁食富含嘌呤和核酸的食物(如动物的肝脏、肾脏、脑、鱼子、蟹黄、豆类等);避免精神刺激、受凉或过度疲劳等;急性期宜卧床休息。

◎ 名方验方　没药(细研)30g,杜仲(炒断丝)45g,延胡索 30g,当归(洗,焙)30g,肉桂(去粗皮)30g,萆薢 30g。上药共研为细末。每次取 9g,空腹时用酒送下。

◎ 饮食疗法　炒笋丝:竹笋 250g。切丝,用植物油 30ml 炒熟,酌加食盐调味即成,宜常服。用于痛风未发作时。

◎ 饮食疗法　加味萝卜汤:白萝卜 250g,柏子仁 30g。白萝卜洗净切丝,用植物油 50ml 煸炒后,加入柏子仁及清水 500ml,同煮至熟,酌加食盐即可服食,宜常服。用于痛风发作时。

◎ 饮食疗法　防风薏米粥:防风 10g,薏苡仁 10g,水适量。同煮成粥服食,每日 1 次,连服 1 周。具有清热除痹的功效,适用于湿热痹阻型痛风。

◎ 饮食疗法　桃仁粥:桃仁 15g,粳米 160g。先将桃仁捣烂如泥,加水研汁,去渣,用粳米煮粥,即可服食,每日 1 剂。具有活血祛瘀、通络止痛的功效,适用于瘀血痰浊痹阻型痛风。

◎ 饮食疗法　薯蓣薤白粥:生怀山药 100g,薤白 10g,粳米 50g,清半夏 30g,黄芪 30g,白糖适量。先将粳米淘洗好,加入切细的怀山药和洗净的清半夏、薤白,同煮,加白糖适量搅匀后,即可服食,不拘时间和用量。具有益气通阳、化痰除痹的功效,适用于因脾虚不运,痰浊内生而导致的气虚痰阻之痛风。

◎ 饮食疗法　白芥莲子山药糕:白芥子粉 5g,莲子粉 100g,鲜怀山药 200g,陈皮丝 5g,红枣肉 200g。先将怀山药去皮切成薄片,再将枣肉捣碎,与莲子粉、鲜白芥子粉、陈皮丝共混合,加水适量,调和均匀,蒸糕作早餐服食,每次 50～100g。具有益气化痰通痹的功效,适用于痰浊痹阻、脾胃气虚型痛风。

◎ 足浴疗法　羌活、防风、土鳖虫(土元)、川芎、木瓜、炒艾叶、五加皮、地龙、当归、伸筋草各 30g,上药水煎,取药汁足浴,每次 20～30 分钟,每日 2 次,连续使用 3～5 日。具有祛风除湿,活血通络的功效。适用于痛风。

◎ 贴敷疗法　何首乌适量,研细末,用米醋适量调成糊状,外敷于足心(涌泉穴)处,再用熨斗烙熨。具有清热消肿的功效,适用于痛风,足底红肿热痛者。

第七节　神经系统疾病

一、神经衰弱

神经衰弱是一种以慢性疲劳，情绪不稳，自主神经功能紊乱，以突出的兴奋与疲劳为其临床特征，并伴有躯体症状和睡眠障碍的神经症。

本病的发病多为各种精神紧张刺激所致，中枢高级神经活动的兴奋或抑制过程的过度紧张，导致内抑制过程弱化和相对兴奋亢进，内抑制的弱化又使神经细胞的能力降低，从而出现易衰竭大脑皮质功能弱化削弱了对自主神经功能的调节，从而出现自主神经功能紊乱症状。

本病在中医学属"梅核气""脏躁""惊悸""不寐""怔忡""喜忘""头痛"等病证范畴。

【舌象辨证】

◎ 舌质淡，苔薄白或白腻（彩图 3-7-1），属心脾两虚。

◎ 舌质红而少津，苔薄白或少或无（彩图 3-7-2），属心肾不交。

◎ 舌质淡，苔少或无（彩图 3-7-3），属心胆气虚。

◎ 舌质黯红，苔黄腻（彩图 3-7-4），属痰热内扰。

◎ 舌质淡，苔白腻（彩图 3-7-5），属心脾两虚。

◎ 舌质青紫或有瘀点、瘀斑，苔白腻（彩图 3-7-6），属痰瘀痹阻。

◎ 舌质红，苔少或无（彩图 3-7-7），属虚火亢盛。

◎ 舌质红，苔黄（彩图 3-7-8），属肝郁化火。

◎ 舌质淡白，舌体颤抖，伸出后尤甚，提示神经衰弱。

◎ 舌尖出现或粗或细的红色或绛色点状纹，提示神经衰弱。

【中医疗法】

◎ 名方验方　蝉衣安眠汤：蝉衣、菖蒲、柴胡、炙甘草各 10g，茯苓、熟地黄各 24g，炒枣仁 15g。上药水煎，分 2 次温服，每日 1 剂，5 日为 1 个疗程。具有清肝宁志、滋肾健脾、活血安神的功效。主治顽固性神经衰弱。

◎ 名方验方　小麦红枣甘草百合汤：浮小麦 30～60g，红枣 15～20g，甘草、百合各 9～12g。上药水煎，分 2 次温服，每日 1 剂，连服数日。主治神经衰弱，证属肝肾阴虚型，症见头晕头痛、心悸失眠等。

◎ 饮食疗法　枸杞红枣煮鸡蛋：枸杞子 15～30g；红枣 8～10 枚，鸡蛋 2 枚。上料放入砂锅内加水适量同煮，蛋熟后去壳再共煮片刻，食蛋喝汤，每日 1 次，连服数日。主治神经衰弱，症见心悸失眠、烦躁易怒、腰膝酸软等。

◎ 饮食疗法　龙眼红枣粥：龙眼（桂圆）6 个，红枣 3～5 枚，大米 60g。龙眼剥去果皮,去核取肉,与红枣、大米一起煮粥;如爱好食甜者,可加白糖少许服食,每日1剂。具有养心安神、健脾补血的功效,适用于心血不足型神经衰弱。

◎ 饮食疗法 枣仁粥:炒酸枣仁 30g,大米 50g。先用水煮酸枣仁 30 分钟,去渣取汁,用药汁加入大米做粥,每晚做夜宵服食。主治阴虚火旺型神经衰弱,症见心不寐、口干津少等。

◎ 饮食疗法 丹参核桃煮佛手:丹参 15g,核桃仁 12g,佛手柑片 6g,白糖 50g。将丹参、佛手柑煎汤,核桃仁、白糖捣烂成泥,加入丹参、佛手柑汤中,用文火煎煮10 分钟后服食。每日 2 次,连服数日。主治神经衰弱,症见精神抑郁、头昏脑涨、目眩失眠等。

◎ 药枕疗法 菊花丹芎枕:菊花 1 000g,川芎 400g,牡丹皮 200g,白芷 200g。用洁净布缝制一空枕头,装入上药,睡眠时以此为枕。具有疏肝散郁、宁心安神的功效。主治神经衰弱。

二、头 痛

头痛是许多疾病中的一种常见的自觉症状,一般是指头部上半部,即自眼眶以上至枕下区之间的疼痛,可出现于许多急、慢性疾病之中。

头痛也是致病性因素(伤害性刺激)作用于机体后所产生的一种主观性感受。头痛也可以是痛觉传导纤维或各级调节痛觉的中枢或调节痛觉的镇痛结构发生了病变所致。头痛还可以是颈部或面部的各种病变所引起的牵涉性疼痛。头痛发生时,常伴有一定的情感性反应,但在其反应的程度方面,则在个体之间存在着很大的差异。

头痛既可由颅内病变以及颅外的眼、耳、鼻等的局部病变所引起,也可由全身性疾病以及精神因素所致,如颅内高压、各种颅内占位性病变、中枢性感染、颞动脉炎、头痛性癫痫、急性青光眼、血管性头痛等病症。

在中医学,有关头痛病名的记载很多,诸如"头风""脑风""大头风""雷头风"等,但实际上均属于头痛的范畴。

【舌象辨证】

● 头痛

◎ 舌质红,苔薄黄(彩图 3-7-9),属肝郁气滞。

◎ 舌质淡,苔白(彩图 3-7-10),属气血亏虚。

◎ 舌质紫黯,舌面有瘀点、瘀斑(彩图 3-7-11),属瘀血证。

● 外感头痛

◎ 舌质淡,苔薄白(彩图 3-7-12),属风寒。

◎ 舌质红,苔白而干或薄黄(彩图 3-7-13),属风热。

◎ 舌质淡,苔白腻(彩图 3-7-14),属风湿。

● 风伤头痛

◎ 舌质淡,苔薄黄(彩图 3-7-15),属肝阳上亢。

◎ 舌质红,苔黄(彩图 3-7-16),属肝火上冲。

◎ 舌质淡,苔薄白(彩图 3-7-17),属气血双亏。

◎ 舌质红而少苔(彩图 3-7-18),属肾虚。

● 头风痛

◎ 舌质黯淡,苔薄白(彩图 3-7-19),属寒厥。

◎ 舌质淡,苔白腻(彩图 3-7-20),属痰浊。

◎ 舌质紫黯,苔薄白(彩图 3-7-21),属瘀血。

【中医疗法】

◎ **名方验方** 滋阴止痛汤:大生地 12g,天、麦冬各 9g,细石斛 9g,珍珠母(先煎)18g,煅龙齿(先煎)12g,辰茯神 9g,炒枣仁 9g,夜交藤 12g,夜合花 6g,炒杭菊 9g,嫩钩藤(后下)9g,炒丹皮 4.5g。上药水煎,分 2 次温服,每日 1 剂。具有滋水济火、平肝潜阳的功效。主治偏头痛,症见头痛偏左,失眠多梦,舌红中剥,脉数弦细者。

◎ **名方验方** 加味散偏汤:川芎 30g,白芍 15g,香附 9g,白芷 9g,蔓荆子 9g,柴胡 9g,白芥子 6g,郁李仁 6g,细辛 3g。上药加清水 500ml,浸泡 30 分钟后,用文火煎煮 2 次,每次 30 分钟。滤汁混匀后,每日早、晚饭后服用。痛剧者,可日服 1.5剂,分 3 次温服。具有祛风散寒、通络祛瘀、蠲痰利窍的功效。主治风寒、血瘀或痰瘀交加为患所致之偏、正头风痛,症见头痛时作时止,或左或右,或前或后,或全头痛,或痛在一点。多因感寒冒风,或气郁不畅而诱发。发则疼痛剧烈,或掣及眉梢,如有牵引;甚或目不能开,头不能举,且头皮麻木,甚或肿胀,畏风寒,有的虽在盛夏,亦以棉帛裹头;痛剧则如刀割锥刺而难忍,甚至以头冲墙,痛不欲生者。

加减:血管扩张性头痛者,宜加贯众;因感受风寒而发者,可加荆芥(后下)、防风;兼有高血压者,可加怀牛膝、桑寄生;阴血亏虚者,可加生地黄、当归;拘挛掣痛者,酌加胆南星、僵蚕、全蝎;疼痛剧烈者,可加羌活、延胡索;兼有内热者,可加知母、牡丹皮等。

注意:方中川芎祛风、散寒、化瘀,集三任于一身,恰中病机,量大(至 30g)力猛,止痛迅速,为方中之君药。若取常量(9～15g)则效差矣。另外,尽管方中有白芍等养阴之品,然仍嫌其辛燥之性,故于阴虚者,则不宜使用。

◎ **名方验方** 养血平肝汤:首乌藤 30g,旋覆花(包煎)10g,香附 10g,当归 10g,生赭石(打碎、先煎)10g,生石膏(先煎)10g,生地黄 10g,川芎 10g,木瓜 10g,杭菊花 10g,杭白芍 10g,甘草 10g。上药水煎,分 2 次温服,每日 1 剂。具有养血平肝、散风止痛的功效。主治久治不愈的顽固性头痛,包括神经性头痛、震荡后遗症等疾病。

加减:若腰膝酸软者,加川续断 10g,枸杞子 10g,牛膝 10g,以补肾气;血脉壅滞明显而见刺痛者,加红花 10g,以通血脉消瘀滞;面红目赤昏花等肝火较旺者,加钩藤(后下)30g,配合杭菊花、旋覆花(包煎),以清利头目;属肝气上冲之头痛头晕者,加珍珠母(先煎)30g,生石决明(先煎)30g,以镇潜之;阴虚明显见五心烦热口干者,加北沙参 30g,石斛 10g,以滋养阴液。

◎ 饮食疗法　川芎白芷鱼头汤:鳙鱼(大头鱼)头 1 个,川芎 3~9g,白芷 6~9g。将川芎、白芷用纱布包好,与鱼头共煮汤,缓火炖至鱼头熟透,饮汤食鱼头,每日 1 次,连服数日。主治气血亏虚夹外感风寒引起的头痛。

◎ 饮食疗法　决明子海带汤:海带 20g,决明子 10g,加水适量,同煎汤饮用,每日 2 次,连服数日。主治肝阳上亢之头痛,痛常偏于一侧,伴有心烦易怒,失眠多梦、面红目赤等。

◎ 饮食疗法　天麻陈皮炖猪脑:天麻 10g,陈皮 10g,猪脑 1 个。将猪脑、陈皮、天麻洗净,置于砂盅内,加清水适量,隔水炖熟。分次服食,连服 10 日。主治痰浊头痛,症见头痛昏蒙,平素多痰,胸脘满闷,时有恶心或呕吐痰涎等。

◎ 饮食疗法　杞菊地黄粥:熟地黄 15g,枸杞子 15~20g,菊花 10g,粳米 100g。将熟地黄、枸杞先煎,后下菊花,取药汁与粳米煮稀粥服食,每日 1 剂。主治肝阳头痛,症见头痛而眩,常偏重于一侧,心烦易怒等。

◎ 药茶疗法　玫瑰蚕豆花茶:玫瑰花 4~5 朵,蚕豆花 9~12g。上 2 味用开水同泡,代茶水频饮。主治肝风头痛。

◎ 药茶疗法　香附川芎茶:香附子 3g,川芎 3g,茶叶 3g。上药共为粗末,沸水冲泡,代茶水频饮。主治肝气郁滞所致的慢性头痛。

◎ 贴敷疗法　桑叶、菊花、川芎、白芷各 15g,生川乌、生草乌各 10g,地龙 3 条,上药共研细末,加酒、米粉各适量,调制成小药饼,睡前贴敷于太阳穴处,外用胶布固定,次晨除去。每日 1 次,用至头痛消失后再继续贴敷 1 周,以巩固疗效。具有疏风、清热、止痛的功效。适用于头痛,症见头部胀痛较甚,灼热感,常猝然发作,或兼畏风,目赤,口干,舌质红,苔黄,脉数者。

◎ 贴敷疗法　止痛膏:乳香、蓖麻仁各等份,捣烂成饼,如分币大,用胶布贴于痛侧太阳穴。适用于血瘀型偏头痛。

◎ 熏蒸疗法　艾叶、白菊花、苍耳子、黑豆、茶叶各 50g,置于铝锅内加水2 500ml,煎煮 30 分钟。趁热熏蒸 30 分钟,如水蒸气减少可再加热,每日 2 次。熏蒸后立即盖上棉被使之出汗,以头部出汗为佳,3~5 日为 1 个疗程。

三、三叉神经痛

三叉神经痛是指在三叉神经分布区域内出现剧烈的、阵发性的、放射状撕裂样疼痛,但无感觉缺失等神经传导功能障碍的一种临床症状。本病可分原发性和继发性两种,本文所介绍的是原发性三叉神经痛。

原发性三叉神经痛,目前病因未明。近年来,有人推测可能是由于三叉神经半月节行经脑桥的后根,尤其是后根穿越岩嵴处受到血管畸形,微小的胆脂瘤或脑膜瘤及异常血管的压迫、牵拉或扭曲。并可进一步引起半月节神经元及后根变性,破坏了它对疼痛传入刺激的调整机制而产生疼痛。

本病因以眉棱骨、颧骨、下颌及舌、颊部单一或同时疼痛为特点,故本病属中医学痛证中的"面痛""偏头风""齿痛"等病证范畴。

【舌象辨证】

◎ 舌质淡,苔白或腻(彩图3-7-22),属风寒外侵。

◎ 舌质红,苔黄燥(彩图3-7-23),属火郁不宣。

◎ 舌质红,苔黄腻(彩图3-7-24),属风热夹痰。

◎ 舌质红,少苔(彩图3-7-25),属阴虚阳亢。

◎ 舌质淡白或有瘀点、瘀斑,苔薄白(彩图3-7-26),属气虚血瘀。

【中医疗法】

◎ 名方验方　莘辛芎乌汤:莘苈50g,细辛5g,川芎50g,炙草乌10g,苍耳子15g。上药水煎,分2次温服,每日1剂。主治感受风寒之邪引起的面痛、发热,舌苔薄白,脉浮者。

加减:若第1支痛者,加防风25g;第2支痛者,加高良姜15g;第3支痛者,加藁本15g;第1、2、3支俱痛者,加白芷50g;恶心纳呆者,加半夏15g;畏惧风寒者,加羌活10g。

◎ 名方验方　治痛缓急汤:炒白芍30~50g,炙甘草10g,川芎30g,牛膝30g,柴胡10g,僵蚕10g。上药水煎,分2次温服,每日1剂。主治肝阴不足,气血瘀滞型面痛。

◎ 名方验方　四味芍药汤:炒白芍、生牡蛎(先煎)各30g,丹参、炙甘草各15g。上药水煎,分2次温服,每日1剂。主治肝风上扰型面痛。

◎ 名方验方　清肝祛风汤:白附子10g,川芎10g,白芍10g,僵蚕10g,薄荷(后下)10g。上药水煎,分2次温服,每日1剂。主治痰浊中阻、肝脉失养所致之面痛、面部肌肉抽搐、痞满纳呆、心烦等症。

◎ 名方验方　五苓散:泽泻6g,猪苓、茯苓、白术各4.5g,桂枝3g。上药共研为末,每次取2g,用温开水送服;或用以上剂量作为1日量煎服。主治水湿停滞引起之面痛、肢肿、小便不利,舌苔水滑等。

◎ 名方验方　熟蓉白术汤:熟地黄50g,肉苁蓉20g,白术15g,牛膝15g,党参15g,熟附子15g,麦冬20g,白芍20g,枸杞子20g,辽五味子25g。上药水煎,分2次温服,每日1剂。主治肾精亏虚之面痛,症见腰膝酸软、健忘、耳鸣等症。

◎ 饮食疗法　二菜汤:菠菜10g,荠菜30g。加水适量熬汤,饮汤食菜,每日1~2次。具有滋阴清热、平肝潜阳的功效。适用于三叉神经痛,阴虚有热诸症者。

◎ 药茶疗法 川芎茶：川芎、茶叶各 3～6g。加水适量，煎煮取汁，当茶水饮服。适用于外感风邪引起的面痛、肌肉酸痛、头痛等症。

◎ 药茶疗法 蘼芜茶：蘼芜(川芎苗)6g，用开水适量泡服，每日 1 剂。适用于外感风邪引起的面痛、肌肉酸痛、头痛等症。

◎ 鼻吸疗法 白芷 60g，冰片 0.6g，共研细末备用。用时取药末少许置于患者的鼻前庭处，嘱均匀吸入。具有祛风除湿、通窍止痛、消肿排脓的功效。

◎ 贴敷疗法 生艾叶150g，生鸡蛋清 1 枚，银屑适量。艾叶捣绒后加少许水入容器中煨沸，纳入蛋清共匀后再加银屑搅匀，趁热敷患处，每次 30 分钟，每日 2 次，连续用至疼痛消失。该疗法具有补益气血、温经通络的功用。

◎ 贴敷疗法 谷精草 30g，研为细末，用白面调后摊于纸上，贴敷于痛处，每日换药 2 次。主治三叉神经痛。

四、面神经炎

面神经炎，又称"贝尔(Bell)麻痹"或"面神经麻痹"等，为茎乳突孔内发生急性非化脓性炎症，从而引起周围性面神经麻痹所致。

本病的病因尚未完全阐明。由于部分患者常在着凉或头面部受冷风吹拂后发病。故通常认为，可能是局部营养神经的血管因受风寒的刺激而发生痉挛，导致该神经组织缺血、水肿、受压迫而致病；本病也常发生在急性鼻咽部感染之后，故认为可能与急性病毒感染有关；近年来，也有人认为可能是一种免疫反应。风湿性面神经炎，茎乳突孔内的骨膜炎也可产生面神经肿胀、受压、血液循环障碍而导致神经麻痹的发生；其他病因尚有腮腺肿瘤、颅内肿瘤或骨折、中耳炎、桥脑小脑角的蛛网膜炎和肿瘤及脑干病变等。本病的主要病理变化，早期为面神经水肿，髓鞘或轴突有不同程度的变性，后期呈纤维化。

中医学认为，本病是由于人体气血不足，局部遭受风寒侵袭，气血运行受阻所致。根据本病的临床表现，本病归属于中医学的"面瘫""口僻""口眼㖞斜""歪嘴风"等病证范畴。

【舌象辨证】

◎ 舌质淡，苔薄白或黄(彩图 3-7-27)，属外邪入络(急性期)。

◎ 舌质紫黯，苔薄白(彩图 3-7-28)，属气血瘀阻(恢复期及后遗症期)。

【中医疗法】

◎ 名方验方 活芷薄荷丸：独活、白芷、薄荷各 30g，上药共研细末，炼蜜为丸，每丸重 3g。每次含服 1 丸，日服 3 次。适用于面神经炎，证属外邪入络型者。

◎ 名方验方 蜈砂散：蜈蚣 18 条，朱砂 9g，上药共研细末，分成 18 包。每次服 1 包，日服 3 次。每次均取防风 15g，煎汤送服，小儿量酌减。6 日为 1 个疗程。适用于面神经炎，证属瘀血阻滞，郁久化热型者。

◎ 名方验方 藤菊蝉蚕全蝎汤:钩藤、菊花各 15g,蝉蜕、僵蚕各 10g,全蝎 8g,制何首乌、白芍、龙骨(先煎)、牡蛎(先煎)各 15g,鸡血藤、珍珠母(先煎)各 20g,夏枯草、桑寄生各 12g,天竺黄 5g,胆南星 10g。适用于风痰壅盛引起的口眼㖞斜、头重如裹、舌苔白腻、脉滑等症。

◎ 名方验方 附麻陈夏三虫汤:白附子 6g,天麻(后下)15g,陈皮 10g,半夏 10g,茯苓 15g,全蝎 2 条,蜈蚣 2 条,僵蚕 10g,川芎 10g,甘草 3g。上药水煎,分 2 次温服,每日 1 剂。主治风寒痰湿流注于头面经络所致的面神经麻痹。

◎ 名方验方 二麻散:天麻、升麻各 15g,当归 28g,细辛 5g。上药共研细末,每次取 3g,每日 3 次,分 7 日服完,为 1 个疗程。具有息风通络的功效,适用于风痰阻络之面神经炎。

◎ 名方验方 防风蜈蚣散:防风 30g,蜈蚣 2 条。蜈蚣研细末,防风煎汤送服,每日 1 剂,儿童酌减,晚饭后服用。适用于风寒阻络型面神经炎。

◎ 名方验方 蝉蜕末:蝉蜕 200g。将上药压碎,研为细末,装瓶备用。用时,每次取服 7g,日服 3 次。适用于风邪入络型面神经炎。

◎ 贴敷疗法 蓖麻松香膏:蓖麻仁 10g,松香 30g。上药分别研成细末,取净水 1000ml,煮沸后放入蓖麻仁末,煮 5 分钟后再放入松香末,用小火再煮 3~5 分钟,倒入冷水中,捻收成膏,切成小块状,每小块约 3g 重,备用。用时,先将小块用火烫软,平摊于小圆布上,然后贴于患处的下关穴。左歪贴右,右歪贴左,用胶布固定。每隔 7~10 日换药 1 次,可连续使用 3~4 次。

五、多发性神经炎

多发性神经炎,又称"周围神经炎""末梢神经炎",系指由于中毒、感染、营养缺乏及代谢障碍、外伤或变态反应等多种原因所引起的周围神经对称性或非对称性损害。临床上表现为多发性或单一性的周围神经麻痹,对称性或非对称性的肢体远端感觉障碍,弛缓性瘫痪及自主神经功能障碍的一种疾病。神经的远端末梢因离开营养中枢最远,因而最易受其损害。

多发性神经炎,表现为四肢远端严重的弛缓性瘫痪时,属中医学的"痿证"范畴;如运动症状不明显,而以疼痛、自主神经症状明显突出,或仅表现为对称性的手套-袜套式感觉减退等表现时,则属中医学的"痹证""麻木"等病证范畴。

【舌象辨证】

◎ 舌质淡,苔白腻(彩图 3-7-29),属寒湿痹阻。

◎ 舌质淡红,苔黄腻(彩图 3-7-30),属湿热浸淫。

◎ 舌质淡,苔薄白(彩图 3-7-31),属气血不足。

◎ 舌质黯,舌面有瘀斑、瘀点,苔薄腻(彩图 3-7-32),属瘀血凝滞。

◎ 舌质红,苔少(彩图 3-7-33),属肝肾亏虚。

【中医疗法】

◎ 名方验方　草薢苡仁术柏汤：川草薢、生薏苡仁各 20g，苍术、黄柏、厚朴、木瓜各 12g，防己 15g。上药以水煎后，分 2 次温服，每日 1 剂。具有清热利湿的功效，适用于多发性神经炎，证属湿热浸淫型者。

◎ 名方验方　芪薏参术汤：生黄芪、生薏苡仁各 30g，太子参、白术、茯苓各 15g，陈皮、砂仁（后下）、炙甘草各 10g。上药以水煎后，分 2 次温服，每日 1 剂。具有补脾益气的功效，适用于多发性神经炎，证属脾胃虚弱型，症见下肢痿软乏力者。

◎ 名方验方　龟膝枣皮汤：龟甲、牛膝、枣皮、当归、黄柏、知母各 15g。上药以水煎后，分 2 次温服，每日 1 剂。具有滋肾利湿清热的功效，适用于多发性神经炎，证属肝肾阴虚型者。

◎ 针灸疗法　主穴取少商、列缺、尺泽。配穴，上肢病变者，配加合谷、曲泽、肩髃；下肢病变者，配加足三里、阳陵泉、环跳、风市，或取水沟、百会、髀关、伏兔、足三里、阳陵泉、绝骨、太冲、中脘为正面取穴，取大椎、至阳、筋缩、身柱、腰阳关、环跳、委中、承山、昆仑为侧身取穴。取手、足阳明、太阳、足少阴经穴为主，配以督脉背俞、夹脊、头针穴位，毫针刺，施以平补平泻法或依辨证而灵活补泻，兼以点刺出血和抓火灸拔罐。针疗后即抓火灸拔罐，5 分钟起罐。诸穴配合，对于邪热壅肺、津伤液耗，能起到清热泻火，生津养液，透络舒筋的作用。具有清热润肺、濡养筋脉的功效。主治痿病，证属肺热津伤型者。

◎ 饮食疗法　大豆米糠饼：黄大豆、米糠各 150g。先将黄豆炒至枯，磨成细粉，与米糠拌匀，备用。每餐取 100g，用水调成饼状，加食油适量，置于待蒸的饭面上，随饭蒸熟，餐前食用，日服 3 次。具有宽中导滞、健脾利水、解毒消肿的功效。适用于多发性神经炎。

六、肋间神经炎

肋间神经炎，又称"肋间神经痛"，是由多种病因（如胸膜炎、肺炎、带状疱疹、肋骨骨折或骨折后继发的骨痂或骨膜炎、肋骨肿瘤、胸椎病变、主动脉瘤等）引起的肋间神经变性、无菌性炎症，从而产生疼痛的一种疾病。

本病在中医学属"胁痛"等病证范畴。

【舌象辨证】

◎ 舌质淡，苔薄白（彩图 3-7-34），属气滞。

◎ 舌质紫黯，舌面可见瘀点或瘀斑（彩图 3-7-35），属血瘀。

【中医疗法】

◎ 名方验方　家秘肝肾丸：生地黄 15g，天冬 15g，白芍 15g，当归 15g，黄柏 15g，知母 5g。上药以水煎后，分 2 次温服，每日 1 剂。主治肝火上炎、胁痛等。

◎ 名方验方　二贤散：生甘草 30g，盐水炒橘红 30g。上药共研细末。每早取

6g,以温开水送下。主治肝痛。

◎ 名方验方　枳草芎汤:枳实 15g,甘草 3g,川芎 15g。上药加水 750ml,煎煮后分 2 次温服,每日 1 剂。主治左胁痛。

◎ 名方验方　甘草瓜蒌蓝花汤:蜜炙甘草 6g,瓜蒌(连皮捣烂)60g,红蓝花 1.5g。上药混合后加水 1 000ml,煎煮去 800ml,留取 200ml,分 2 次温服,不拘时候。主治左胁气痛。

◎ 名方验方　芍枳芎脑参盐散:白芍药 30g,枳实 30g,川芎 30g,雀脑 30g,人参 30g,食盐少许。上药共研为粗末混匀,取生姜 3 片,以水煎后,饭后服用,每日 1 剂。主治两胁疼痛。

◎ 名方验方　芍枳参芎散:白芍 30g,枳实(麸炒)60g,人参 30g,川芎 30g。上药共研为细末。每次取 12g,以姜汤调下,空腹时服用。主治两胁疼痛。

◎ 名方验方　大黄附子细辛汤:大黄 15g,炮附子 3 枚,细辛 12g。上药切细,加水 500ml,煮取至 240ml,分 3 次服用,每日 1 剂。主治胁下偏痛。

七、股外侧皮神经炎

股外侧皮神经炎,又称"感觉异常性股痛症",股外侧皮神经由腰$_2$～腰$_3$神经之后支组成。本病的发生是由于大腿阔筋膜受压或股部受外伤等多种原因影响到股外侧皮神经时而引起。患有糖尿病、肥胖症、妊娠等时,较易发生本病。

本病在中医学属"麻木""痹证""皮痹""着痹"等病证范畴。

【舌象辨证】

◎ 舌质淡,苔白(彩图 3-7-36),属寒湿入侵。

◎ 舌质紫黯,舌面或有瘀斑、瘀点,苔厚腻(彩图 3-7-37),属痰瘀痹阻。

◎ 舌质淡,苔薄白(彩图 3-7-38),属气血不足。

【中医疗法】

◎ 名方验方　甲蝎黄酒合剂:炮穿山甲 20g,全蝎 9g,陈黄酒 250ml。先将前 2 味药加水 300ml,煎至 100ml,兑入黄酒同煎至沸即可服用。日服 2 次,每日 1 剂。具有祛风散寒,通络止痛的功效。主治股外侧皮神经炎。

◎ 名方验方　薏苡苍术汤:薏苡仁 20g,苍术 15g,羌活 10g,独活 10g,川乌 6g (先煎 40 分钟),麻黄 6g,桂枝 9g,当归 12g,川芎 8g,生姜 9g,甘草 5g。上药水煎分服,每日 1 剂。主治着痹。

加减:若见寒湿甚者,可加炮附子 10g,干姜 7g,细辛 2g;若见湿热重,可加黄柏 10g,与苍术、薏苡仁配伍,取四妙丸之意,以祛湿热。

注意:方中川乌,用量不可过重,也不可久用:若用 2 周,须化验尿液,如尿液中出现蛋白,即应停用。

◎ 名方验方　潜阳封髓丹加味:制附子(先煎)30g,龟甲(先煎)10g,黄柏 20g,

砂仁(后下)15g,山豆根 10g,露蜂房 10g,骨碎补 15g,板蓝根 15g,细辛 8g,补骨脂(打碎)15g,怀牛膝 15g,石菖蒲 10g,甘草 10g。上药水煎分服,每日 1 剂。具有清上温下,引火归元,纳气归肾,助阳生津的功效,对痹病中后期,证属阴阳失调,寒热错杂者,有较好的协调作用。

◎ 名方验方　薏苡仁汤加味:薏苡仁、苍术、桂枝、独活、防风、当归、川芎、防己、茯苓、萆薢、五加皮、海桐皮、蚕沙(包煎)、鸡血藤(原方未注明剂量)。上药水煎分服,每日 1 剂。主治疼痛麻木重着,舌苔腻厚、脉濡涩,证属湿邪偏胜,是为着痹型者。

◎ 名方验方　三痹汤加减:黄芪、党参、鸡血藤、川续断、当归、白芍、生地黄、鸡血藤、杜仲、独活、秦艽、地龙、土鳖虫、绞股蓝(原方未注明剂量)。上药水煎分服,每日 1 剂。主治痹痛乏力,心慌气短,举动艰难,舌淡脉虚细,是为气血不足型者。

◎ 药酒疗法　蚕沙高粱酒:蚕沙 500g,高粱酒 2 000ml。先将蚕沙炒黄,装入纱布袋内,浸泡在高粱酒中,密封,每日振摇数次,半个月后即可饮用。具有祛风除湿的功效,善治风湿痹痛。

◎ 饮食疗法　赤豆三米粥:木瓜、忍冬藤、丝瓜络各适量,加水煎煮取药汁,药汁加入薏苡仁、粳米、小米、赤豆各适量,煮为粥,服食。具有健脾益胃、清热利湿、疏通经脉的功效。脾胃强健,则湿浊饮邪难以蓄积为患,以达到培土胜湿、治病求本的目的。

◎ 贴敷疗法　芋头生姜蜂蜜面粉糊:鲜芋头 50g,鲜生姜 50g,面粉 50g,蜂蜜适量。先将鲜芋头去皮,捣成糊状,再将鲜生姜捣烂取汁,加入药糊、面粉、蜂蜜,调和搅拌均匀,敷于患处,外盖纱布,绷带包扎固定。每日换药 1 次,7 日为 1 个疗程。主治着痹。

◎ 涂搽疗法　二乌夏星酒:川乌、草乌、半夏、胆南星各 30g,白酒 500ml。上药用白酒浸泡 7 日后备用。用时,用药棉蘸药酒涂搽痛处,日搽数次。具有祛风湿、除寒痰、止痹痛的功效。主治股外侧皮神经炎。

注意:该方有毒,严禁内服。

八、坐骨神经痛

坐骨神经痛是指沿坐骨神经通路及其分布区域内发生的疼痛。即在腰部、臀部、大腿后侧、小腿后外侧和足外侧等部位所产生的疼痛综合征。临床上以疼痛由腰部、臀部或髋部向下沿坐骨神经扩散至足部,呈持续性钝痛,并发作性加剧为其主要临床特征。这起病大多为急性或亚急性,常呈单侧性发病,寒冷、潮湿、用力不当等为诱发因素,病程可达数年,甚至数十年。坐骨神经痛可分原发性和继发性两类。原发性坐骨神经痛,也即坐骨神经炎,临床上较为少见,其发生可能与感染和受寒有关。继发性坐骨神经痛,根据病损部位的不同,可分根性坐骨神经痛和干性坐骨神经痛两种。根性坐骨神经痛,临床上多见,病变主要在椎管内,以腰椎间盘突出引起者最多,其他如腰椎结核、腰椎管狭窄症、肿瘤椎管内转移、腰椎关节炎等。干性坐骨神经痛,病变主要在椎管外坐骨神经行程上,可见于臀部外伤、髋关节炎、臀肌注射时位置不当、骶髂关节炎、盆腔内肿瘤、妊娠子宫压迫等所引起。

本病在中医学属"腰痛""筋痹""腰胯痛""腰腿痛""痹证"等病证范畴。

【舌象辨证】

◎ 舌质淡,苔薄白(彩图3-7-39),属风寒侵袭或肝肾不足或气血两虚。

◎ 舌质红,苔黄腻(彩图3-7-40),属湿热浸淫。

◎ 舌质紫黯,舌面或有瘀斑(彩图3-7-41),属气滞血瘀。

【中医疗法】

◎ 名方验方　薜荔藤汤:薜荔藤(桑科植物薜荔的茎、叶)60g,水煎分2次服用,每日1剂。具有祛风除湿、活血通络、解毒消肿的功效。主治坐骨神经痛。

◎ 名方验方　当归四逆汤加减:当归1～5g,桂枝9g,白芍30g,细辛6g,通草9g,甘草6g,大枣7枚。上药水煎分服,每日1剂。具有温经散寒的功效。主治坐骨神经痛,证属寒滞经脉型者。

加减:若疼痛较剧,寒象突出,则可加入制乌头(先煎)10g,以温里散寒;本病以寒为主,但有兼风者,表现为病变涉及较大区域或多个关节,可加入防风10g,威灵仙20g,以祛风通络;兼湿者,表现为腰腿疼痛重着,或肿痛,肌肤麻木不仁,可加入苍术10g,防己10g,以化湿;腰痛日久,腰膝酸软,步行乏力,乃肾之精气已虚,当加入杜仲15g,巴戟天15g,淫羊藿12g,牛膝12g等益肾壮腰之品;痛如锥刺为寒湿痛久入络,可加入桃仁10g,路路通15g,制乳香9g,没药9g等活血化瘀之品。

◎ 名方验方　四妙丸加减:制苍术12g,炒黄柏12g,薏苡仁30g,川牛膝12g,羚羊骨(先煎)30g,地龙12g,木瓜20g,络石藤30g,豨莶草20g。上药水煎分服,每日1剂。具有清热利湿、舒筋通络的功效。主治坐骨神经痛,证属湿热浸淫型者。

加减:热甚者,重用黄柏,并加石膏(先煎)30g,以清实热;如小便浑浊者,为湿热下注,可加萆薢30g,以清热通络利湿。

◎ 名方验方　身痛逐瘀汤加减:当归15g,川芎15g,桃仁9g,红花9g,制乳香9g,制没药9g,青皮10g,香附10g,牛膝10g,土鳖虫10g。上药水煎分服,每日1剂。具有活血化瘀、理气止痛的功效。主治坐骨神经痛,证属瘀血阻络型者。

加减:疼痛重者,加田七5g或云南白药,以加强活血镇痛之功;如瘀血阻络日久兼血虚者,加鸡血藤30g,以养血活血;肝肾不足,腰胯酸楚者,加杜仲15g,续断15g,以补肾强筋骨。

◎ 名方验方　阳和汤加减:茯苓10g,白术10g,肉桂(焗服)1.5g,熟地黄30g,鹿角霜(先煎)30g,制半夏12g,胆南星6g,辽细辛5g,白芥子(包煎)15g。上药水煎分服,每日1剂。具有化痰散结、温经止痛的功效。主治坐骨神经痛,证属痰浊流注型者。

加减:腰间冷痛麻木,时痛时止,日久不减,可酌加淫羊藿15g,以温阳化痰;头晕目眩者,加天麻(后下)12g,以息风;风痰流注腰络,则加白附子9g,皂角9g,以除风痰;若日久痛剧,皮色黯黑,局部有肿硬感,加当归尾20g,路路通10g,乳香10g,以活血通络止痛。

◎ 名方验方　黄芪桂枝五物汤加味:黄芪30g,桂枝12g,白芍30g,当归10g,杜仲15g,鸡血藤30g,生姜3片,大枣3枚。上药水煎分服,每日1剂。具有调补气血、温经通络的功效。主治坐骨神经痛,证属气血两虚型者。

加减:气血不足严重者,重用黄芪,以益气健脾;阳气虚弱有寒象者,加制附子(先煎)10g,以温阳祛寒;伴见低热者,加柴胡9g,升麻9g,以宗补中益气汤“甘温除热”之法;腰部痛甚者,加延胡索10g,制香附10g,乌药9g,以行气止痛;日久肝肾不足,腰脊酸弱,可加淫羊藿12g,巴戟天15g,狗脊15g,以补肝肾、壮腰膝。

◎ 名方验方　独活寄生汤加减:独活12g,桑寄生15g,辽细辛3g,防风10g,秦艽15g,杜仲15g,桂枝9g,怀牛膝18g,当归30g,白芍10g,黄芪15g,甘草6g。上药水煎分服,每日1剂。具有补养肝肾、祛邪通络的功效,主治坐骨神经痛,证属肝肾不足型者。

加减:若腰腿冷痛麻木,可加熟附子(先煎)10g,淫羊藿15g,以温肾壮阳散寒;下肢疼痛拘急,关节屈伸不利者,加木瓜18g,葛根30g,以舒筋活络;日久肌肉萎缩者,加芡实10g,并重用黄芪至60g,以健脾生肌。

◎ 名方验方　坐骨神经痛方:制川乌(先煎)9g,生地黄60g,威灵仙9g,蚕沙15g,秦艽15g,乌梢蛇6g,怀牛膝9g,豨莶草15g,五加皮15g,独活9g。上药水煎分服,每日1剂。主治坐骨神经痛,证属肝肾不足、寒湿痹阻者。

加减:行痹者,加防风10g,丹参15g;痛痹者,加细辛5g,桂枝6g;着痹者加薏苡仁15g,苍术6g,茯苓20g;若痰湿留滞经络者,则生地黄减量,酌加白芥子(包煎)、海桐皮;在上者,加羌活、桑枝、桂枝;在下者,加防己、木通、黄柏。

◎ 名方验方　鹿僵散:炮附块18g,当归60g,黄芪60g,金毛狗脊60g,补骨脂60g,川续断60g,杜仲30g,鹿角霜30g,三七18g,仙茅30g,炙僵蚕30g,木瓜30g。上药共研细末,每次取服3g,日服3次。主治坐骨神经痛,证属肾虚血瘀型,症见坐骨部常有紧束感,多于行走与久站之后出现,静坐片刻即缓解,夜间未能熟睡,若踝关节偶作一牵引,即可从睡中惊醒者。

◎ 名方验方　通经行痹汤:桂枝10g,白芍30g,炙甘草8g,生姜7g,大枣15g,威灵仙10g,独活8g,徐长卿20g,牛膝10g,苏木15g。主治原发性坐骨神经痛,证属寒湿痹阻、气血凝滞型者。

加减:气虚者,加黄芪15g;寒凝痛甚者,去徐长卿,加制乌头(先煎)6~10g;腰痛者,酌加川续断、杜仲、桑寄生;服药后偏热者,加知母、黄柏各 10g。

◎ **名方验方** 坐骨神经痛外熨方:荆芥 30g,防风 30g,乳香 30g,没药 30g,川乌 30g,草乌 30g,坎离砂 2 盒。上药共研细末,加坎离砂和匀,再加白醋 2 小杯,将药末抖潮后,用 1 块多层大纱布包扎好,待药末发出热力时,从腰至髀区下及腿足热熨,待冷后,第 2 次再用时仍须加白醋拌匀,日熨 2 次,每包药末可用 3 日,共 6次。再换再用,熨法同前。主治髀区坐骨神经疼痛。

◎ **名方验方** 补益风湿汤:盐菟丝子 10～15g,制狗脊 10～15g,炒杜仲 10～15g,生川断 10～20g,怀牛膝 10～15g,肉桂(焗服)5～10g,党参 10～15g,炒白芍 10g～15g,炙川乌 6～15g,辽细辛 3～15g,独活 6～15g,防风 6～12g,威灵仙 10～15g。主治腰痛、坐骨神经痛,证属肝肾不足、气血两虚型者。

加减:气虚者,加黄芪 15～30g,炙甘草 60～10g,茯苓 10～15g;血虚者,加川芎 8～12g,炒阿胶 10～15g;风胜者,加赤芍 15～30g,草乌(先煎)10g;湿胜者,加炮附子 10～30g,生薏米 15～25g;上肢痛重者,去独活,加羌活 10g,肉桂改桂枝 10～15g;下肢痛重者,加木瓜 15～18g,千年健 10～15g;肝血不足者,加阿胶 10～15g,制首乌 15～25g;肾阳虚甚者,加巴戟肉 10～15g,鹿角胶(烊化)10g;大便秘结者,加肉苁蓉 30g;肾阴虚者,加盐龟甲(先煎)15g,山萸肉 10g;大便干燥者,加玄参 30g。

◎ **名方验方** 鹅掌楸钩藤根汤:鹅掌楸根、钩藤根各 20g。上药水煎分服,每日 1 剂。主治坐骨神经痛,证属风湿袭络型者。

◎ **名方验方** 伸筋鸡血藤汤:伸筋草 20g,鸡血藤 15g。上药水煎分服,每日 1剂。主治因久卧湿凉之地而引起的坐骨神经痛。

◎ **名方验方** 蛇蝎散:蕲蛇、全蝎、蜈蚣各等份,共研细末备用。用时,每日取 3g,分 1～3 次服用,10 日为 1 个疗程。主治坐骨神经痛,证属瘀血阻络型者。

◎ **名方验方** 三乌一草酒:制川乌、乌梢蛇、乌梅、紫草各 12g,白酒 750ml,浸泡 7 日后,早、晚各服 15ml。主治坐骨神经痛,证属寒湿痹阻型者。

◎ **名方验方** 大通筋汤:大通筋 30g,八卦拦路虎 30g,两面针 10g,土牛膝 15g,忍冬藤 15g。上药水煎分服,每日 1 剂。主治外伤性气血瘀阻型坐骨神经痛。

◎ **名方验方** 臀腿痛汤:生地黄 30～60g,地骨皮 12g,寻骨风 12g,钻地风 10g,生甘草 10g。上药水煎分服,每日 1 剂,25 日为 1 个疗程。主治坐骨神经痛,证属肝肾不足、风邪袭络型者。

◎ **名方验方** 威灵仙末:威灵仙适量,阴干后研为细末,每日空心温酒调服 8g,可渐加至 20g,病情缓解则减之,病除则停服。主治坐骨神经痛,证属寒湿痹阻型者。

◎ **名方验方** 生姜松香汤:生姜、松明子、土麝香各 20g。上药水煎分服,每日 1 剂。主治坐骨神经痛,证属寒凝经脉型者。

◎ 名方验方 芍瓜鸡灵汤:白芍 6g,木瓜 12g,鸡血藤 15g,威灵仙 15g,甘草 15g,牛膝 12g,白术 15g。上药水煎分服,每日 1 剂。具有温经散寒、止痛活络的功效。适用于坐骨神经痛,以下肢疼痛为主者。

◎ 穴位贴敷疗法 取肾俞、环跳、阿是穴。再取斑蝥 3 份,雄黄 5 份,共研细末备用。用时,将上药 0.3～0.6g 置于普通膏药中央,敷在所选穴位上。待 24 小时后局部起疱,揭去膏药,再用消毒针穿刺,排出分泌物,清洁局部,换敷青冰散(冰片、青黛、浙贝母、天花粉、赤芍、月石、煅石膏),24 小时后换贴阳春膏(桂心、丁香、乳香、牛膝、血竭、麝香),72 小时后取下。

◎ 贴敷疗法 白芥生姜末:白芥子、干姜各 15g。共研细末,贴在坐骨神经痛处。主治坐骨神经痛以疼痛为主,遇寒更甚者。

九、癫 痫

癫痫(癫痫)是一组临床综合征,是由于脑部兴奋性过高的某些神经元突然、异常、过度的高频放电而引起的阵发性大脑功能短暂异常或紊乱。临床上常出现短暂的感觉障碍,肢体抽搐,意识丧失,行为障碍和(或)自主神经功能紊乱等一系列不同表现,有反复发作倾向者,称为癫痫(症)。其患病率约为 0.5%。

本病因可分原发性和继发性癫痫两类。原发性癫痫的病因目前尚未完全清楚,但与遗传、生化、代谢、免疫等异常有关;继发性癫痫的病因则常见于各种脑炎、脑膜炎、外伤、肿瘤、脑寄生虫病、脑血管疾病、先天性脑发育异常等颅内疾病以及心血管疾病、内分泌疾病、代谢障碍、中毒或各种原因引起的脑缺氧等。

本病在中医学,属"痫证""癫疾"等病证范畴,也有称为"癫痫""羊癫风"的。

【舌象辨证】
◎ 舌质淡红,苔薄白或白腻(彩图 3-7-42),属风痰闭窍。
◎ 舌质红,苔黄腻(彩图 3-7-43),属痰火内盛。
◎ 舌质红或淡红,苔薄白或黄腻(彩图 3-7-44),属正气虚弱。
◎ 舌质淡,苔薄白(彩图 3-7-45),属脾胃虚弱或心血亏虚。
◎ 舌质红,苔少(彩图 3-7-46),属阴虚风动。
◎ 舌质紫黯或舌面有瘀点、瘀斑,苔薄(彩图 3-7-47),属瘀血阻窍。

【中医疗法】
◎ 名方验方 黄连解毒汤合定痫丸加减:黄连 15g,黄芩 9g,黄柏 12g,栀子 15g,贝母 9g,胆南星 12g,半夏 12g,茯苓 15g,橘皮 15g,生姜 6g,天麻(后下)15g,全蝎 6g,僵蚕 9g,琥珀(冲服)1.5g,石菖蒲 12g,远志 15g,甘草 6g。上药急煎,顿服。急以开窍醒神,继以泻热涤痰息风。主治阳痫。

加减:热甚者,加清开灵注射液,或灌服安宫牛黄丸,以清热醒脑开窍,或灌服紫雪丹,以清热镇痉。

◎ 名方验方　半夏白术天麻汤合涤痰汤加减:半夏 12g,胆南星 6g,橘红 9g,茯苓 15g,白术 15g,党参 30g,天麻(后下)15g,全蝎 9g,蜈蚣 3 条,远志 6g,石菖蒲 9g。上药急煎,顿服。主治阴痫。

加减:昏愦、手足清冷者,灌服苏合香丸,以芳香温化开窍,或加用参附注射液,以温阳补气固脱;出汗多者,加用参麦注射液,以益气固表;呕吐痰涎者,加姜竹茹 12g,白芥子(包煎)15g,以化痰开结。

◎ 名方验方　当归龙荟丸加减:龙胆草 9g,青黛(冲服)1.5g,大黄(后下)12g,黄连 12g,黄芩 15g,黄柏 9g,栀子 15g,广木香(后下)6g,当归 12g,茯苓 15g,半夏 15g,橘红 12g。上药水煎分服,每日 1 剂。主治癫痫,证属痰火扰神型者。

加减:若痰火壅实,大便秘结者,方中大黄宜后下,取其通下泄热之功用;彻夜难眠者,加柏子仁 15g,炒酸枣仁 20g,以宁心定志。

◎ 名方验方　定痫丸加减:天麻 15g,全蝎 9g,蜈蚣 3 条,半夏 12g,胆南星 6g,橘红 9g,石菖蒲 12g,琥珀(冲服)1.5g,远志 10g,茯苓 15g,丹参 9g,麦冬 12g,生姜汁 15g,炙甘草 9g。上药水煎分服,每日 1 剂。具有涤痰息风、镇痫开窍的功效。主治癫痫,证属风痰闭阻型者。

加减:抑郁者,加柴胡 9g,郁金 15g,以行气解郁;眩晕明显者,加刺蒺藜 15g,以平肝定眩;腹胀者,加青皮(后下)6g,枳壳 12g,以行气消胀。

◎ 名方验方　归脾汤加减:黄芪 30g,党参 15g,白术 12g,茯苓 15g,炙甘草 9g,炒酸枣仁 20g,广木香 12g,制何首乌 20g,当归 12g,远志 6g。上药水煎分服,每日 1 剂。具有补益心脾的功效。主治癫痫,证属心脾两虚型者。

加减:头晕痰多者,加天麻(后下)15g,半夏 12g,橘红 9g,以息风涤痰;夜寐不安者,加生龙骨(先煎)30g,夜交藤 30g,以重镇安神;舌质淡黯,有瘀斑者,加丹参 20g,郁金 15g,以行气活血化瘀。

◎ 名方验方　大补元煎加减:党参 15g,熟地黄 20g,枸杞子 15g,怀山药 15g,当归 12g,山茱萸 15g,炒杜仲 15g,龟甲(先煎)20g,鳖甲(先煎)20g。上药水煎分服,每日 1 剂。具有滋养肝肾的功效。主治癫痫,证属肝肾阴虚型者。

加减:若大便干结者,加秦艽 18g,肉苁蓉 20g,以养阴润燥通便;手足心热甚者,加地骨皮 20g,牡丹皮 10g,以清虚热;腰膝酸软明显者,加桑寄生 15g,川续断 15g,以补肾强腰;兼有痰热者,可加天竺黄 12g,竹茹 15g,以清热化痰。

◎ 名方验方　除痫散:天麻 72g,全蝎 60g,当归 150g,炙甘草 60g,胆南星 21g。上药共为细末备用。用时,每次取服 3g,以开水冲服,重者日服 2～3 次,轻者日服 1～2 次。具有养血活血、息风涤痰、祛风镇痉的功效。主治各种类型癫痫的恢复期。

加减:在发作较频时,配合使用汤剂以加强药效。汤剂也以除痫散为基础,剂量调整为:天麻 6g,全蝎 4.5g,当归 15g,炙甘草 4.5g。如痰多舌白腻脉滑者,加半夏 9g;顽痰不化者,加礞石 4.5g;脾虚气弱,舌淡苔白,脉细弱者,加党参 15g,茯苓 15g,乌豆衣 15g;肝火旺而心烦善怒,舌质红,脉弦者,加地龙 15g,白芍 12g,生石决明(先煎)15g,珍珠母(先煎)30g;肾虚耳鸣,腰酸者,加制女贞子(后下)9g,制盐菟丝子 9g,川续断 15g;血虚面色苍白舌淡,脉细者,加制何首乌 15g,桑寄生 15g,鸡血藤 15g;心悸惊恐,睡眠不宁者,加麦冬 6g,辽五味子 4.5g,生龙齿(先煎)15g;大便稀薄者,加茯苓 15g,蚕沙 15g;大便秘结者,加肉苁蓉 15g,秦艽 12g。

◎ 名方验方　赵心波验方:生石决明(先煎)12g,天麻(后下)6g,菖蒲(后下)6g,僵蚕 6g,蜈蚣 2g,郁金 10g,神曲 10g,桑枝 10g,红花 5g,龙胆草 5g,全蝎 3g,朱砂(分次冲服)1.2g。上药水煎分服,每日 1 剂。适用于癫痫恢复期,证属痰火扰神型者。

◎ 名方验方　降豚汤:熟附子(先煎)9g,白术 9g,泽泻 15g,桂枝 4.5g,茯苓 15g,葛根 9g,制半夏 9g,胆南星 9g,石菖蒲 9g,炒当归 12g,白芍 12g,白金丸 3g,白矾 10g,郁金 12g。上药水煎分服,每日 1 剂。具有温阳逐饮、化痰降浊的功效。主治阴痫发作期者。

◎ 名方验方　五石散:珍珠母 94g,代赭石 62g,青礞石 46g,生明矾 94g,琥珀 62g,石菖蒲 125g,僵蚕 110g,炸蜢 110g。上药共研为末备用。用时,1～3 岁小儿,每服 2～3g;4～6 岁小儿,每服 3～5g;6～9 岁小儿,每服 3～6g;9～12 岁小儿,每服 5～8g;12 岁以上儿童,每次 6～10g。主治阳痫发作期者。

◎ 名方验方　神赭散:神曲、生赭石。上两药各等份,共研为极细末。服用方法:1～5 岁,每次 6～10g;6～10 岁,每次 10～15g;11～15 岁,每次 15～20g;16 岁以上,每次 20～25g。日服 3 次,饭后用开水冲调服下。主治癫痫大、小发作及久病体弱等各类典型之痫证。

◎ 名方验方　加味白金丸:白矾 50g,郁金 100g,苦参 100g,牵牛子 75g,半夏 50g,胆南星 50g,远志 50g,节菖蒲 50g,茯苓 50g,珍珠层粉 25g。郁金、白矾、半夏、茯苓、珍珠层粉研为细末,苦参、牵牛子、远志、菖蒲四者分别用水或乙醇提取,溶化胆星,与诸药末和匀,通风干燥,压成小片,上药制成 500 片。服法:成人每服 5～6 片,儿童 3 片,每日 3 次;3 岁以下幼儿,每服 2 片,每日 2 次。可连服 0.5～1 年。具有涤痰渗湿、清热镇潜的功效。适用于阳痫发作期者。

◎ 名方验方　治癫痫汤:巴豆霜 5g,杏仁 20g,赤石脂(先煎)50g,代赭石(先煎)50g。上药水煎分服,每日 1 剂。具有豁痰顺气、息风开窍、镇静定痫的功效。主治癫痫。

◎ 名方验方　菖蒲汤:石菖蒲 8g。上药水煎分服,每日 1 剂。治疗多种原因引起的强直-阵挛性癫痫发作者,以原发性癫痫和颅脑外伤所致症状性痫病,疗效最佳。具有开窍宁神、化湿和胃、祛痰解毒的功效。

◎ **饮食疗法** 萝卜白胡椒炖猪心:萝卜1 000g,白胡椒20g,猪心1个,加水适量煲熟,再加适量调味品拌匀,每月服用1~2次。适用于各类癫痫。

◎ **饮食疗法** 枣椒冰糖浮小麦汤:大枣30g,白胡椒15g,浮小麦10g,冰糖50g。上药水煎,分2次服用,隔日1剂。适用于癫痫,偏于虚寒型者。

◎ **饮食疗法** 青果郁金煲牡蛎肉:青果300g,郁金15g,牡蛎肉200g。先将青果打碎,加水煎煮,待水沸后,将青果捣烂与郁金熬至无青果味,滤过去渣,加入牡蛎肉煲熟,再加入调味品搅匀,饮汤食牡蛎肉,每隔10日1次。适用于癫痫恢复期患者。

◎ **饮食疗法** 乌龙蜇耳汤:乌梢蛇30g,地龙20g,海蜇30g,黑木耳20g。上料加水适量,用微火炖烂熟,分3日服用。具有清热息风,通经解痉,化痰止痛的功效。适用于治疗热病、风痫、痰痫。

◎ **饮食疗法** 河车智仁饮:紫河车(鲜胎盘)1个,益智仁10g,黑木耳30g。上料加水适量,加热煮至烂熟,每日3次,分数日服用。具有大补精血、补养诸脏的功效,适用于胎痫、虚痫。

◎ **药茶疗法** 阴地蕨汤:阴地蕨(阴地蕨科植物阴地蕨的带根全草)15g,水煎代茶水饮用,常服。适用于癫痫。

十、帕金森病

帕金森病,曾称"震颤麻痹",是一种发生于中年以上的中枢神经系统变性疾病,主要病变部位在黑质和纹状体。本病的临床特征为运动减少、肌肉强直和震颤,起病缓慢,逐渐进展。

本病可分原发性和继发性两类。原发性帕金森病的病因至今未明;继发性帕金森病,又称"帕金森综合征",由于脑炎、脑动脉硬化、中毒(如一氧化碳、汞、锰、氰化物等)、服用抗精神病药物等所引起,也可继发于脑梗死、颅脑损伤、基底节肿瘤等疾病。

本病在中医学属"肝风""颤证""拘证"等病证范畴。

【舌象辨证】

◎ 舌质红或黯红,舌体瘦小,苔少或无(彩图3-7-48),属肝肾亏虚,筋脉失养。

◎ 舌质红,苔薄黄(彩图3-7-49),属阴虚阳亢,虚风内动。

◎ 舌质淡,舌体胖,舌边有齿痕纹或舌面有瘀点、瘀斑,苔薄白(彩图3-7-50),属气血不足,虚风内动。

◎ 舌质紫黯或舌面有瘀点、瘀斑,苔厚腻(彩图3-7-51),属痰瘀阻络。

【中医疗法】

◎ **名方验方** 全蝎蜈蚣末:全蝎、蜈蚣各等量,炒黄,共研细末备用。用时,每次取服3g,日服2~3次,以温黄酒送服。具有镇痉息风的功效。主治帕金森病,证属血瘀动风、风阳内动型者。

◎ **名方验方** 导痰汤加减:半夏 10g,茯苓 15g,陈皮 6g,生甘草 5g,胆南星 10g,枳实 10g,山栀子 15g,珍珠母(先煎)30g,生牡蛎(先煎)30g,天麻(后下)12g,钩藤(后下)15g。上药水煎分服,每日 1 剂。具有清热化痰、祛风止痉的功效。主治帕金森病,证属痰热动风型者。

加减:风阳亢盛者,可加石决明(先煎)20g,以滋阴潜镇,敛阳息风,加生白芍 15g,以补脾平肝、和血脉、收阴气、敛逆气;大便秘结者,加瓜蒌仁 15g,火麻仁(打碎)20g,以润肠通便;热盛风动者,可加羚羊角粉(冲服)1g,以清热息风;若痰湿内聚,症见胸闷昏眩,恶心呕吐痰涎,咳喘、肢麻震颤,不知痛痒,舌体胖边有齿痕,苔厚腻,脉沉滑,或沉濡者,可加煨皂角 5g,硼砂 2g,以宣壅导滞,通窍去垢;若风势鸱张,肢麻震颤,头摇甚剧,可加杭菊花 15g,秦艽 15g,生石决明 20g,以平肝息风。

◎ **名方验方** 通窍活血汤加味:赤芍 15g,川芎 15g,桃仁 15g,红花 6g,生姜 2 片,老葱 5 棵,麝香(冲服)0.3g,柴胡 8g,天麻(后下)12g,全蝎 5g,蜈蚣 2 条,大枣 3 枚。上药水煎分服,每日 1 剂。具有活血化瘀、祛风通络的功效。主治帕金森病,证属血瘀动风型者。

加减:若兼头昏头痛者,加天麻(后下)15g,钩藤(后下)15g,以平肝息风;下肢无力者,加桑寄生 15g,制杜仲 10g,以补肝肾,强筋骨;若言语不利者,加郁金 10g,石菖蒲 9g,炙远志 9g,以宁神开窍。

◎ **名方验方** 滋生青阳汤加味:生地黄 20g,白芍 20g,石斛 15g,麦冬 15g,生石决明(先煎)25g,磁石(先煎)20g,柴胡 12g,天麻(后下)15g,桑叶 15g,菊花 15g,薄荷(后下)10g,牡丹皮 10g。上药水煎分服,每日 1 剂。具有滋阴潜阳的功效。主治帕金森病,证属风阳内动型者。

加减:亦可选滋荣营液膏,药取女贞子 15g,陈皮 10g,桑叶 9g,熟地黄 15g,白芍 12g,黑芝麻 20g,墨旱莲 15g,枸杞子 15g,当归 15g,鲜菊花 15g,黑稽豆 15g,竹叶 9g,玉竹 12g,茯苓 15g,沙苑子 12g,炙甘草 6g 以治之。

◎ **名方验方** 龟鹿二仙膏:龟甲(先煎)20g,鹿角(先煎)10g,人参 10g,枸杞子 15g。上药水煎分服,每日 1 剂。具有填精益髓,补益肝肾的功效。主治帕金森病,证属肝肾不足,虚风内动型者。

加减:若虚热甚,症见五心烦热、舌质红,脉细数,可加黄柏 9g,牡丹皮 9g,以清热降火;若肢麻震颤、手足蠕动明显者,加鳖甲 15g,以育阴潜阳;便秘者,加生大黄(后下)9g,以泄下通便;眩晕头痛者,加生地黄 20g,制何首乌 20g,女贞子(后下)15g 等滋补肝肾之品;若言语不清,喉中有痰,胸脘痞闷,恶心呕吐,纳呆者,可加姜半夏 10g,陈皮 10g,胆南星 9g,炒苍术 10g,以健脾化湿;症情顽固者,可选用大定风珠加减用治。

◎ **名方验方** 八珍汤加味:党参 20g,茯苓 15g,白术 15g,炙甘草 6g,当归

15g,白芍 15g,熟地黄 20g,川芎 12g,天麻(后下)15g,钩藤(后下)15g,丹参 20g,生石决明(先煎)30g。上药水煎送服天王补心丹,日服 2 次,每日 1 剂。具有益气养血、息风柔筋的功效。主治帕金森病,证属气血两虚、虚风内动型者。

加减:若兼有血瘀者,可加红花 10g,鸡血藤 20g,以活血通络;若兼痰浊者,可加石菖蒲 9g,远志 9g,以豁痰宁心,亦可用心脾双补丸,药取人参 9g,玄参 10g,辽五味子 9g,远志 18g,麦冬 20g,神曲 20g,酸枣仁 20g,柏子仁 20g,白术 15g,川贝母 15g,生甘草 6g,丹参 20g,桔梗 10g,生地黄 20g,黄连 6g,香附 9g,朱砂 0.5g,上药共为细末,以桂圆肉熬膏代蜜,捣丸如弹子大,每晨嚼服 1 丸。

◎ 名方验方　肾气丸加减:熟地黄 20g,怀山药 30g,茯苓 15g,牡丹皮 15g,山茱萸 15g,泽泻 15g,桂枝 8g,制附子(先煎)8g,钩藤(后下)15g,天麻(后下)15g。上药水煎分服,每日 1 剂。具有温肾助阳的功效。主治帕金森病,证属阴阳两虚型者。

加减:若尿多清长者,可加补骨脂(打碎)12g,炒益智仁 12g,以温固下元。

◎ 名方验方　施继宗验方:丹参、珍珠母(先煎)各 30g,牡蛎(先煎)20g,白芍、茯苓各 15g,川芎、菊花、刺蒺藜、火麻仁、生熟地黄、牡丹皮、泽泻、怀山药各 10g,地龙 6g。上药水煎分服,每日 1 剂。主治帕金森病,证属阴虚风动型者。

加减:咳喘者,加杏仁、紫菀、海浮石(先煎)各 10g,旋覆花(包煎)6g;纳差者,加砂仁(后下)6g,麦芽 10g。

◎ 名方验方　赵益仁验方:防风 9g,当归 9g,鸡血藤 20g,蝉蜕 9g,葛根 15g,地龙 12g,怀山药 30g,夜交藤 30g,茯苓 15g,僵蚕 9g,生蜈片(吞服)5 片。上药水煎分服,每日 1 剂。主治肝阴不足、虚风内动的震颤证。

◎ 名方验方　张羹梅验方:生地黄 12g,熟地黄 12g,当归 9g,赤芍 9g,白芍 9g,生龙骨(先煎)30g,生牡蛎(先煎)30g,珍珠母(先煎)30g,生黄芪 12g,党参 12g,制首乌 12g,枸杞子 9g,川石斛(先煎)12g,怀牛膝 12g,桃仁 9g,杜红花 6g,玄精石(先煎)18g,仙灵脾 18g。上药水煎分服,每日 1 剂。主治肝阴不足、虚风内动的震颤证。

◎ 名方验方　周仲瑛验方:熟地黄 12～15g,石斛 15g,白芍 15～30g,肉苁蓉 10～15g,续断 15g,刺蒺藜 15g,海藻 12g,僵蚕 10g,炙鳖甲(先煎)15g,煅龙骨、牡蛎(均先煎)各 20g,石决明(先煎)30g,炮山甲(先煎)10g。上药水煎分服,每日 1 剂。主治震颤,证属阴虚风动型者。

加减:震颤显著时,宜重镇息风为主,方中可加珍珠母(先煎)、天麻(后下),亦可重用鳖甲(先煎)、龙骨(先煎)、牡蛎(先煎)、石决明(先煎),此类药品又能镇心、宁心、止汗,对兼有心悸、失眠、多汗之症者尤为合拍;筋僵、拘挛、肌张力较高,可选用木瓜及大剂量的白芍、甘草柔肝解痉,也可用地龙、全蝎,以息风通络解痉;舌质紫黯,脉来细涩,面色晦滞,宜重用祛瘀药,如有中风手足麻木,半身不遂,则选用水蛭、当归、鸡血藤、路路通;如兼胸痹心痛,可选用丹参、檀香、赤芍、桂枝;如颈僵肩臂疼痛,宜入葛根、姜黄;糖尿病者,则宜加鬼箭羽;痰浊内盛,舌苔黄腻或血脂较高时,可重用僵蚕、胆南星、海藻,并增荷叶、苍术;内热偏盛,面赤舌红者,可酌加白薇、功劳叶、女贞子(后下上)、墨旱莲、槐花、夏枯草、黄柏、漏芦等,以滋阴泻火两顾;阴精亏损、体虚显著时,可重用枸杞子、制首乌、制黄精、炒杜仲、怀牛膝、桑寄生、楮实子、麦冬;阴损及阳或阳气本虚者,可配加巴戟天、仙灵脾、黄芪、锁阳之温润,忌用刚燥之属;失眠、心悸、紧张,除用重镇之品之外,尚可加辽五味子、茯神、玉竹、熟枣仁,以养心安神或参用桂枝加龙骨牡蛎汤通阳宁神两顾之法;反应迟钝,记忆不敏,可重用制首乌、川续断、石菖蒲、炙远志、辽五味子,以补肾荣脑、化痰开窍。

◎ 名方验方　化痰透脑丸:制胆星 25g,天竺黄 100g,煅皂角 5g,麝香 4g,琥珀50g,郁金 50g,清半夏 50g,蛇胆陈皮 50g,远志肉 100g,珍珠 10g,沉香 50g,石花菜100g,海胆 50g。上药共为细末,炼蜜为丸,重约 6g。每服 1 丸,日服 3 次,用温开水送下。主治震颤麻痹,证属痰涎壅滞型,症见胸闷昏眩,恶心,呕吐痰涎,肢麻震颤,手不能持物,甚则四肢不知痛痒,咳喘,痰涎多,舌体肥大有齿痕,舌红,苔厚腻或白或黄,脉沉滑或沉濡者。

◎ 名方验方　松乳末:松节 10g,乳香 30g,木瓜若干,以松节乳香炒焦为末,用木瓜煎酒送服。主治帕金森病,证属血瘀动风型者。

◎ 名方验方　颤证外用膏:桃仁、栀子各 7g,麝香 0.3g。先将桃仁、栀子碾碎过 80 目筛,取其药粉加麝香研成细末,加白酒适量调膏。取药膏 1g 涂于手掌心,外用胶布固定,7 日换药膏 1 次。用药后掌心如起小疱,针刺后消毒。适用于帕金森病,证属血瘀动风型者。

注意:忌食辛辣。

◎ 名方验方　木瓜葛根磁石汤:木瓜 15g,葛根 30g,磁石(先煎)30g。上药水煎分服,一般患者,每日 1 剂;病情严重者每日 2 剂。适用于帕金森病,证属风阳内动型者。

◎ 名方验方　柴胡 12g,黄芩 9g,半夏 9g,生姜 9g,甘草 6g,大枣 4 枚,防风10g。上药水煎分服,每日 1 剂。适用于帕金森病,证属痰热动风型者。

◎ 名方验方　牙皂木香汤:牙皂、木香各等份。上药水煎分服,每日 1 剂。适用于帕金森病,证属风痰上扰型者。

◎ 饮食疗法　龟甲牡蛎汤:龟甲、牡蛎各 200g,鳖甲 100g。上药均洗净、打碎,放入锅中,加水适量煮开,加入知母 100g,再煮 30～40 分钟即可。频饮,再煮再饮,直至味淡。具有滋阴潜阳、平肝息风的功效。用于肝肾不足、阴虚阳亢所致的动风证。

◎ 饮食疗法　天麻鸭:将天麻干品 30～40g 蒸软切片,老母鸭 1 只去除内脏,放入大瓷盆内,将天麻放入鸭肚内,淋上黄酒 2 汤匙,再将鸭头弯入肚内,用白线在鸭身上扎牢,用铁锅隔水蒸 3～4 小时,瓷盆敞开,让水蒸气徐徐进入,至鸭肉酥烂离火。每日食用 2 次,先喝汤,后食肉,天麻可分数次与鸭同食,2～3 日食完,不宜过量。具有补虚息风的功效。用治肝肾不足所致的颤证。

◎ 饮食疗法　天麻蛋羹:将天麻、菊花、橘红各 2g,生姜 1g,共研成细末,与鸡蛋 2 枚在碗内调匀,加水适量,蒸 10～15 分钟即可,酌加味素。每日 2 次服食。具有清热化痰息风的功效。本方用治痰热内蕴,阳盛风动之颤证。

◎ 饮食疗法　天麻半夏粥:将天麻 10g,半夏 5g,陈皮 5g,丝瓜 50g,洗净放入锅内,加清水适量,烧开后用文火煎约 20 分钟,去渣取汁;薏苡仁 150g,大枣 5 枚,洗净后倒入锅内,注入药汁,置火上煮至薏苡仁开裂酥烂即可,食用时酌加白糖。具有清热化痰祛风的功效。用治痰热互结或阳盛动风或木火太盛而克脾土所致的颤证。

◎ 贴敷疗法　桃仁、栀子各 7g,麝香 0.3g。先将前 2 味研末,过 80 目筛,取药末加麝香再研细末,加白酒适量调成膏状,备用。用时,取药膏 1g,涂手掌心处,外用胶布固定。7 日换药 1 次。用药后若掌心起小疱,针刺后消毒。忌食辛辣食物。适用于血瘀动风证。

十一、运动神经元病

运动神经元病是指病变选择性侵犯脊髓前角细胞、脑干颅神经运动核和大脑运动皮质锥体细胞以及锥体束受损的一组进行性变性疾病。若病变以下极运动神经元为主,称为"进行性脊髓性肌萎缩";若病变以上极运动神经元为主,称为"原发性侧索硬化";若上、下极运动神经元损害同时存在,则称为"肌萎缩性侧索硬化症";若病变以延髓运动神经核变性为主,则称为"进行性延髓麻痹"。

本病在中医学属"痿病""颤病""痉病"等病证范畴。

【舌象辨证】

◎ 舌质红绛而少津,舌面有裂纹(彩图 3-7-52),属阴虚内热。

◎ 舌质红,舌体萎软,少苔(彩图 3-7-53),属肝肾阴虚。

◎ 舌质淡,舌体淡胖,苔薄白(彩图 3-7-54),属脾肾两虚。

◎ 舌质紫黯,舌面或有瘀点、瘀斑,苔薄白(彩图 3-7-55),属气虚血瘀。

【中医疗法】

◎ 名方验方　鹿附地黄丸:鹿角片(酒浸一夜)300g,熟地黄 120g,制附片 45g,用大麦米和匀蒸熟,焙干研末,以大麦粥搅匀为丸,每丸重 7g。每次取服 7g(1 粒),日服 3 次,以米饭送服。适用于运动神经元病,证属脾肾两虚型者。

◎ 名方验方　虎潜丸加减:虎骨(狗骨 20g 代,先煎),炙龟甲(先煎)30g,黄柏 12g,知母 10g,熟地黄 30g,白芍药 15g,制何首乌 30g,陈皮 6g,川牛膝 15g。上药水煎分服,每日 1 剂。具有滋补肝肾、育阴清热的功效。主治运动神经元病,证属阴虚内热型者。

加减：如腰背酸软、肌肉瘦削较明显者，可加狗脊15g，川续断12g，肉苁蓉20g，以补肝肾、壮腰膝；若声音嘶哑、言语謇涩较明显者，可加木蝴蝶12g，锦灯笼12g，以清热利咽开窍；如无明显热象者，可去黄柏、知母，以免苦寒伤胃。

◎ **名方验方**　左归丸加减：熟地黄20g，怀山药20g，山茱萸15g，盐菟丝子（包煎）15g，枸杞子15g，川牛膝20g，鹿角霜（先煎）30g，龟甲胶（烊化）8g，制杜仲15g，淳木瓜24g。上药水煎分服，每日1剂。具有滋阴柔筋、补益肝肾的功效。主治运动神经元病，证属肝肾阴虚型者。

加减：若肢麻无力者，可加天麻（后下）15g，桂枝12g，以通阳柔筋；若肢颤明显者，可加羚羊角（先煎）18g，钩藤15g，以平肝息风；若肢体挛急者，可加地龙12g，僵蚕12g，以解痉通络；若肢枯干涩者，可加石斛15g，女贞子（后下）20g，以养阴润燥；若掌热颧红者，可加玄参15g，知母15g，以滋阴清热；若阴虚及阳明显者，可合用右归丸，以阴阳双补；若舌痿语謇者，可加制白附片15g，全蝎5g，石菖蒲10g，郁金15g，以涤痰开窍通络。

◎ **名方验方**　右归丸加减：熟地黄20g，山药20g，山茱萸15g，盐菟丝子（包煎）15g，枸杞子15g，鹿角霜（先煎）30g，制杜仲15g，制附片10g，黄芪30g，白术15g，当归10g，鸡血藤15g，炙甘草8g。上药水煎分服2次，每日1剂。具有温肾健脾、荣血养肌的功效。主治运动神经元病，证属脾肾两虚型者。

加减：若阳衰气虚者，加人参（炖服）10g，并重用黄芪；若口淡纳少者，可加怀山药30g，炒扁豆30g，以健脾开胃；阳虚精滑或带浊、便溏者，加补骨脂（打碎）15g，以补肾固精；腰膝酸痛者，加胡桃肉15g，以补肾温阳；阳痿者，加巴戟天15g，肉苁蓉20g，以补肾壮阳；构音不清，吞咽困难，流清涎者，加鹿茸（炖服）3g，熟附片6g，白芥子（包煎）9g。

◎ **名方验方**　补阳还五汤加减：黄芪30～120g，赤芍10g，川芎10g，当归尾10g，炒地龙10g，红花10g，忍冬藤15g，桑枝15g，全蝎5g，蛇蜕10g。上药水煎分2次服，每日1剂。具有益气活血，通络起痿的功效。主治运动神经元病，证属气虚血瘀型者。

加减：若见肌束颤动者，可加蜈蚣3条，钩藤（后下）15g，以息风通络。

◎ **名方验方**　类补阳还五汤：制龟甲（先煎），枸杞子，制首乌，白僵蚕，怀牛膝，炒杜仲，炙黄芪，酒川芎，炒地龙，全当归，生地黄、熟地黄，炒水蛭，炒白术，鸡血藤，炒泽泻，田三七（先煎）（原方未注明剂量）。上药水煎分服，每日1剂。主治运动神经元病，证属精血亏虚，气血双亏，肝肾不足，久病伴痰湿阻络或瘀血阻络型者。

◎ **饮食疗法**　秋梨白藕汁：秋梨、白藕各适量。秋梨去皮核，白藕去节，切碎，用洁净的纱布绞挤取汁。不拘分量，频饮代茶。适用于运动神经元病，证属阴虚内热型者。

◎ **饮食疗法**　猪肚粥：猪肚500g，大米100g，葱、姜、五味调料各适量。猪肚洗净，加清水适量，煮七成熟捞出，改刀切成细条备用。再以大米100g，猪肚丝

100g,猪肚汤适量,煮成粥,加葱、姜、五味调料。经常食用。偏脾肾阳虚者,可加胡椒、肉桂等。适用于运动神经元病,证属脾肾阳虚或脾胃气虚型者。

◎ 饮食疗法　杜仲爆羊腰:炒杜仲 15g,辽五味子 6g,羊腰 500g,食油及调料适量。杜仲、五味子加水适量,煎煮 40 分钟,去渣加热浓缩成稠糊状液,备用。羊腰洗净,去筋膜臊腺,切成小块腰花,先以芡汁裹匀,再以热素油爆炒,至嫩熟,再加酱油、葱、姜等调料即可长期食用。适用于运动神经元病,证属肝肾亏虚型者。

十二、多发性硬化

多发性硬化(MS)是一种常见的以中枢神经系统炎性脱髓鞘为特征的自身免疫性疾病。临床以症状的多样化和病程中常有缓解与复发为特征。

其病因与发病机制目前尚未完全阐明,认为可能与病毒感染、免疫异常、遗传因素等有关。特别是在免疫学方面取得了重大进展,普遍认为是一种可能与病毒感染有关的自身免疫性疾病。

本病在中医学属"痿证""痹痱""骨繇""眩晕""视物昏渺""青盲""内障"等病证范畴。

【舌象辨证】

◎ 舌质淡或淡红,苔黄或黄腻(彩图 3-7-56),属痰热阻络。

◎ 舌质淡,苔黄(彩图 3-7-57),属湿热浸淫。

◎ 舌质紫黯,舌面或有瘀点、瘀斑,苔薄(彩图 3-7-58),属瘀阻脉络。

◎ 舌质红,苔少(彩图 3-7-59),属肝肾亏虚。

◎ 舌质淡,苔薄白而干(彩图 3-7-60),属气阴两虚。

◎ 舌质红,苔薄黄(彩图 3-7-61),属阴虚阳亢。

◎ 舌质红或淡红,苔薄白或黄(彩图 3-7-62),属肝肾不足,气血虚弱。

◎ 舌质淡,苔薄白(彩图 3-7-63),属肾阳亏损。

【中医疗法】

◎ 名方验方　牛骨髓芝麻末:牛骨髓粉(焙干)300g,黑芝麻 300g,略炒香,研末,加白糖适量拌匀,备用。每次取服 9g,日服 2 次。适用于多发性硬化,证属肝肾阴虚型者。

◎ 名方验方　紫河车末:紫河车 1 具,焙干,研末。每次取服 6g,日服 2 次。适用于多发性硬化,证属肝肾不足、气血虚弱型者。

◎ 名方验方　涤痰汤加减:制半夏 12g,胆南星 12g,化橘红 10g,炒枳实 6g,茯苓 12g,人参(炖服)3g,石菖蒲 12g,竹茹 12g,生甘草 6g。上药水煎分服,每日 1 剂。具有清热化痰,开窍通络的功效。主治多发性硬化,证属痰热阻络型者。

加减:可适当选加黄芩 10g,天竺黄 12g,鸡血藤 20g,地龙 12g 等,以助清热化痰通络之功效。

◎ 名方验方　二妙散加减:黄柏 10g,苍术 12g,当归 12g,牛膝 12g,防己 12g,萆薢 10g,龟甲(先煎)12g。上药水煎分服,每日 1 剂。具有清热化湿的功效。主治多发性硬化,证属湿热浸淫型者。

加减:若湿偏盛,胸脘痞闷,肢重且肿者,可酌加制厚朴 10g,茯苓 12g,泽泻 12g,以理气化湿;若肢体麻木,关节运动不利,舌质紫黯,脉细涩为夹瘀之证者,可加赤芍 12g,桃仁 10g,红花 8g,丹参 12g 等,以活血化瘀。

◎ 名方验方　圣愈汤加减:熟地黄 20g,当归 15g,白芍 12g,党参 20g,黄芪 18g,川芎 8g,桃仁 9g,红花 6g,川牛膝 6g。上药水煎分服,每日 1 剂。具有益气养营、活血通络的功效。主治多发性硬化,证属瘀阻脉络型者。

加减:手足麻木,舌痿不能伸缩者,于上方去白芍,加赤芍 12g,三七末(吞服)3g,橘络 10g,地龙 7.2g,以通络行瘀;肌肤甲错,形体消瘦,手足痿弱,为瘀血久留,用大黄䗪虫丸,以缓中补虚。

◎ 名方验方　虎潜丸加减:龟甲(先煎)15g,黄柏 9g,知母 12g,熟地黄 20g,当归 12g,白芍 12g,锁阳 10g,陈皮 9g,狗骨(虎骨现已禁用,常用狗骨代替)20g,怀牛膝 10g,干姜 3g。上药水煎分服,每日 1 剂。具有滋阴清热,补益肝肾的功效。主治多发性硬化,证属肝肾亏虚型者。

加减:热甚者,宜去干姜、锁阳,并加玄参 15g,生地黄 15g 等养阴清热之品;足热枯痿,宜填精益髓,可用六味地黄丸加猪脊髓 2 条,鹿角胶(烊化)15g,枸杞子 12g 等;若久病阴损及阳,阴阳俱虚者,则配用淫羊藿 15g,补骨脂(打碎)15g,巴戟天 12g,鹿角片(先煎)15g,或用鹿角胶丸,地黄饮子等,以滋肾阴、补肾阳。

◎ 名方验方　黄芪桂枝五物汤加减:黄芪 20g,桂枝 9g,白芍 12g,当归 12g,麦冬 10g,川芎 6g,牛膝 9g,鸡血藤 20g,生姜 3 片,大枣 6 枚。上药水煎分服,每日 1 剂。具有益气养阴通络的功效。主治多发性硬化,证属气阴两虚型者。

加减:神疲乏力,少气懒言较为明显者,加党参 20g,炒白术 15g,茯苓 12g,以益气健脾;心悸气短、五心烦热、腰膝酸软者,加女贞子(后下)15g,墨旱莲 15g,生地黄 15g,以滋阴清热;肌肉萎缩者,加补骨脂(打碎)15g,仙灵脾 15g,巴戟天 12g,以补肾阳。

◎ 名方验方　大补阴丸加味:黄柏 10g,知母 10g,熟地黄 30g,醋龟甲 30g,当归 12g,女贞子(后下)12g,枸杞子 12g,沙苑子 12g,秦艽 12g,桑枝 12g,炒杜仲 12g,怀牛膝 15g,灵磁石(先煎)30g。上药水煎分服,每日 1 剂。具有育阴潜阳、养血明目的功效。主治多发性硬化,证属阴虚阳亢型者。

加减:恶心、呕吐者,加竹茹 6g,生姜 6g,以和胃止呕;走路不稳者,加川续断 12g,木瓜 12g,以补肝肾壮腰膝;筋脉拘急者,加炒白芍 30g,白僵蚕 15g,以养血柔筋。

◎名方验方　滋肾养血健步汤:醋龟甲 30g,酒熟地 30g,炒杜仲 12g,怀牛膝 15g,枸杞子 12g,沙苑子 12g,当归 12g,炒白芍 12g,钩藤 30g,僵蚕 15g,生黄芪 30g,盐菟丝子(包煎)12g,肉桂(焗服)1.5g。上药水煎分服,每日 1 剂。具有滋肾养肝、益气补血的功效。主治多发性硬化,证属肝肾不足、气血虚弱型者。

加减:尿失禁,加炒益智仁 12g,覆盆子 12g,人参(炖服)6g,以补肾气。

◎名方验方　右归丸加减:制附子 15g,肉桂(焗服)1.5g,熟地黄 30g,炒杜仲 12g,怀山药 12g,当归 12g,枸杞子 12g,醋龟甲 30g,白僵蚕 15g,全蝎 6g。上药水煎分服,每日 1 剂。具有温补肾阳的功效。主治多发性硬化,证属肾阳亏损型者。

加减:尿失禁者,加炒益智仁 12g,覆盆子 12g,桑螵蛸 10g,以温肾固摄;气短乏力者,加党参 15g,以益气。

◎名方验方　复方祛风通络汤:黄芪 15g,僵蚕 4.5g,全蝎 3g,钩藤(后下)30g,玄参 12g,知母 10g,黄柏 10g,桔梗 7.5g,蜈蚣 4 条,杭菊花 10g,生地黄 15g,川芎 4.5g,赤芍 12g,白芍 12g,当归 12g,丹参 15g,刺蒺藜 10g,蛇胆陈皮末(分冲)1 瓶。上药水煎分服,每日 1 剂。具有祛风化痰通络、养血平肝的功效。适用于多发性硬化,证属阴虚阳亢、风痰阻络型者。

◎名方验方　左归丸加减:熟地黄、生地黄、枸杞子、山茱萸、鹿角胶(烊化)、龟甲胶(烊化)、川牛膝、女贞子(后下)各 10g,巴戟天、辽五味子(后下)各 9g,制何首乌 12g,生甘草 5g。上药水煎分服,每日 1 剂。具有补益肝肾、滋阴填精的功效。适用于多发性硬化,证属肝肾阴虚型者。

◎名方验方　化痰通络汤:胆南星 6g,陈皮 9g,茯苓 15g,枳实 9g,清半夏 9g,桃仁 9g,红花 4.5g,地龙 9g,当归 12g,丝瓜络 12g,竹沥(分冲)30ml。上药水煎分服,每日 1 剂。具有清热化痰、活血通络的功效。适用于多发性硬化,证属湿热内蕴、痰浊瘀阻脉络型者。

◎名方验方　熄风通络汤:钩藤(后下)30g,桑枝 30g,地龙 10g,木瓜 10g,连翘 10g,香橼皮 10g,佛手 10g,枳壳 10g,丝瓜络 10g。上药水煎分服,每日 1 剂。具有化痰通络、清热息风的功效。适用于多发性硬化,证属风痰阻络型者。

◎名方验方　祛风活血汤:生地黄 30g,紫草 15g,党参 30g,红花 10g,牡丹皮 10g,赤芍 15g,当归 15g,蜈蚣 4 条,刺蒺藜 30g,乌梢蛇 15g,土茯苓 30g,薏苡仁 30g。上药水煎分服,每日 1 剂。适用于多发性硬化,证属阴虚风动兼瘀者。

◎名方验方　抓筋汤:一把抓 30g,伸筋草 30g。上药水煎,分 2 次服用,每日 1 剂。适用于多发性硬化,证属瘀阻经脉之痿证者。

◎ 名方验方　鹿附地黄丸:鹿角片 300g(酒浸一夜),熟地黄 120g,制附片 45g。上药用大麦米和匀蒸熟,焙干为末,大麦粥和为丸,每丸重 7g。每次取服(1 粒)7g,每日 3 次,用米饭送服。主治多发性硬化,证属肝肾不足偏于阳虚者。

◎ 名方验方　紫河车末:紫河车粉适量,每次取服 6g,每日 2 次。主治多发性硬化,证属肝肾不足型者。

◎ 名方验方　牛骨髓芝麻末:烧干牛骨髓粉 300g,黑芝麻 300g,略炒香,研末,加白糖适量合拌备用。用时,每次取服 9g,日 2 次。主治多发性硬化,证属肝肾不足偏于阴虚型者。

◎ 名方验方　胡荽归桂汤:石胡荽(鹅不食草)30g,当归 3g,肉桂 5g。内服:上药水煎 2 次分服,每日 1 剂;外用:取 1 剂药浸 75％乙醇(酒精)500ml,待 24 小时后,擦洗患肢,每日数次,7 日为 1 个疗程,可重复 2～3 个疗程,适用于痿证恢复期并有阳虚者。

◎ 饮食疗法　苡仁土茯苓大麦米粥:薏苡仁 60g,大麦米(去皮)60g,土茯苓 90g。同煎为粥,煮熟后去土茯苓服食,常服有益,适用于湿热浸淫型痿证。

◎ 饮食疗法　泥鳅苡仁小豆苦瓜粥:泥鳅鱼 250g,薏苡仁 50g,赤小豆 50g,苦瓜 50g。上料洗净,同放入砂锅中,加水适量,炖 1 小时后,加油、盐等调味品服食。适用于湿热浸淫型痿证。

◎ 饮食疗法　花生柏术炖猪蹄:猪蹄 2 只,洗净,用刀划口,花生 200g,黄柏、苍术各 15g,精盐少许。将黄柏、苍术用纱布包扎,和猪蹄、花生、精盐同放入锅中,加水适量,用文火慢炖,至猪蹄熟烂脱骨,捞出药包,分顿食肉与汤。适用于兼有气阴不足的湿热痿证。

十三、椎-基底动脉供血不足

椎-基底动脉供血不足是由于脑动脉粥样硬化、颈椎病等原因所导致的椎-基底动脉系统供血障碍,从而出现其供血区包括内耳、脑干(中脑、桥脑、延髓)、小脑、间脑、枕叶、颞叶等各组织的一过性局灶性神经功能障碍,如眩晕、视觉障碍、头痛、运动障碍、感觉障碍、内脏性障碍等相应的症状与体征。

本病在中医学,属"眩晕"等病证范畴。

【舌象辨证】

◎ 舌质红,苔黄(彩图 3-7-64),属风阳上扰。

◎ 舌质红,苔黄腻(彩图 3-7-65),属肝火上炎。

◎ 舌质淡,苔白腻(彩图 3-7-66),属痰浊上扰。

◎ 舌质嫩红,苔少(彩图 3-7-67),属髓海空虚偏阴虚。

◎ 舌质胖嫩,苔薄白(彩图 3-7-68),属髓海空虚偏阳虚。

◎ 舌质淡嫩,舌边有齿痕纹,苔薄(彩图 3-7-69),属气血虚弱。

◎ 舌质紫黯,舌面有瘀点或瘀斑(彩图 3-7-70),属瘀血阻窍。

【中医疗法】

◎ 名方验方　天麻钩藤饮:天麻(后下)12g,钩藤(后下)12g,生石决明(先煎)24g,山栀子 12g,黄芩 12g,川牛膝 15g,杜仲 12g,益母草 30g,桑寄生 12g,夜交藤 20g,朱茯神 10g。上药水煎分服,每日 1 剂。具有平肝潜阳、滋养肝肾的功效。主治椎-基底动脉供血不足,证属风阳上扰型者。

加减:若见阴虚较甚,舌红少苔,脉弦细数较为明显者,可加生地黄 15g,麦冬 15g,玄参 15g,制何首乌 30g,生白芍 15g 等,以滋补肝肾之阴;若肝火亢盛,眩晕、头痛较甚,耳鸣、耳聋暴作,目赤,口苦,舌质红,苔黄燥,脉弦数者,可选加龙胆草 12g,牡丹皮 12g,白菊花 15g,夏枯草 15g 等,以清肝泻火;便秘者,可选加生大黄(后下)12g,芒硝(冲服)12g 或当归龙荟丸等,以通腑泄热;若眩晕剧烈,呕恶,手足麻木或震颤,有阳动化风、风痰上扰之势者,可加珍珠母(先煎)20g,生龙骨(先煎)30g,生牡蛎(先煎)30g,羚羊角(先煎)20g,天竺黄 12g,海藻 18g 等,以镇肝息风涤痰。

◎ 名方验方　龙胆泻肝汤:龙胆草 12g,山栀子 12g,黄芩 15g,柴胡 10g,关木通 6g,泽泻 15g,车前子(包煎)15g,生地黄 15g,当归 6g,生甘草 7g。上药水煎分服,每日 1 剂。具有清肝泻火、清利湿热的功效。主治椎-基底动脉供血不足,证属肝火上炎型者。

加减:若肝火扰动心神,失眠、烦躁者,可加磁石(先煎)20g,龙齿(先煎)20g,珍珠母(先煎)20g,琥珀末(冲服)3g,以清肝热,且能安神;若肝火化风,肝风内动,肢体麻木、震颤,欲发中风者,可加全蝎 9g,蜈蚣 3 条,地龙 9g,僵蚕 9g,以平肝息风、止痉;热盛伤阴者,可加知母 12g,醋龟甲(先煎)18g,墨旱莲 15g,以养阴清热。

◎ 名方验方　左归丸:熟地黄 12g,怀山药 24g,山茱萸 12g,枸杞子 12g,盐菟丝子(包煎)12g,鹿角胶(烊化)10g,怀牛膝 15g,龟甲胶(烊化)15g,制何首乌 30g。上药水煎分服,每日 1 剂。具有滋阴的功效。主治椎-基底动脉供血不足,证属髓海空虚,偏于阴虚型者。

加减:若阴虚生内热,症见五心烦热,舌质红,脉弦细数者,可加炙鳖甲 15g,知母 10g,黄柏 10g,牡丹皮 10g 等,以滋阴清热;若心肾不交,失眠、多梦、健忘者,加阿胶(烊化)9g,鸡子黄 2 枚,炒酸枣仁 20g,柏子仁 30g 等,以交通心肾、养心安神;若子盗母气,肺肾阴虚者,加沙参 12g,麦冬 12g,玉竹 12g 等,以滋养肺肾;若水不涵木,肝阳上亢者,可加清肝、平肝、养肝之品,如生地黄 20g,山栀子 12g,炒白芍 15g,墨旱莲 15g。

◎ 名方验方　右归丸:熟地黄 12g,怀山药 24g,山茱萸 12g,枸杞子 12g,盐菟丝子(包煎)12g,肉桂(焗服)3～5g,熟附子(先煎)9g,鹿角霜(先煎)10g,当归12g。上药水煎分服,每日1剂。具有温阳的功效。主治椎-基底动脉供血不足,证属髓海空虚,偏于阳虚型者。

加减:方中附子、肉桂刚燥,不宜久服,可改用巴戟天12g,仙灵脾12g等温润之品,以期助阳而不伤阴;若遗精频频,可加芡实15g,桑螵蛸12g,覆盆子15g,以固肾涩精;若眩晕较甚,无论阴虚、阳虚,均可加用龙骨(先煎)20g,牡蛎(先煎)20g,磁石(先煎)20g,以潜镇浮阳。

◎ 名方验方　归脾汤加味:炙黄芪30g,潞党参20g,炒白术12g,白茯苓15g,炒枣仁12g,炙远志6g,全当归12g,龙眼肉15g,云木香(后下)6g,生升麻6g,石菖蒲12g,炙甘草12g,干生姜3片,大红枣5枚。上药水煎分服,每日1剂。具有补气、养血、益脑的功效。主治椎-基底动脉供血不足,证属气血虚弱型者。

加减:若气虚卫阳不固,自汗时出,重用黄芪45g,加防风12g,浮小麦30g,以益气固表敛汗;气虚湿盛,泄泻或便溏者,加薏苡仁20g,泽泻20g,炒扁豆30g,当归(炒用)10g,以健脾利湿;兼见畏寒肢冷,腹中隐痛等阳虚症状者,加桂枝9g,干姜6g,以温阳暖中;心悸怔忡、不寐者,加柏子仁30g,合欢皮12g等,以安心定志;血虚较甚,面白无华者,加熟地黄20g,阿胶(烊化)12g,紫河车(研末吞服)10g等,以益阴补血;若中气不足,清阳不升,症见眩晕兼见气短乏力,纳差神疲,便溏下坠,脉象无力者,可用补中益气汤,以补中益气、升清降浊。

◎ 名方验方　通窍活血汤加减:赤芍12g,川芎12g,桃仁12g,红花6g,当归12g,黄芪18g,水蛭3g,通天草12g,大枣5枚,鲜姜3片,酒少许。上药水煎分服,每日1剂。具有祛瘀生新的功效。主治椎-基底动脉供血不足,证属瘀血阻窍型者。

加减:方中可酌加其他活血药及虫类药,如全蝎9g,蜈蚣3条,地龙9g等,以搜剔之,更增活血通窍之力;若兼寒邪阻络者,可加桂枝9g,辽细辛3g,以温经通络。

◎ 名方验方　止眩汤:柴胡10g,白术10g,白芍10g,半夏10g,竹茹10g,陈皮6g,茯苓15g,枳实15g,黄芪15g,桂枝5g,泽泻20g,生牡蛎(先煎)25g,炙甘草3g。上药水煎分服,每日1剂。主治椎-基底动脉供血不足,证属肝风夹痰型者。

加减:兼肝热,症见口苦、苔黄者,加黄芩10g;肝阳上亢,症见头痛且胀,烦怒时眩晕加重者,加天麻10g(后下),钩藤(后下)10g;中气亏虚,症见神疲懒言,饮食减退,脉细弱者,加重黄芪用量,或加党参15g;呕甚者,加生姜6～10g。

◎ 名方验方　定眩汤:石决明(先煎)18g,旋覆花(包煎)9g,代赭石(先煎)9g,制半夏6g,知母9g,黄柏9g,刺蒺藜9g,莲子心6g,陈皮4.5g,瓜蒌18g,杭菊花9g,青竹茹18g,龙胆草6g,川牛膝9g,藿梗9g,鲜藕30g,鲜荷叶1个,紫雪丹(分冲)1.5g。上药水煎分服,每日1剂。主治眩晕。证属肝火热盛,气逆于上型,症见头晕,呕吐,大便秘结,舌苔白腻,脉弦滑而数者。

◎ 名方验方　苓夏汤：生白术 4.5g，制半夏 4.5g，煨天麻（后下）2.4g，茯神 9g，炙远志 3g，薄橘红 3g，广郁金 4.5g，桂枝 6g，炒大白芍 3g，佩兰梗（后下）4.5g，佛手花 3g，荷叶边 1 圈。上药水煎分服，每日 1 剂。主治头眩，症见头眩，胸闷不舒，肢末欠温，苔白，脉濡者。

◎ 名方验方　龙牡泽泻汤：生龙牡各 18g，桂枝 9g，白术 12g，炙甘草 9g，姜半夏 12g，生姜 9g，茯苓 18g，橘皮 12g，炒泽泻 18g。上药水煎分服，每日 1 剂。主治眩晕，症见头晕昏蒙，呕逆不止，口泛清涎者。

◎ 名方验方　半夏磁石汤：制半夏 10g，朱茯苓 10g，广橘皮 6g，鲜竹茹 10g，明天麻（后下）7g，当归身 10g，漂白术 g，双钩藤（后下）10g，刺蒺藜 10g，北柴胡 5g，炒枳实 5g，炙甘草 3g，九节菖蒲 3g，灵磁石（醋煅先煎）13g。上药水煎分服，每日 1 剂。主治眩晕，症见头晕目眩经常发作，经期尤甚，发作时，自觉四周景物旋转和摇晃，恶心欲呕，汗出心悸，须卧床，眼闭不敢开，口微干，不思食，面色苍白，耳鸣，大便秘结，脉象弦缓，舌苔淡黄。

◎ 名方验方　清头治眩汤：泽泻 80g，白术 30g（湿胜用苍术），茯苓 50g，清半夏 15g，陈皮 10g，枳壳 10g，路路通 5g，天麻（后下）15g，桂枝 5g，刺蒺藜 15g。上药水煎分服，每日 1 剂。主治头晕目眩、恶心呕吐。

◎ 饮食疗法　羊芪汤：羊头一个（包括羊脑），黄芪 15g，加水适量，同煮，待羊头肉熟后服食，适用于髓海空虚型眩晕症。

◎ 饮食疗法　鲫鱼糯米粥：活鲫鱼 2 条，去鳞及内脏，洗净切碎，与黑糯米 100g，红枣 10 枚，加水适量，先用武火煮开，再用文火慢熬，入食用油少许，精盐调味，食肉喝粥，隔日 1 次。适用于虚证型眩晕。

◎ 饮食疗法　炖海参：水发海参 30g，加水适量。用文火炖烂，加冰糖少许，待融化后即可食用。适用于髓海空虚，偏于阴虚型者。

◎ 饮食疗法　炖木耳：白木耳或黑木耳 100g，水发后洗净，加水适量，用文火炖烂，加冰糖少许，分 10 次服食，每晚服用 1 次。适用于肾虚型者。

◎ 饮食疗法　天麻鱼头汤：草鱼头 1 个，天麻 10g，白芷 9g，川芎 12g，生姜 3 片，绍酒少许，水适量。用文火炖烂，即可食用。适用于气血虚弱型眩晕。

◎ 贴敷疗法　桃仁、杏仁各 12g，栀子 3g，胡椒 7 粒，糯米 14 粒。上药共捣烂，用 1 枚鸡蛋清调成糊状分 3 次，每晚临睡前贴敷于足心（涌泉穴）处，晨起除去。每次贴一足底，每日 1 次，交替进行，6 次为 1 个疗程。适用于肝阳上亢证。

十四、颅脑损伤后综合征

颅脑损伤后综合征是指颅脑损伤 3 个月后，以头痛、失眠、记忆力减退、注意力不集中等临床症状为主，但检查不出神经系统器质性损害体征的一种综合征。

本病在中医学属"内伤头痛""眩晕"等病证范畴。

【舌象辨证】

◎ 舌质紫黯,舌面或有瘀点、瘀斑(彩图 3-7-71),属瘀阻脉络。

◎ 舌质红,苔黄(彩图 3-7-72),属肝胆火盛。

◎ 舌质淡,舌边有齿痕纹,苔白(彩图 3-7-73),属心脾两虚。

◎ 舌质红,苔少(彩图 3-7-74),属肝肾阴虚。

◎ 舌质红,苔少或无(彩图 3-7-75),属心肾不交。

◎ 舌质淡,苔白(彩图 3-7-76),属气阴两虚、脑髓空虚。

【中医疗法】

◎ 名方验方　柴胡土鳖虫汤:柴胡、土鳖虫各 15g,黄精、怀牛膝各 30g,牡丹皮、茯苓各 20g,白芷(后下)、炙甘草各 10g,辽细辛、薄荷(后下)各 3g。上药水煎分服,每日 1 剂。具有升举清阳、疏肝解郁、益气填精、化瘀通络、祛风止痛、健脾和胃的功效。适用于颅脑损伤后综合征。

◎ 名方验方　参术芍芪归苓汤:党参 15g,白术、白芍、炙甘草各 10g,炙黄芪、茯苓各 12g,当归 6g。上药水煎分服,每日 1 剂。具有补气养血、健脾养阴的功效。适用于颅脑损伤后综合征,证属气血亏损型者。

◎ 名方验方　龙胆泻肝汤加减:龙胆草 15g,山栀子 12g,柴胡 9g,车前子(包煎)12g,泽泻 12g,当归 12g,生地黄 12g,石决明(先煎)18g,生甘草 9g,关木通 9g。上药水煎分服,每日 1 剂。具有清肝泻火的功效。主治颅脑损伤后综合征,证属肝胆火盛型者。

加减:病延日久,精神抑郁、多疑善虑、悲喜失常者,加浮小麦 15g,大枣 12g,赤芍 9g,茯苓 12g,薄荷(后下)6g,以疏肝解郁、宁心安神;失眠者,加炒酸枣仁 15g,夜交藤 18g,以养心安神。

◎ 名方验方　归脾汤加减:黄芪 30g,党参 30g,白术 18g,炙甘草 15g,当归 12g,龙眼肉 15g,远志 12g,炒酸枣仁 12g,煅龙骨(先煎)30g,煅牡蛎(先煎)30g,茯神 9g,云木香(后下)6g。上药水煎分服,每日 1 剂。具有健脾养心、益气养血的功效。主治颅脑损伤后综合征,证属心脾两虚型者。

加减:食欲缺乏者,可加焦神曲 12g,焦麦芽 12g,焦山楂 12g,砂仁(后下)6g,以消食健胃;自汗盗汗者,可加浮小麦 18g,麻黄根 12g,以收涩敛汗。

◎ 名方验方　杞菊地黄丸加减:熟地黄 30g,生地黄 30g,怀山药 15g,山茱萸 15g,当归 12g,麦冬 15g,枸杞子 15g,菊花 9g,泽泻 9g,茯苓 6g,牡丹皮 6g。上药水煎分服,每日 1 剂。具有滋补肝肾的功效。主治颅脑损伤后综合征,证属肝肾阴虚型者。

加减:失眠多梦者,加炒酸枣仁 12g,夜交藤 15g,以养心安神;食欲缺乏者,加焦麦芽 12g,焦山楂 12g,法鸡内金 15g,以消食健脾。

◎ 名方验方　地黄饮子加减:熟地黄 30g,黄连 12g,麦冬 15g,辽五味子 12g,

炙远志 12g,石菖蒲 12g,肉桂(焗服)3g,枸杞子 15g,煅龙骨(先煎)18g,煅牡蛎(先煎)18g,炒酸枣仁 12g。上药水煎分服,每日 1 剂。具有养阴清热、交通心肾的功效。主治颅脑损伤后综合征,证属心肾不交型者。

加减:精神抑郁、悲喜失常者,加浮小麦 18g,大枣 12g,炙甘草 18g,薄荷(后下)6g,以宁心安神。

◎ 名方验方　补中益气汤合六味地黄汤加减:黄芪 30g,人参(炖服)15g,白术 18g,当归 15g,茯苓 12g,山茱萸 15g,熟地黄 18g,怀山药 18g,牡丹皮 9g,泽泻 12g,醋柴胡 6g。上药水煎分服,每日 1 剂。具有益气养阴、填补脑髓的功效。主治颅脑损伤后综合征,证属气阴两衰、脑髓空虚型者。

加减:腰酸无力、精神疲倦者,加黑芝麻、盐菟丝子(包煎)、枸杞子、制何首乌,以增强滋补肾阴、填补脑髓之力;肢体痿弱不用、腰腿沉滞无力者,加锁阳、补骨脂(打碎)、鹿角胶(烊化)、炒杜仲等,以补肾壮阳、强壮筋骨。

◎ 名方验方　柴精汤:柴胡、地鳖虫各 15g,黄精、怀牛膝各 30g,牡丹皮、茯苓各 20g,白芷(后下)、炙甘草各 10g,辽细辛、薄荷(后下)各 3g。上药水煎分服,每日 1 剂。主治颅脑损伤后综合征。

◎ 名方验方　归芍四君子汤加味:党参 15g,白术、白芍、炙甘草各 10g,黄芪、茯苓各 12g,当归 6g。上药水煎分服,每日 1 剂。主治颅脑损伤后综合征,证属气血亏损型者。

◎ 饮食疗法　柏子红花粳米粥:柏子仁 10~15g,藏红花 12g,粳米 50~100g,蜂蜜适量。先将柏子仁去尽皮壳杂质,捣烂,同粳米、藏红花煮粥,待粥将成时,兑入蜂蜜,稍煮沸即可服食。每日 2 次,2~3 日为 1 个疗程。具有养心安神的功效,适用于颅脑损伤后综合征,症见心悸、失眠、健忘者。

◎ 饮食疗法　枸杞南枣鸡蛋汤:枸杞子 75~150g,南枣 8~10 枚,鸡蛋 2 枚。枸杞子、南枣、鸡蛋同煮,待鸡蛋熟后剥去壳,再共煮片刻。食蛋喝汤,每日或隔日 1 次。具有健脾胃、养肝肾的功效。适用于颅脑损伤后综合征,症见头晕、眼花、精神恍惚、心悸、失眠者。

◎ 饮食疗法　桑椹桃仁糯米粥:桑椹(青者不可用)20~30g(若为鲜者30~60g),桃仁 15g,糯米 100g,或加冰糖少许。先将桑椹浸泡片刻,洗净后,与糯米、桃仁同入砂锅内,粥熟,加冰糖稍煮即成。每日分 2 次空腹服用。具有滋补肝肾的功效,适用于颅脑损伤后综合征,证属肝肾阴虚型,症见头晕、目眩、耳鸣者。

◎ 饮食疗法　桃仁粳米粥:桃仁 10~15g,粳米 30~100g。将桃仁捣烂如泥,加水碾汁去渣,以汁煮粳米为粥。1 日内分 2 次服,空腹温食,连服 7~10 日。具有祛瘀止痛、活血消肿的功效。适用于颅脑损伤后综合征,证属瘀血阻滞型者。

◎ 饮食疗法　猪脑天麻羹:猪脑 1 个,天麻 10g。将猪脑、天麻放入锅内,加水适量,以文火煮炖 1 小时成稠羹即可服食,喝汤食猪脑,1 日 2 次,连服 3～4 周。具有补髓平肝止痛的功效。适用于颅脑损伤后综合征,对脑外伤后头痛、眩晕、失眠者尤为适宜。

◎ 饮食疗法 甲鱼滋肾汤:甲鱼(300g 以上)1 只,枸杞子 30g,熟地黄 15g。将甲鱼放沸水中烫死,剁头,切除甲壳、内脏,洗净后切成小方块,放入锅内,再放入洗净的枸杞、熟地黄,加水适量,先用武火烧开,再用文火炖甲鱼至肉熟透即成,分次食用。每日 1～2 次,连服 3～4 周。具有滋补肝肾的功效。适用于脑外伤日久,证属肝肾亏虚型者。

十五、老年性痴呆和阿尔茨海默病

老年性痴呆症和阿尔茨海默病是一组慢性、进行性精神衰退性器质性疾病。老年性痴呆大多于 65 岁以后发病,其患病率随年龄的增长而增高。临床表现以明显的痴呆、高度的记忆障碍及显著的人格、个性改变等症状为特征,其主要病理基础以大脑的萎缩和变性为主。起病于老年期(60 岁以上)者称为"老年性痴呆症";起病于中年或老年前期者,称为"阿尔茨海默病",曾被称为"早老性痴呆症""老年前期痴呆症"或"老年前期精神病"等名称。

本病病因未明。可能与遗传因素有关,衰老过早、代谢障碍、内分泌功能等因素也与发病有关。

本病在中医学属"痴呆""善忘""文痴""语言颠倒""郁证""癫狂""中风"等病证范畴。

【舌象辨证】

◎ 舌质淡红,舌体瘦小(彩图 3-7-77),属髓海不足。

◎ 舌质淡白,苔厚腻(彩图 3-7-78),属痰浊阻窍。

◎ 舌质紫黯,舌面或有瘀点、瘀斑(彩图 3-7-79),属气滞血瘀。

◎ 舌质红,苔少(彩图 3-7-80),属肝肾亏虚。

◎ 舌质红,苔黄(彩图 3-7-81),属心肝火旺。

【中医疗法】

◎ 名方验方 归芎芪芍汤:当归 60～120g,川芎 9～12g,黄芪 15g,赤芍 10～15g,水蛭 6～9g,甘草 5g,黄精 20g,枸杞子 10g,白芷 9g。上药水煎分服,每日 1 剂。适用于老年性痴呆症和阿尔茨海默病,证属气虚血瘀型者。

◎ 名方验方 参芪附姜汤:党参、炙黄芪、附片各 12g,淡干姜 3g,生白术、石菖蒲各 9g,陈皮、姜半夏各 6g,益智仁、山药、越鞠丸各 12g。上药水煎分服,每日 1 剂。适用于老年性痴呆症和阿尔茨海默病,证属脾肾两虚型者。

◎ 名方验方 补天大造丸加减:熟地黄 20g,山茱萸 15g,怀山药 15g,紫河车(研末吞服)20g,龟甲胶(烊化)15g,猪脊髓 15g,辽五味子(打碎)8g,川续断 15g,骨碎补 15g,金毛狗脊 12g,广郁金 12g,石菖蒲 15g,炙远志 10g。上药水煎分服,每日 1 剂。具有填精补髓、开窍醒神的功效。主治老年期痴呆,证属髓海不足型者。

加减:若头晕耳鸣,毛发枯焦较甚者,加制首乌 15g,制黄精 30g,以补肾精;若腰膝酸软明显者,加桑寄生 15g,川续断 12g,以壮腰膝;若心慌心悸,神思不敏,夜寐不安者,加炒枣仁 20g,柏子仁 15g,玉竹 15g,茯神 15g,以补心养脑安神。

◎ 名方验方 左归丸合加味定志丸加减:生地黄、熟地黄各 20g,当归 12g,枸杞子 15g,醋龟甲(先煎)20g,阿胶(烊化)15g,丹参 15g,炒白芍 12g,炒枣仁 15g,柏子仁 15g,茯苓 15g,石菖蒲 10g,炙远志 8g,生龙骨(先煎)30g,生牡蛎(先煎)30g,珍珠母(先煎)20g。上药水煎分服,每日 1 剂。具有滋补肝肾、安神定志的功效。主治老年性痴呆,证属肝肾亏损型者。

加减:若阴虚内热明显者,加牡丹皮 12g,地骨皮 12g,知母 12g,黄柏 12g,青蒿 9g,以清虚热;肝血不足明显者,可用六味地黄丸,加制首乌 30g,鸡血藤 30g,以补血养肝;大便秘结、口干口渴咽燥者,加肉苁蓉 12g,桑椹子 15g,天花粉 12g,以养阴润燥通大便;若头晕耳鸣较著,血压偏高者,加磁石(先煎)20g,炒杜仲 15g,怀牛膝 12g,潜镇虚阳,以止眩晕;若见手足瘈疭或肢体麻木抽动等阴虚风动者,加钩藤(后下)15g,天麻(后下)15g,石决明(先煎)20g,以镇静平肝息风;若心烦心悸,善惊多梦,夜寐不安,舌红少苔,脉细数,由心肝火旺引起者,加百合 15g,黄连 10g,灯心草 5 扎,茯神 15g 等,以清心安神。

◎ 名方验方 还少丹加减:熟地黄 20g,枸杞子 15g,山茱萸 12g,肉苁蓉 12g,远志 8g,巴戟天 12g,小茴香 6g,制杜仲 15g,怀牛膝 15g,楮实子 15g,白茯苓 15g,怀山药 20g,大枣 7 枚,辽五味子 10g,石菖蒲 12g。上药水煎分服,每日 1 剂。具有补肾健脾、益气生精的功效。主治老年性痴呆,证属脾肾两虚型者。

加减:气虚明显,症见气短乏力、自汗、倦怠者,加黄芪 20g,党参 15g,陈皮 9g,以益气健脾;阳虚明显,面白无华,形寒肢冷较甚者,加仙灵脾 12g,补骨脂(打碎)15g,以温肾助阳;阳虚及阴,症见颧红,舌淡红,脉沉细者,加制黄精 20g,制首乌 30g,石斛 15g,以滋养脾肾之阴;形体消瘦、骨肉痿弱,精血亏虚较甚者,加鹿角胶(烊化)15g,龟甲胶(烊化)20g,以滋补精血。

◎ 名方验方 黄连解毒汤加减:黄芩 10g,黄连 5g,黄柏 8g,熟大黄 12g,山栀子 6g,生地黄 12g,玄参 12g,牡丹皮 10g,石菖蒲 10g,郁金 10g,炙远志 6g,磁石(先煎)30g,生龙牡(均先煎)各 20g。上药水煎分服,每日 1 剂。具有清热泻火、镇静安神的功效。主治老年性痴呆,证属心肝火旺型者。

加减:若肝郁失疏,郁久化火,肝火扰心犯脑,症见头晕面烘目赤,口干口苦显著者,加龙胆草 12g,以泻肝胆实火;若大便秘结,急躁易怒,多言,语言颠倒,躁动不安,歌笑不休,秽洁不分,可用礞石滚痰丸加减,以泻火逐痰;若口干咽燥,渴欲饮水者,加石斛 15g,麦冬 15g,天花粉 15g,以滋阴清胃止渴;夜寐不安尤为明显者,加夜交藤 15g,茯神 15g,炒枣仁 20g,以养心安神。

◎ 名方验方　转呆丹合指迷汤加减:人参(炖服)12g,白术 15g,云茯苓 12g,制半夏 12g,胆南星 12g,陈皮 10g,石菖蒲 15g,象贝母 15g,炙远志 8g。上药水煎分服,每日 1 剂。具有健脾化痰、开窍醒神的功效。主治老年性痴呆,证属痰浊阻窍型者。

加减:若脾虚明显者,重用党参 30g,白术 20g,再加黄芪 20g,山药 15g,炒麦芽 10g,砂仁(后下)6g 等健脾益气、调中助运之品;若嗳气、腹胀、纳呆者,加莱菔子 12g,云木香 10g,枳壳 15g,以理气消胀宽中;若时时泛吐痰涎,口淡无味,舌苔厚腻较著者,加藿香(后下)12g,白蔻仁(后下)15g,厚朴 15g,薏苡仁 20g 等芳化利湿之品。

◎ 名方验方　通窍活血汤加减:桃仁 10g,红花 10g,赤芍 15g,川芎 10g,麝香(研末冲服)1g,老葱 7 枚,鲜姜 3 片,大枣 4 枚,酒 1 盅。上药水煎分服,每日 1 剂。具有活血化瘀,开窍醒脑的功效。主治老年性痴呆,证属气滞血瘀型者。

加减:若病久气血不足者,加当归 10g,生地黄 15g,党参 30g,黄芪 20g,以补血益气;如久病瘀血化热,常致肝胃火逆,症见头痛、呕恶等,应加钩藤(后下)15g,白菊花 15g,夏枯草 12g,竹茹 15g 等,以清肝和胃;若见肝郁气滞者,加醋柴胡 15g,枳实 12g,香附 10g,疏肝理气以行血。

◎ 名方验方　吴圣农验方:党参 12g,炙黄芪 12g,制附片(先煎)12g,淡干姜 3g,生白术 9g,石菖蒲 9g,陈皮 6g,姜半夏 6g,炒益智仁 12g,怀山药 12g,越鞠丸(包煎)12g。上药水煎分服,每日 1 剂。主治老年性痴呆,证属脾肾两虚型者。

◎ 名方验方　佛手益气活血汤:岷当归 60～120g,川芎 9～12g,黄芪 15g,赤芍 10～15g,水蛭 6～9g,炙甘草 5g,制黄精 20g,枸杞子 10g,香白芷(后下)9g。上药水煎分服,每日 1 剂。主治老年性痴呆,证属气虚血瘀型者。

◎ 名方验方　益肾通络汤:生黄芪 30g,淫羊藿 15g,枸杞子 15g,山茱萸 10g,沙苑子(包煎)10g,丹参 15g,生蒲黄(包煎)10g,石菖蒲 10g,郁金 10g,辽五味子 10g,生山楂 10g。上药水煎分服,每日 1 剂。主治老年性痴呆,证属肾虚血瘀型者。

◎ 名方验方　桃仁复苏汤:桃仁、制大黄、玄明粉、桂枝、石菖蒲、炙远志各 10g,龙骨、牡蛎(均先煎)各 30g,茯神 15g,甘草 6g,蜈蚣 2 条。上药水煎分服,每日 1 剂。具有通腑逐瘀、开窍醒神的功效。主治老年性痴呆,证属瘀热腑实型者。

◎ 名方验方　益肾豁痰汤:熟地黄、肉苁蓉、炙龟甲各 24g,山茱萸、制黄精、郁金各 15g,白蒺藜、白僵蚕、天麻各 12g,生黄芪、石菖蒲、制南星、川红花各 10g。上药水煎分服,每日 1 剂。具有益肾填精、豁痰活血的功效。主治早老性痴呆,证属肾虚精亏、痰瘀内阻型者。

◎ 名方验方　当归芍药汤：当归 20g，白芍 15g，白术 15g，茯苓 12g，泽泻 10g，川芎 10g。上药水煎分服，每日 1 剂。适用于老年性痴呆，证属虚证型者。

◎ 饮食疗法　制何首乌、百合、枸杞子、薏苡仁、黑芝麻、怀山药、银耳、龙眼肉、红枣、香菇、乌梅、黑豆等，均可与粳米或大麦片煮成药粥，经常性服用。

◎ 饮食疗法　核桃肉、龙眼肉、生山楂、红枣等，可每日服用少量。

◎ 药茶疗法　刺五加、白菊花、生山楂、决明子、枸杞子、绿茶、制何首乌、石菖蒲、罗汉果、麦冬等，均可泡水代茶水饮服，经常性饮用。

◎ 药酒疗法　石菖蒲、枸杞子、制黄精、当归、人参、黄芪、刺五加、麦冬、红景天、藏红花、黑豆、蚂蚁、丹参等，均可用白酒或黄酒浸泡，每日少量服用。

十六、急性感染性多发性神经炎

急性感染性多发性神经炎（GBS），又称"急性感染性多发性神经根神经炎""格兰-巴雷综合征"，是一种由感染后发生的急性或亚急性弥漫性多神经根神经病，多侵入脊神经根的运动纤维，亦可侵及颅神经。临床上以上行性瘫痪、脑脊液中蛋白细胞分离为特征，严重者可因呼吸肌麻痹而危及生命。

本病病因目前尚未完全明了。一般认为与病毒感染或自身免疫反应有关。其病理变化为周围神经变态反应性节段性脱髓鞘，神经组织内的毛细血管周围有单核细胞浸润，神经内膜产生间隔水肿，神经纤维有节段性脱髓鞘和髓鞘再生等。

本病在中医学属"痿证"等病证范畴。

【舌象辨证】

◎ 舌质红或黯红，苔黄腻（彩图 3-7-82），属湿热浸淫。

◎ 舌红少津，苔薄黄（彩图 3-7-83），属肺胃津伤。

◎ 舌质淡，苔薄白（彩图 3-7-84），属脾胃虚弱。

◎ 舌质红绛而少津，舌面或有齿痕纹、裂纹，苔少或无（彩图 3-7-85），属肝肾不足。

◎ 舌质淡，苔薄白（彩图 3-7-86），或舌质紫，苔白腻（彩图 3-7-87），属脾肾两虚，寒湿下注。

【中医疗法】

◎ 名方验方　紫河车末：紫河车 1 具，研成细末，每次取服 9g，每日 2 次。具有补益肝肾的功效。适用于急性感染性多发性神经炎，证属肝肾不足型者。

◎ 名方验方　斛膝桑皮汤：石斛、牛膝、桑白皮各 30g，甘草 6g。上药水煎分服，每日 1 剂。具有润肺生津的功效。适用于急性感染性多发性神经炎，证属肺胃津伤型者。

◎ 名方验方 清燥救肺汤:冬桑叶 12g,炙枇杷叶 10g,生石膏(先煎)30g,胡麻仁(打碎)6g,太子参 10g,炒杏仁 6g,麦冬 12g,阿胶(烊化)12g,生甘草 6g。上药水煎分服,每日 1 剂。具有清热润肺、濡养筋脉的功效。主治急性感染性多发性神经炎,证属肺热津伤型者。

加减:若壮热、口渴、汗多者,则重用生石膏(先煎),还可加金银花 15g,连翘 15g,以清热解毒祛邪;若身热退净,食欲减退,口燥咽干甚者,属肺胃阴伤,可加石斛 15g,玉竹 15g,天花粉 12g,以养阴生津;心烦溲赤者,加竹叶 10g,莲子心 3g,以清心火;汗多者,加生黄芪 30g,辽五味子 9g,以固表敛汗;肢体麻木者,加赤芍 12g,鸡血藤 30g,以养阴活血舒筋;肢体疼痛,加制乳香 10g,制没药 10g,以化瘀止痛。

◎ 名方验方 加味二妙散:炒苍术 15g,黄柏 10g,川牛膝 15g,防己 10g,当归 10g,萆薢 15g,制龟甲(先煎)20g。上药水煎分服,每日 1 剂。具有清热燥湿通利经脉的功效。主治急性感染性多发性神经炎,证属湿热浸淫型者。

加减:若湿盛,伴胸脘痞闷,肢重且肿者,可加姜厚朴 10g,薏苡仁 20g,白茯苓 12g,炒泽泻 10g,以健脾益气、理气化湿;长夏雨季,加藿香(后下)10g,佩兰(后下)10g,以芳香化浊,健脾除湿;如形体消瘦,自觉足胫热气上腾,心烦,舌红或中剥,脉细数,为热偏甚伤阴,于上方去苍术加生地黄 20g,麦冬 15g,以养阴清热;如肢体麻木,关节运动不利,舌质紫,脉细涩,为夹瘀证,加赤芍 12g,丹参 15g,桃仁 9g,红花 9g,以活血通络。

◎ 名方验方 麻黄附子细辛汤加味:熟附子(先煎)20g,红参(另煎兑入)12g,干姜 6g,炙麻黄 12g,辽细辛 3g,生白术 15g,川牛膝 15g。上药水煎分服,每日 1 剂。具有祛寒湿、温脾肾的功效。主治急性感染性多发性神经炎,证属脾肾两虚,寒湿下注型者。

加减:若脾虚甚,加党参 15g,黄芪 30g,以补益脾气;若脾阳不足,症见肢冷畏寒、大便溏薄者,加白蔻仁(后下)6g,以温运脾阳;若纳呆食少者,加炒谷芽、炒麦芽各 20g,炒扁豆 15g,以和中运脾;寒湿重者,加炒苍术 10g,以健脾燥湿;肢冷汗多者,去麻黄,重用黄芪,以益气固表。

◎ 名方验方 参苓白术散加味:红参(另煎兑入)12g,白术 10g,黄芪 30g,莲子肉 20g,怀山药 15g,炒扁豆 15g,茯苓 15g,薏苡仁 30g,陈皮 9g,砂仁(后下)6g。上药水煎分服,每日 1 剂。具有健脾益气、渗湿通络的功效。主治急性感染性多发性神经炎,证属脾胃亏虚型者。

加减:若病久体虚,气血不足,伴见面色少华,心悸气短者,重用黄芪,并加枸杞子 15g,龙眼肉 15g,以补气血、宁心神;若气阴两虚,伴有少气懒言,动则气喘,则重用黄芪,并加辽五味子 10g,麦冬 15g,或加西洋参 15g,以益气养阴;若肌肉萎缩日久,则加制马钱子(冲服)0.3g,以温阳通经。

◎ 名方验方 虎潜丸加减:狗骨(先煎)20g,炙龟甲(先煎)30g,黄柏 12g,知母

10g,熟地黄 30g,白芍 15g,制何首乌 30g,陈皮 6g,川牛膝 15g。上药水煎分服,每日 1 剂。具有滋补肝肾,育阴清热的功效。主治急性感染性多发性神经炎,证属肝肾阴虚型者。

加减:若腰背酸软,肌肉瘦削较为明显者,可加烫狗脊 15g,川续断 15g,肉苁蓉 10g,以补肝肾、壮腰膝;若声音嘶哑、言语謇涩较为明显者,可加玉蝴蝶 9g,锦灯笼 15g,以清热利咽开窍;若无明显热象者,可去黄柏、知母;遗精、遗尿,大便失禁者,可酌加炒益智仁 12g,补骨脂(打碎)12g,以温固下元;若久病阴损及阳,症见怕冷、阳痿,小便清长,舌质淡,脉沉细无力者,可加紫河车粉(冲服)5g,以温补肾阳。

◎ 名方验方　血府逐瘀汤加减:当归 15g,川芎 15g,赤芍 15g,熟地黄 30g,桃仁 9g,红花 9g,黄芪 20g,川牛膝 15g,鸡血藤 20g,丹参 15g。上药水煎分服,每日 1 剂。具有活血化瘀、益气养血的功效。主治急性感染性多发性神经炎,证属瘀血阻络型者。

加减:若手足麻木,舌痿不能伸缩,于上方中加入穿山甲(先煎)9g,三七(先煎)10g,橘络 9g,关木通 9g,以通络行瘀;若肢体疼痛者,还可酌加秦艽 10g,威灵仙 15g,以祛风散寒通络;若气虚血瘀者,可加党参 15g,炒白术 12g,炙甘草 6g,以健脾益气;若肢体麻木者,可加桂枝 12g,制附片(先煎)9g,以温经通络;如肌肤甲错,形体消瘦,手足痿弱,为瘀血久留,可加用大黄䗪虫丸,以缓中补虚。

◎ 名方验方　加味金刚丸:川草薢、炒杜仲、肉苁蓉各 30g,盐菟丝子(包煎)15g,巴戟天、天麻(后下)、炒僵蚕各 30g,蜈蚣 50 条,全蝎、木瓜、牛膝、乌贼骨各 30g,精制马钱子(必须严格炮制,以解其毒)60g。上药依法制成蜜丸,每丸重 3g,每服 1~2 丸,日服 1~3 次,单用药丸,用白开水送服或与汤剂合用。主治急性感染性多发性神经炎,证属肾元亏虚、寒湿下注型者。

加减:在热退、瘫痪出现后,可根据病情配用当归补血汤、黄芪桂枝五物汤、桂枝附子细辛汤、当归四逆汤等。

注意:若出现马钱子中毒症状,如牙关紧闭等,可停药并服凉开水。

◎ 名方验方　复方益气固脱汤:西洋参(炖服)6g,麦冬 24g,辽五味子 12g,生甘草 10g,炙麻黄 9g,杏仁 10g,生石膏(先煎)30g,金银花 30g,板蓝根 30g,生地黄 10g,玄参 15g,天花粉 15g,知母 10g,黄柏 10g,瓜蒌 10g,川贝母 10g,青蒿 10g,浮小麦 30g,安宫牛黄丸(分吞)1 粒。具有益气固脱、清热养阴、宣肺开窍的功效。主治急性感染性多发性神经炎,证属肺热不清、逆传心包、正气欲脱型者。

◎ 名方验方　宣痹通络丹:宣木瓜、川牛膝、生侧柏、天麻、当归、川芎、杜仲炭各 10g,嫩桑枝 15g,南红花、伸筋草、桃仁、地龙、羌活、独活、海风藤、牡丹皮各 6g,蜈蚣 5 条,全蝎 3g,麝香 1g,麻黄 1.5g,生地黄 12g,广木香 1.5g。上药除麝香外共研细末,再将麝香纳入,依法炼蜜为丸,每丸重 3g。小儿每服 1~2 丸,用温开水送下;成人每服 2~4 丸,用黄酒送服。每日 2 次。主治急性感染性多发性神经炎,证

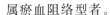

属瘀血阻络型者。

◎ 饮食疗法 秋梨白藕汁:秋梨(去皮核)、白藕(去节)各适量。切碎后,用洁净的纱布绞挤取汁。不拘量,频饮代茶水服用。具有清热生津、凉血润燥的功效。可用治痿证,证属肺热津伤、津液不足型者。

◎ 饮食疗法 鲜生地麦冬粥:鲜生地黄 50g,麦冬 30g,加水适量,煎煮 1 小时后,捞去药渣,再加淘净的大米 300g,煮烂成粥,1 日内分顿食用,连续服食。具有养阴润燥的功效。适用于痿证,证属肺热津伤兼有低热型者。

◎ 饮食疗法 山药茯苓包子:山药粉、茯苓粉各 100g,加水适量,浸泡成糊,蒸30 分钟,调面粉 200g,白糖 300g 及猪油、青丝、红丝成馅,包成包子蒸熟食用。具有补益脾胃的功效。适用于痿证,证属脾胃亏虚型者。

◎ 饮食疗法 糯米芝麻牛骨髓粥:糯米 60g,黑芝麻 15g,牛骨髓油 15ml,白糖60g。糯米、黑芝麻加水适量,熬煮成粥 1 000ml,再加入牛骨髓油、白糖稍煮,撒上桂花卤 6g,即可食用。具有补肾益髓的功效。适用于肾虚痿证。

◎ 药茶疗法 竹茅饮:淡竹叶、白茅根、麦冬各 10g,置于保温杯内,以沸水冲泡后,加盖浸泡 30 分钟后,代茶水频饮,每日 1 剂。具有清热除烦,生津止渴,凉血止血,利尿通淋的功效。适用于痿证,证属肺热伤津兼心烦,溲赤热痛,心火下移小肠者。

第八节 泌尿系统疾病

一、急性肾小球肾炎

急性肾小球肾炎,简称"急性肾炎",临床多急性起病,以血尿、蛋白尿、高血压、水肿、少尿及氮质血症为特征性表现。这是一组临床综合征,故又称之为"急性肾炎综合征"。

急性肾小球肾炎的病因有多种,常出现在感染之后,以链球菌感染最为常见。本病在中医学属"水肿""肾风""血尿"等病证范畴。

【舌象辨证】

● 发展期

◎ 舌边尖微红,苔薄黄(彩图 3-8-1),属风水泛滥。

◎ 舌质红,苔薄黄或黄腻(彩图 3-8-2),属湿毒浸淫。

◎ 舌质淡,舌体胖大,苔白腻(彩图 3-8-3),属水湿浸渍。

◎ 舌质红,苔黄腻(彩图 3-8-4),属湿热内蕴。

◎ 舌质红,苔少(彩图 3-8-5),属下焦热盛。

● 恢复期

◎ 舌质红,苔薄黄或少苔(彩图 3-8-6),属阴虚湿热。

◎ 舌质红,苔少或无(彩图 3-8-7),属脾肾阴虚。

◎ 舌质淡红,苔薄白(彩图 3-8-8),属脾肾气虚。

【中医疗法】

◎ 名方验方　越婢加术汤加减:生麻黄 6g,生石膏(先煎)18g,生甘草 6g,生姜 9g,生白术 12g,连翘 12g,桑白皮 12g,桔梗 9g,茯苓皮 15g,白茅根 15g,荆芥(后下)6g,金银花 12g。上药水煎分服,每日 1 剂。具有疏风清热、宣肺行水的功效。主治急性肾小球肾炎进展期,证属风水泛滥型者。

加减:若恶寒无汗脉浮紧者,为风寒外束肌表皮毛,宜去生石膏,加紫苏 9g,羌活 9g,防风 9g,桂枝 6g,以加强疏风散寒,宣肺解表,并可发汗,寓"开鬼门"之意;恶风有汗者,加生白芍 12g,以敛阴,生麻黄用量酌减,以防过汗伤阴;呕恶不欲食者,加藿香(后下)12g,紫苏 9g,以和胃降逆止呕;若肿而兼胀者,加陈皮 6g,大腹皮 12g,以加强行气利水消肿;小便热涩短少者,加玉米须 12g,益母草 12g,白花蛇舌草 15g,以清热祛湿、利尿消肿;若咳甚、咳喘不得平卧者,加杏仁 9g,苏子 9g,前胡 9g,葶苈子(包煎)9g,以宣肺降气、止咳平喘。

◎ 名方验方　麻黄连翘赤小豆汤合五味消毒饮加减:生麻黄 6g,连翘 12g,赤小豆 30g,桑白皮 12g,杏仁 9g,生姜皮 9g,金银花 12g,野菊花 12g,蒲公英 12g,紫花地丁 12g,紫背天葵子 9g。上药水煎分服,每日 1 剂。具有宣肺解毒、利湿消肿的功效。主治急性肾小球肾炎进展期,证属湿毒浸淫型者。

加减:若皮肤糜烂者,加苦参 9g,土茯苓 12g,以清热祛湿解毒;风盛皮肤瘙痒不已者,加白鲜皮 12g,地肤子 9g,以疏风清热、祛湿止痒;大便不通者,加芒硝(冲服)6g,生大黄(后下)6g,以通腑泄热;若肿势甚者,加茯苓皮 25g,大腹皮 12g,以加强健脾渗湿、利水消肿之功;血热而红肿甚者,加牡丹皮 9g,赤芍 12g,紫草 9g,以清热解毒、凉血活血。

◎ 名方验方　五皮散合胃苓汤加减:茯苓皮 15g,桑白皮 12g,生姜皮 9g,炒陈皮 6g,大腹皮 12g,炒泽泻 15g,猪苓 15g,姜厚朴 12g,生白术 12g,桂枝 6g,大枣 5 枚。上药水煎分服,每日 1 剂。具有健脾化湿、通阳利水的功效。主治急性肾小球肾炎进展期,证属水湿浸渍型者。

加减:若小便短少不利者,加冬瓜皮 25g,以加强利水消肿之功;肿甚咳喘者,加炙麻黄 6g,杏仁 12g,葶苈子(包煎)9g,以宣肺止咳、降气平喘、利水消肿;若身寒肢冷,脉沉迟者,加熟附子 9g,干姜 9g,以温阳散寒。

◎ 名方验方　疏凿饮子加减:秦艽 12g,羌活 12g,大腹皮 12g,茯苓皮 15g,生姜皮 10g,泽泻 15g,椒目 6g,赤小豆 30g,槟榔 9g。上药水煎分服,每日 1 剂。具有分利湿热、导水下行的功效。主治急性肾小球肾炎进展期,证属湿热内壅型者。

加减:若腹部胀满,大便不通者,可加用生大黄(后下)6g;尿血、尿痛者,加大、小蓟各 15g,白茅根 15g,以清热凉血止血。

◎ 名方验方 小蓟饮子加减:生地黄 15g,小蓟 12g,淡竹叶 10g,滑石粉 15g,藕节炭 10g,山栀子 9g,生甘草 6g,炒蒲黄(包煎)12g。上药水煎分服,每日 1 剂。具有清热泻火、凉血止血的功效。主治急性肾小球肾炎进展期,证属下焦热盛型者。

加减:血尿甚者,可加三七末(冲服)3g,琥珀末(冲服)1.5g,以活血止血;口渴者,加天花粉 12g,石斛 12g,以养阴生津;腰酸乏力者,加太子参 15g,黄精 12g,杜仲 10g,盐菟丝子(包煎)15g 等,以健脾补肾;心烦少寐者,加黄连 3g,麦冬 12g,夜交藤 15g,以清热、养阴、安神。

◎ 名方验方 知柏地黄汤加减:黄柏 12g,生地黄 15g,知母 12g,茯苓 15g,山药 15g,泽泻 15g,牡丹皮 12g。上药水煎分服,每日 1 剂。具有滋阴益肾,清热利湿的功效。主治急性肾小球肾炎恢复期,证属阴虚湿热型者。

加减:若腰酸乏力者,加怀牛膝 9g,杜仲 9g,川续断 12g,桑寄生 12g,以补肾壮腰。

◎ 名方验方 六味地黄汤加减:生地黄 15g,牡丹皮 10g,泽泻 15g,太子参 18g,茯苓 15g,怀山药 15g,石斛 12g,地骨皮 15g,墨旱莲 15g,制女贞子(后下)12g,炙甘草 6g。上药水煎分服,每日 1 剂。具有滋阴补肾、养阴健脾的功效。每日 1 剂,主治急性肾小球肾炎恢复期,证属脾肾阴虚型者。

加减:有低热者,加银柴胡 12g,青蒿(后下)10g,白薇 10g,以养阴清热;咽干痛者,加玄参 10g,牛蒡子 12g,以清热利咽。

◎ 名方验方 参芪肾气汤加减:党参 15g,黄芪 18g,怀山药 15g,茯苓 15g,熟地黄 18g,山茱萸 12g,泽泻 10g,牡丹皮 2g,肉桂(焗服)1.5g,炙甘草 6g,熟附子(先煎)10g。上药水煎分服,每日 1 剂。具有培本固元、补益脾肾的功效。主治急性肾小球肾炎恢复期,证属脾肾气虚型者。

加减:腰酸痛者,加川杜仲 15g,川续断 12g,以补肾壮腰;镜下血尿不止者,加小蓟 15g,白茅根 20g,以凉血补血;尿蛋白不除者,加芡实 20g,覆盆子 18g,以健脾固摄。

◎ 名方验方 真武汤合葶苈大枣汤加减:熟附子(先煎)15g,茯苓皮 30g,葶苈子(包煎)12g,白术 20g,紫苏子 15g,泽泻 15g,猪苓 15g,肉桂(焗服)3g,生姜 3 片,大枣 5 枚。上药水煎分服,每日 1 剂。具有温通心阳、泻肺利水的功效。主治急性肾小球肾炎并发症,证属水气凌心型者。

加减:有外感风寒咳嗽痰多者,加炙麻黄 6g,北杏仁 12g,以宣肺散寒、化痰止咳;外感风热咳喘者,去附子、肉桂、白术,加炙麻黄 8g,生石膏(先煎)25g,北杏仁 10g,黄芩 15g,鱼腥草 25g,以清宣肺热、化痰止咳;病情危重者,须中西医结合抢救,病情缓解后,再用中药调理。

◎ 名方验方　半夏白术天麻汤加减:天麻(后下)12g,钩藤(后下)15g,白术12g,法半夏12g,陈皮10g,石菖蒲10g,泽泻15g,车前子(包煎)15g。上药水煎分服,每日1剂。具有涤痰降浊、开窍醒神的功效。主治急性肾小球肾炎并发症,证属痰浊上蒙清窍型者。

加减:大便秘结者,加生大黄(后下)6g,玄明粉(冲服)6g,以通腑泻浊;口干舌红者,加生地黄15g,玄参10g,麦冬10g,以养阴清热;神志不清而惊厥者,加安宫牛黄丸1粒研末吞服,以开窍醒神,并针刺风池、百会、太冲穴;危重者,须中西医结合抢救。

◎ 名方验方　黄连温胆汤合千金温脾汤加减:黄连3g,法半夏12g,生大黄(后下)6g,枳实10g,陈皮6g,茯苓15g,半枝莲15g,白茅根15g,丹参15g,熟附子(先煎)12g。上药水煎分服,每日1剂。具有化浊降逆、通腑利水的功效。主治急性肾小球肾炎并发症,证属浊邪壅滞三焦型者。

加减:恶心呕吐甚者,取玉枢丹3g,分2次吞服,以降逆止呕;呕吐不能服药者,用中药做保留灌肠,每6小时1次;嗜睡或神志不清者,取至宝丹1粒,研末吞服,以开窍醒神;肢体抽搐者,加天麻(后下)12g,钩藤(后下)18g,生石决明(先煎)30g,以平肝息风解痉。

◎ 名方验方　真武汤加减:熟附子(先煎)12g,茯苓15g,白术12g,泽泻15g,桂枝6g,淫羊藿12g,黄芪15g,生姜10g。上药水煎分服,每日1剂。具有温肾助阳、利水消肿的功效。主治急性肾小球肾炎并发症,证属阳虚水泛型者。

加减:若血尿多者,加小蓟15g,仙鹤草15g,以凉血止血。

◎ 饮食疗法　薄荷白藕汁:薄荷5g,煮沸后5分钟去渣留药汁100ml,与生藕汁100ml相兑,分2次饮服。适用于急性肾小球肾炎,证属风热搏结型者。

◎ 饮食疗法　人参三七炖鸡肉:母鸡肉100g,人参5g(冬天宜用吉林参,夏天宜用西洋参),三七粉4g,加葱、盐各适量,共炖熟,佐餐食用。适用于急性肾小球肾炎,证属脾肾气虚兼有瘀血型者。

◎ 饮食疗法　生地黄芝麻粥:生地黄20g,黑芝麻15g,红枣10枚,粳米60g。上料同煮粥,分早、晚服食,可常服。适用于急性肾小球肾炎,证属肾阴亏损型者。

◎ 饮食疗法　乌梅汤(羹):猪瘦肉或兔肉100g,加入乌梅若干个(按100ml水约放1只乌梅),在各种汤料中均可加入,做成美味汤羹,一是利用乌梅抑制链球菌,二是利用乌梅可口。适应证同上。

◎ 饮食疗法　冬虫枸杞炖鸡肉:冬虫夏草3～5g或山药30g,枸杞子12g,鸡肉75～100g,蜜枣1枚,加水180ml,炖熟,加油盐少许调味后服食,每日1剂。适用于急性肾小球肾炎,证属肾虚型。

◎ 药茶疗法　白茅根甘蔗水:甘蔗250～500g(如无甘蔗可作白糖少许替代),白茅根30g,红萝卜75g。上料煲水,代茶水频饮。适用于急性肾小球肾炎,证属热毒伤肾型者。

◎ 药茶疗法　双花茶:金银花 15～30g,白菊花 15～30g,绿茶叶少许,用沸水冲泡后,代茶水频饮。适用于急性肾小球肾炎,证属风热犯肺型,症见咽喉疼痛者。

◎ 贴敷疗法　①实证:麻黄、细辛、杏仁、葶苈子、椒目各 20g,商陆、水蛭各 15g,牵牛子 40g,冰片 5g。前 8 味药共研细末,冰片研末后入和匀,将药末装入布袋内,平敷于肾脏区,外以热水袋加温于药袋上,每日 1 剂;②虚证:大戟、甘遂、芫花、泽泻、大黄、地龙、槟榔各 20g,薏苡仁、樟脑、巴豆各 10g,椒目、川芎各 15g。上药除樟脑外共研细末,樟脑研末后和匀,并以陈醋调和后装入布袋内,再用锅蒸 10 分钟,待稍凉,贴敷于肾脏区(药袋下可垫以纱布),每次 2～3 小时,每日 3 次,每日 1 剂。③恢复期:黄芪 100g,防风、白术、熟附子、细辛、肉桂、吴茱萸各 20g,孩儿茶 15g,生姜、狗脊各 30g。上药共研粗末,装入布袋(可做成多个横袋)内,紧缚腰部肾脏区,每周更换 1 次。

二、慢性肾小球肾炎

慢性肾小球肾炎,简称"慢性肾炎",是由多种原因、多种病理类型组成的原发于肾小球的一组免疫性疾病。临床特点是起病隐匿,病程冗长,可以有一段时间的无症状期,尿常规检查有不同程度的蛋白尿、血尿及管型尿,大多数患者有程度不等的水肿、高血压及肾功能损害。本病常呈缓慢进展性,治疗困难,预后较差,病情逐渐发展,至慢性肾炎晚期,由于肾单位不断地损毁,剩余的肾单位越来越少,纤维组织增生、肾萎缩,最终导致肾衰竭。

本病在中医学属"水肿""腰痛""头痛""眩晕""虚劳"等病证范畴。

【舌象辨证】
◎ 舌质淡,舌边有齿痕纹,苔白润(彩图 3-8-9),属肺肾气虚。
◎ 舌质嫩而淡胖,舌边有齿痕纹,苔白(彩图 3-8-10),属脾肾阳虚。
◎ 舌质红,苔少(彩图 3-8-11),属肝肾阴虚。
◎ 舌质偏红,苔少(彩图 3-8-12),属气阴两虚。

【中医疗法】
◎ 名方验方　玉屏风散加减:炙黄芪 18g,炒白术 15g,防风 12g,制女贞子(后下)12g,制黄精 12g,茯苓 15g,生地黄 15g。上药水煎分服,每日 1 剂。具有益肺补肾的功效。主治慢性肾小球肾炎,证属肺肾气虚型者。

加减:若外感症状突出者,宜急则治其标,可先用宣肺解表驱邪之剂,方药选用参苏饮、黄芪桂枝五物汤等;若咽干肿痛,伴发热咳嗽者,可用麻黄连翘赤小豆汤加减;下肢浮肿较甚,小便量少,或腹部胀满者,加大腹皮 12g,泽泻 15g,车前草 15g;服药后小便仍不利,或水肿较为严重者,用上方加葶苈子 12g,二丑 10g,注意及时停药;纳差者,加炒麦芽 15g;夜尿频繁,加金樱子 15g,沙苑子 12g;大便稀溏者,加干姜 6g,熟附子(先煎)12g;如尿蛋白定性为(＋＋)或(＋＋＋)者,加金樱子 15g,

盐菟丝子(包煎)12g,山茱萸 12g;血尿或尿中红细胞(＋＋),加白茅根 18g,蒲黄(包煎)10g,阿胶(烊化)10g。

◎ 名方验方　阳和汤加味:炙麻黄 5g,干姜 12g,生地黄 15g,肉桂(焗服)3g,白芥子(包煎)6g,黄芪 18g,茯苓 15g,泽泻 15g。上药水煎分服,每日 1 剂。具有温补脾肾的功效。主治慢性肾小球肾炎,证属脾肾阳虚型者。

加减:若伴胸腔积液,咳嗽气促不能平卧者,加用葶苈大枣泻肺汤,以泻肺利水,可选葶苈子(包煎)12g,泽泻 15g;若脾虚症状明显者,重用黄芪 30g,党参 15g;若有腹水者,可用五皮饮加减;兼有瘀血,面色黧黑,腰痛固定,痛如针刺,舌质黯红,或舌上有瘀点者,加丹参 15g,泽兰 12g,益母草 15g。

◎ 名方验方　六味地黄汤合二至丸加减:生地黄 15g,山药 12g,山茱萸 12g,炒白芍 12g,泽泻 15g,茯苓 15g,女贞子(后下)12g,墨旱莲 12g。上药水煎分服,每日 1 剂。具有滋补肝肾的功效。主治慢性肾小球肾炎,证属肝肾阴虚型者。

加减:伴肝阳上亢,头痛头晕,视物不清,急躁,夜寐不安者,酌加天麻(后下)10g,钩藤(后下)15g,石决明(先煎)18g;男子遗精或滑精,女子白带多者,酌加金樱子 15g,芡实 15g,石韦 10g;血尿,小便色红,或尿检红细胞(＋＋)以上者,酌加大蓟 15g,白茅根 15g,仙鹤草 15g,三七(冲服)3g;咽痛者,酌加玄参 12g,知母 12g,黄柏 12g;大便干结者,可加生大黄(后下)6g。注意滋补肝肾之品,往往味厚滋腻,助湿伤中:在用药上应减轻滋腻之品的用量,或配以淡渗利湿之品,或配以醒脾开胃之品。

◎ 名方验方　生脉饮加减:太子参 18g,麦冬 12g,醋龟甲(先煎)15g,制女贞子(后下)12g,生地黄 15g,山茱萸 12g,炙黄芪 18g。上药水煎分服,每日 1 剂。具有益气养阴的功效。主治慢性肾小球肾炎,证属气阴两虚型者。

加减:若咽痛日久、咽红者,可加沙参 15g,麦冬 12g,桃仁 10g,赤芍 12g,以养阴化瘀;若纳呆腹胀者,加砂仁(后下)6g,木香(后下)12g,枳壳 12g;易感冒者,合用玉屏风散加减;若五心烦热者,可加地骨皮 12g,制鳖甲(先煎)15g,墨旱莲 12g。

◎ 名方验方　附桂肾气汤:制附子(先煎)10~25g,嫩桂枝 15~20g,生地黄 25g,山茱萸 12g,炒山药 15~25g,炒白术 15g,白茯苓 25~50g,盐泽泻 20g,车前子(包煎)25~50g,巴戟天 20g,生黄芪 25~50g。上药水煎分服,每日 1 剂。主治慢性肾炎,证属脾肾阳虚、水湿泛滥型者。

加减:若腹水阴肿,肿势较甚,减地黄、山茱萸,合牡蛎泽泻散加减,或并服利水胶囊(醋制商陆、牵牛子、车前子),亦可加地肤子(包煎)、郁李仁、大腹皮,以逐水湿;若气短、胸闷不得卧,乃水湿犯肺,与葶苈大枣泻肺汤合用,以泻肺利水;若呕恶不食,湿浊内盛者,可加半夏、藿香(后下)、佩兰(后下),以化浊降逆;若水肿反复发作,舌质紫淡者,可加丹参、桃仁、益母草、泽兰叶,以化瘀利水。

◎ 饮食疗法　黄芪赤小豆薏苡仁粥:生黄芪 30g,生薏苡仁 30g,赤小豆 15g,鸡内金(为细末)9g,金橘饼 1 枚,糯米 30g。先用水 600ml 将黄芪煮沸 20 分钟,捞去药渣,加入薏苡仁、赤小豆煮沸 20 分钟,再加入鸡内金与糯米煮熟成粥,为 1 日量,分次服食,食后嚼金橘饼 1 枚,每日 1 剂。适宜慢性肾炎,证属肾气衰弱水肿型者。

◎ 饮食疗法 二豆鲤鱼汤:黑豆 25g,赤小豆 25g,鲤鱼(去肠杂,100～200g)1 小条,生姜(切片)10g,生葱(切碎)2 根。先将黑豆、赤小豆用水 500ml 煲至烂熟,然后加入鲤鱼煲熟,再加入葱、姜及少许油、盐调味,饮汤食鱼肉。适用于慢性肾炎,证属肾虚水肿型者。

◎ 饮食疗法 冬虫夏草炖龟肉:冬虫夏草 3～5g,草龟或金钱龟 1 小只或大龟 75～100g,去肠脏后加水至 700ml,约炖 1 小时调味后服食。适用于慢性肾炎,证属肾阴虚型者。

◎ 饮食疗法 天麻炖鱼头:天麻 10g,鱼头半只,生姜 3 片,大枣 2 枚,水约 200ml。用瓦盅炖熟,油、盐调味后服食。适用于慢性肾炎高血压者。

三、肾病综合征

肾病综合征,又称"肾小球肾病",简称"肾病",是一组由多种原因引起的临床综合征,以高度浮肿、大量蛋白尿、低蛋白血症、血脂过高和尿中常有脂肪小体为主要特征(所谓"三高一低")的泌尿系统疾病。

肾病综合征在临床上有原发性和继发性之分。原发性肾病综合征是指由原发性肾小球病引起者,成人的 2/3 和儿童约 90％的肾病综合征均为原发性的,其病理变化主要包括微小病变型、部分呈膜性,膜增殖性及局灶性肾硬化等改变,在 45 岁以上发病的患者,须注意除外可能伴有恶性肿瘤。继发性肾病综合征是指继发于全身其他疾病或由特定性病因引起者,如药物介导性肾病综合征,由过敏、中毒、免疫反应所引起的肾病综合征,由细菌、病毒、寄生虫等感染等感染引起的肾病综合征,由肿瘤及遗传疾病引起的肾病综合征,由结缔组织过敏性紫癜等系统性疾病以及糖尿病,淀粉样病变等代谢性疾病引起的肾病综合征等。在成人的 1/3 和儿童的 10％肾病综合征是由上述病因引发的。

本病在中医学属"水肿"等病证范畴。

【舌象辨证】

◎ 舌质红,苔黄腻(彩图 3-8-13),属湿热内蕴。

◎ 舌质淡,苔白腻(彩图 3-8-14),属水湿浸渍。

◎ 舌质淡,舌体胖,舌边有齿痕纹,苔白(彩图 3-8-15),属阳虚水泛。

◎ 舌质淡,苔白滑(彩图 3-8-16),属脾虚湿困。

◎ 舌质淡或淡红,苔薄白(彩图 3-8-17),属风水相搏。

◎ 舌质偏红,苔薄白(彩图 3-8-18),属肝肾两虚。

◎ 舌质淡红,舌体胖大,舌边有齿痕纹,苔薄白(彩图 3-8-19),属气阴两虚。

◎ 舌质淡,苔薄白(彩图 3-8-20),属肺气不宣,风寒;舌尖边红,苔薄黄(彩图 3-8-21),属肺气不宣,风热;舌质淡,苔黄润(彩图 3-8-22),属肺气不宣,风湿。

◎ 舌质红,苔薄黄(彩图 3-8-23),属气滞郁热。

◎ 舌尖边红,苔薄黄或黄腻(彩图 3-8-24),属湿热壅滞。

【中医疗法】

◎ 名方验方　疏凿饮子加减:泽泻 15g,茯苓皮 18g,大腹皮 12g,秦艽 12g,车前草 15g,石韦 15g,白花蛇舌草 15g,蒲公英 15g,苦参 10g,甘草 6g。上药水煎分服,每日 1 剂。具有清热利湿、利水消肿的功效。主治肾病综合征,证属湿热内蕴型者。

加减:伴有血尿者,可加白茅根 25g,茜草根 15g,大小蓟各 15g,以清热利湿、凉血止血。

◎ 名方验方　五皮饮合胃苓汤加减:桑白皮 15g,陈皮 10g,茯苓皮 18g,生姜皮 10g,生白术 15g,炒泽泻 15g,猪苓 18g,桂枝 6g,石韦 15g,益母草 15g,大枣 5 枚。上药水煎分服,每日 1 剂。具有健脾化湿、通阳利水的功效。主治肾病综合征,证属水湿浸渍型者。

加减:肿甚而喘者,可加生麻黄 9g,葶苈子(包煎)15g,以利水平喘。

◎ 名方验方　阳和汤加味:生麻黄 6g,干姜 6g,熟地黄 20g,肉桂(焗服)3g,白芥子(包煎)6g,鹿角胶(烊化)12g,生甘草 6g,生黄芪 30g,益母草 15g。上药水煎分服,每日 1 剂。具有温肾助阳、化气行水的功效。主治肾病综合征,证属阳虚水泛型者。

加减:心悸、唇绀、脉结代者,生甘草改为炙甘草 30g,加丹参 20g,以活血通脉定悸;若喘促、汗出、脉虚面浮者,宜重用人参(炖服)10g,加辽五味子 6g,煅牡蛎(先煎)20g,以益气固脱、宁心定悸。

◎ 名方验方　实脾饮加减:炙黄芪 30g,炒白术 15g,白茯苓 15g,嫩桂枝 6g,大腹皮 12g,广木香(后下)12g,姜厚朴 12g,益母草 15g,炒泽泻 15g,猪苓 18g,大枣 5 枚。上药水煎分服,每日 1 剂。具有温运脾阳、利水消肿的功效。主治肾病综合征,证属脾虚湿困型者。

加减:尿蛋白多者,加桑螵蛸 15g,炙金樱子 15g,以固涩精气;血清蛋白低,水肿不退者,加鹿角胶(烊化)10g,盐菟丝子(包煎)12g,以补肾填精、化气行水。

◎ 名方验方　越婢加术汤加减:生麻黄 9g,生石膏(先煎)30g,生白术 12g,大枣 5 枚,浮萍 15g,炒泽泻 18g,白茯苓 15g,石韦 15g,生姜皮 10g。上药水煎分服,每日 1 剂。具有疏风清热、宣肺行水的功效。主治肾病综合征,证属风水相搏型者。

加减:偏于风热者,加板蓝根 18g,桔梗 12g,以疏解风热;偏于风寒者,加紫苏 12g,桂枝 9g,发散风寒;水肿重者,加白茅根 15g,车前子(包煎)15g,以加强利水消肿。

◎ 饮食疗法　山药枸杞炖鸡肉:山药 30g,枸杞子 15g,鸡肉 75g,大枣 2 枚,生姜 2 片,水 200ml,油、盐各少许调味,炖熟食用,每日 1 剂。适用于肾病综合征,证属脾虚湿困型者。

◎ **饮食疗法**　冬虫夏草炖猪肾:冬虫夏草 3～5g,猪肾或羊肾 1 只,大枣 2 枚,生姜 2 片,水 200ml,油、盐各少许调味,炖熟后服食,每日 1 剂。适用于肾病综合征,证属脾肾阳虚型者。

◎ **药茶疗法**　石韦汤:小叶石韦 30g,水煎代茶水频饮,日服 2～4 次,连服数月。具有通淋利尿的功效。适用于肾病综合征。

◎ **药浴疗法**　麻桂细辛汤:生麻黄、桂枝、细辛各 30～60g,上药水煎 20 分钟,再加温开水 10 倍,嘱患者洗浴,保持水温,以周身出汗为宜,每次 15～30 分钟,每日 1～2 次,10 日为 1 个疗程,可连续 2 个疗程。适用于肾病综合征水肿型。

◎ **贴敷疗法**　田螺盐:将活田螺与食盐捣烂炒热,放置于 9cm×9cm 的薄塑料膜上,敷脐下气海穴处,外用绷带包扎,每日换药 1 次,直至腹水消退为止。具有消退腹水和水肿的功效。适用于肾病综合征水肿型。

注意:防止烫伤。

四、过敏性紫癜性肾炎

过敏性紫癜是一组以皮肤紫癜、出血性胃肠炎、关节炎及肾脏损害为特征的综合征,是一种与免疫有关的全身性小血管炎。过敏性紫癜引起的肾损害称为过敏性紫癜性肾炎。临床症状轻重不一,从单纯的尿检异常至典型的急性肾炎综合征、肾病综合征甚至肾衰竭。

血尿(肉眼或镜下)是其常见表现,大多数患者呈良性、自限性过程,多于数周内痊愈,但也有反复发作或迁延数月、数年不愈者,其预后取决于病理变化的严重程度。

本病在中医学属"尿血""肌衄""水肿""痹证"等病证范畴。

【舌象辨证】

◎ 舌质红,苔薄黄(彩图 3-8-25),属风毒外侵或肾虚血热。

◎ 舌质红,苔黄(彩图 3-8-26),属热毒亢盛。

◎ 舌质淡白,舌体胖嫩,舌边有齿痕纹,苔白(彩图 3-8-27),属肺脾气虚。

◎ 舌质红,苔少(彩图 3-8-28),属气阴两虚。

◎ 舌质淡,舌体胖,苔白滑(彩图 3-8-29),属脾肾两虚。

【中医疗法】

◎ **名方验方**　消风散加减:荆芥(后下)10g,防风 10g,生地黄 15g,黄芩 10g,苍术 10g,白僵蚕 10g,赤芍 10g,牡丹皮 10g,生甘草 4g。上药水煎分服,每日 1 剂。具有祛风散邪、凉血清热的功效。主治过敏性紫癜性肾炎,证属风毒外侵型者。

加减:兼有水肿者,加生麻黄、桑白皮、茯苓皮,以利水消肿;尿血甚者,加小蓟、地榆,以凉血止血;咽喉肿痛者,加金银花、连翘、山豆根,以清热解毒利咽。

◎ 名方验方　清营汤加减:水牛角丝(先煎)15g,生地黄 10g,牡丹皮 10g,金银花 15g,连翘 15g,玄参 10g,黄连 4g,淡竹叶 10g,车前子(包煎)30g,小蓟 15g,地榆 10g。上药水煎分服,每日 1 剂。具有清热解毒、凉血止血的功效。主治过敏性紫癜性肾炎,证属热毒亢盛型者。

加减:若大便干燥者,加生大黄(后下)6g,芒硝(冲服)5g,以通腑泻实;血尿甚者,加白茅根 15g,三七(先煎)5g,蒲黄炭(包煎)6g 等,以止血;热重者,加生石膏(先煎)15g,知母 10g,以清热泻火;若见热扰神明者,可灌服安宫牛黄丸 1 丸,或再加用水牛角丝(先煎)30g,以解毒开窍。

◎ 名方验方　六味地黄汤加减:生地黄 10g,牡丹皮 10g,山茱萸 10g,茯苓 15g,怀山药 15g,泽泻 15g,制女贞子(后下)10g,墨旱莲 10g,仙鹤草 20g,茜草 10g,知母 10g,黄柏 10g。上药水煎分服,每日 1 剂。具有滋阴补肾、清热凉血的功效。主治过敏性紫癜性肾炎,证属肾虚血热型者。

加减:紫癜尚在者,加蝉蜕 5g,蒺藜 9g,以祛风脱敏;血热偏甚者,加紫草 10g,赤芍 10g,以清热凉血;津液亏极者,加制龟甲(先煎)15g,制鳖甲(先煎)15g,以滋阴复脉;尿中红细胞多者,加地榆炭 10g,蒲黄炭(包煎)10g,以收敛止血;白细胞多者,加半枝莲 15g,马齿苋 15g 等,以清利湿热。

◎ 名方验方　参苓白术散加减:党参 10g,白术 10g,茯苓 15g,炙甘草 6g,桔梗 10g,山药 15g,炒扁豆 10g,赤小豆 10g,冬瓜皮 20g,莲子 10g。上药水煎分服,每日 1 剂。具有补益脾肺的功效。主治过敏性紫癜性肾炎,证属肺脾气虚型者。

加减:尿浊者,加萹蓄 12g,瞿麦 12g,以清利湿热;腹痛腹泻者,加黄连 6g,黄芩 12g,葛根 15g,以清肠止泻;蛋白尿明显者,加黄芪 30g,以补气固涩。

◎ 名方验方　清心莲子饮加减:党参 10g,黄芪 20g,黄芩 10g,地骨皮 10g,益母草 20g,芡实 15g,车前子(包煎)30g,茯苓 15g,莲子 10g,白花蛇舌草 20g。上药水煎分服,每日 1 剂。具有益气养阴的功效。主治过敏性紫癜性肾炎,证属气阴两虚型者。

加减:潮热甚者,加青蒿 12g,牡丹皮 10g,以清虚热;口干重者,酌减党参、黄芪用量,加天冬、麦冬、沙参,以养阴生津;血尿明显者,加白茅根 15g,大小蓟各 15g,以凉血止血。

◎ 名方验方　真武汤加味:制附子(先煎)10g,茯苓 15g,白术 10g,白芍 10g,生姜 3 片,泽泻 15g,桂枝 6g。上药水煎分服,每日 1 剂。具有温肾健脾的功效。主治过敏性紫癜性肾炎,证属脾肾阳虚型者。

加减:水肿甚者,加车前子(包煎)12g,以利水消肿;尿蛋白多者,加黄芪

15g,芡实15g,以补气固涩;邪实明显,腹胀甚者,可先用中满分消丸治之,以祛邪扶正。

◎ **名方验方** 参芪凉血汤:黄芪30g,党参20g,黄芩15g,生地黄20g,赤芍20g,侧柏叶20g,茜草20g,白茅根30g,甘草10g。上药水煎分服,每日1剂。主治过敏性紫癜性肾炎见血尿者,湿象表现不明显,以热象为主,邪热迫血妄行而致血尿,日久耗气,引起气虚诸症出现。症见尿血日久不愈,尿道灼热,气短乏力,精神疲惫,舌质红,苔白干,脉细弱或虚数者。

加减:如脾气虚馁,加白术、茯苓、陈皮,以运脾和胃以资化源;湿热偏盛,加白花蛇舌草、大小蓟,以清利止血。

◎ **饮食疗法** 白茅根汤炖猪皮:猪皮250g,白茅根35g,冰糖适量。猪皮去毛洗净,加入煎好的白茅根汤炖至稠黏,再入冰糖拌匀,分2次服食,每日1剂。适用于过敏性紫癜性肾炎,证属血热妄行型,症见下肢皮肤起紫斑,尿血,或有关节肿痛,兼有浮肿,小便短赤,口渴心烦,舌红绛,苔黄,脉数有力者。

◎ **饮食疗法** 藕节红枣煎:鲜藕节500g,红枣50g。将藕节洗净,加水适量煎至稠黏,再放入红枣,煮至枣熟,拣去藕节,食红枣,可分次服用,每日1剂。适用于过敏性紫癜性肾炎,证属血热妄行型者。

◎ **饮食疗法** 紫草红枣汤:紫草50g,红枣30g。上药加水适量煎煮,待红枣熟后,食枣饮汤,每日1剂。适用于过敏性紫癜性肾炎,证属血热妄行型者。

◎ **饮食疗法** 红枣炖龟肉:乌龟(150～250g)1只,红枣15枚。先用沸水烫乌龟,使其排尽尿液,截去头爪,去除内脏,洗净后与红枣同煮熟烂,去骨及枣核后食用。每隔3日服1次,连服3次。适用于过敏性紫癜性肾炎,证属阴虚火旺型,症见下肢紫癜及血尿,伴手足心热,口干喜饮,大便干结,舌红少津,脉细数者。

◎ **饮食疗法** 羊胫骨红枣汤:羊胫骨500g,红枣60g。将羊胫骨砸碎,洗净,加水煮1小时左右,然后放入红枣再煮20分钟即成。分3次服用,每日1剂。适用于过敏性紫癜性肾炎,证属气不摄血型,症见下肢紫癜及血尿,伴神疲食少,腰酸乏力,面色萎黄,头晕,舌淡胖有齿痕,脉细者。

◎ **饮食疗法** 鸡蛋山栀汤:鸡蛋2枚,山栀子15g。先将鸡蛋煮熟,除去蛋白后将蛋黄与山栀子共用水煎服,每日1剂。适用于过敏性紫癜性肾炎,证属阴虚火旺型者。

◎ **饮食疗法** 花生衣红枣汤:花生衣30g,红枣15枚,党参25g。以水煎后,食枣饮汤,每日1次。适用于过敏性紫癜性肾炎,证属气不摄血型者。

◎ **饮食疗法** 二术鲫鱼青盐散:鲫鱼1条,去鳞片及内脏,取苍、白术各24g,青盐36g,同放入鱼腹内,焙干,研细末装瓶备用。吃饭时服少许细末代食盐用。具有燥湿健脾、利尿消肿的功效。适用于过敏性紫癜性肾炎,证属脾虚而稍有水肿者。

五、尿石症

尿石症是泌尿系统部位结石病的总称,又称为"泌尿系结石",包括肾、输尿管、膀胱和尿道结石。一般肾、输尿管结石,统称为上尿道结石,多见于青壮年;膀胱、尿道结石则称为下尿道结石,多发生于儿童。尿石症是泌尿系统的常见疾病。发病率男性高于女性。

引起本病的主要原因有:①由于疾病或体质的原因致尿中排出某些晶体(如草酸钙、尿酸盐、磷酸盐、胱氨酸等)增多;②在患病的情况下,可作为核心的胶体物质在尿中增多。③尿液中抑制晶体析出的物质(如焦磷酸盐、枸橼酸、镁盐等)不足,致尿中晶体容易析出;④各种原因引起的尿流缓慢、郁积,尿中晶体容易在该处沉积;⑤患者本身有某些病变(如肾小管性酸中毒),致尿液不能酸化;⑥可能与水源、生活、饮食习惯以及遗传因素等有关。

本病在中医学属"砂淋""石淋""血淋""癃闭""腰痛"等病证范畴。

【舌象辨证】

◎ 舌质红,苔黄腻(彩图 3-8-30),属下焦湿热。

◎ 舌质紫黯,或有瘀点、瘀斑(彩图 3-8-31),属湿热夹瘀。

◎ 舌质淡红,苔白腻(彩图 3-8-32),属气虚湿热。

◎ 舌质紫黯或有瘀点、瘀斑,苔白腻或黄(彩图 3-8-33),属气滞血瘀。

◎ 舌质淡或胖嫩,苔白腻(彩图 3-8-34),属肾阳虚。

◎ 舌质红,苔少或无(彩图 3-8-35),属肾阴虚。

【中医疗法】

◎ 名方验方 石韦散加减:金钱草 30g,车前草 15g,滑石粉 15g,石韦 10g,海金沙 15g,冬葵子 15g,生鸡内金 15g,乌药 12g,怀牛膝 12g,广木香(后下)15g。上药水煎分服,每日 1 剂。具有清热利湿、通淋排石的功效。主治尿路结石,证属下焦湿热型者。

加减:若腰腹酸痛甚者,加炒白芍 15g,生甘草 5g,以缓急镇痛;若血尿明显者,加白茅根 20g,小蓟 15g,藕节 15g 等,以清热凉血;尿道灼热涩痛者,加蒲公英 15g,荠菜 15g,虎杖 15g,珍珠草 15g,以清热利湿通淋。

◎ 名方验方 石韦散合失笑散加减:金钱草 30g,石韦 10g,海金沙 15g,琥珀末(冲服)1.5g,红花 6g,赤芍 15g,王不留行 15g,怀牛膝 15g,车前草 15g,蒲黄(包煎)12g,五灵脂 12g,冬葵子 15g,滑石粉 15g。上药水煎分服,每日 1 剂。具有清热利湿、活血通淋的功效。主治尿路结石,证属湿热夹瘀型者。

加减:若兼见头晕气短、四肢乏力、脉细弱等脾虚气弱型者,可加党参 15g,黄芪 18g,以补脾益气利于排石;若低热、心烦、舌红、脉细数者,加生地黄 15g,制女贞子 12g,知母

12g,黄柏 12g 等,以滋阴降火;若腰腹胀痛明显者,加青皮(后下)9g,陈皮 6g,云木香(后下)12g,乌药 12g,以行气除胀镇痛;若结石锢结久不移动而体质较强者,可加炮山甲 15g,皂角刺 15g,浮海石(先煎)15g,桃仁 10g,以通关散结排石。

◎ 名方验方　四君子汤合石韦散加减:黄芪 18g,白术 15g,茯苓 15g,杜仲 15g,车前草 15g,怀牛膝 15g,海金沙(包煎)15g,冬葵子 15g,石韦 10g,党参 15g,生鸡内金 15g,生甘草 5g。上药水煎分服,每日 1 剂。具有健脾补肾、利湿通淋的功效。主治尿路结石,证属气虚湿热型者。

加减:若兼见畏寒肢冷、夜尿频数等肾阳虚表现者,可加肉桂(焗服)1.5g,淫羊藿 15g,以温阳益气;腰腹胀痛明显者,加台乌药 12g,广木香(后下)12g,以行气镇痛;若血瘀之象明显者,加桃仁 6g,赤芍 10g,生蒲黄(包煎)10g,以活血化瘀。

◎ 名方验方　六味地黄汤合石韦散加减:生地黄 15g,制女贞子 15g,怀山药 15g,泽泻 15g,茯苓 15g,怀牛膝 12g,海金沙(包煎)15g,琥珀末(冲服)1.5g,石韦 10g,冬葵子 15g,黄柏 10g。上药水煎分服,每日 1 剂。具有滋阴降火、通淋排石的功效。主治尿路结石,证属阴虚湿热型者。

加减:血尿明显者,加白茅根 20g,小蓟 15g,藕节 15g,墨旱莲 12g 等,以凉血止血;若兼见神倦乏力、便溏纳呆等气虚表现者,加生黄芪 18g,党参 15g,以益气通淋;若血瘀之象明显者,加桃仁 10g,赤芍 12g,蒲黄(包煎)3g,以活血化瘀。

◎ 名方验方　化石散:硝石 30g,生鸡内金 20g,滑石粉 25g,生甘草 5g。上药共研细末备用。用时,每次取 3～5g,每日 3 次,空腹用温开水吞服。主治因砂石过大或其他原因致排石无效者。

加减:若结石滞留难化,可加鱼脑石、琥珀;血淋涩痛,可加郁金、三七末;湿热壅盛,可加盐黄柏、瞿麦、地肤子;砂石量多,排出不利,可加石韦、冬葵子、金钱草、海金沙;久病正伤,下元虚惫,可加熟地黄、杜仲、川续断、怀牛膝、生黄芪等。

◎ 名方验方　排石汤:川草薢 30g,鱼枕骨 15g,石韦 30g,海金沙(包煎)15g,金钱草 30g,滑石粉 12g,芒硝(冲服)12g,萹蓄 30g,炒知母 10g,炒黄柏 10g。上药水煎 2 次,早、晚分服,每周 5 剂,服 4～5 剂,服 4～6 周后停 1～2 周。具有清热利湿、通淋化石的功效。适用于尿路通畅,结石直径小于 1cm、结石位置在肾盂或输尿管者。

加减:若无海金沙、金钱草,可改为冬葵子 30g;肾绞痛者,加延胡索、炒川楝子、广木香、制乳香、制没药。

◎ 名方验方　化石汤:金钱草 18g,海金沙(包煎)15g,生鸡内金 15g,冬葵子 15g,石韦 15g,川牛膝 15g,滑石粉 18g,琥珀末(冲服)1.5g,枳壳 12g,炒白芍 15g,当归 12g,生甘草 6g。上药水煎分服,每日 1 剂。具有清利湿热、溶排结石的功效。主治尿路结石,证属下焦湿热型者。

加减:体倦乏力者,加黄芪、白术、茯苓;腰酸腰痛者,加生地黄、制女贞子;肾脏积液者,加泽兰、桃仁、赤芍;尿频、尿急,考虑为尿路感染者,加鱼腥草、珍珠草、荠菜。

◎ **饮食疗法** 人参(焙)、黄芪(盐水炙)各等份,红皮大萝卜1枚,蜂蜜60g。人参、黄芪共研细末备用,红皮大萝卜切为4片,以蜂蜜将萝卜逐片蘸炙,令干再炙,勿令焦,以蜜尽收为度。用时,每次取1片,蘸取药末,以盐汤送服,以瘥为度。主治尿路结石。

◎ **饮食疗法** 金钱草炖鸡肫汤:金钱草50g,鸡肫2只。金钱草洗净,加冷水浸70分钟,鸡肫除去食渣,留肫内皮,两者共用小火炖1小时,分2次饮汤,鸡肫切片蘸酱油佐膳服食。主治尿路结石。

◎ **饮食疗法** 酸甜藕片:山楂糕50g,鲜藕150g。鲜藕去皮切成薄片烫熟,在两片藕片中夹一片山楂糕,佐餐1日内服完。具有止血祛瘀的功效。主治尿路结石,对血淋有瘀者,尤为适宜。

◎ **饮食疗法** 花生莲肉汤:花生仁(连衣)30g,莲子肉(连衣)30g,白糖适量。莲子用温水浸半小时,剥开,去莲心,加花生炖至酥软,加白糖适量,当点心服食。具有益肾健脾止血的功效。主治尿路结石。

◎ **药茶疗法** 荷叶滑石茶:鲜荷叶1张,滑石粉30g。荷叶分成4等份,包滑石粉后煎汤,代茶水频饮,适宜于暑天饮服。主治尿路结石。

六、泌尿系感染

泌尿系感染,又称为"尿路感染",是指细菌侵袭尿道、膀胱、输尿管或肾脏而引起感染性疾病的总称。最常见的致病菌为大肠埃希菌,占50%~80%,其次为副大肠埃希菌、葡萄球菌、粪链球菌、变形杆菌、产碱杆菌、克雷伯杆菌、产气杆菌,少数为铜绿假单胞杆菌,偶可见真菌、病毒、原虫等。

泌尿系感染是所有细菌感染中最为常见的感染之一,其发病率仅次于呼吸道感染。感染途径一般有4条:上行感染最为常见,其次为血行感染、淋巴感染和直接蔓延。发病率女性较男性多见,女性妊娠期、孕妇分娩后数日内及两岁以下婴儿用尿布期间,均为高发病时期。

泌尿系感染从感染的部位不同,可分为上泌尿道感染和下泌尿道感染两种。上泌尿道感染主要包括急性肾盂肾炎、慢性肾盂肾炎和输尿管炎;下泌尿道感染主要包括膀胱炎和尿道炎。其中下泌尿道感染可单独存在,而上泌尿道感染则往往伴发下泌尿道炎症。病变越接近肾脏,其危害也就越大。

本病在中医学属"淋证"等病证范畴。

【舌象辨证】

◎ 舌质红或淡红,苔薄黄或黄腻(彩图3-8-36),属膀胱湿热。

◎ 舌质偏红,苔薄黄(彩图3-8-37),属肾阴不足、湿热留恋。

◎ 舌质偏淡,苔薄白或略带薄黄(彩图3-8-38),属脾肾两虚、湿热内蕴。

◎ 舌质淡红,苔薄白(彩图 3-8-39),属肝郁气滞。

◎ 舌质黯红或有瘀点、瘀斑,苔少或无(彩图 3-8-40),属气滞血瘀。

【中医疗法】

◎ 名方验方　八正散加减:车前草 12g,萹蓄 12g,瞿麦 12g,滑石 15g,生大黄(后下)6g,山栀 9g,生甘草 6g,石韦 10g,白花蛇舌草 18g,珍珠草 18g,荸荠 15g。上药水煎分服,每日 1～2 剂。具有清热利湿通淋的功效。主治尿路感染,证属膀胱湿热型。

加减:若大便秘结、腹胀者,可重用生大黄(后下)12g,并加用枳实 12g,姜厚朴 12g,以通腑泄毒;若伴见寒热、口苦呕恶者,可合小柴胡汤,以和解少阳;若湿热伤阴者,去生大黄,加生地黄 12g,知母 12g,以养阴清热;尿血者,选加大小蓟各 12g,白茅根 15g,以清热止血。

◎ 名方验方　知柏地黄汤加减:知母 12g,黄柏 12g,熟地黄 15g,山茱萸 12g,怀山药 15g,炒泽泻 12g,牡丹皮 12g,白茯苓 15g,蒲公英 15g,石韦 10g。上药水煎分服,每日 1 剂。具有滋阴清热、利湿通淋的功效。主治尿路感染,证属阴虚湿热型者。

◎ 名方验方　无比山药丸加减:怀山药 15g,肉苁蓉 12g,生地黄 15g,山茱萸 12g,盐菟丝子(包煎)15g,制黄精 15g,白茯苓 15g,薏苡仁 15g,怀牛膝 15g,石韦 10g。上药水煎分服,每日 1 剂。具有健脾益气、清热利湿的功效。主治尿路感染,证属脾肾两虚、湿热内蕴型者。

加减:脾虚气陷,肛门下坠,少气懒言者,加党参 15g,黄芪 15g,白术 12g,升麻 6g;面色苍白,手足不温,腰膝无力,舌质淡、苔白润,脉沉细数者,少佐肉桂(焗)1.5g 等温补肾阳之品;夹瘀者,加丹参 15g,赤芍 12g,蒲黄 10g 等;湿热明显者,加珍珠草 15g。

◎ 名方验方　沉香散加减:沉香(后下)6g,橘皮 6g,当归 12g,白芍 15g,石韦 10g,滑石粉 18g,冬葵子 15g,王不留行 10g,生甘草 6g。上药水煎分服,每日 1 剂。具有利气疏导的功效。主治尿路感染,证属肝郁气滞型者。

加减:胸闷胁胀者,可加青皮(后下)12g,乌药 12g,小茴香 6g,以疏通肝气;日久气滞血瘀者,可加红花 12g,赤芍 15g,川牛膝 15g,以活血行瘀。

◎ 名方验方　清淋合剂:生地榆 30g,生槐角 30g,半枝莲 30g,白花蛇舌草 30g,大青叶 30g,白槿花 15g,滑石粉 15g,生甘草 6g。上药水煎分服,每日 1 剂。主治淋证湿热下注,或瘀热蓄于膀胱,小溲淋沥频数、急痛、尿血诸证。

加减:血尿甚者,加苎麻根 60g;刺痛剧者,加象牙屑 2g,琥珀 2g,研末分吞;寒战高热者,加北柴胡 15g,生黄芩 15g。

◎ 名方验方　芙蓉清解汤:忍冬藤、蒲公英各 20g,板蓝根、紫花地丁、芙蓉花、车前草、泽泻、萹蓄各 15g,黄柏、连翘各 12g。上药水煎分服,每日 1 剂。主治尿路感染,症见小便频数、淋沥涩痛、小腹拘急、痛引腰腹等。

加减:尿检脓细胞增多在(＋＋)～(＋＋＋)以上,伴小便涩痛者,则重用芙蓉花;红细胞增多者,加牡丹皮,重则再加生地黄、生地榆,以凉血解毒;兼有少阳证者,加柴胡、青蒿(后下);若膀胱湿热明显者,重用忍冬藤、连翘、黄柏;若有心烦、口渴,舌红少苔,脉细数者,可配用导赤散,以清心泄热。

◎ 饮食疗法　凉拌莴苣丝:新鲜莴苣250g,去皮后,用冷开水洗净,切丝,加适量食盐、黄酒调拌即可,随量食用或佐餐。用治尿路感染,证属湿热郁阻型,症见尿频、尿急、尿痛,小便短赤,或有浮肿者。

◎ 饮食疗法　清炒绿豆芽:绿豆芽250g,洗净后,起油锅炒熟,下食盐调味即可。随量食用或佐餐服用。用治尿路感染,证属膀胱湿热型,症见小便赤涩不利,或尿频涩痛者。

◎ 饮食疗法　玉米蚌肉汤:取新鲜玉米棒一条,去衣,留须,洗净切段;蚌肉60g洗净;将玉米棒放入锅内,加清水适量,用武火煮沸后,再用文火煮20分钟,放入蚌肉,煮半小时,调味后即可服食。随量饮汤,食玉米粒。用治尿路感染,证属脾肾气虚,湿热内蕴型,症见小便不利,尿频、尿痛、尿少、尿中断,或有水肿等。

◎ 饮食疗法　黄芪鲤鱼汤:生黄芪60g,新鲜鲤鱼(重250～500g)1尾。先煎黄芪得药汁,入鱼肉同煮汤,待鱼肉熟后即可。饮汤食鱼肉。用治尿路感染,证属气虚型,症见尿痛不著,淋沥不已,余沥难尽,或尿有热感,时轻时重,遇劳则发或加重者。

七、急性肾衰竭

急性肾衰竭(ARF),简称“急性肾衰”,是急骤发生和迅速发展的肾功能减退综合征,主要表现为肾功能在短期内(数小时或数日)急剧地进行性下降,氮质代谢废物堆积,水、电解质、酸碱平衡失调,其血肌酐和尿素氮呈进行性升高,常伴少尿或无尿,但也有尿量不减少者,称为“非少尿型急性肾衰”。狭义的急性肾衰是指急性肾小管坏死;广义的急性肾衰是指由于各种原因导致肾脏排泄功能在短期内迅速减退,可由肾前性、肾性和肾后性3类病因所引起。

本病在中医学属“癃闭”“关格”“水肿”等病证范畴。

【舌象辨证】

● 少尿期

◎ 舌质绛红,苔厚腻(彩图3-8-41),属邪毒内侵。

◎ 舌质紫绛黯,苔黄焦或芒刺遍起(彩图3-8-42),属热毒瘀滞。

◎ 舌质瘀紫,苔腻(彩图3-8-43),属瘀毒内阻。

◎ 舌质淡或淡白,苔少或无(彩图3-8-44),属津亏气脱。

● 多尿期

◎ 舌质红而少津,苔薄(彩图 3-8-45),属气阴两虚。

◎ 舌质红,苔黄腻(彩图 3-8-46),属湿热余邪。

◎ 舌质红,苔少(彩图 3-8-47),属肾阴亏损。

【中医疗法】

◎ 名方验方　黄连解毒汤加减:黄连 9g,黄柏 12g,黄芩 15g,金银花 12g,虎杖 15g,车前草 15g,白茅根 18g,生大黄(后下)6g,蒲公英 12g,丹参 15g,生甘草 6g。上药水煎分服,每日 1 剂。具有通腑泄浊、解毒导滞的功效。主治急性肾衰竭少尿期,证属邪毒内侵型者。

加减:水肿严重者,加茯苓皮 15g,泽泻 15g,以利水消肿;恶心呕吐者,加法半夏 12g,竹茹 12g,陈皮 6g,以和胃止呕;大便不适者,加川厚朴 15g,枳实 12g,以行气通便。

◎ 名方验方　清瘟败毒饮加减:生石膏(先煎)20g,生地黄 15g,山栀子 9g,虎杖 12g,黄芩 15g,知母 12g,赤芍 12g,玄参 12g,牡丹皮 9g,丹参 15g,生大黄(后下)6g,生甘草 6g。上药水煎分服,每日 1 剂。具有清热解毒、活血化瘀的功效。主治急性肾衰竭少尿期,证属热毒瘀滞型者。

加减:发热重而风动不止者,加紫雪丹口服,以清热止痉;神昏者,加石菖蒲 10g,郁金 15g,以清热开窍,严重者可加安宫牛黄丸灌服。

◎ 名方验方　桃红四物汤加减:当归 12g,生地黄 12g,桃仁 9g,红花 6g,赤芍 12g,枳实 12g,生大黄 6g,制水蛭 6g,怀牛膝 15g,泽兰叶 12g,白茅根 15g,生甘草 6g。上药水煎分服,每日 1 剂。具有活血祛瘀、通腑泄毒的功效。主治急性肾衰竭少尿期,证属瘀毒内阻型者。

◎ 名方验方　参附汤合生脉饮加减:人参(炖服)10g,熟附子(先煎)10g,太子参 18g,黄芪 20g,辽五味子 10g,麦冬 15g,石斛 15g,丹参 12g,泽兰叶 12g,白茅根 15g,玄参 15g。上药水煎分服,每日 1 剂。具有益气回阳、养阴固脱的功效。主治急性肾衰竭少尿期,证属津亏气脱型者。

加减:瘀血明显者,加桃仁 9g,红花 6g;血虚者,加当归 12g,熟地黄 15g,以养血补血。

◎ 名方验方　参芪地黄汤加减:太子参 20g,黄芪 20g,生地黄 12g,麦冬 15g,辽五味子 10g,白茯苓 15g,怀山药 15g,石斛 15g,玄参 15g,丹参 15g,白芍 15g。上药水煎分服,每日 1 剂。具有益气养阴的功效。主治急性肾衰竭多尿期,证属气阴两虚型者。

加减:尿多甚或尿不自禁者,加炒益智仁 15g,桑螵蛸 15g,以固涩缩尿;加升麻 6g,以升举下陷之气。

◎ 名方验方　黄连温胆汤加减:黄连 9g,枳实 15g,竹茹 12g,法半夏 15g,陈皮 6g,茯苓 15g,石菖蒲 10g,车前子(包煎)15g,丹参 12g。上药水煎分服,每日 1 剂。

具有清化湿热的功效。主治急性肾衰竭多尿期,证属湿热余邪型者。

◎ 名方验方　二至丸加味:制女贞子 15g,墨旱莲 15g,生地黄 12g,炒白芍 15g,制何首乌 15g,丹参 12g,车前子(包煎)15g。上药水煎分服,每日 1 剂。具有滋阴补肾的功效。主治急性肾衰竭多尿期,证属肾阴亏损型者。

加减:腰酸腿软者,加山茱萸 12g,枸杞子 15g,以养阴滋肾;尿多不禁者,加北五味子 10g,牡蛎(先煎)20g,桑螵蛸 15g,以固涩缩尿;五心烦热者,加制鳖甲(先煎)20g,牡丹皮 12g,知母 12g,以清泻虚火。

◎ 名方验方　希贵大承气汤加味:大黄(另包,后下)20g,玄明粉(另包,药汁冲服)15g,姜厚朴 10g,枳实 10g,鱼腥草 30g。上药水煎,分 3 次服用,每日 1 剂。主治急性肾衰,证属腑实湿热型者。

加减:肾虚者,加杜仲 25g;三焦邪热壅盛者,加黄连 7g,黄芩 10g,牡丹皮 10g,栀子 10g,生石膏(另包,先煎 30 分钟)30g,知母 10g,以清热泻火;阴伤者,加生地黄 20g,玄参 20g,石斛 20g,麦冬 20g,以壮水制火。

◎ 名方验方　参术苓芪汤:泡沙参 9g,炒白术 9g,茯苓 9g,黄芪 12g,当归 9g,川芎 6g,白芍 9g,盐菟丝子(包煎)12g,补骨脂(打碎)9g,肉桂 3g,砂仁(后下)6g,广木香(后下)6g,麦冬 9g,炙甘草 3g,炒益智仁 9g。上药水煎,分 2 次服用,每日 1 剂。具有温补脾肾、补益气血的功效。用治癃闭,证属脾肾气血亏虚型者。

◎ 名方验方　化瘀导滞汤:鲜生地黄,山栀子,丹参,车前子(包煎),滑石粉,枳实,鲜白茅根,水牛角粉(包煎),桃仁,麦冬,生大黄(后下),玄明粉(原方未注明剂量)。主治急性肾衰竭,证属湿热蕴结型者。

◎ 饮食疗法　人参胡桃煎:人参 3g,胡桃肉 3 个。两味加水同煎 1 小时,饮汤后将人参及胡桃肉食之。每日 1 剂,晨起或晚睡前饮服。适用于多尿期脾肾气虚或阳虚为主的患者。

◎ 饮食疗法　山莲葡萄粥:山药 15g,莲子 15g,葡萄 250g。前二味煎煮饮汤,食葡萄。适用于多尿期,小便频数,出现阴伤之证者。

◎ 饮食疗法　冬瓜扁豆薏苡仁水:冬瓜 150g,扁豆 30g,薏苡仁 60g。水约 1 000ml,煲熟少许,油盐调味,代茶频频饮服,适用于恢复期脾胃虚弱者。

◎ 饮食疗法　乌豆圆肉大枣汤:乌豆 50g,桂圆肉 15g,大枣 50g。加清水 3 碗,武火煮沸,改火煎至 2 碗。每日 1 剂,早晚分服。适用于恢复期脾肾阴阳两虚者。

◎ 药茶疗法　鲜瓜果汁:取新鲜西瓜或雪梨或红萝卜或竹蔗或鲜橙等清凉瓜果适量,榨汁代茶水频饮。适用于急性肾衰竭少尿期,证属火毒炽盛或气脱津伤型者。

◎ 药茶疗法　卜蹄茅根甘蔗汤:红萝卜 100～150g,白茅根 30～60g,马蹄 5～10 个,甘蔗 250g,水约 1 000ml,煲熟代茶水,频频饮服,若无甘蔗可用白糖少许替代。适用于急性肾衰竭少尿期,证属湿热蕴结型者。

◎ 贴敷疗法　田螺 5～7 个,去壳捣烂,贴敷于关元穴,每日换药 1 次。适用于急性肾衰竭,症见少尿或无尿者。

◎ 贴敷疗法　连根葱、生姜各 1 份,淡豆豉 12 粒,精盐 1 匙。共研烂,捏成饼状,烘热后敷于脐部,以白布包扎固定,气透于内,即能通利二便。适用于急性肾衰竭,症见二便闭塞者。

◎ 灌肠疗法　①大黄 15g,虎杖 30g,益母草 30g,水煎成 150ml,作保留灌肠,每日 2 次。适用于少尿期各证型。②大黄 30g,黄芪 30g,红花 20g,丹参 20g。水煎成 100ml,加 5％碳酸氢钠 20ml 加温至 38℃,通过肛管给予结肠灌注,每日 3 次。

八、慢性肾衰竭

慢性肾衰竭,简称"慢性肾衰",是由于各种原因引起的肾脏损害和进行性恶化的结果。机体在排泄代谢产物,调节水、电解质、酸碱平衡,以及某些内分泌活性物质的生成和灭活等方面出现紊乱的临床综合征。临床特征性表现为倦怠、恶心、呕吐、贫血、少尿、水肿等症状及肾功能受损、水电解质紊乱等。

本病的发病机制十分复杂,目前主要从健全肾单位学说、矫枉失衡学说、毒素学说等来进行阐述。此外还认为肾小球滤过、肾小球基底膜的通透性改变、肾小管高代谢及小管间质损害、脂质代谢紊乱、细胞因子直接促进肾小球的硬化等对肾衰竭的发生、发展有重要的意义。

本病在中医学属"癃闭""关格""水肿""虚劳"等病证范畴。

【舌象辨证】

◎ 舌质淡,苔薄(彩图 3-8-48),属脾肾气虚。

◎ 舌质淡,舌边有齿痕纹,苔薄白(彩图 3-8-49),属脾肾阳虚。

◎ 舌质红,苔少(彩图 3-8-50),属肝肾阴虚。

◎ 舌质淡,舌体胖(彩图 3-8-51),属阴阳两虚。

【中医疗法】

◎ 名方验方　香砂六君子汤合二仙汤:木香(后下)9g,砂仁(后下)6g,党参 18g,炙甘草 5g,茯苓 15g,炒白术 15g,仙茅 12g,淫羊藿 12g。上药水煎分服,每日 1 剂。具有益气健脾补肾的功效。主治慢性肾衰竭,证属脾肾气虚型者。

加减:脾阳不足,大便稀频加炮姜 10g,补骨脂 15g 以温阳止泻;肾阳虚弱,畏寒肢冷加杜仲 15g;元气大亏,加人参(另炖)10g,紫河车粉 15g,以补肾元、养精血。

◎ 名方验方　实脾饮加减:干姜 10g,淫羊藿 12g,白术 15g,茯苓 15g,木瓜 15g,草果 10g,巴戟天 15g,党参 15g,木香(后下)10g。上药水煎分服,每日 1 剂。具有温肾健脾、行气利水的功效。主治慢性肾衰竭,证属脾肾阳虚型者。

加减：腹胀大，小便短少，加桂枝 6g，猪苓 15g，以通阳化气行水；纳食减少，加砂仁（后下）6g，陈皮 6g，紫苏梗 10g，以运脾利气。

◎ 名方验方　六味地黄汤加味：熟地黄 15g，山茱萸 12g，泽泻 15g，丹皮 12g，丹参 12g，茯苓 15g，山药 12g，何首乌 2g，女贞子 12g，墨旱莲 12g，大黄 6g。上药水煎分服，每日 1 剂。具有滋补肝肾的功效。主治慢性肾衰竭，证属肝肾阴虚型者。

加减：如头晕明显者，可加天麻 12g，钩藤（后下）12g，白蒺藜 12g，以平肝潜阳；大便干结者，加肉苁蓉 12g，火麻仁 15g，玉竹 12g，以润肠通便。

◎ 名方验方　桂附八味丸加减：生地黄 15g，山茱萸 12g，山药 12g，泽泻 12g，茯苓 15g，牡丹皮 10g，肉桂（焗服）3g，熟附子（先煎）10g，淫羊藿 15g，黄芪 18g，龟甲（先煎）18g，仙茅 12g。上药水煎分服，每日 1 剂。具有阴阳双补的功效。主治慢性肾衰竭，证属阴阳两虚型者。

加减：如肤糙失润、腰膝酸痛明显者，可加补骨脂（打碎）12g，骨碎补 12g，以补肾填髓。

上述见证中，如临床上湿浊明显，症见恶心呕吐、纳呆腹胀、身重困倦者，可加入芳香和胃泻浊中药，如藿香（后下）12g，佩兰（后下）12g，木香（后下）10g，砂仁（后下）6g，陈皮 6g，法半夏 10g。如水气见证明显，全身浮肿，可加用行气利水中药，如车前草 12g，大腹皮 12g，厚朴 10g，薏苡仁 18g，泽泻 15g，猪苓 15g，石韦 10g 等；如血瘀明显，症见腰痛、肌肤甲错、舌黯、瘀斑，可加用桃仁 10g，红花 6g，当归 10g，三七 3g，蒲黄 12g 等。

◎ 饮食疗法　扁豆山药粳米粥：炒扁豆 15g，山药 30g，粳米 30g。洗净后加水适量煮粥，分 2 次服。具有健脾收涩的功效。适用于慢性肾衰竭，证属脾虚湿盛、久泻少食型者。

第九节　妇科疾病

一、月经不调

月经不调是妇科极为常见的一种疾病，它是指在没有内生殖器器质性病变的情况下，月经的周期、经量、经色和经质等发生改变并伴有其他症状的病证。其中包括月经先期、月经后期、月经先后无定期、经期延长、月经过多、月经过少等多种疾病，是一组月经异常的总称。

中医学认为，妇女以血为本，血充气顺，则月经通调，维持气血调和又与心、脾、肝、肾及冲任二脉关系极为密切，凡情志不舒，忧思郁怒过度，久病体虚，经产期感受风寒湿热之邪，房事不节，产育过多等均可使脏腑功能失调，冲任损伤，以致引起气血失和,而发生月经不调。

现代医学认为,下丘脑-垂体-卵巢三者之间的动态平衡关系,受到外界环境、精神情绪、全身健康状况以及其他内分泌腺功能的影响,其中的任何一个环节不能保持此种平衡,均可导致月经不调的产生。

西医学中的部分功能性子宫出血、子宫肌瘤、生殖系统某些炎症所致的月经异常等病症,亦属本证的范畴。

【舌象辨证】

● 月经先期

◎ 舌质红,苔薄黄(彩图 3-9-1),属血热。常见于青春期妇女。

◎ 舌质红,苔少或薄黄而干燥(彩图 3-9-2),属阴虚。

◎ 舌质正常或略紫,或见瘀点、瘀斑(彩图 3-9-3),属血瘀。

◎ 舌质淡或舌边有齿痕,苔薄白(彩图 3-9-4),属气虚。常见于生育期妇女。

● 月经后期

◎ 舌质淡,苔薄白(彩图 3-9-5),属血虚或虚寒。

◎ 舌质湿润或紫黯,苔薄白(彩图 3-9-6),属寒瘀。

◎ 舌苔正常或薄黄(彩图 3-9-7),属气滞。

◎ 舌质淡,苔白腻(彩图 3-9-8),属痰阻。

● 月经先后无定期

◎ 舌质正常,苔薄白(彩图 3-9-9),属肝郁。

◎ 舌质淡,苔白润(彩图 3-9-10),属肾虚。

● 月经过多

◎ 舌质红,苔黄厚(彩图 3-9-11),属血热妄行。

◎ 舌质淡,舌体胖嫩,舌边有齿痕纹,苔薄而润(彩图 3-9-12),属气虚失摄。

◎ 舌质紫黯或有瘀点、瘀斑(彩图 3-9-13),属血瘀阻络。

● 月经过少

◎ 舌质淡,苔薄白(彩图 3-9-14),属血虚或肾虚。

◎ 舌质淡紫或紫黯,或有瘀点、瘀斑,苔薄白(彩图 3-9-15),属血瘀。

◎ 舌质淡,舌体略胖,苔白腻(彩图 3-9-16),属痰阻。

【中医疗法】

◎ 名方验方　保阴煎合二至丸加味:生地黄 12g,熟地黄 12g,白芍 12g,山药 15g,续断 12g,黄芩 12g,黄柏 9g,制女贞子 20g,墨旱莲 24g,北沙参 12g,麦冬 12g,辽五味子 9g,生甘草 4g,益母草 18g,制何首乌 15g,阿胶(烊化)12g。上药水煎分服,每日 1 剂。具有滋阴清热,止血调经的功效。主治功能失调性子宫出血,证属阴虚血热型者。

加减:出血量多如崩者,加仙鹤草 30g,乌贼骨 12g;出血淋漓不断者,加生蒲黄

(包煎)12g,生三七粉(冲服)3g;头晕眼花,疲倦乏力者,加党参20g,黄芪20g,白术12g,枸杞子12g。

◎ 名方验方　保阴煎合生脉饮加味:黄芪20g,太子参15g,黄芩12g,黄柏9g,生地黄12g,熟地黄12g,山药20g,续断12g,白芍12g,麦冬12g,五味子9g,炙甘草4g。上药水煎分服,每日1剂。具有益气养阴,清热凉血止血的功效。主治功能失调性子宫出血,证属气阴两虚型者。

加减:心烦、失眠少寐者,加柏子仁10g,炒酸枣仁12g,夜交藤30g,或加醋龟甲12g,生牡蛎(先煎)12g,生龙骨(先煎)12g;出血量多者,加荆芥炭15g,侧柏叶炭12g,蒲黄炭(包煎)12g。

◎ 名方验方　清热固经汤加味:黄芩12g,焦栀子12g,生地黄12g,地骨皮12g,地榆12g,阿胶(烊化)12g,生藕节12g,陈棕炭10g,炙龟甲(先煎)12g,牡蛎粉12g,北沙参12g,生甘草4g。上药水煎分服,每日1剂。具有清热凉血、止血调经的功效。主治功能失调性子宫出血,证属阳盛血热型者。

加减:热瘀互结、腹痛有块者,去陈棕炭、牡蛎粉,加益母草30g,枳壳12g,生三七粉(冲服)3g,夏枯草20g。

◎ 名方验方　丹栀逍遥散加味:牡丹皮12g,炒栀子12g,当归9g,白芍12g,制柴胡10g,白术12g,茯苓12g,炙甘草4g,夏枯草20g,浙贝母15g,郁金10g。上药水煎分服,每日1剂。具有清肝解郁、止血调经的功效。主治功能失调性子宫出血,证属肝郁血热型者。

加减:出血量多者,加地榆12g,贯众18g。

◎ 名方验方　四物汤合失笑散加味:熟地黄12g,当归12g,川芎9g,白芍12g,炒蒲黄(包煎)12g,五灵脂12g,茜草炭12g,乌贼骨(先煎)12g,生三七粉(冲服)1.5～3g。上药水煎分服,每日1剂。具有活血化瘀、止血调经的功效。主治功能失调性子宫出血,证属气滞血瘀型者。

加减:瘀久化热,口干口苦,血色红,量多者,加黄芩12g,仙鹤草30g,地榆12g,夏枯草20g。

◎ 名方验方　知柏地黄汤加味:生、熟地黄各20g,怀山药20g,制何首乌15g,川续断12g,桑寄生15g,盐泽泻10g,山茱萸12g,白茯苓12g,牡丹皮10g,茜草12g,血余炭12g,知母12g,黄柏12g。上药水煎分服,每日1剂。具有滋阴补肾、止血固冲的功效。主治功能失调性子宫出血,证属肾虚血热型者。

加减:兼有瘀血,症见小腹疼痛,经行不畅,色暗有块等者,加生三七粉(冲服)3g,益母草30g,炒蒲黄(包煎)12g,炒五灵脂12g,丹参15g,赤芍15g;出血量多者,加太子参30g,生黄芪20g。

◎ 名方验方　左归饮合二至丸加味:黄芩12g,熟地黄10g,山茱萸10g,怀山药10g,白茯苓10g,枸杞子10g,仙鹤草30g,制女贞子10g,墨旱莲10g,制何首乌

12g,夏枯草 20g,炙甘草 4g。上药水煎分服,每日 1 剂。具有滋补肝肾、止血调经的功效。主治功能失调性子宫出血,证属肝肾阴虚型者。

◎ **名方验方** 五味消毒饮加味:泡参 15g,金银花 12g,野菊花 12g,蒲公英 12g,紫花地丁 12g,紫背天葵子 12g,仙鹤草 30g,茵陈蒿 12g,夏枯草 20g,枳壳 12g,香附 12g,益母草 30g。上药水煎分服,每日 1 剂。具有清热除湿,止血调经的功效。主治功能失调性子宫出血出血期,证属湿热型者。

加减:湿重者,去紫背天葵子,加薏苡仁 24g,法半夏 12g;热重者,加黄芩 12g,大小蓟各 10g,椿根皮 12g;出血量多者,加蚕沙 10g。

◎ **名方验方** 肾气丸加减:熟地黄 20g,白茯苓 12g,山茱萸 12g,赤石脂(先煎)12g,覆盆子 15g,黄芪 15g,熟附子(先煎)5g,肉桂(焗服)10g,山药 20g。上药水煎分服,每日 1 剂。具有温肾固冲、止血调经的功效。主治功能失调性子宫出血,证属肾阳虚型者。

加减:出血量多、色淡、无块者,去茯苓,加仙鹤草 18g,煅龙骨(先煎)、煅牡蛎(先煎)、党参、乌贼骨(先煎)各 15g,阿胶(烊化)、盐菟丝子(包煎)各 12g,炒白术 10g。

◎ **名方验方** 补中益气汤加减:人参(党参)12g,黄芪 20g,陈皮 9g,升麻 9g,炒白术 12g,制女贞子 20g,川续断 12g,怀山药 18g,艾叶 6g,炙甘草 4g。上药水煎分服,每日 1 剂。具有健脾补肾、摄血调经的功效。主治功能失调性子宫出血,证属气虚型者。

加减:气虚瘀滞、经血有块者,加益母草 30g,山慈菇 20g;出血量多,加龙骨、牡蛎(均先煎)各 15g;血热者,加黄芩 15g;阴虚者,加牡丹皮 12g,墨旱莲 12g。

◎ **名方验方** 归脾汤加减:黄芪 20g,党参 15g,炒酸枣仁 15g,广木香 10g,炒白术 15g,龙眼肉 15g,仙鹤草 15g,白芍药 12g,茜草 15g,炙甘草 4g,乌贼骨(先煎)15g。上药水煎分服,每日 1 剂。具有补脾摄血、引血归经的功效。主治功能失调性子宫出血,证属气血两虚型者。

加减:漏下不断者,加生蒲黄(包煎)12g,五灵脂 12g,生三七粉(冲服)3g。

◎ **名方验方** 右归饮合举元煎加减:黄芪 15g,太子参 15g,炒白术 12g,熟地黄 12g,山茱萸 10g,怀山药 20g,盐杜仲 10g,枸杞子 10g,煅牡蛎(先煎)30g,升麻 10g,盐菟丝子(包煎)12g,鹿角胶(烊化)10g。上药水煎分服,每日 1 剂。具有温补脾肾、止血固冲的功效。主治功能失调性子宫出血,证属脾肾阳虚型者。

加减:出血量多,色淡无块者,加补骨脂(打碎)、赤石脂(先煎)各 15g,仙鹤草 30g;血瘀者,加丹参 12g,红花 5g。

◎ **名方验方** 杞菊地黄汤加味:枸杞子 12g,熟地黄 12g,生地黄 12g,白茯苓 12g,山茱萸 12g,牡丹皮 10g,盐泽泻 10g,怀山药 20g,杭菊花 12g,紫河车粉(冲服)3g。上药水煎分服,每日 1 剂。具有补肾固冲、调经的功效。主治功能失调性子宫出血非出血期,证属肾虚型者。

加减:偏肾阴不足,症见五心烦热,潮热汗出者,加制女贞子、墨旱莲各 15g,盐菟丝子(包煎)、覆盆子、杜仲、肉苁蓉、炒白术各 10g;偏肾阳不足,症见畏寒肢冷,面色晦暗,小便清长者,去牡丹皮、生地黄、泽泻、杭菊花,加补骨脂(打碎)20g,盐菟丝子(包煎)、川续断、炙黄芪、潞党参各 15g,淫羊藿、炒白术、巴戟天、焦艾叶各 10g;偏肾精不足,临床无明显阴阳偏盛偏虚者,加淫羊藿、巴戟天、川续断、补骨脂(打碎)、焦山药、盐菟丝子(包煎)、枸杞子、制女贞子各 15g;心阴不足,症见心烦、眠差者,加辽五味子 12g,夜交藤 30g;兼有痰湿,症见形体肥胖,头身困重,带下量多者,加炒苍术 9g,生白术 12g,法半夏 12g,浙贝母 15g。

◎ 名方验方　滋水清肝饮:柴胡 10g,当归 12g,白芍 12g,栀子 10g,生地黄 12g,牡丹皮 10g,山茱萸 12g,茯苓 12g,泽泻 10g,山药 20g,大枣 5 枚。上药水煎分服,每日 1 剂。具有舒肝解郁、调冲的功效。主治功能失调性子宫出血非出血期,证属肝郁型者。

加减:肝郁伐脾,症见气短、纳差者,加生黄芪 20g,炒白术 12g;郁热伤阴,症见口干、心烦、便干者,加制首乌 12g,玄参 12g,桑寄生 12g。

◎ 名方验方　固本止崩汤加味:人参(炖服)12g,炙黄芪 15g,炒白术 12g,熟地黄 12g,全当归 12g,黑姜 6g,升麻 10g,怀山药 20g,大枣 5 枚。上药水煎分服,每日 1 剂。具有健脾补气、养血调经的功效。主治功能失调性子宫出血非出血期,证属脾虚型者。

加减:兼血虚者,加制首乌 15g,炒白芍 12g,桑寄生 12g;心悸失眠者,加炒酸枣仁 12g,夜交藤 30g,辽五味子 10g。

◎ 饮食疗法　鲜河蚌肉白果仁汤:鲜河蚌肉 60g,白果仁 15g,黄芪 15g,党参 12g,血余炭(布包)10g,红糖适量。上药加水适量,炖汤服用。每日 1 剂,共服 7~8 剂。适用于功血,证属气不摄血型者。

◎ 饮食疗法　黄芪附子炖鸡:黄芪 30g,熟附子 9g,鸡肉 50g,洗净后同放入炖盅内,加水 1 碗,隔水炖 60 分钟,调味后早、晚分服。适用于崩漏,证属脾肾两虚型者。

◎ 饮食疗法　党参生蚝瘦肉汤:生蚝 250g,猪瘦肉 250g,党参 30g,生姜 4 片,洗净后加清水适量,用武火煮沸后,改用文火煲 2 小时,调味后饮汤食肉。适用于崩漏病久,证属阴血亏虚型者。

◎ 饮食疗法　益母草鸡蛋汤:益母草 50~60g,香附 15g,鸡蛋 2 枚,加水适量同煮,熟后剥去蛋壳取蛋再煮片刻,去药渣,食蛋饮汤。每日 1 剂,连服 4~5 日。适用于功血,证属气滞血瘀型者。

◎ 饮食疗法　木耳藕节猪肉炖冰糖:黑木耳 15g,藕节 30g,冰糖 15g,猪肉 100g。同放入砂锅内,加水炖熟,分 2 次服用。每日 1 剂,连服 5~7 剂。适用于功血,证属肝肾阴虚型者。

◎ 饮食疗法 田七藕蛋羹：鲜藕 1 段，田七末 5g，鸡蛋 1 枚。将鲜藕洗净，切碎，绞汁，煮沸；将田七末与鸡蛋调匀，倒入藕汁中，加入盐、猪油即可服食，每日 1 剂。适用于崩漏，证属血瘀型者。

◎ 药粥疗法 红花当归丹参糯米粥：红花 10g，当归 10g，丹参 15g，糯米 100g。先煎前 3 味药，去渣取汁，入糯米煮成粥。空腹时服食，日服 2 次，每日 1 剂。具有养血、活血、调经的功效。适用于月经不调，证属血虚、血瘀型者。

二、闭 经

闭经，又称"经闭"，是指妇女应有月经，但超过一定时限仍未来潮（青春前期、妊娠期、哺乳期以及绝经期后无月经者应除外），可分原发性和继发性两类。年满 18 周岁无月经初潮者，称为原发性闭经；曾有月经周期，又连续停经 3 个月以上者，称为继发性闭经。

西医学认为，闭经多与生殖器官发育不良、内分泌失调以及某些疾病有关。

该病在中医学属"月水不通""经闭"等病证范畴。多因先天禀赋不足，后天脾胃失养，肝气郁结，外感寒邪，导致气滞、血虚、血瘀，致使冲任失调、胞络受阻所致。

【舌象辨证】

◎ 舌质淡黄，苔少（彩图 3-9-17），属肝肾不足。

◎ 舌质淡，苔薄白（彩图 3-9-18），属气血虚弱。

◎ 舌质红，苔少（彩图 3-9-19），属阴虚血燥。

◎ 舌质紫黯，或有瘀点、瘀斑（彩图 3-9-20），属气滞血瘀。

◎ 舌质淡或紫黯，或边有瘀点（彩图 3-9-21），属寒凝血瘀。

◎ 舌体胖嫩，苔腻（彩图 3-9-22），属痰湿阻滞。

【中医疗法】

◎ 名方验方 加减苁蓉盐菟丝子丸：肉苁蓉 12g，盐菟丝子（包煎）15g，覆盆子 12g，淫羊藿 12g，桑寄生 12g，枸杞子 12g，当归 12g，熟地黄 12g，焦艾叶 6g，紫河车粉（冲服）3g。上药水煎分服，每日 1 剂。具有补肾益气、调理冲任的功效。主治闭经虚证，证属肾气不足型者。

加减：失眠多梦者，加煅牡蛎（先煎）15g，夜交藤 30g；带下清冷、量多者，加炙金樱子 12g，芡实 15g，巴戟天 12g；四肢不温者，加桂枝 6g，肉桂（焗服）6g。

◎ 名方验方 育阴汤：熟地黄 12g，怀山药 12g，川续断 12g，桑寄生 12g，盐杜仲 12g，盐菟丝子（包煎）12g，醋龟甲 10g，怀牛膝 12g，山茱萸 12g，乌贼骨（先煎）10g，炒白芍 12g，牡蛎（先煎）12g。上药水煎分服，每日 1 剂。具有补益肝肾、养血通经的功效。主治闭经虚证，证属肝肾阴虚型者。

加减：若有产时大出血或人流、诊刮过度，内膜基底层受损者，加紫河车粉（冲服）3g，肉苁蓉 12g，鹿角片（先煎）10g，鹿茸（炖服）6g。

◎ 名方验方 加减一阴煎加味:生地黄 12g,熟地黄 12g,炒白芍 12g,知母 10g,麦冬 12g,地骨皮 12g,枸杞子 12g,盐菟丝子(包煎)12g,制女贞子 20g,炙甘草 4g。上药水煎分服,每日 1 剂。具有滋阴益血、通盛冲任的功效。主治闭经虚证,证属阴虚血燥型者。

加减:阴虚肺燥咳嗽者,加川贝母 12g;咳血者,加阿胶(烊化)10g,白茅根 30g,百合 12g,白及 12g;肺结核所致者,须结合抗结核治疗;阴虚肝旺,症见头痛、失眠、易怒者,加醋龟甲 12g,牡蛎(先煎)10g,辽五味子(打碎)10g,夜交藤 30g;阴中干涩灼热者,可将上方多煎 1～2 次的药液外洗,或用生大黄 30g,生甘草 10g,青蒿 10g,煎汤外洗。

◎ 名方验方 滋血汤加味:人参(炖服)12g,山药 20g,黄芪 20g,茯苓 12g,川芎 9g,当归 12g,白芍 12g,熟地黄 12g,紫河车粉(冲服)3g。上药水煎分服,每日 1 剂。具有益气养血、调补冲任的功效。主治闭经虚证,证属血虚弱型者。

加减:若眠差多梦者,加辽五味子(打碎)、夜交藤。

◎ 名方验方 参苓白术散加味:当归、人参(炖服)各 12g,炒白术 12g,白茯苓 12g,炒扁豆 12g,怀山药 20g,莲子肉 12g,桔梗 10g,薏苡仁 24g,砂仁(后下)8g,当归 12g,川牛膝 12g,炙甘草 4g。上药水煎分服,每日 1 剂。具有健脾益气、养血调经的功效。主治闭经虚证,证属脾虚型者。

加减:若头晕、心悸者,加枸杞子、当归、鸡血藤,以补血活血调经。

◎ 名方验方 十补丸:熟地黄 15g,怀山药 20g,山茱萸 12g,盐泽泻 12g,白茯苓 12g,牡丹皮 12g,肉桂(焗服)10g,辽五味子 10g,熟附子(先煎)10g,鹿茸(炖服)3g。上药水煎分服,每日 1 剂。具有温肾助阳、养血调经的功效。主治闭经虚证,证属肾阳虚型者。

加减:若神疲、纳呆、便溏者,合四君子汤,以益气健脾,通过培补后天以资先天。

◎ 名方验方 膈下逐瘀汤加味:当归 12g,川芎 9g,赤芍 12g,桃仁 12g,红花 8g,枳壳 12g,延胡索 12g,五灵脂 12g,牡丹皮 10g,乌药 12g,制香附 12g,川牛膝 15g,生甘草 4g。上药水煎分服,每日 1 剂。具有活血化瘀、调理冲任的功效。主治闭经实证,证属气滞血瘀型者。

加减:若烦躁胁痛者,加醋柴胡 9g,郁金 12g,山栀子 9g;热而口干、大便干结者,加黄柏 9g,知母 12g。

◎ 名方验方 苍附导痰丸加味:苍术 9g,香附 12g,茯苓 12g,法半夏 12g,陈皮 9g,生甘草 4g,制胆星 10g,枳壳 12g,生姜 3 片,炒神曲 12g,皂角刺 10g,盐菟丝子(包煎)15g。上药水煎分服,每日 1 剂。具有化痰祛湿的功效。主治闭经实证,证属痰湿阻滞型者。

加减:若呕恶胸胁满闷者,去盐菟丝子、神曲,加姜厚朴 12g,竹茹 12g,葶苈子

(包煎)10g;痰湿化热,苔黄腻者,加黄连 10g,黄芩 12g;痰郁化热者,加黄芩 12g,鱼腥草 20g,夏枯草 20g;顽痰者,加昆布 12g,皂角刺 10g,浙贝母 20g,山慈姑 20g;肾虚者,加枸杞子 10g,山茱萸 12g,淫羊藿 12g,肉苁蓉 12g。

◎ 名方验方　温经汤:人参(炖服)12g,当归 12g,川芎 9g,白芍 12g,肉桂(焗服)10g,莪术 10g,牡丹皮 12g,怀牛膝 12g,生甘草 4g。上药水煎分服,每日 1 剂。具有温经散寒、活血调经的功效。主治闭经实证,证属寒凝血瘀型者。

加减:若面色暗黄,小腹冷痛较剧,舌质紫暗者,加焦艾叶 10g,熟附子(先煎)10g,淫羊藿 12g。

◎ 名方验方　左归丸加减:熟地黄 9g,怀山药 12g,山茱萸 12g,枸杞子 10g,川牛膝 15g,盐菟丝子(包煎)12g,丹参 12g,红花 5g,生山楂 12g。上药水煎分服,每日 1 剂。具有补肾化瘀的功效。主治闭经虚实夹杂证,证属肾虚血瘀型者。

加减:若见潮热汗出者,加牡丹皮 12g,生黄芪 12g。

◎ 名方验方　加减一阴煎加味:生地黄 12g,熟地黄 12g,炒白芍 12g,知母 12g,麦冬 15g,地骨皮 12g,制首乌 10g,鸡血藤 30g,制女贞子 20g,生甘草 4g。上药水煎分服,每日 1 剂。具有养阴清热化瘀的功效。主治闭经虚实夹杂证,证属阴虚血瘀型者。

加减:如失眠较甚者,加辽五味子 12g;若头目眩晕者,加钩藤(后下)30g,石决明(先煎)12g;若汗出较多者,加北沙参 12g,浮小麦 30g。

◎ 名方验方　当归地黄饮加味:当归 12g,熟地黄 10g,山茱萸 12g,盐杜仲 12g,怀山药 20g,川牛膝 12g,生黄芪 15g,赤丹参 15g,枳壳 12g,赤芍 12g,炙甘草 4g。上药水煎分服,每日 1 剂。具有益气化瘀调冲的功效。主治闭经虚实夹杂证,证属气虚血瘀型者。

加减:易外感者,加紫河车粉(冲服)3g。

◎ 名方验方　启宫丸加减:法半夏 12g,炒香附 12g,炒苍术 10g,炒陈皮 9g,白茯苓 12g,酒川芎 9g,皂角刺 10g,泡参 12g,浙贝母 20g。上药水煎分服,每日 1 剂。具有健脾除湿、化瘀通经的功效。主治闭经虚实夹杂证,证属脾虚痰瘀型者。

加减:湿郁化热者,加竹茹 12g,黄芩 12g,厚朴 12g;畏寒肢冷者,加熟附子(先煎)10g。

◎ 名方验方　逍遥散加减:醋柴胡 12g,当归 12g,白芍 15g,白术 12g,茯苓 12g,枳壳 12g,香附 12g,甘草 4g。上药水煎分服,每日 1 剂。具有健脾、舒肝、解郁的功效。主治闭经虚实夹杂证,证属肝郁脾虚型者。

加减:肝郁化热者,加夏枯草 12g,山栀子 10g;乳胀有块者,加昆布 12g,山慈姑 30g。

◎ 名方验方　调肝汤加减:怀山药 12g,当归 12g,白芍 12g,山茱萸 12g,巴戟天 10g,泽兰 12g,香附 12g,制首乌 12g,郁金 12g。上药水煎分服,每日 1 剂。具有舒肝解郁、补肾化瘀的功效。主治闭经虚实夹杂证,证属肝郁肾虚型者。

加减:有化热之象,症见心烦、口干、小便色黄者,加山栀子 12g,牡丹皮 12g。

◎ 饮食疗法　归芪炖羊肉:羊肉 250g,洗净切块;生姜 65g,切丝;当归和黄芪各 30g,用纱布包好。同放于瓦锅内,加水适量,炖至烂熟,去除药渣,调味后即可服食。每日 1 次,每月连服 5～6 次。具有补气、养血、行血的功效。适用于气血两虚型闭经。

◎ 饮食疗法　姜黄药蛋:鸡蛋 2 枚,煮熟去壳,再入鲜姜黄 21g,同煮 20 分钟即成。弃汤,用黄酒 50ml 送服鸡蛋。每日 1 次,连服 4～5 日。具有行气活血的功效,适用于气滞血瘀型闭经。

◎ 饮食疗法　鳖、猪瘦肉汤:以鳖 1 只,猪瘦肉 100g 共煮汤,调味服食。每天 1 次,每月连服数天。具有滋肾补血之效,适用于肾虚型闭经。

◎ 饮食疗法　鸡血藤煲鸡蛋:鸡血藤 30g,鸡蛋 2 枚,加清水 2 碗同煮,蛋熟后去壳再煮片刻,煮成 1 碗后加白砂糖少许调味即成。饮汤食鸡蛋,每日 1 次。具有活血补血,舒筋活络的功效,适用于血虚型闭经。

◎ 饮食疗法　红花煮黑豆加红糖:红花 5g,黑豆 50g,加水适量,炖汤至黑豆熟透,加入红糖适量溶化即成。食豆饮汤,每日饮服 2 次,每日 1 剂。具有补肾活血的功效,适用于肾虚血瘀型闭经。

◎ 药酒疗法　常春果枸杞子酒:常春果、枸杞子各 200g,同捣破裂,盛于瓶内,注入好酒 1500ml,经浸泡 7 日后即可饮用。每次空腹饮服 1～2 杯,每日 3 次。具有补肾养阴的功效,适用于虚性闭经。

三、痛　经

痛经,是指妇女月经来潮之际或行经前后出现小腹胀满和下腹剧痛等症状的一种疾病。可分原发性和继发性两类。原发者,是指月经初潮时就发生,妇科检查生殖器官并无器质性病变者;继发者,是指因为子宫内膜异位症,急、慢性盆腔炎,子宫狭窄、阻塞等生殖器官发生器质性病变所引起的痛经。

西医学认为,痛经常与生殖器官局部病变、精神因素和神经、内分泌因素有关。其中,生殖器官病变常有子宫内膜异位症、急慢性盆腔器官炎症或子宫颈狭窄阻塞、子宫内膜增厚、子宫前倾或后倾等。

该病在中医学属"经行腹痛""痛经"等病证范畴。多因寒凝血瘀、气机不畅、胞络阻滞或气血两虚,经脉失养而致。

【舌象辨证】

◎ 舌质黯或边有瘀点(彩图 3-9-23),属气滞血瘀。

◎ 舌质淡黯,苔白腻(彩图 3-9-24),属寒湿凝滞。

◎ 舌质红,苔黄腻(彩图 3-9-25),属湿热瘀阻。

◎ 舌质淡,苔薄白(彩图 3-9-26),属气血虚弱。

◎ 舌质淡红,苔薄(彩图 3-9-27),属肝肾亏虚。

【中医疗法】

◎ 名方验方 膈下逐瘀汤:当归 9g,川芎 6g,赤芍 12g,桃仁 10g,红花 9g,枳壳 18g,延胡索 9g,五灵脂 9g,牡丹皮 12g,乌药 9g,香附 15g,炙甘草 6g。上药水煎分服,每日 1 剂。具有理气活血、祛瘀止痛的功效。主治痛经,证属气滞血瘀型者。

加减:肝郁较甚、胸胁乳房胀痛甚者,加醋柴胡 6g,炒青皮(后下)6g,竹叶 12g,以疏肝理气止痛;肝郁化热,症见口干、口苦,月经持续时间长,色黯质稠,舌红苔黄,脉弦数者,加栀子 12g,夏枯草 12g,黄芩 12g,以疏肝清热;若痛经剧烈,伴恶心呕吐,苔厚腻,脉滑,为肝气夹冲犯胃,加竹茹 12g,生姜 6g,法半夏 12g,以平冲降逆止呕;若痛连肛门,兼前阴坠胀者,加醋柴胡 6g,川楝子 12g,熟大黄 9g,以理气行滞止痛;若肝郁伐脾,症见胸闷、食少者,可加炒白术 15g,白茯苓 15g,炒陈皮 6g,以健脾。

◎ 名方验方 温经止痛汤:吴茱萸 3g,小茴香(后下)6g,桂枝 5g,当归 10g,川芎 6g,白芍 12g,干姜 5g,法半夏 10g,炒香附 15g,台乌药 9g,延胡索 10g,炙甘草 6g。上药水煎分服,每日 1 剂。具有温经散寒、化瘀止痛的功效。主治痛经,证属寒凝血瘀型者。

加减:若月经量过少,色瘀黯者,可加桃仁 12g,鸡血藤 30g,以活血通经;若腰痛、身痛甚者,加独活 15g,桑寄生 18g,巴戟天 15g,以补肾气、散寒湿;若气滞偏盛、冷痛作胀者,加台乌药 9g,香附 12g,以温通行气;若虚寒所致痛经,症见经行下腹绵绵作痛,喜暖喜按,月经量少,色淡质稀,畏寒肢冷,腰骶冷痛,面色淡白,舌质淡,脉沉细。治宜温经养血止痛,上方可加肉桂(焗服)1.5g,熟附子(先煎)9g,以加强温经散寒之力;若阳虚内寒,痛甚而厥,症见手足不温,或冷汗淋漓,为寒邪凝闭,阳气失宣之象,可加人参(炖服)15g,熟附子(先煎)12g,焦艾叶 12g,以温经散寒、回阳救逆。

◎ 名方验方 清热调血汤加减:黄芩 12g,龙胆草 10g,佩兰(后下)12g,薏苡仁 30g,茵陈蒿 15g,生蒲黄(包煎)6g,五灵脂 6g,丹参 15g,赤芍 12g,牡丹皮 12g,厚朴 10g,延胡索 12g。上药水煎分服,每日 1 剂。具有清热除湿、化瘀止痛的功效。主治痛经,证属湿热瘀互结型者。

加减:若月经过多,或经期延长者,酌加益母草 18g,血余炭 12g,生地榆、槐花各 15g,以凉血止血;若腰骶胀痛者,可加桑寄生 18g,秦艽 15g,以祛湿通络止痛;若平时带下量多,色黄质稠,气臭者,可酌加生黄柏 15g,忍冬藤 30g,败酱草 20g,以加强清热解毒利湿之力;若热盛而致口干,腹胀痛,大便干结者,可加虎杖 20g,枳实 15g,以泻热存阴。

◎ 名方验方 八珍汤加减:当归 12g,川芎 9g,党参 15g,炒白术 15g,炙黄芪 15g,生姜 9g,大枣 12g,炒白芍 12g,炙甘草 9g,炒香附 12g。上药水煎分服,每日 1

剂。具有益气养血、调经止痛的功效。主治痛经,证属气血虚弱型者。

加减:气虚兼寒,痛喜温熨者,加焦艾叶 12g,台乌药 9g,肉桂(焗服)1.5g,以温经散寒止痛;血虚甚,症见头晕、心悸、失眠者,加阿胶(烊化)12g,鸡血藤 30g,炒酸枣仁 15g,以养血安神;兼肾虚,症见腰膝酸软者,加盐菟丝子(包煎)25g,川续断 12g,盐杜仲 18g,以补益肾气;脾虚气滞,且纳少便溏者,加云木香(后下)9g,砂仁(后下)6g,以行气醒脾。

◎ 名方验方　归肾丸加减:盐杜仲 15g,盐菟丝子(包煎)20g,熟地黄 15g,山茱萸 9g,枸杞子 12g,当归 12g,茯苓 12g,炒白芍 12g,炙甘草 6g,炒香附 12g。上药水煎分服,每日 1 剂。具有滋养肝肾、和营止痛的功效。主治痛经,证属肝肾不足型者。

加减:若伴腰骶酸痛甚,夜尿多者,可加川续断 15g,烫狗脊 15g,炒益智仁 12g,桑螵蛸 15g 等,以补肾强腰;若月经量少者,可酌加川芎 9g,鸡血藤 30g,制女贞子 15g,以养血通经;若兼头晕、心悸不寐者,可加夜交藤 30g,炒酸枣仁 15g,辽五味子 9g,以镇静安神;若兼见心烦少寐、颧红潮热等阴虚内热之象者,可加青蒿(后下)9g,制鳖甲(先煎)20g,地骨皮 15g,以清虚热;若兼畏寒肢冷,腰酸如折,舌质淡,脉沉迟等阳虚见症者,可酌加补骨脂(打碎)15g,熟附子(先煎)9g,淫羊藿 10g,以温补肾阳。

◎ 饮食疗法　黑豆米酒鸡蛋汤:黑豆 60g,鸡蛋 2 枚,米酒 120ml。将黑豆、鸡蛋同煮,蛋熟后去壳再煮,煮至豆熟后加入米酒,食蛋饮汤,每日 1 剂。适用于肝肾亏虚型痛经。

◎ 饮食疗法　当归冰糖膏:当归 100g,冰糖 500g,先将当归浓煎取汁,再与冰糖一起熬成稠膏食用。适用于血虚型痛经。

◎ 饮食疗法　黑豆大枣汤:黑豆 100g,大枣 50g。加水适量,煮成粥状,再加红糖 20g 调服,为 1 剂量。每次月经来潮前 3 日开始服用,每日 1 剂,连服 10 剂为 1 个疗程。适用于气血亏虚,胞宫失养型痛经。

◎ 饮食疗法　二金山楂鸭:郁金 10g,金针菜 9g,山楂 10g,嫩鸭肉(约 500g)半只。先将嫩鸭肉洗净后剁成 5～6 小块,用料酒、精盐、胡椒粉各适量涂擦,然后静置 2 小时;郁金浸软、洗净;把腌浸的鸭肉入锅,上放郁金、金针菜、山楂,并加精盐少量以及清汤,置于旺火上蒸约 90 分钟,鸭肉熟时调味食用,每日 1 剂。适用于湿热型痛经。

◎ 饮食疗法　酒芎鸡蛋汤:川芎 5g,鸡蛋 2 枚,黄酒 20ml。川芎与鸡蛋同煮,蛋熟后去渣及蛋壳,调入黄酒,食蛋饮汤。每日 1 剂,连用 7 日。适用于虚寒型痛经。

四、经前期紧张综合征

经前期紧张综合征是指妇女在行经前(黄体期)反复周期性出现影响日常生活

和工作的躯体、精神以及行为方面改变的综合征,如烦躁易怒、精神紧张、神经过敏、头晕、头痛、失眠、乳房胀痛、浮肿、泄泻、身痛、发热、口舌糜烂、大便下血等症状,严重者影响生活质量,待月经来潮后症状即自然消失。

该病在中医学属"经行头痛""经行乳房胀痛""经行发热""经行身痛""经行泄泻""经行浮肿"等病证范畴。《中医妇科学》将该病称为"月经前后诸证",认为肝、脾、肾功能失调,气血、经络受阻是导致该病发生的重要因素。

【舌象辨证】

◎ 舌质红或紫黯(彩图 3-9-28),属肝郁气滞。

◎ 舌质淡,苔白滑(彩图 3-9-29),属脾肾阳虚。

◎ 舌质淡,苔薄(彩图 3-9-30),属心脾气虚。

◎ 舌质红,苔白(彩图 3-9-31),属瘀血阻滞。

【中医疗法】

◎ 名方验方　柴胡疏肝散加味:醋柴胡 10g,炒枳壳 12g,炒香附 10g,酒川芎 10g,炒白芍 12g,全当归 15g,川楝子 10g,路路通 10g,炒陈皮 6g,炙甘草 6g。上药水煎分服,每日 1 剂。具有疏肝理气、活血通络的功效。主治经行乳胀,证属肝郁气滞型者。

加减:若乳房内有结块者,可加莪术 12g,炮穿山甲(先煎)10g,以散结通络;若口苦口干,头晕心烦,舌边尖红,苔黄者,去川芎,加牡丹皮 10g,栀子 10g,夏枯草 10g,以清热平肝。

◎ 名方验方　参苓白术散:党参 20g,炒白术 15g,茯苓 15g,炒扁豆 15g,莲子肉 15g,怀山药 15g,桔梗 10g,薏苡仁 15g,砂仁(后下)3g,大枣 5 枚。上药水煎分服,每日 1 剂。具有健脾益气,淡渗利水的功效。主治经行泄泻,证属脾虚型者。

加减:若腹痛即泻,泻后痛止,为脾虚肝木乘之,应扶脾抑肝,方用痛泻要方,药取炒陈皮 6g,防风 10g,炒白术 15g,炒白芍 12g。

◎ 名方验方　健固汤合四神丸:人参(炖服)15g,炒白术 15g,白茯苓 15g,薏苡仁 20g,巴戟天 10g,吴茱萸 6g,肉豆蔻 12g,补骨脂(打碎)15g,辽五味子(打碎)10g。上药水煎分服,每日 1 剂。具有温肾健脾、除湿止泻的功效。主治经行泄泻,证属肾虚型者。

◎ 名方验方　八珍汤加减:炙黄芪 30g,潞党参 30g,炒白芍 15g,熟地黄 15g,柏子仁 15g,阿胶(烊化)12g,制何首乌 30g,川芎 9g,当归 15g,茯神 12g。上药水煎分服,每日 1 剂。具有养血益气的功效。主治经行头痛,证属血虚型者。

加减:头晕、头痛甚者,加枸杞子 15g,桑椹子 30g,以益肾生精化血;心悸失眠、多梦者,加百合 15g,麦冬 15g,辽五味子(打碎)9g。

◎ 名方验方　通窍活血汤加减:赤芍 15g,川芎 12g,桃仁 12g,红花 12g,牛膝 15g,荆芥穗(后下)9g,香白芷(后下)12g,白菊花 9g。上药水煎分服,每日 1 剂。

具有活血化瘀、通络止痛的功效。主治经行头痛,证属血瘀型者。

加减:头胀痛,胸胁胀满、口苦心烦者,加炒香附 12g,牡丹皮 12g,山栀子 9g,醋柴胡 9g;痛如锥刺者,加炒地龙 12g,全蝎 9g。

◎ 名方验方　杞菊地黄丸加减:枸杞子 30g,生地黄 15g,山茱萸 15g,桑椹子 30g,牡丹皮 12g,荆芥穗(后下)6g,生龙骨 30g,杭菊花 12g,炒泽泻 9g,炒白芍 15g,生黄芩 9g。上药水煎分服,每日 1 剂。具有养阴清热、柔肝息风的功效。主治经行头痛,证属阴虚肝旺型者。

加减:头晕眩甚者,加钩藤(后下)12g,夏枯草 9g;月经量少者,加阿胶(烊化)12g,当归 15g。

◎ 名方验方　清眩平肝汤:当归 9g,川芎 4.5g,白芍 12g,桑叶 9g,生地黄 12g,杭菊花 9g,黄芩 9g,制女贞子 9g,墨旱莲 9g,川红花 9g,怀牛膝 9g。上药水煎分服,每日 1 剂。主治经前期紧张综合征,证属肝肾阴虚、肝阳亢盛型,症见头晕、头痛(或血压升高)、烦躁者。

加减:热重者,去当归、川芎,加马尾莲 9g;肝阳亢盛者,加龙齿(先煎)50g,以平肝潜阳。

◎ 名方验方　疏肝解郁汤:醋柴胡 10g,当归 9g,茯苓 15g,郁金 15g,夜交藤 15g,全瓜蒌 15g,金铃子 9g,素馨花 5g,丹参 15g。上药水煎分服,每日 1 剂。主治经行头痛。

加减:乳房胀痛不能近衣者,加生麦芽、青皮(后下)、王不留行;口干口苦、情绪不宁、心烦易怒、舌质红、脉弦数者,加牡丹皮、山栀子,以清热平肝;经前头痛明显者,加石决明(先煎)、钩藤(后下)、珍珠母(先煎),以平肝镇痛;心神不宁者,加北五味子(打碎)、大枣、炒酸枣仁、生牡蛎(先煎)、柏子仁,以宁心安神。

◎ 饮食疗法　橘皮粳米粥:橘皮 20g,粳米 100g。将橘皮先煎取汁去渣,后加入粳米煮粥饮服,每日 1 剂。适用于经行乳胀、情志异常者。

◎ 饮食疗法　参枣糯米饭:党参 25g,大枣 50g,糯米 250g,白糖 100g。党参、大枣同煮取汁 50g,将大枣放于碗底,上放糯米蒸成饭,熟后加白糖搅匀后服食。适用于经行泄泻、浮肿者。

◎ 饮食疗法　橘叶山药白芍露:橘叶 30g,怀山药 30g,白芍 15g,白砂糖 30g。将橘叶、白芍放入锅内,加水适量,煎汤去渣备用。温水浸泡怀山药 1 小时,放入搅拌机中搅拌成湿粉状,与橘叶、白芍汤同放入锅内加入白砂糖煮沸后即可食用。适用于经行情志异常、乳房胀痛者。

◎ 饮食疗法　清蒸三斑鱼:三斑鱼 250g,去除内脏,洗净沥干水分,放入生姜、陈皮,加适量生油,隔水蒸 10 分钟,倒去鱼汁,烧热油锅,稍爆生姜丝,将热油淋上鱼面,倒入美极酱油,即可服食。适用于经前期紧张综合征,证属肝肾阴虚型者。

◎ 药茶疗法　郁金马蹄茅根饮:郁金 12g,马蹄 60g,白茅根 30g,冰糖 30g。将

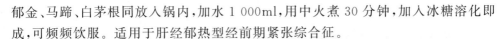

郁金、马蹄、白茅根同放入锅内,加水 1 000ml,用中火煮 30 分钟,加入冰糖溶化即成,可频频饮服。适用于肝经郁热型经前期紧张综合征。

◎ 药茶疗法　砂仁山楂茶:春砂仁 9g,素馨花 6g,山楂 15g,白砂糖 30g。素馨花、山楂洗净后放入锅内,加水 1000ml,煮沸 15 分钟,后下春砂仁;加入冰糖溶化即成,可分次当茶水饮服。适用于经行乳房胀痛、经行头痛等。

◎ 贴敷疗法　丁香胡椒末:丁香、胡椒各等份,共研细末,以水调和制成小饼,贴敷于脐部,24 小时更换 1 次,连续 3～4 次。具有温阳化湿的功效。主治脾肾两虚型经行泄泻。

五、围绝经期综合征

一般妇女在 45～55 岁之间,卵巢功能逐渐衰退直至完全消失,即从生殖年龄过渡到失去生殖功能的时期,这一段过渡时期称为围绝经期。在围绝经期中,月经自然停止来潮,称为绝经。部分妇女在自然绝经前后或因其他原因丧失了卵巢的功能以后,出现一系列以自主神经功能失调为主的综合征,称为围绝经期综合征。临床主要表现为:病初起出现月经紊乱,时多时少,时有时无,最后完全绝经;自觉头晕耳鸣,潮热出汗,烦躁易怒,精神疲惫,心悸失眠,血压波动,乳腺萎缩,皮肤粗糙,四肢麻木,外阴瘙痒,甚至情志失常等;部分患者还伴见尿频、尿急、食欲缺乏等症状。

妇女进入围绝经期后,卵巢功能开始衰退,雌激素的分泌逐渐减少,当减少到不能刺激子宫内膜时,月经停止来潮,逐渐进入围绝经期。在卵巢分泌激素逐渐减少的同时,正常下丘脑、脑垂体和卵巢之间的平衡关系发生了改变,因而产生了下丘脑和脑垂体功能亢进的现象,表现为促性腺激素分泌增多,以及自主神经功能紊乱,从而产生围绝经期综合征。围绝经期综合征症状的发生与程度的轻重,除与上述因素有密切关系外,还与个人的体质、健康状况,社会、家庭的外部环境,患者本人的精神、神经因素密切相关。

本病在中医学属"绝经前后诸证""脏躁"等病证范畴,乃由肾阴不足,阳失潜藏或肾阳虚衰,经脉失养所引发。

【舌象辨证】

◎ 舌质红,苔少或无(彩图 3-9-32),属肝肾阴虚。

◎ 舌质淡,舌边或有齿痕纹,苔薄白(彩图 3-9-33),属脾肾阳虚。

◎ 舌质紫黯,舌面或有瘀点、瘀斑,苔薄白(彩图 3-9-34),属肾虚夹瘀。

【中医疗法】

◎ 名方验方　清热固经汤加减:黄芩 12g,生地黄 15g,麦冬 12g,地骨皮 15g,地榆 12g,阿胶(烊化)12g,陈棕炭 6g,牡蛎(先煎)20g,炙龟甲(先煎)12g,茜草根 15g。上药水煎分服,每日 1 剂。具有滋肾养阴、清热止血的功效。主治围绝经期月经失调,证属阴虚内热型者。

加减:出血量多如崩者,加紫珠草 30g,乌贼骨 10g,以增强止血之功;病久血不止,气血亏耗,症见面色苍白,气短倦卧,头晕心悸,血色淡而质清者,可加炙黄芪 15g,土炒白术 12g,制何首乌 15g,以补脾益气、收敛止血;若进一步出现烦躁,口渴,血色淡暗,防止成为气阴两虚之证,宜重加太子参 20g,玄参 20g,麦冬和生地黄加至各 30g,以固气填阴、扶正补血。

◎ 名方验方　补肾固血汤加减:党参 15g,炒白术 12g,鹿角霜(先煎)9g,盐菟丝子(包煎)20g,补骨脂(打碎)9g,川续断 12g,阿胶(烊化)15g,盐杜仲 20g,血余炭 10g。上药水煎分服,每日 1 剂。具有温肾助阳,益气止血的功效。主治围绝经期月经失调,证属肾阳虚型者。

加减:若面浮肢肿者,加茯苓 30g,猪苓 20g,炒泽泻 15g,以健脾利湿;若小便频数者,可加炒益智仁 15g,覆盆子 15g,以温阳固涩;若阴道流血淋漓不止者,加焦艾叶 15g,炮姜 10g,以加强温经止血之功。

◎ 名方验方　补肾逐瘀汤:盐杜仲 15g,川续断 12g,熟地黄 12g,田七末(冲服)1.5g,制没药 6g,五灵脂 6g,阿胶(烊化)12g。上药水煎分服,每日 1 剂。具有补肾逐瘀止血的功效。主治围绝经期月经失调,证属肾虚夹瘀型者。

加减:若血块多,加血余炭 15g,以加强化瘀止血之功;若下腹刺痛,痛有定处,加炒川楝子 9g,制延胡索 9g,以行气化瘀止痛;若兼气郁而见胸胁胀痛,加郁金 12g,香附 9g,以行气解郁。

◎ 名方验方　一贯煎加减:北沙参 15g,麦冬 12g,当归 9g,熟地黄 15g,枸杞子 10g,炒川楝子 9g,制何首乌 15g,桑椹子 15g。上药水煎分服,每日 1 剂。具有滋养肝肾的功效。主治围绝经期血管舒缩功能失调,证属肝肾阴虚型者。

◎ 名方验方　二仙汤:仙茅 9g,淫羊藿 9g,巴戟天 9g,当归 9g,知母 9g,黄柏 9g。上药水煎分服,每日 1 剂。具有阴阳双补的功效。主治围绝经期血管舒缩功能失调,证属肾阴阳俱虚型者。

加减:如肾阴偏虚而见腰酸、耳鸣、潮热者,加山茱萸 9g,熟地黄 12g,以滋补肾阴;如肾阳偏虚而见畏寒肢冷、带下清稀者,加盐杜仲 12g,鹿角霜(先煎)12g,以温补肾阳;如阳气偏亢而见头痛剧烈,夜卧不寐者,加石决明(先煎)20g,制龟甲(先煎)15g,以平肝潜阳。

◎ 名方验方　知柏地黄汤加减:熟地黄 15g,山茱萸 12g,牡丹皮 9g,知母 9g,泽泻 9g,山药 9g,黄柏 9g,生龙齿(先煎)30g。上药水煎分服,每日 1 剂。具有滋肾养阴、平肝潜阳的功效。主治围绝经期精神、神经及心血管症状,证属阴虚肝旺型者。

加减:如腰酸耳鸣,带下量多,加盐杜仲 12g,金樱子 15g,以补肾止带;如心悸失眠,多梦者,加炒酸枣仁 15g,柏子仁 15g,制女贞子 20g,以养阴安神;如虚火甚者,可加地骨皮 12g,制龟甲(先煎)15g,以育阴潜阳;若胁痛口苦,加炒金铃子 9g,

以疏达肝气、清热止痛；眩晕、头痛甚者，酌加天麻（后下）12g，刺蒺藜 12g，怀牛膝 9g，以平肝息风、引血下行、缓上部之急。

◎ 名方验方　黄连阿胶汤：黄连 9g，炒白芍 12g，阿胶（烊化）15g，黄芩 6g，鸡子黄 2 枚。前 3 味水煎，加阿胶溶化，再下鸡子黄，微煮，分 2 次服用，每日 1 剂。具有滋阴降火、宁心安神的功效。主治围绝经期精神、神经及心血管症状，证属心肾不交型者。

加减：若见潮热盗汗，情志异常，悲伤欲哭者，加百合 12g，浮小麦 30g，炙甘草 6g，大枣 15g，以养阴安神；若严重失眠，坐卧不宁者，加龙骨、牡蛎（均先煎）各 20g；频作呵欠者，可加北五味子（打碎）12g，北沙参 15g；若心火过亢而见口舌糜烂，心烦不寐者，加竹叶心 9g，生地黄 15g，木通 9g，以清降心火。

◎ 名方验方　百合地黄汤：百合 24g，生地黄 18g。上药水煎分服，每日 2 剂。具有滋阴降火宁神的功效。主治围绝经期精神、神经及心血管症状，证属阴虚火旺型者。

加减：若热甚心烦者，加栀子 10g，夜交藤 15g，以清心除烦；若见大便燥结数日不解者，加生大黄（后下）9g，枳实 12g，以通便泻热。

◎ 名方验方　六味地黄汤加味：熟地黄 15g，怀山药 12g，山茱萸 12g，泽泻 12g，茯苓 9g，牡丹皮 12g，制女贞子 20g，鸡血藤 15g，盐杜仲 9g。上药水煎分服，每日 1～2 剂。具有滋养肝肾，填精益髓的功效。主治围绝经期骨及关节症状，证属肝肾不足型者。

加减：如腰背疼痛明显者，加桑寄生 15g，狗脊 9g；盗汗自汗者，加生龙骨、牡蛎各（均先煎）30g；下肢沉重者，加防己 12g；肌肉拘挛者，加炒白芍 15g，鸡血藤 20g；睡眠不佳者，加炒酸枣仁 30g，辽五味子（打碎）12g，以镇静安神。

◎ 名方验方　右归九合四君子汤加减：熟地黄 15g，山茱萸 9g，枸杞子 12g，鹿角胶（烊化）10g，盐菟丝子（包煎）20g，盐杜仲 12g，党参 15g，炒白术 15g，肉桂（焗服）1g，制附子（先煎）9g。上药水煎分服，每日 1 剂。具有温肾健脾、强筋壮骨的功效。主治围绝经期骨及关节症状，证属脾肾阳虚型者。

加减：如上肢疼痛明显者，加姜黄 9g，北细辛 6g；下肢痛甚者，加川牛膝 15g，防己 12g；关节僵硬，屈伸不利者，加白僵蚕 12g，乌梢蛇 15g，狗脊 12g；虚寒而见浮肿，便溏者，加炮姜 9g，苍术 15g；食少体倦，食后腹胀者，加春砂仁（后下）6g，陈皮 9g，干姜 9g，以温中理气驱寒；皮肤暗黑者，加当归 12g，川芎 9g，以活血化瘀。

◎ 名方验方　麦味地黄汤：熟地黄 15g，山药 12g，山茱萸 9g，茯苓 10g，泽泻 9g，牡丹皮 9g，麦冬 20g，辽五味子（打碎）15g。上药水煎分服，每日 1 剂。具有滋肾养肺的功效。主治围绝经期皮肤症状，证属肺肾阴虚型者。

加减：若皮肤瘙痒，夜晚尤甚，或见脱屑，甚或皲裂者，可加制首乌 15g，紫荆皮 9g，白鲜皮 12g；若出现气短、神疲、舌色较淡、少苔或光剥无苔、脉虚无力者，常是气阴两虚之证，宜在方中重用固气填阴之品，如西洋参（炖服）9g，制女贞子 20g。

◎ 名方验方　杞菊地黄汤加减:枸杞子 12g,白菊花 6g,熟地黄 15g,怀山药 12g,制何首乌 15g,茯苓 9g,白芍 25g,胡麻仁(打碎)30g,防风 9g。上药水煎分服,每日 1~2 剂。具有滋肾益阴、养血润燥、祛风止痒的功效。主治围绝经期皮肤症状,证属阴虚血燥型者。

加减:若肠枯失润致大便干燥甚者,可重用柏子仁 20g,当归 12g,以润燥通便。

◎ 名方验方　左归丸加减:熟地黄 20g,山药 12g,白芍 20g,山茱萸 9g,川牛膝 9g,盐菟丝子(包煎)15g,泽泻 12g,龟甲胶(烊化)12g,芦根 9g。上药水煎分服,每日 1 剂。具有滋阴生精、缓急止痛的功效。主治围绝经期生殖、泌尿系统症状,证属阴虚精亏型者。

加减:如兼虚热而见潮热,月经过多者,宜去川牛膝,加地骨皮 12g,阿胶(烊化)15g,制女贞子 15g,墨旱莲 15g,以清热除烦止血;如心悸、失眠多梦者,加夜交藤 15g,辽五味子(打碎)12g,炒酸枣仁 20g,以养心安神;若阴部疼痛,带下量多,色黄如脓,质稠臭秽者,去熟地黄、盐菟丝子、龟甲胶,加龙胆草 15g,黄柏 12g,关木通 12g,以清热除湿止痛。

◎ 名方验方　金锁固精丸:炒沙苑子(包煎)15g,芡实 15g,莲须 12g,龙骨(先煎)20g,牡蛎(先煎)20g,莲子肉 10g。上药水煎分服,每日 1 剂。具有补肾固涩的功效。主治围绝经期生殖、泌尿系统症状,证属肾气不固型者。

加减:若小便频数不禁者,可加覆盆子 12g,桑螵蛸 10g,鹿角霜(先煎)15g,以益气补肾,固精涩小便;如下肢乏力,腰酸脊痛者,加盐杜仲 15g,川续断 12g,补骨脂(打碎)9g,以壮腰;如肾阴虚有火,症见五心烦热,口干失眠,头晕目眩者,可加知母 10g,黄柏 12g,以滋阴降火。

◎ 名方验方　健脾宁心汤:炒党参、炒白术、炒白芍、刺蒺藜各 9g,茯苓 12g,炙远志、醋柴胡各 4.5g,夜交藤、大枣各 15g,怀小麦 30g,炙甘草 3g。上药水煎,分 2 次服用,每日 1 剂。适用于围绝经期综合征,证属心脾两虚型者。

◎ 名方验方　清心平肝汤:黄连 3g,麦冬 9g,白芍 9g,白薇 9g,丹参 9g,龙骨(先煎)15g,炒枣仁 9g。上药水煎,分 2 次温服,每日 1 剂。适用于围绝经期综合征,证属心肝火旺型,症见烘热汗出,心烦易怒,口干失眠,心悸心慌者。

◎ 饮食疗法　清蒸枸杞甲鱼:甲鱼 1 只,枸杞子 15g。先将甲鱼去内脏洗净,再将枸杞子放入甲鱼腹内,加葱、姜、蒜、盐、糖等调料少许,放锅上清蒸,待熟后食肉饮汤。具有滋补肝肾的功效。用治围绝经期综合征,证属肝肾亏损、阴虚内热、虚劳骨蒸等,可作为补虚食疗之品。

◎ 饮食疗法　枸杞青笋炒肉丝:枸杞子 30g,瘦精肉 100g,青笋 30g,猪油、食盐、味精、酱油、淀粉各适量。先将肉、笋切成丝,枸杞子洗净,将锅烘热,放入猪油烧热,投入肉丝和青笋爆炒至熟,再放入其他配料即可,1 日 1 料。用治围绝经期综合征,证属肝肾阴虚型,症见头晕耳鸣、胸膈烦热、小便不利者。

◎ **饮食疗法**　燕窝冰糖汤:燕窝 3g,冰糖 30g。燕窝放入盅内,用 50℃温水浸泡至燕窝松软,出盆沥干水分,撕成细条,放入干净的碗中待用。锅中加入清水约 250ml,下冰糖,置文火上烧开熔化,撇去浮沫,用纱布滤除杂质,倒入净锅中,下燕窝,再置文火上加热后,倒入碗中即可服食。每日 1 剂。具有生津养血的功效。用治精血不足所致的口干咽燥、头晕眼花诸症。

◎ **饮食疗法**　桑椹冰糖糯米粥:新鲜紫桑椹 30g,糯米 50g,冰糖适量。将桑椹与糯米同时入锅,加水 1 000ml 煮粥,待粥熟后,加入冰糖适量,早晨空腹时,温热服食,每日 1 剂。适用于围绝经期综合征,证属肝肾阴虚型者。

◎ **饮食疗法**　萸肉白糖糯米粥:山茱萸 15g,糯米 50g,白糖适量。以上 3 味同入砂锅内,加水适量,用文火熬至浓稠即成,调味食用。每晨空腹服下 1 剂,连服 10 日为 1 个疗程。适用于围绝经期综合征,证属肾阴虚型者。

◎ **饮食疗法**　莲子百合米粥:大米、糯米各 30g,莲子肉 50g,百合 100g。将米淘净,莲子去心,置于炖锅内,加水 1 000ml,用文火熬粥。食时加白糖适量,糖尿病患者因忌糖者可不加,分 2 次服完,7 日为 1 个疗程,也可再加入芡实、红枣同炖。适用于围绝经期综合征,证属肾阴虚型者。

◎ **饮食疗法**　猪蹄黄豆鸡蛋汤:猪蹄 2 只,黄豆 100g,鸡蛋 1 枚。先将黄豆用水泡涨滤起,将猪蹄刮洗干净,再加水同炖至猪蹄和黄豆酥烂,打入鸡蛋 1 枚,煮熟,连汤服食,2 日服完,每周 1 次。适用于围绝经期综合征,证属肾阴虚型者。

◎ **饮食疗法**　枣仁羊肉粳米粥:炒枣仁(捣碎)30g,粳米 50g,羊肉 60g。将炒枣仁用纱布袋包扎,羊肉切片,与粳米同时入锅,加水 1 000ml 煮粥。粥熟后去掉纱布袋,再加红糖适量,睡前温服,每日 1 剂。适用于围绝经期综合征,证属肾阴阳俱虚型者。

◎ **饮食疗法**　羊肉炖栗子枸杞:羊肉 60g,栗子 18g,枸杞子 15g。将羊肉洗净切块,加水 2 000ml,用武火煮开后,用文火煮至半熟时加入去壳栗子、枸杞子再煎 20 分钟,加佐料服食,每晚 1 次,每日 1 剂,连服 1 个月。适用于围绝经期综合征,证属肾阳虚型者。

◎ **饮食疗法**　二仙烧羊肉:仙茅 15g,淫羊藿 15g,羊肉 250g,生姜 15g,精盐、食油、味精各少许。先将羊肉切片,放于砂锅内,加清水适量,再将仙茅、淫羊藿、生姜用纱布裹好,放入锅中。用文火将羊肉炖熟即成。食时去药包,食肉饮汤。具有温阳散寒、健脾益气的功效,适用于围绝经期综合征,证属下焦虚寒者。

◎ **药酒疗法**　薏苡仁酒:薏苡仁粉 100g,甜酒或其他酒 360ml,将薏苡仁粉加甜酒或其他酒,装瓶充分混匀,每日早晚各服 20g。适用于围绝经期多汗等自主神经系统功能失衡者。

◎ **敷脐疗法**　地黄萸肉泽苓末:熟地黄 30g,山茱萸、生地黄各 20g,茯苓、泽泻各 25g,牡丹皮、夜交藤各 15g,川续断、补骨脂、桑寄生各 10g。上药共研细末,黄酒适量调成糊膏状,敷于脐部,妥善固定。2日换药1次,10日为1个疗程。

六、盆 腔 炎

女性内生殖器及其周围的结缔组织、盆腔腹膜发生炎症,统称为盆腔炎。炎症可局限于一个部位,也可以几个部位同时发生。临床上可分急性、慢性、结核性等多种。

急性盆腔炎的病原体(一般为化脓性细菌),可借分娩或流产所造成的裂伤及胎盘的剥离面,经期子宫内膜的脱落面,以及生殖器手术的创面侵入内生殖器;少数患者也可由邻近器官的炎症直接蔓延;或由身体其他部位的感染病灶经血液循环传播而来。慢性盆腔炎则常由急性盆腔炎治疗未彻底,或患者体质较差,病程迁延所致。结核性盆腔炎则由结核杆菌所引起。

本病根据其主证的不同,分别属中医学的"痛经""月经不调""带下病""产后发热""癥瘕"等病证范畴。

【舌象辨证】

● 急性盆腔炎

◎ 舌质红,苔干黄或黄厚腻(彩图3-9-35),属热毒炽盛。

◎ 舌质偏红,苔黄厚腻(彩图3-9-36),属湿热下注。

◎ 舌质黯红,或有瘀点、瘀斑,苔薄黄腻(彩图3-9-37),属瘀热互结。

● 慢性盆腔炎

◎ 舌质黯红,或有瘀点、瘀斑,苔薄白(彩图3-9-38),属气滞血瘀。

◎ 舌质黯红,或有瘀点、瘀斑,苔白腻(彩图3-9-39),属湿瘀互结。

◎ 舌质淡,苔薄白(彩图3-9-40),属肾阳虚。

◎ 舌质淡或淡红,舌边有齿痕纹,苔薄白(彩图3-9-41),属肾虚肝郁。

【中医疗法】

◎ 名方验方　五味消毒饮合小承气汤加减:金银花15g,蒲公英20g,黄柏12g,大黄(后下)10g,姜厚朴15g,炒枳实15g,败酱草30g,虎杖根15g,赤芍药15g,牡丹皮15g。上药水煎分服,每日1~2剂。具有清热解毒利湿的功效。主治盆腔炎,证属热毒壅盛型者。

加减:热盛者,加黄芩12g,连翘15g,以清热解毒;夹湿者,加薏苡仁30g,泽泻15g,车前子(包煎)15g,以利湿;下腹痛甚者,加炒香附12g,云木香9g,制延胡索12g,以理气止痛。

◎ 名方验方　止带方加减:赤芍药15g,牡丹皮15g,紫丹参15g,车前子(包煎)15g,盐泽泻15g,山栀子10g,败酱草20g,忍冬藤20g,生大黄(后下)10g,炒枳壳12g。上药水煎分服,每日1剂。具有清热利湿,活血化瘀的功效。主治盆腔炎,证属湿热瘀结型者。

加减:热盛者,加黄芩12g,黄柏12g,以清热;下腹痛甚者,加炒香附12g,制延胡索 12g,以理气止痛;妇科检查有炎症包块者,加京三棱 10g,温莪术 10g,以活血消癥。

◎ 名方验方　盆腔炎方加减:当归 12g,赤芍 15g,牡丹皮 12g,丹参 20g,香附 12g,云木香(后下)9g,枳壳 12g,车前子(包煎)15g,败酱草 15g,毛冬青 15g。上药水煎分服,每日 1 剂。具有活血化瘀、理气止痛的功效。主治盆腔炎,证属气滞血瘀型者。

加减:下腹痛较甚者,加制延胡索 12g,台乌药 12g,以理气止痛;寒瘀小腹冷痛者,加桂枝 10g,小茴香(包煎)6g,以温经散寒;湿盛带下量多者,加绵萆薢 15g,薏苡仁 30g,泽泻 15g,以清热利湿。

◎ 名方验方　少腹逐瘀汤加减:嫩桂枝 10g,小茴香(包煎)6g,当归尾 15g,酒川芎 10g,赤芍药 12g,紫丹参 15g,白茯苓 20g,生白术 5g,台乌药 12g,延胡索 12g。上药水煎分服,每日 1 剂。具有散寒除湿、活血化瘀的功效。主治盆腔炎,证属寒湿凝滞型者。

加减:湿重带下量多者,加绵萆薢 15g,薏苡仁 20g,以利湿;兼脾虚,症见神疲乏力者,加党参 15g,黄芪 15g,以健脾益气;兼肾虚,症见腰骶酸痛者,加川续断 15g,桑寄生 15g,以温补肾气;腹痛甚者,加败酱草 15g,毛冬青 20g,以清热利湿、活血化瘀。

◎ 名方验方　完带汤合盆腔炎方加减:紫丹参 15g,赤芍药 12g,当归尾 12g,白茯苓 20g,生白术 12g,潞党参 15g,温郁金 15g,炒香附 12g,车前子(包煎)15g,炒苍术 10g,炙甘草 6g。上药水煎分服,每日 1 剂。具有健脾化湿、活血化瘀的功效。主治盆腔炎,证属脾虚湿瘀互结型者。

加减:体虚较为明显者,加炙黄芪 15g,以加强补气健脾;下腹痛较甚者,加制延胡索 12g,败酱草 20g,以理气化湿镇痛;湿盛者,加薏苡仁 30g,绵萆薢 15g,以加强利湿。

◎ 名方验方　内补丸加减:熟附子(先煎)9g,肉桂(焗服)1.5g,补骨脂(打碎)15g,淫羊藿 12g,盐菟丝子(包煎)15g,生黄芪 20g,生白术 15g,白茯苓 20g,全当归 15g,桑螵蛸 9g。上药水煎分服,每日 1 剂。具有温肾培元、固涩止带的功效。主治盆腔炎,证属肾阳虚型者。

加减:夹瘀少腹痛较甚者,加赤芍药 15g,紫丹参 20g,败酱草 20g,以活血清热;兼脾虚者,加潞党参 15g,炒扁豆 20g,以健脾;夹湿者,加薏苡仁 30g,绵萆薢 15g,以清热利湿。

◎ 名方验方　银甲汤:金银花、连翘、升麻各 15g,红藤、蒲公英、生鳖甲(先煎)各 24g,紫花地丁 30g,生蒲黄(包煎)、椿根皮、大青叶、琥珀末(冲服)、桔梗各 12g,茵陈蒿 13g。上药水煎分服,每日 1 剂;亦可改成丸剂(上药共为细末,炼蜜为丸),每服 3 丸,每日 3 次。主治带下病,证属湿热蕴结下焦型,症见黄白带、赤白带(相当于现代医学的盆腔炎、子宫内膜炎、子宫颈炎等疾病）。

◎ 名方验方　蒿蒲解毒汤:青蒿(后下)、牡丹皮、黄柏各 12g,蒲公英 30g,白薇、丹参、连翘各 20g,赤芍、桃仁各 15g,炒青皮(后下)、川楝子各 10g。上药水煎,复渣再煎,多次分服,每日 1～2 剂。主治急性盆腔炎,症见壮热,恶寒,小腹灼热,腹痛拒按,尿黄便秘,带下增多,色黄质稠而臭秽者。

加减:大便秘结不通者,加生大黄(后下)12g;恶心呕吐不欲食者,加鲜竹茹 15g,藿香 10g;小便刺痛者,加六一散 20g。

◎ 名方验方　清热解毒汤:金银花、连翘、蒲公英、紫花地丁各 15g,黄芩、车前子(包煎)、牡丹皮、地骨皮各 9g,瞿麦、萹蓄各 12g,冬瓜子 30g,赤芍 6g。上药水煎分服,每日 1 剂。主治急、慢性盆腔炎,证属湿热毒盛型者。

◎ 名方验方　银翘红酱解毒汤:金银花 30g,连翘 30g,红藤 30g,败酱草 30g,薏苡仁 12g,牡丹皮 9g,山栀子 12g,赤芍 12g,桃仁 12g,延胡索 9g,川楝子 9g,制乳香、制没药各 4.5g。上药水煎 2～3 次,每 6 小时服 1 次,每日 2 剂。适用于急性盆腔炎,证属热毒壅盛型者。

◎ 名方验方　清宫饮:金银花、连翘、蒲公英、薏苡仁各 20g,生甘草、黄柏、滑石粉、牡丹皮、苍术、茯苓、车前子(包煎)各 15g,龙胆草 10g。上药水煎分服,每日 1 剂。适用于盆腔炎,证属热毒壅盛型及湿热瘀结型者。

◎ 名方验方　月季花根煎:月季花根 15g(最好是鲜的 30g),洗净切碎,水煎分服,每日 1 剂。适用于慢性盆腔炎,湿性白带者。

◎ 名方验方　白果山药汤:煨白果 10g,怀山药 15g。上药水煎,早晚分服,每日 1 剂。适用于慢性盆腔炎,证属脾虚型者。

◎ 名方验方　愈盆饮:当归 9g,香附 9g,益母草 12g。上药水煎分服,每日 1 剂。适用于慢性盆腔炎,证属气滞血瘀型者。

◎ 饮食疗法　大黄鸡蛋煎:生大黄 15g,鸡蛋 5 枚。生大黄研细末,分成 5 小包。鸡蛋外壳敲 1 个洞,去蛋清适量,装入生大黄末 3g,煮熟服用。每次月经净后每晚临睡前服 1 枚药蛋,连服 5 枚为 1 个疗程。适用于盆腔炎,证属瘀阻型者。

◎ 饮食疗法　公英地丁当归红糖汤:蒲公英 15g,紫花地丁 15g,当归 6g,红糖适量。将前 3 味药同入锅内,煎煮去渣取药汁,加入红糖适量煮沸,分 2 次服用,每日 1 剂,5～7 日为 1 个疗程。具有清热解毒、活血消炎的功效。适用于盆腔炎,证属湿热瘀结型者。

◎ 饮食疗法　薏仁白术大米白糖粥:生薏苡仁 30g,生白术 10g,大米 50g,白糖适量。先将白术用干净纱布包好,与薏苡仁、大米同放入锅内,煮至粥熟去除药包,调入白糖适量服食,隔日 1 次,5～7 次为 1 个疗程。适用于盆腔炎。

◎ 饮食疗法　归芎榆糖煎:当归 12g,川芎 12g,生地榆 10g,红糖 20g。将前 3 味药入锅煎煮 20 分钟,去渣取汁调入红糖煮沸后即可。分 2～3 次饮服,每日 1

剂,连服5~7日为1个疗程。具有活血凉血的功效。适用于慢性盆腔炎,证属气滞血瘀、瘀热内阻型者。

◎ **饮食疗法**　术膝陈皮大米粥:苍术10g,牛膝10g,陈皮6g,大米100g。先将前3味中药煎煮去渣取药汁,放入大米煮粥熟,服时可调入白糖适量,分2次服用,每日1剂,连服5~7日为1个疗程。具有燥湿化痰、理气通络的功效。适用于慢性盆腔炎,证属痰湿阻络型者。

◎ **饮食疗法**　胆芩双花冰糖汤:龙胆草15g,黄芩6g,金银花20g,冰糖适量。前3味药煎煮去渣取药汁,调入冰糖适量后,分2~3次服用,连服2~5日为1个疗程。具有清热解毒的功效。适用于急慢性盆腔炎,证属湿热型者。

◎ **饮食疗法**　杏薏煮猪小肚:银杏果(白果)20粒,生薏苡仁30g,猪小肚(猪膀胱)2个。银杏果去除外壳,洗净,生薏苡仁去杂质后洗净,猪小肚洗净。上3味放砂锅内加清水5小碗,用武火煮沸后,再用文火熬至2小碗,食盐调味,饮汤食银杏果、薏苡仁、猪小肚。具有健脾化湿的功效,适用于慢性盆腔炎,证属脾虚型者。

◎ **饮食疗法**　马齿苋汁炖鸡蛋:鲜马齿苋200g,鸡蛋1枚,白糖适量。马齿苋洗净,去根,用冷开水浸洗片刻,搅烂取汁;鸡蛋打破,加白糖及鲜马苋汁搅匀,隔水炖熟即可服用,每日1剂。具有清热利湿止带的功效,适用于急、慢性盆腔炎,证属湿热下注型者。

◎ **饮食疗法**　仙樱煮猪蹄:仙茅15g,金樱子肉20g,猪蹄1只。猪蹄去毛洗净,斩成小块备用。仙茅、金樱子肉洗净,与猪蹄同放入砂锅内,加水6碗,用武火煮沸后,再用文火熬至2碗,加食盐适量调味成汤,饮汤食猪蹄。具有固肾涩精止带的功效,适用于慢性盆腔炎,证属肾阳虚型者。

◎ **中药灌肠疗法**　红藤败酱灌肠汤:红藤30g,败酱草30g,蒲公英30g,鸭跖草30g,紫花地丁30g。上药加水适量煎汤至100ml,用14号导尿管或小儿肛管,插入肛门15cm以上处,用30分钟灌肠完毕,灌完后卧床30分钟,每日做保留灌肠1次。适用于盆腔炎各证型。

注意:妇女经期暂停。

◎ **中药灌肠疗法**　清热化瘀灌肠方:红藤15g,败酱草15g,鱼腥草15g,蒲公英15g,炙乳香6g,炙没药6g,三棱5g,莪术5g,牡丹皮3g。上药加水浓煎至100ml,做保留灌肠,每日1次。主治急、慢性盆腔炎。

◎ **中药贴敷疗法**　盆腔炎外敷膏:当归、白芍、红花各500g,生地黄、益母草各240g,川芎、牛膝、牡丹皮、桂枝、黄柏、黄芩、刘寄奴、生蒲黄、桃仁各120g,郁金、艾叶、炙乳香、炙没药、血竭各90g,冰片45g,香油5 000g,广丹3 500g,除乳、没、竭、冰、广丹外,其余药物放入香油内浸泡2小时,置火上煎熬、炸枯后,滤渣,再加入乳香、没药、血竭、冰片,溶化再滤,在锅内煎熬,滴水成珠时加入广丹。嘱患者取平卧位,用温水擦净小腹部(将药膏加温化开),先涂香油,再将药膏趁热敷上(以不烫伤皮肤为度),凉后再换上热药膏,反复 4 次(约 1 小时),热敷后再用 1 张药膏留贴腹部。1 日贴 1 次,10 次为 1 个疗程。适用于慢性盆腔炎各证型。

◎ **热敷疗法** 炒大青盐或醋拌坎离砂:炒大青盐 500g 或醋拌坎离砂 500g,用布包后敷于下腹部。适用于急、慢性盆腔炎。

七、乳腺增生病

乳腺增生病,又称"慢性囊性乳腺病",简称"慢性乳腺病",俗称"乳房小叶增生病"。是指乳腺间质或小叶实质发生非炎症性的、散在的、结节样良性增生病变,常见于 25~40 岁左右的妇女。一般来讲,青春期多为乳房小叶增生,哺乳后期多为乳腺导管增生,围绝经期多为乳房囊性增生。

发病原因目前尚未完全明确,可能与卵巢功能失调,黄体素分泌减少,雌激素相对增多,两者间造成不平衡等有关。主要的病理改变为乳腺管和腺泡的囊性扩张、上皮增生。有人认为少数者可发生恶变,故把它看成是癌前期病变,临床应予高度警惕。

本病在中医学属"乳癖"等病证范畴。

【舌象辨证】

◎ 舌质淡,苔薄白(彩图 3-9-42),属肝郁气结或肝肾阴虚。

◎ 舌质淡,舌体胖嫩,苔白腻(彩图 3-9-43),属痰浊凝结。

【中医疗法】

◎ **名方验方** 老鹳草汤:老鹳草 30~60g,水煎分服,每日 1 剂,1~2 个月为 1 个疗程。具有祛风通络、清热利湿、活血的功效。主治乳腺增生病。

◎ **名方验方** 柴胡疏肝散加减:醋柴胡 9g,炒青皮(后下)10g,炒陈皮 9g,炒香附 9g,制延胡索 12g,炒川楝子 12g,白茯苓 12g,炒白芍 12g,温郁金 12g,海藻 12g,莪术 12g,益母草 15g。上药水煎分服,每日 1 剂。具有疏肝理气、散结止痛的功效。主治乳腺增生病,证属肝郁气滞型者。

加减:肝郁化热、口干口苦、心烦易怒者,加夏枯草 12g,山栀子 10g,以清肝泄热;乳房胀痛明显者,加炙乳香、炙没药各 4.5g,炙乳香善透窍以理气,炙没药善化瘀以理血,二药合用以加强宣通脏腑、通经止痛之效;伴痛经者,加五灵脂 12g,蒲黄(包煎)9g,以祛瘀通经止痛;乳头溢液者,加牡丹皮 12g,山栀子 12g,制女贞子 12g,墨旱莲 12g,以凉血养阴清热;少寐眠差者,加夜交藤 30g,合欢皮 12g,以镇静安神。

◎ **名方验方** 血府逐瘀汤合逍遥蒌贝散加减:醋柴胡 6g,紫丹参 12g,温郁金 12g,京三棱 10g,蓬莪术 12g,当归尾 10g,白茯苓 15g,浙贝母 15g,山慈姑 12g,生牡蛎(先煎)30g。上药水煎分服,每日 1 剂。具有化痰散结、活血祛瘀的功效。主治乳腺增生病,证属痰瘀互结型者。

加减：胸闷、咯痰者，加瓜蒌皮 12g，橘叶 10g，桔梗 12g，以宽胸快膈化痰；食少纳呆者，加陈皮 6g，神曲 15g，以健脾消滞开胃；肿块硬韧难消者，加炮山甲（先煎）10g，全蝎 5g，炒水蛭 6g，昆布 12g，海藻 12g，白芥子（包煎）10g，以加强软坚散结之力。其中炮山甲性善走窜，引药直达病所，通经达络，以行气破血、软坚消核；全蝎、水蛭破血逐瘀、消散瘀结，力专效宏；白芥子辛通走散，行气豁痰，能消皮里膜外之痰。若月经量少者，加桃仁 10g，红花 6g，以活血通经；若月经量多属气虚不摄血者，加党参 15g，黄芪 20g，以益气固摄；属阴虚内热迫血妄行者，加生地黄 12g，墨旱莲 12g，或用固经丸，以滋阴清热、凉血止血；月经不畅、有血块者，加三七末（冲服）3g，以活血祛瘀。

◎ 名方验方　二仙汤加味：仙茅 9g，淫羊藿 9g，肉苁蓉 12g，制女贞子 12g，制首乌 15g，盐菟丝子（包煎）12g，莪术 12g，王不留行 12g，郁金 12g。上药水煎分服，每日 1 剂。具有温肾助阳、调摄冲任的功效。主治乳腺增生病，证属冲任失调型者。

加减：乳房疼痛明显者，加制延胡索 12g，炒川楝子 12g，以理气止痛；若乳痛于经前加重者，加生山楂、生麦芽各 20～30g，以疏肝消滞止痛；腰膝酸软者，加盐杜仲 12g，炒桑寄生 15g，以补肾壮腰；乳房肿块呈囊性者，加白芥子（包煎）9g，昆布 12g，瓜蒌 15g，以消痰散结；月经不调者，加当归 10g，香附 10g，以养血活血调经；闭经者，加大黄䗪虫丸，以活血通经；舌苔腻、痰湿明显者，去制首乌，以防滋腻，加姜半夏 12g，白芥子（包煎）9g，以醒胃化痰祛湿。

◎ 名方验方　加减消核汤：瓜蒌壳 15g，陈皮 15g，丹参 15g，郁金 20g，红花 10g，夏枯草 15g，牡蛎（先煎）30g，玄参 24g，山慈菇 10g，半枝莲 30g，白花蛇舌草 30g，漏芦根 20g，海藻 15g，昆布 15g，生甘草 3g。上药水煎分服，每日 1 剂。主治乳癖，证属血瘀毒聚型，症见包块疼痛，渐渐长大较快，曾服药疗效不显。

加减：烦躁失眠者，加山栀子 12g，合欢花 10g，茯神 15g，炒枣仁 18g；情志不舒者，加醋柴胡 10g，赤、白芍各 15g；经前加重者，加益母草 20g，淫羊藿 15g，仙茅 12g；舌色紫者，加土鳖虫 6g，水蛭 3g；乳头溢血者，加仙鹤草 30g，茜草、大小蓟各 15g；包块活动差者，加白蚤休 30g，炒香附 10g，土鳖虫 6g；腋下有瘰核者，加忍冬藤、白蚤休各 30g，蒲公英 20g；胃纳不香者，加炒谷麦芽、焦山楂各 20g，怀山药 15g；腹胀者，加台乌药、槟榔各 10g，厚朴 12g；尿色黄者，加关木通 15g，土茯苓 24g；乳头瘙痒者，加白僵蚕、地肤子（包煎）各 15g；口渴者，加天花粉、石斛各 15g。

◎ 名方验方　加减八仙汤：黄芪 30g，党参 20g，当归 15g，鸡血藤 20g，茯苓 15g，白术 12g，瓜蒌壳 8g，陈皮 12g，郁金 30g，夏枯草 30g，黄药子 20g，甘草 3g。上药水煎分服，每日 1 剂。主治乳癖，证属气血两虚型，症见气短乏力，少气懒言，面白无华，胃纳不香，少数下肢轻度浮肿者。病久过用凉药可致气血两虚，月经量少或经闭，舌质淡、苔薄白，脉细弱或细。局部包块质中硬，活动，边界不清，无粘连，包块皮色不变,不破溃,少数患者经前或经后可见下肢轻度浮肿。

加减:气短乏力者,倍用参芪,加麦冬 15g;纳差者,加怀山药、五香藤、谷麦芽各 20g;下肢轻度浮肿者,加大腹皮、白茯苓各 15g,生姜皮 10g;过用寒凉药者,加炮姜、鹿角霜(先煎)10g;经少或经闭者,加鹿角胶(烊化)、阿胶(烊化)各 10g;经前浮肿者,倍用参芪,并可加红参(炖服)3g;经后浮肿者,倍用参芪,加阿胶(烊化)10g,丹参 30g;便溏者,加砂仁(后下)3g,怀山药 30g;易感冒者,加玉屏风散;腰痛者,加盐杜仲、桑寄生各 15g,川续断 20g;食后腹胀者,加九香虫 10g,怀山药、厚朴各 15g。

◎ **名方验方** 许履和验方:醋柴胡 3g,当归 10g,白芍 10g,青、陈皮各 5g,法半夏 6g,云茯苓 10g,夏枯草 10g,白蒺藜 12g,橘叶 6g,全瓜蒌 10g。上药水煎分服,每日 1 剂。主治乳癖(乳腺小叶增生)。

加减:大便溏薄者,去瓜蒌,加炒白术 6g;乳房痛甚者,加炒川楝子、制延胡索各 10g;乳房胀痛时自感灼热或伴有低热者,加牡丹皮 6g,炒山栀子 10g。

◎ **名方验方** 乳癖灵汤:仙灵脾 12g,鹿角片 9g,制香附 9g,益母草 30g,山慈姑 9g,生山楂 15g。上药水煎分服,每日 1 剂。主治乳腺增生病、乳腺纤维瘤。

加减:凡出现乳痛明显,痛不可及者,可在方中加制延胡索、炒青皮(后下),以理气止痛;乳腺增生病、乳腺纤维瘤,肿块坚实或伴多发性纤维瘤,证属痰瘀互结者,可加京三棱、温莪术、土茯苓等,以活血化瘀散结;如出现乳头溢液属囊性增生病者,应加盐菟丝子(包煎)、巴戟天、肉苁蓉等,以补益肝肾;加藕节、地榆等,以凉血止血。

◎ **名方验方** 疏肝散结汤:醋柴胡 10g,当归 10g,赤芍 10g,白芍 10g,炒青皮(后下)5g,莪术 10g,郁金 10g,橘叶 10g,仙茅 10g,淫羊藿 10g,肉苁蓉 10g,巴戟天 10g。上药水煎分服,每日 1 剂。主治乳癖(乳腺增生病)。

加减:伴有结节质硬者,加夏枯草、生牡蛎(先煎);胃气不和者,加玫瑰花、香橼皮(后下)。

◎ **饮食疗法** 红萝卜红枣汤:红萝卜 100g,洗净切片,红枣 10 枚。加清水 3 碗煮至 1.5 碗,每日分 2～3 次饮用。适用于乳腺增生病伴咳嗽痰多者。

◎ **饮食疗法** 冬瓜薏苡仁汤:冬瓜 200g,薏苡仁 30g。加水适量,煎汤代茶水饮服,每日或隔日 1 次。冬瓜、薏苡仁可加盐或加少量白糖调味后服食,适用于乳腺增生病伴浮肿者。

◎ **饮食疗法** 羊肉煮苁蓉山药陈皮:鲜羊肉 500g,肉苁蓉 20g,怀山药 20g,陈皮 10g。将羊肉洗净切块,药入布袋,姜片、大蒜、胡椒、食盐各适量,共入砂锅,加水适量。先用武火煮 30 分钟,再用文火炖 2 小时即可,饮汤食肉。适用于乳腺增生病伴腰膝酸软、神疲乏力、月经失调者。

◎ **敷脐疗法** 公英香归麝香散:蒲公英、木香、当归、白芷、薄荷、栀子各 30g,紫花地丁、瓜蒌、黄芪、郁金各 18g,麝香 4g,上药共研细末,装瓶备用。用时,先用 75%乙醇(酒精)将肚脐清洗干净,取药末 0.4g,置于脐内,上放一消毒棉球,外用长宽各 4cm 的胶布固封。每隔 3 日换药 1 次,8 次为 1 个疗程,一般治疗 3 个疗程。

八、不 孕 症

女子结婚后,夫妇同居 2 年以上,配偶生殖功能正常,夫妇性生活正常,未避孕而又未妊娠者,称为"不孕症"。若婚后从未妊娠的,称为"原发性不孕";若曾妊娠过,以后 2 年以上未避孕而不再怀孕的,称为"继发性不孕"。

引起不孕症的原因较为复杂,主要是由于内分泌功能失调、排卵功能障碍、生殖器官炎症、肿瘤、子宫内膜异位症、免疫异常和子宫发育不良等原因,引起女性卵子发育、排卵、受精、种殖或男性生精、输精中的任何一个环节发生障碍而造成。

中医学称不孕症为"不孕"。其原发性不孕,又称为"全不产"或"无子";其继发性不孕,又称为"断绪"。

【舌象辨证】

◎ 舌质淡,苔薄白(彩图 3-9-44),属肾阳虚或气血虚弱。

◎ 舌质偏红,苔少或无(彩图 3-9-45),属肾阴虚。

◎ 舌质正常或黯红,苔薄白(彩图 3-9-46),属肝气郁结。

◎ 舌质黯,舌边有紫斑(彩图 3-9-47),属气滞血瘀。

◎ 舌质淡黯,苔白(彩图 3-9-48),属寒凝血瘀。

◎ 舌质红,苔黄腻(彩图 3-9-49),属瘀热互结。

◎ 舌质淡黯,苔薄白(彩图 3-9-50),属气虚血瘀。

◎ 舌质红,苔黄厚腻(彩图 3-9-51),属湿热互结。

◎ 舌质淡,苔白腻(彩图 3-9-52),属痰湿互结。

【中医疗法】

◎ 名方验方 右归丸(《景岳全书》)合二仙汤加减:熟附子(先煎)6g,肉桂(焗服)0.5g,熟地黄 15g,当归 9g,枸杞子 15g,鹿角霜(先煎)15g,巴戟天 9g,补骨脂(打碎)12g,肉苁蓉 15g,怀山药 15g,炒益智仁 9g,仙茅 15g,淫羊藿 9g。上药水煎分服,每日 1 剂。具有温肾暖宫、益冲种子的功效。主治不孕症,证属肾阳虚型者。

加减:兼脾虚者,加党参 15g,炒白术 12g,炙甘草 6g,炙黄芪 15g,以健脾益气;肾虚痰湿者,加制胆南星 6g,炒苍术 12g,炒陈皮 6g。

◎ 名方验方 左归丸合二至丸加减:熟地黄 30g,枸杞子 15g,山茱萸 15g,鹿角胶(烊化)15g,龟甲胶(烊化)15g,盐菟丝子(包煎)20g,紫河车(研末吞服)9g,怀山药 15g,制女贞子(后下)20g,墨旱莲 15g。上药水煎分服,每日 1 剂。具有滋肾益精、养冲种子的功效。主治不孕症,证属肾阴虚型者。

加减:若肾阴虚有热者,加知母 12g,黄柏 15g;肝肾阴虚者,加肥玉竹 15g,北沙参 15g,桑椹子 15g;若肾阴阳俱虚者,加熟附子(先煎)10g,巴戟天 15g,补骨脂(打碎)15g,炒益智仁 12g,以阴阳双补。

◎ 名方验方　毓麟珠加减:全当归 9g,酒川芎 6g,熟地黄 30g,炒白芍 12g,潞党参 20g,炒白术 12g,白茯苓 15g,炙甘草 6g,鹿角霜(先煎)15g,盐菟丝子(包煎)15g,盐杜仲 12g,制首乌 20g,鸡血藤 30g,制黄精 15g。上药水煎分服,每日 1 剂。具有益气养血、调经种子的功效。主治不孕症,证属气血虚弱型者。

加减:夜寐欠佳者,加夜交藤 15g,炒酸枣仁 15g;胃纳差者,去熟地黄,加春砂仁(后下)6g,怀山药 15g。

◎ 名方验方　开郁种玉汤(《傅青主女科》):全当归 12g,炒白芍 15g,炒香附 9g,牡丹皮 12g,炒白术 9g,白茯苓 9g,天花粉 15g。上药水煎分服,每日 1 剂。具有疏肝解郁、调冲种子的功效。主治不孕症,证属肝气郁结型者。

加减:肝郁化火者,加栀子 9g,黄柏 12g;经前乳房胀痛明显或伴有溢乳者,加炒麦芽 25g,枳壳 12g,猫爪草 15g,全瓜蒌 12g;乳胀有块者,加炒王不留行子 12g,路路通 10g,橘核 10g,以破气行滞;乳房胀痛灼热者,加炒黄连 6g,蒲公英 24g,以清热泻火;若梦多寐差者,加炒酸枣仁 12g,夜交藤 15g,以宁心安神。

◎ 名方验方　膈下逐瘀汤加减:当归 9g,川芎 6g,赤芍 9g,桃仁 6g,红花 6g,丹参 15g,牡丹皮 9g,香附 9g,枳壳 12g,郁金 9g。上药水煎分服,每日 1 剂。具有理气活血、化瘀种子的功效。主治不孕症,证属气滞血瘀型者。

加减:若气滞明显者,加素馨花 6g,砂仁(后下)6g,姜厚朴 12g。

◎ 名方验方　少腹逐瘀汤加减:小茴香(包煎)3g,干姜 3g,制延胡索 6g,当归 9g,川芎 3g,肉桂(焗服)1g,赤芍药 9g,炒蒲黄(包煎)6g,五灵脂 6g,吴茱萸 3g,焦艾叶 6g。上药水煎分服,每日 1 剂。具有温通散寒、化瘀种子的功效。主治不孕症,证属寒凝血瘀型者。

加减:若腹痛剧烈者,加炒水蛭 6g,莪术 12g,以增强祛瘀止痛之功;痛经者,加云木香 9g,台乌药 9g。

◎ 名方验方　解毒活血汤加减:连翘 12g,葛根 15g,忍冬藤 20g,枳壳 15g,制柴胡 9g,当归 9g,赤芍 9g,桃仁 9g,红花 9g,牡丹皮 12g,生地榆 15g,制大黄 9g,蒲公英 15g。上药水煎分服,每日 1 剂。具有活血化瘀、清冲种子的功效。主治不孕症,证属瘀热互结型者。

加减:若低热缠绵不退者,加地骨皮 12g,白薇 10g,石斛 15g,鳖甲(先煎)15g。

◎ 名方验方　当归补血汤加味:黄芪 30g,当归 9g,川芎 9g,党参 15g,丹参 15g。上药水煎分服,每日 1 剂。具有补益气血、化瘀种子的功效。主治不孕症,证属气虚血瘀型者。

加减:脾虚甚者,加炒白术 9g,炙甘草 6g,大枣 9g,以健脾益气生血;兼肾虚下焦虚寒者,加仙茅 9g,淫羊藿 9g,补骨脂(打碎)9g,肉桂(焗服)0.5g,鹿角胶(烊化)

6g,紫河车(研末吞服)9g,以温肾助阳;若血虚明显者,加制首乌 20g,鸡血藤 20g;脾虚者,加怀山药 15g,炒白术 9g。

◎ 名方验方 五味消毒饮加味:蒲公英 15g,金银花 15g,野菊花 12g,紫花地丁 12g,天葵子 9g,土茯苓 25g,薏苡仁 15g。上药水煎分服,每日 1 剂。具有化湿解毒、清冲种子的功效。主治不孕症,证属湿热蕴结型者。

加减:热重者,加黄柏 10g,茵陈蒿 15g,佩兰(后下)9g;湿重者,加牡丹皮 15g,鱼腥草 20g。

◎ 名方验方 苍附导痰丸:白茯苓 15g,法半夏 10g,炒陈皮 10g,炙甘草 6g,炒苍术 12g,胆南星 10g,炒香附 10g,炒枳壳 15g,生姜 3 片,炒神曲 15g。上药水煎分服,每日 1 剂。具有健脾燥湿、化痰种子的功效。主治不孕症,证属痰湿型者。

加减:若呕恶胸满甚者,加姜厚朴 10g,炒枳壳 12g,竹茹 9g,以宽中降逆化痰;如心悸甚者,加炙远志,以化痰宁心安神;痰瘀互结成癥者,加昆布、海藻、三棱、莪术,以软坚化痰消癥。

◎ 名方验方 益阳渗湿汤:熟地黄 30g,山药 30g,白术 30g,茯苓 30g,泽泻 20g,枸杞子 30g,巴戟天 30g,盐菟丝子 30g,肉桂 20g,熟附子 20g,鹿角胶 30g,补骨脂 30g,陈皮 10g,甘草 20g,续断 12g。上药水煎分服,每日 1 剂。主治婚后多年不孕,症见月经量少,色清稀,白带绵绵,腰酸腿软,四肢不温,大便薄,头眩健忘,面色灰暗,舌质淡润,苔白滑,脉沉弱者。

加减:带下清稀、量多者,加鹿角霜(先煎)、金樱子,以固涩止带;月经后期、量少者,加当归、川芎、怀牛膝;若兼肝气郁结者,加温郁金、炒佛手、台乌药。

◎ 名方验方 调冲促孕汤:当归 10g,熟地黄 10g,白芍 10g,太子参 10g,巴戟天 10g,盐菟丝子(包煎)10g,枸杞子 10g,淫羊藿 10g,山茱萸 10g,覆盆子 10g,制首乌 10g,山药 15g,紫河车粉(冲服)3g,鹿角霜(先煎)10g。上药水煎分服,每日 1 剂。主治月经失调,月经先后不准,血量乍多乍少,不孕,幼稚子宫及卵巢功能低,久不受孕者。

加减:偏气虚者,太子参易党参 12g,加黄芪 15g;血虚者,加阿胶(烊化)15g;阳虚者,加熟附子(先煎)9g,肉桂(焗服)1.5g,补骨脂(打碎)10g,仙茅 10g;阴虚内热者,加龟甲(先煎)15g,生地黄、牡丹皮、制女贞子各 10g;月经量少者,加益母草 12g,鸡血藤、川芎各 10g;月经量多者,加茜草炭 6g,乌贼骨(先煎)15g,侧柏叶 10g;白带如水者,加芡实 15g,乌贼骨(先煎)15g。

◎ 名方验方 逍遥助孕汤:香附、郁金、当归、茯苓、合欢皮、苏罗子、路路通各 9g,白术、白芍、陈皮各 6g,柴胡 4g。上药水煎分服,每日 1 剂。主治不孕症,证属肝气郁滞型者。

加减:经前乳房胀者,加瓜蒌、橘叶、炒青皮(后下);月经量多者,去当归,加益母草。

◎ 饮食疗法　红花孕育蛋：鸡蛋 1 枚，打一小口，放入藏红花 15g，搅匀蒸熟即成，月经来潮的下一日开始服红花孕育蛋，1 日吃 1 枚，连吃 9 枚。然后等下一个月经来潮的下一日再开始服用，持续服用 3～4 个月经周期。主治不孕症，证属气虚夹瘀型者。

◎ 饮食疗法　油炸玉兰花或汤：玉兰花（含苞欲放）10 朵，水煎分服，每日 1 剂。或者先挂粉再油炸，后加糖；也可用沸水焯后加香油、盐等调料凉拌，吃时芳香适口，适宜于痛经性不孕症。

◎ 饮食疗法　首乌油菜炒猪肝：何首乌 20g，油菜 100g，鲜猪肝 250g。先将何首乌加水 300ml 煮 20 分钟后取药汁，将猪肝切成小片，用素油煸炒猪肝、油菜。炒至将熟时将首乌汁入锅加少许佐料，炒熟后服食，每日 1 剂。适用于不孕症，证属血虚型者。

◎ 饮食疗法　桃仁墨鱼汤：桃仁 6g，墨鱼 15g，姜、葱、盐各适量。将鲜墨鱼去骨、皮洗净，与桃仁同入锅内，加水 500ml，炖到墨鱼熟透即成，食墨鱼、桃仁，喝汤，每日 1 剂。适用于不孕症，证属血瘀型者。

◎ 饮食疗法　期颐饼：生芡实米（磨粉）180g，生鸡内金（磨粉）90g，白面 250g，白糖适量。先将鸡内金粉用沸水 300ml 浸泡 4 小时，再加芡实粉、白面、白糖拌匀，做成小薄饼，烙成焦黄色即成，可作为点心服食，每次取服 50～100g，每日 1～2 次。适用于不孕症，证属痰湿型者。

◎ 饮食疗法　莱菔子大米粥：莱菔子 20g，大米 100g。上 2 味加水 600ml，煮粥服食，日 1 剂，可连服。适用于不孕症，证属肝郁气滞型者。

◎ 药酒疗法　鹿茸酒：鹿茸 3g，怀山药 30g，白酒 500ml。将鹿茸、山药切片，装入纱布袋内，扎紧口子，放入酒罐内，再倒入白酒，盖上盖子，浸没 7 日即成，每次取服 10ml，每日 2 次。适用于不孕症，证属宫寒型者。

◎ 药酒疗法　当归远志酒：全当归、炙远志各 150g，好甜酒 1500ml。将全当归细切碎后与远志和匀，以白布袋贮净器内，用酒浸泡，密封。7 日后可开取，去渣备用。每晚温饮，随量饮服，不可间断。酒用尽，依法再制。具有活血通经、调和气血的功效。适用于妇女不孕症，症见经水不调，或气血不足型者。

◎ 中药灌肠疗法　灌肠Ⅰ号方：忍冬藤 15g，马鞭草 15g，生甘草 9g。上药加水适量，煎药汁 100ml，于月经干净后的第 3 日开始灌肠，时间为睡前，大便排空后灌入，最好保留半小时，至天亮更佳，灌肠时肛管深达 12cm 为宜，连用 10 日，3 个月为 1 个疗程。适用于慢性附件炎，术后盆腔粘连，输卵管欠通畅等所致的不孕症。

◎ 敷脐药灸疗法　灵脂白芷麝香散：五灵脂、白芷、食盐各 6g，麝香 0.3g，面粉适量。先将面粉加水揉成条状，绕敷脐部四周，药研细末，取适量填敷脐孔内，加艾炷施灸，待有温热感时停灸。3 日药灸 1 次，10 次为 1 个疗程。适用于不孕症。

九、子宫肌瘤

子宫肌瘤是女性生殖器官中最常见的一种良性肿瘤,也是人体中最常见的肿瘤之一,主要由子宫平滑肌细胞增生而成。其间有少量纤维结缔组织,但并非是肌瘤的基本组成部分,故又称为子宫平滑肌瘤。子宫肌瘤多见于 30～50 岁之间的妇女,以 40～50 岁发生率最高,占 51.2%～60.0%,20 岁以下少见,绝经后肌瘤可逐渐萎缩。

该病在中医学属"石瘕""癥瘕"等病证范畴,但因其症状、体征不同,部分患者因出血较多或淋漓不净,又归属于"崩漏"为病。

【舌象辨证】

◎ 舌苔薄,舌边有瘀点或瘀斑(彩图 3-9-53),属气滞血瘀。

◎ 舌质淡紫,苔薄白而润(彩图 3-9-54),属寒湿凝滞。

◎ 舌胖质紫,苔白腻(彩图 3-9-55),属痰湿瘀阻。

◎ 舌质红,苔黄腻(彩图 3-9-56),属湿热夹瘀。

◎ 舌质红,苔薄(彩图 3-9-57),属阴虚内热。

【中医疗法】

◎ 名方验方 归甲桃仁汤:当归 12g,炮山甲(先煎)15g,桃仁 12g,莪术 12g,香附 12g,续断 12g,夏枯草 12g,怀牛膝 12g,王不留行 9g,三棱 9g,昆布 15g,薏苡仁 30g。上药水煎分服,每日 1 剂。主治各型子宫肌瘤。

◎ 名方验方 水蛭散:生水蛭适量,研细末,过 100 目筛备用。用时,每取 5～10g,以温开水送服,日服 2 次。主治各型子宫肌瘤。

注意:经期停用,孕妇忌服。

◎ 名方验方 大黄䗪虫丸:熟大黄 300g,䗪虫(炒)30g,水蛭(制)60g,虻虫(去翅足炒)45g,蛴螬(炒)45g,干漆(煅)30g,桃仁 120g,杏仁(炒)120g,黄芩 60g,生地黄 300g,白芍 120g,甘草 90g。口服,水蜜丸每次 3g,小蜜丸每次 3～6g,大蜜丸每次 1～2 丸。每丸重 3g,1 日 1～2 次。具有活血化瘀、消癥散结的功效。主治子宫肌瘤,证属瘀血内停,郁而化热型者。

加减:瘀血积久常易郁而化热,冲任受灼,迫血妄行,故常见经来量多或淋漓日久不净,故宜在逐瘀中加入凉血止血之品,大黄、黄芩能清热凉血止血,干地黄滋阴养血,吴鞠通云:"地黄去积聚而补阴",阴足则其聚可散,其流可畅。

本方剂虫药过多,虑其过于峻猛,临证时可去虻虫、蛴螬及气味难闻之干漆;若月经过多者,可酌加炒蒲黄(包煎)、炒五灵脂、三七粉(吞服)等,以化瘀止血;出血日久,气随血伤而出现气阴两虚之象者,可加生脉散(人参、麦冬、五味子)之属,以益气养阴。

◎ 名方验方 桂枝茯苓丸:桂枝、茯苓、芍药、牡丹皮、桃仁(去皮尖)各等份,依法制成丸剂。具有温经利湿、活血消癥的功效。主治子宫肌瘤,证属寒凝血瘀型者。

加减:本方为缓消癥块之代表方,用于子宫肌瘤偏寒者,腹部冷痛甚者,可加焦艾叶、吴茱萸,以温经止痛;月经延后量少者,可加当归、川芎,以温经活血;带多清稀者,可加健脾除湿之苍术、薏苡仁,以健脾除湿止带。

◎ 名方验方　血府逐瘀汤合失笑散:桃仁12g,川红花9g,当归9g,生地黄9g,川芎5g,赤芍6g,怀牛膝9g,桔梗5g,醋柴胡3g,炒枳壳6g,炙甘草3g,酒炒五灵脂6g,炒蒲黄(包煎)6g。上药水煎分服,每日1剂。具有疏肝行气、活血化瘀的功效。主治子宫肌瘤,证属气滞血瘀型者。

加减:若疼痛剧烈者,加制延胡索、炙乳香、炙没药。

◎ 名方验方　开郁二陈汤合消瘰丸:陈皮、茯苓、苍术、香附、川芎各2.5g,法半夏、青皮、莪术、槟榔各2g,甘草、木香各1g,生姜、玄参、牡蛎、浙贝母各120g。上药依法制成丸剂,每丸重6g,每次1～2丸,每日2次,用温开水送服。

加减:为加强化痰软坚散结之效,可加鳖甲(先煎)、夏枯草,《本经》曰:夏枯草主寒热瘰疬、鼠瘘、头疮,破癥散瘿结气;祛痰利湿可加薏苡仁,有健脾渗湿之功,以杜生痰之源,且药性平和,使诸药攻不伤正。亦可加山楂既活血消癥,又能开胃消食。

◎ 名方验方　举元煎合失笑散加减:党参30g,黄芪18g,白术9g,炒升麻6g,炙甘草9g,炒蒲黄(包煎)6g,炒五灵脂6g。上药水煎分服,每日1剂。具有益气固冲、化瘀止血的功效。主治子宫肌瘤,证属气虚血瘀型者。

加减:经期出血量多,可加炒槐花、炒地榆、仙鹤草,以凉血止血;三七粉(吞服)或配服云南白药,以化瘀止血;非经期为加强软坚散结作用,可加夏枯草、生牡蛎(先煎)、瓦楞子(先煎)或三棱、昆布等。

◎ 名方验方　芩连四物汤加减:黄芩9g,马尾连9g(或黄连末3g),生地黄9～15g,白芍9～15g,当归9g,川芎4.5g。上药水煎分服,每日1剂。主治子宫肌瘤,证属血热湿蕴型,症见口干、尿黄、舌苔黄腻、舌质红、脉滑数者。

加减:阴虚明显者,加玄参、麦冬、墨旱莲;寒湿明显者,加柴胡、荆芥(后下);肾虚明显者,加川续断、盐菟丝子(包煎)、熟地黄、石莲;血热较重、出血多(或不规则)者,去当归、川芎,加地骨皮、青蒿、椿根白皮、乌贼骨(先煎)、生牡蛎(先煎);出血不止者,加侧柏炭、棕榈炭、贯众炭、阿胶(烊化);头晕、头痛、肝旺明显者,加冬桑叶、白菊花、制女贞子(后下)、墨旱莲、生龙齿(先煎)、珍珠母(先煎);脾虚明显者,加太子参、怀山药、莲子肉、炒白术;湿热下注者,加瞿麦、车前子(包煎)、关木通;气滞疼痛明显者,加炒川楝子、制延胡索、制五灵脂、炒香附。

◎ 名方验方　消瘀化癥汤:党参12g,制香附、天葵子、紫石英(先煎)各15g,生贯众、半枝莲、木馒头各30g,鬼箭羽、海藻各20g,生甘草9g。上药水煎分服,每日 1 剂。主治热瘀互结型子宫肌瘤,兼月经过多者。

加减:根据中医辨证分型进行加减。如气滞血瘀者,加当归 9g,丹参 12g,金铃子、延胡索各 9g,三棱 12g;经血过多者,去天葵子、海藻、三棱,加花蕊石(先煎)30g,鹿衔草 12g,参三七、血竭(均研末吞服)各 2g;阴虚火旺者,去党参、紫石英,加生地黄、熟地黄各 9g,炙龟甲(先煎)、北沙参、夏枯草各 12g,白薇 9g,桑寄生 12g;经血过多者,去海藻、天葵子、木馒头,加水牛角丝(先煎)30g,牡丹皮、紫草各 9g,羊蹄根 30g;脾虚气弱者,去天葵子,加炙黄芪 15g,炒白术、炒白芍各 9g,怀山药 15g,炙升麻 9g,金毛狗脊 12g;出血过多者,去木馒头、海藻,加煅龙、牡(均先煎)各 15g,煅代赭石(先煎)、红景天三七各 15g,地锦草 15g;偏于阳虚者,加炮姜炭 6g,煅牛角䚡 12g,赤石脂、禹余粮(均先煎)各 15g;此外,经血多瘀块者,加鹿衔草、炒五灵脂各 12g;小腹疼痛者,加炒川楝子、制延胡索各 9g;腰部疼痛者,加桑寄生、金毛狗脊各 12g;乳房胀痛者,加全瓜蒌 12g,路路通 9g;白带多者,加马鞭草 12g,白芷炭 9g;便秘者,加火麻仁(打碎)12g。

◎ 名方验方 橘荔散结丸:橘核、荔枝核、续断、小茴香、乌药、川楝子、海藻、岗稔根、莪术、制何首乌、党参、生牡蛎、风栗壳、益母草各适量。上药共研细末,炼蜜为丸,如梧桐子大备用。用时,每次取服 6g,于半饥半饱时用温开水送服,每日 3 次。若体质偏热或兼热象者,以温盐水送服,经停后 3 日开始服用,至经前 3～5 日停药,3 个月为 1 个疗程。主治子宫肌瘤,证属气滞血瘀型,症见小腹或少腹胀痛,拒按,胸胁乳房胀痛,舌紫黯或有紫点,脉弦涩者。

◎ 名方验方 附桂消癥汤:制香附、炒川楝子、八月札、桂枝各 9g,丹参、藤梨根、鳖甲(先煎)各 15g,夏枯草、桃仁、红花各 12g。上药水煎分服,每日 1 剂。主治子宫肌瘤,证属寒凝气滞型者。

加减:气虚者,加黄芪、党参各 15g;血虚者,加阿胶珠(烊化)9g,生地黄 18g;月经量多者,加蒲黄、血余炭(均包煎)各 9g,茜草根 15g;腹痛者,加制延胡索、制五灵脂各 9g;白带量多者,加生白术、怀牛药各 15～30g;腰痛者,加盐杜仲、川续断各 9g;大便干结者,加火麻仁(打碎)15g;不孕者,加枳实、娑罗子各 9g,路路通 12g 等。

◎ 名方验方 消坚汤:桂枝 5g,赤芍 10g,牡丹皮 10g,茯苓 12g,桃仁泥 10g,三棱 10g,莪术、鬼箭羽各 20g,水蛭 5g,夏枯草 12g,海藻 10g。上药水煎,经停后分服,每日 1 剂,3 个月为 1 个疗程。主治子宫肌瘤,证属瘀血内停型者。

加减:早期患者体质较盛,宜攻为主,后期因长期出血导致气血两亏,则可加扶正化瘀药物,如党参、黄芪、黄精等,不宜急于求成,围绝经期前后患有子宫肌瘤应断其经,促使肌瘤自消,每选用苦参、寒水石(先煎)、夏枯草,以平肝清热,消瘤防癌。

◎ 名方验方 子宫肌瘤方:三棱、莪术各 9～15g,当归、丹参、青皮、陈皮、枳壳、乌药、延胡索、半夏、海藻、昆布、浙贝母各 10g。上药水煎,经停后分服,每日 1 剂,服 10～20 剂为 1 个疗程。主治子宫肌瘤,证属血瘀气滞型者。

加减:寒凝血瘀者,加桂枝、细辛;热灼血瘀者,加黄芩、大黄;体虚血瘀者,加黄芪、白术、淫羊藿等;气滞血瘀者,加重三棱、莪术用量,可用至 30g。

月经量多者,经前 1 周停用子宫肌瘤方,改服固经摄血方(党参、黄芪、乌梅、盐菟丝子、仙鹤草、龙骨、牡蛎、地榆、十灰丸、墨旱莲、白及、阿胶珠等),为加强消散肌瘤的作用,配合服用海藻晶、小金片、夏枯草膏等中成药,并用皮硝局部外敷。

◎ 名方验方　枯仁消癥汤:夏枯草 15g,薏苡仁 24g,鳖甲(先煎)30g,生牡蛎(先煎)30g,浙贝母 10g,丹参 15g,当归 12g,山楂肉 15g。上药水煎分服,每日 1 剂。主治子宫肌瘤,证属痰瘀相结型者。

加减:瘀血较重者,可加赤芍、桃仁、川芎;兼气滞者,加香附、柴胡;兼气虚者,加黄芪、太子参;肾虚者,加续断、桑寄生、鹿角霜;小腹胀者,加全瓜蒌、乌药;经期随月经情况增损。

◎ 名方验方　活血软坚散结汤:丹参,赤芍,炒五灵脂,生蒲黄(包煎),当归,夏枯草,穿山甲,莪术,生山楂,黄芪,香附等,原方未注明剂量。上药水煎分服,每日 1 剂。主治子宫肌瘤,证属血瘀型者。

加减:气虚明显者,加党参、怀山药、炒白术;血虚明显者,加炒白芍、制何首乌;阴津不足者,加石斛、麦冬、生地黄;气滞者,加炒台乌药、炒川楝子;热瘀者,加贯众、凌霄花;寒凝者,加桂枝、鸡血藤;肾虚者,加川续断、桑寄生、盐菟丝子(包煎);痰凝者,加海藻、制南星、法半夏。

◎ 名方验方　宫瘤汤:当归 12g,炮山甲(先煎)15g,桃仁 12g,莪术 12g,香附 12g,续断 12g,夏枯草 12g,怀牛膝 12g,王不留行子 9g,三棱 9g,昆布 15g,薏苡仁 30g。上药水煎分服,每日 1 剂。用于子宫肌瘤各证型。

◎ 名方验方　燥湿化痰散结汤:苍术 9g,白术、橘核、乌药、桃仁、桂枝、法半夏各 15g,陈皮 6g,生牡蛎(先煎)、珍珠母(先煎)、茯苓各 20g,生黄芪 30g。上药水煎分服,每日 1 剂。适用于子宫肌瘤,证属痰湿结聚型者。

◎ 名方验方　乌梅僵蚕丸:乌梅(去核炒炭)、白僵蚕各 250g。上药共研细末,炼蜜为丸,每丸重 6g,每次取 6g,饭前用温开水送服,1 日 2 次,适用于子宫肌瘤,证属气滞血瘀型。

◎ 名方验方　止血灵汤:马齿苋 30g,益母草 30g,炒地榆 30g,生蒲黄(包煎) 12g,茜草 12g,升麻 6g。上药水煎分服,每日 1 剂,连服 9 剂为 1 个疗程。适用于子宫肌瘤所致的阴道出血。

◎ 名方验方　三虫散:土鳖虫 100g,全蝎 100g,蜈蚣 100g。上药共研细末,每次取 0.5～3g,用温开水送服,1 日 2 次;恶心者,可装入空心胶囊内,每次取服 3

粒,每日 2 次。适用于腹部癥积坚硬不移,月经延后,痛经等。

◎ **饮食疗法** 消瘤蛋:鸡蛋 2 枚,壁虎 5 只,莪术 9g。以上 3 味加水 400ml 共煮,待蛋熟后剥皮再煮,弃药食蛋,每晚服用 1 次。具有破瘀消癥的功效。适用于子宫肌瘤,证属气滞血瘀型,症见少腹时痛,经多色黯有块,腹有结块者。

◎ **饮食疗法** 化瘕蛇鱼羹:白蛇肉 250g,青鱼 250g。以上 2 味洗净,加水 1 000ml,加调料适量共煮,食肉喝汤,每日 1 次。具有益气活血破瘀的功效,适用于子宫肌瘤,证属气虚血瘀型,症见腹内有瘕聚,经行量多,腹胀疲乏,食少便溏等。

◎ **药茶疗法** 二鲜饮:鲜藕(切片)20g,鲜白茅根(切碎)120g,加水适量共煮汁,代茶水饮服,不拘时间,频频饮之。具有滋阴凉血、祛瘀止血的功效。适用于子宫肌瘤,证属血热瘀阻、迫血妄行型者。

◎ **药酒疗法** 牛膝酒:牛膝 1 000g,白酒 1 500ml。密封浸泡数日,量力饮服。具有破血消癥的功效,主治子宫肌瘤,症见腹中癥块、痛如针刺者。

◎ **中药贴敷疗法** 大黄、芒硝各 100g,香附 200g,拌米醋适量,炒热后外敷下腹部,每日 1 次,以凉为度。具有理气活血、软坚散结的功效,适用于各型子宫肌瘤。

◎ **中药贴脐疗法** 水蛭、丹参、蒲黄、赤芍、红花、川芎、片姜黄各等份,共研细末,备用。用时,取药末 20g,加 60°白酒适量调匀,做成药饼,固定于脐部,2 日换药 1 次,15 次为 1 个疗程。

十、子宫内膜异位症

子宫内膜异位症,简称"内异症",系指有生长功能的子宫内膜组织出现在子宫腔被覆黏膜以外的身体其他部位。在卵巢激素的变化影响下发生周期性出血,伴周围纤维组织增生和粘连形成。绝大多数子宫内膜异位症在盆腔内生殖器官和其邻近器官的腹膜面,临床上常称之为"盆腔子宫内膜异位症";子宫内膜出现于子宫肌层时,则称为"子宫腺肌病",即既往所称为"内在性子宫内膜异位症"。现多认为二者在病因、流行病学特征和症状方面均有区别,已将子宫腺肌病划分为一种独立的子宫疾病。

该病在中医学属"痛经""癥瘕""无子"以及"月经不调"等病证范畴,因多种原因造成"离经之血"当行不行,当泻不泻,停滞于体内而成为瘀血。"瘀"是产生子宫内膜异位症系列症状及体征的主要原因。瘀阻胞宫、胞脉、胞络不通,不通则痛;瘀阻冲任导致不孕或月经失调;瘀滞日久,积聚而成癥瘕;血瘀气滞,变生临床诸多证候。

【舌象辨证】

◎ 舌质紫黯有瘀点、瘀斑(彩图 3-9-58),属气滞血瘀。

◎ 舌质紫黯,苔薄白(彩图 3-9-59),属寒凝血瘀。

◎ 舌质紫黯,舌边尖有瘀斑、瘀点,苔黄腻(彩图 3-9-60),属湿热瘀结。

◎ 舌质黯,或舌边尖有瘀斑、瘀点,苔白滑或白腻(彩图 3-9-61),属痰瘀互结。

◎ 舌质淡黯,舌边有齿痕纹,苔薄白(彩图 3-9-62),属气虚血瘀。

◎ 舌质黯滞或有瘀点,苔薄白(彩图 3-9-63),属肾虚血瘀。

【中医疗法】

◎ **名方验方** 枣椒姜汤:大枣 10 枚,花椒 9g,生姜 25g。上药水煎,分 2 次服用,每日 1 剂,于月经来潮前连服 3 日。主治子宫内膜异位症痛经,证属寒凝血瘀型者。

◎ **名方验方** 膈下逐瘀汤:炒枳壳 12g,台乌药 12g,炒香附 15g,当归尾 12g,酒川芎 6g,赤芍药 15g,光桃仁 12g,川红花 10g,牡丹皮 12g,制延胡索 15g,炒五灵脂 10g,炙甘草 6g。上药水煎分服,每日 1 剂。具有理气活血、逐瘀止痛的功效。主治子宫内膜异位症,证属气滞血瘀型者。

加减:经量多伴血块者,去桃仁、红花,加蒲黄(包煎)、三七、益母草,以加强化瘀止血之力;兼口干口苦,心烦易怒,舌质红、苔黄者为肝郁化热之象,当佐以清泄肝热,上方加山栀子、夏枯草;若痛甚而伴作呕者,可加法半夏、白芍,以柔肝和胃止痛。

◎ **名方验方** 少腹逐瘀汤:当归 12g,川芎 9g,赤芍 15g,炒五灵脂 9g,蒲黄 9g,延胡索 15g,炙没药 9g,肉桂(焗服)1.5g,小茴香(包煎)6g,干姜 6g。上药水煎分服,每日 1 剂。具有温经散寒、活血祛瘀止痛的功效。主治子宫内膜异位症,证属寒凝血瘀型者。

加减:痛甚、恶心呕吐者,加吴茱萸、焦艾叶,以温经散寒止痛;对于子宫内膜异位症,证属寒凝血滞型者,平时之调理可选用温经汤(《妇人良方大全》):人参、当归、川芎、肉桂、牛膝、牡丹皮、白芍、甘草。该方具有温经行滞、行血活血之功效。

◎ **名方验方** 举元煎合失笑散加味:人参(炖服)15g,炙黄芪 15g,炒白术 12g,炙甘草 6g,炒蒲黄(包煎)9g,炒五灵脂 9g,三七末(冲服)1.5g。上药水煎分服,每日 1 剂。具有益气活血,去瘀止痛的功效。主治子宫内膜异位症,证属气虚血瘀型者。

加减:兼肾虚,症见腰腿酸软者,加川续断、桑寄生,以补肝肾、强筋骨。

◎ **名方验方** 清热调血汤加味:生地黄 15g,黄连 6g,牡丹皮 12g,当归 12g,川芎 6g,红花 6g,桃仁 12g,莪术 9g,延胡索 15g,炒香附 12g,炒白芍 15g,败酱草 18g,薏苡仁 15g。上药水煎分服,每日 1 剂。具有清热活血,化瘀止痛的功效。主治子宫内膜异位症,证属瘀热互结型者。

加减:经来质稠量多夹块者,加贯众、生蒲黄(包煎),以清热化瘀止血;下腹疼痛,灼热感,带下黄稠,湿热盛者,去川芎,加黄柏、茵陈蒿,以清热泻火除湿。

◎ 名方验方　补肾活血汤:桑寄生 18g,盐菟丝子(包煎)18g,全当归 6g,炒香附 9g,制女贞子 18g,炒白芍 15g,山茱萸 12g,川续断 15g,炒白术 12g。上药水煎分服,每日 1 剂。具有补肾养血、活血化瘀的功效。主治子宫内膜异位症,证属肾虚血瘀型者。

加减:月经后期者,可加益母草、红花,以活血行瘀;经行淋沥不尽者,可加茜草、乌贼骨(先煎)、蒲黄炭(包煎);眠少多梦者,可加炙远志、炒枣仁,以养肝宁心安神。

◎ 名方验方　补肾祛瘀汤:淫羊藿、仙茅各 12g,熟地黄、怀山药各 15g,鸡血藤、紫丹参、炒香附、京三棱、温莪术各 9g。上药水煎分服,每日 1 剂。主治子宫内膜异位症,证属肾虚血瘀型,症见腰膝酸软,形寒肢冷,头晕耳鸣,口干颧红,眼圈发黑,腰骶酸痛,经行腹痛,性交疼痛,月经不调,舌体胖,有齿痕或舌红边有瘀点,脉沉细者。

加减:阳虚者,加熟附子(先煎)、肉桂(焗服);阴虚者,加制女贞子、地骨皮;气虚者,加黄芪、党参;血虚者,加当归、制首乌;经量多者,加仙鹤草、阿胶(烊化);腰酸甚者,加盐杜仲、桑寄生;痛甚者,加失笑散、炙乳香、炙没药;赤带者,加墨旱莲、茜草;包块者,加皂角刺、苏木。

◎ 名方验方　归芍痛经汤:当归尾 10g,炒白芍 10g,牡丹皮 10g,川红花 10g,炒香附 10g,温郁金 10g,炒川楝子 10g,温莪术 10g,台乌药 10g,制延胡索 10g,酒川芎 5g。上药水煎分服,每日 1 剂。主治子宫内膜异位症,证属瘀血凝结胞宫胞脉、冲任瘀阻型,以痛经为主要临床表现者。

加减:痛甚者,加炙乳香 5g,炙没药 5g,生蒲黄(包煎)10g;经量多者,加棕榈炭 10g、白蚤休 10g;有热者,加生黄芩 10g、山栀子 10g;有寒者,加白芥子(包煎)10g、炮姜 3g;盆腔包块者,加京三棱 10g、橘核 10g。

◎ 名方验方　血竭蒲黄汤:血竭末(吞服)2g,炒蒲黄(包煎)15g,温莪术 9g,京三棱 9g,制延胡索 9g,炒川楝子 9g,炒青皮 9g,醋柴胡 9g,生山楂 9g。上药水煎分服,每日 1 剂。主治子宫内膜异位症之异位结节、卵巢巧克力囊肿,证属肝郁气滞、血瘀癥瘕型者。

加减:经前乳胸胀痛、行经量少、腹痛剧烈者,蒲黄宜生用;若经量多者,原方服至行经期即停止;经量少者,可加丹参、赤芍;痛甚者,加炙乳香、炙没药;经量多且有瘀块者,去莪术、三棱、川楝子、延胡索,蒲黄宜炒用,并加炒五灵脂、仙鹤草、益母草、大黄炭、三七末(冲服);经量多伴有肛门坠胀、大便次数增多者,蒲黄宜炒炭用,并加煨姜炭、山楂炭、大黄炭、牛角腮;下元虚寒,少腹冷痛者,加葫芦巴、炒小茴香(包煎);脾虚纳呆者,加潞党参、炒白术;伴有盆腔炎症者,加刘寄奴、石见穿、红藤、牡丹皮、蒲公英等。

◎ 名方验方　加味桂枝茯苓丸:桂枝 10g,茯苓 10g,桃仁 10g,牡丹皮 10g,赤芍 10g,三棱 10g,莪术 10g,川楝子 10g,延胡索 12g,丹参 12g,夏枯草 15g,山慈姑

6g。上药水煎分服,每日 1 剂。主治子宫内膜异位症痛经、异位结节、包块,证属瘀血凝滞型者。

加减:月经量多者,在月经期用上方去三棱、莪术、山慈姑、桃仁,加五灵脂、蒲黄炭(包煎)、茜草各 10g,三七粉(冲服)6g,乌贼骨(先煎)20g。

◎ 饮食疗法　归枣羊肉汤:当归 20g,大枣 10~15 枚,羊肉 250g,生姜 5 片。上料加水适量共煮汤,食肉喝汤,每日 1 剂。经常服食,具有活血、补虚、止痛的功效,适用于子宫内膜异位症,证属体虚型者。

◎ 饮食疗法　鸡蛋芎酒饮:鸡蛋 2 枚,川芎 9g,黄酒适量。将前 2 味加水约 600ml 同煮,蛋熟去壳后再煮片刻,酌加黄酒食蛋饮汤。每于经前 3 日开始服用,每日 1 剂,连服 5 日为 1 个疗程。具有行气活血的功效。适用于子宫内膜异位症,证属气滞血瘀型者。

◎ 饮食疗法　大米桂心粥:大米 60g,桂心(研末)5g。将大米加水 600ml 煮粥,半熟时加入桂心末煮至粥熟。于经前 2 日开始服食,每日 1 次,连服 1 周。具有温经化瘀的功效。适用于子宫内膜异位症,证属寒凝血瘀型者。

◎ 饮食疗法　茅羊枣炖乳鸽:仙茅 10g,淫羊藿 15g,红枣 10 枚,乳鸽 1 只。将乳鸽去毛,宰后去内脏,洗净,切小块;仙茅、淫羊藿、红枣洗净。将全部用料一齐放入炖盅内,加开水适量,炖盅加盖,用文火隔开水炖 3 小时,调味后即可服食,随量饮用。具有温肾益气的功效。适用于子宫内膜异位症,证属肾亏气虚型者。

◎ 隔姜灸法　取神阙、关元、三阴交穴,用中等大艾炷灸 5~7 壮,隔日 1 次。主治寒凝血瘀型子宫内膜异位症。

第十节　男科疾病

一、慢性前列腺炎

前列腺炎有急、慢性之分。慢性前列腺炎是指前列腺非特异性感染所致的慢性炎症性疾病,是泌尿外科和中医男科的常见病。绝大部分患者未曾经过急性阶段,而是直接由细菌或其他微生物(如支原体等)感染而引起慢性炎症,常伴有精囊炎,亦称为前列腺精囊炎。慢性前列腺炎少数是由急性转变而来。

慢性前列腺炎从病因上可分为慢性细菌性前列腺炎和前列腺病两类。慢性细菌性前列腺炎主要由细菌引起,尿液中可查到致病菌,感染途径与急性前列腺炎相同;前列腺病可由病毒、结石、致敏原等所致,前列腺慢性充血亦为重要致病因素。性生活过度频繁或节制或中断、慢性便秘等,都是引起前列腺慢性充血的主要原因。前列腺慢性充血后引起前列腺分泌物长期淤积、腺体平滑肌张力减退,从而导致前列腺的慢性炎症产生。

本病在中医学属"淋证""白浊""精浊"等病证范畴。

【舌象辨证】

◎ 舌质红,苔薄黄或黄腻(彩图 3-10-1),属湿热下注。

◎ 舌质紫黯,或有瘀点、瘀斑,苔白(彩图 3-10-2),属气滞血瘀。

◎ 舌质红,苔少或无(彩图 3-10-3),属肝肾阴虚。

◎ 舌质淡,苔薄白(彩图 3-10-4),属肾阳虚。

◎ 舌质淡红,苔薄白或厚滑(彩图 3-10-5),属湿浊下注。

◎ 舌质红,苔薄黄(彩图 3-10-6),属相火偏盛。

◎ 舌质淡,舌体胖嫩,苔薄白(彩图 3-10-7),属阳虚衰惫。

【中医疗法】

◎ 名方验方　二紫车前金沙汤:紫花地丁草、紫参、车前草各 15g,海金沙 30g。上药水煎,分 2 次服用,每日 1 剂,连服数日。具有清热利湿、解毒消肿的功效。主治慢性前列腺炎。

◎ 名方验方　栀子泽泻汤合导赤散加味:山栀子 12g,泽泻 24g,生地黄 12g,竹叶 9g,关木通 12g,生甘草 6g,滑石粉 30g,广木香(后下)6g,炒王不留行子 12g,怀牛膝 10g,琥珀末(冲服)1.5g。上药水煎分服,每日 1 剂。具有清热利湿、凉血泻火的功效。主治慢性前列腺炎,证属湿热下注型者。

加减:若小便不畅者,加金钱草 20g,以加强利水通淋之力;若小便黄浊,舌苔黄厚,脉滑数者,去生地黄,加苍术 10g,黄柏 12g,薏苡仁 20g,以增强化湿清热之功。

◎ 名方验方　失笑散合金铃子散加味:炒五灵脂 12g,生蒲黄 9g,炒川楝子 12g,制延胡索 12g,怀牛膝 10g,生甘草 6g,蒲公英 30g,温郁金 12g,生地黄 12g,竹叶 6g。上药水煎分服,每日 1 剂。具有活血祛瘀、行气止痛的功效。主治慢性前列腺炎,证属气滞血瘀型者。

加减:若并见小便黄浊,或尿频尿痛,舌质红、苔黄腻,脉滑数之湿热下注型者,去川楝子、生地黄,加滑石粉 30g,炒苍术 6g,车前子(包煎)12g,以利湿清热;若见舌红苔黄,口干口苦等热象明显者,可加冬桑叶 12g,败酱草 20g,以加强清热之力。

◎ 名方验方　知柏地黄丸:黄柏 12g,知母 12g,熟地黄 20g,怀山药 15g,山茱萸 15g,白茯苓 10g,泽泻 10g,牡丹皮 10g。上药水煎分服,每日 1 剂。具有滋补肝肾、清泄相火的功效。主治慢性前列腺炎,证属肝肾阴虚型者。

加减:若见梦多失眠,舌尖红或有口疮者,为君火盛,心肾不交,可去熟地黄,加生地黄 15g,生甘草 6g,怀牛膝 10g,以清心降火、导热下行;若见遗精、早泄者,可加炙金樱子 15g,龙骨(先煎)30g,牡蛎(先煎)30g,以益肾固精;若见舌苔黄腻者,可去山茱萸,加苍术 9g,薏苡仁 15g,怀牛膝 10g,芦根 15g,生甘草 6g,以祛湿清热。

◎ 名方验方　肾气丸:熟地黄 20g,怀山药 15g,山茱萸 15g,盐泽泻 10g,白茯苓 10g,牡丹皮 10g,肉桂(焗服)1.5g,熟附子(先煎)10g。上药水煎分服,每日 1 剂。具有温补肾阳、固精导浊的功效。主治慢性前列腺炎,证属肾阳虚型者。

加减:若小便不畅者,加怀牛膝 10g,车前子(包煎)12g,以补肾利尿;遗精、早泄者,加覆盆子 15g,龙骨(先煎)30g,牡蛎(先煎)30g,以补肾固精;阳痿者,去茯苓、泽泻、牡丹皮,加盐杜仲 12g,炙甘草 6g,又名右归丸,其温肾壮阳之力更强。

◎ 名方验方　二陈汤加味:法半夏 12g,炒陈皮 9g,白茯苓 15g,炙甘草 6g,绵萆薢 20g,白花蛇舌草 30g,紫丹参 15g,车前子(包煎)15g。上药水煎分服,每日 1 剂。具有燥湿泄浊的功效。主治慢性前列腺炎,证属湿浊下流型者。

加减:若尿浊而小便灼热,口干口苦,舌苔黄腻,脉象濡数者,是为脾胃湿热下注膀胱,治宜清化湿热,加黄柏 12g,灯心 5 扎,即用萆薢分清饮加减治疗;若日久不愈,面白神疲,舌质淡,脉虚软者,为脾虚气陷,精微下注,治宜益气升清,可用补中益气汤方剂。

◎ 名方验方　前列腺汤:紫丹参 9g,泽兰叶 9g,赤芍药 9g,光桃仁 9g,川红花 9g,炒王不留行子 9g,香白芷(后下)9g,炒青皮(后下)9g,炒川楝子 9g,炙没药 9g,炙乳香 9g,小茴香(包煎)9g,败酱草 9g,蒲公英 9g。上药水煎分服,每日 1 剂。主治慢性前列腺炎,证属瘀滞型,症以会阴、少腹或阴囊部疼痛为主,腰酸乏力,血尿或血精,舌质紫有瘀斑、苔薄白,脉弦紧或细者。

加减:兼虚寒者,加台乌药、炒益智仁、巴戟天等温经散寒药;逐瘀过猛易于伤正,瘀久正虚者,配以补养气血药,如黄芪、党参、当归等,使瘀消而正不伤;兼有膀胱湿热下注者,加清热利湿药,如滑石粉、萹蓄、瞿麦、赤小豆等;肾虚者,加补肾药,如淫羊藿、巴戟天、肉苁蓉、制女贞子等。

◎ 名方验方　清化散结汤:黄柏 15g,连翘 20g,野菊花 15g,鱼腥草 15g,白花蛇舌草 30g,紫草 15g,丹参 15g,赤芍 15g,生黄芪 20g。上药水煎分服,每日 1 剂。主治慢性前列腺炎,证属湿热蕴结兼肾虚型者,症见下腹部疼痛,会阴、精索、睾丸部不适或抽痛,下腰部或腹股沟部不适,轻度尿频、尿道刺痒和尿道分泌物(稀薄白色液体)增多,或见神疲乏力、阳痿、早泄,舌质淡红或有瘀斑,苔薄黄或腻,脉弦或数者。

加减:早泄或梦遗为相火偏旺,加知母 10g,牡丹皮 10g;阳痿为肾虚,加淫羊藿 15g,补骨脂(打碎)15g 或蛇床子 10g,枸杞子 15g;血精乃热扰精室,加茜草根 15g,墨旱莲 15g,虎杖 15g 或制大黄 6～10g,荔枝核 10g,制乳香 5g,制没药 5g,川楝子 10g;前列腺质地硬者,加炮穿山甲(先煎)10g,莪术 15g,海藻 15g。

◎ 名方验方　复方地虎汤:地龙 20g,虎杖 20g,关木通 15g,车前子(包煎)15g,莱菔子 24g,炙黄芪 30g,穿山甲(先煎)10g,炙甘草 10g。上药水煎分服,每日 1 剂。主治慢性前列腺炎,证属瘀热阻络型,症见小便淋涩,少腹坠胀疼痛,或伴血精、遗精、或兼阳痿、早泄、生殖功能低下,腰酸腿软,苔根黄腻,脉弦或数者。

加减：伴阳痿者，加五子衍宗丸；血精者，加生地黄、白茅根；遗精者，加炙金樱子肉、苏芡实；滑精者，加补骨脂（打碎）、盐菟丝子（包煎）、辽五味子（打碎）；早泄者，加锁阳；前列腺有硬结者，加莪术、雷丸；性功能低下属阳虚者，加淫羊藿、巴戟天、肉苁蓉；属阴虚者，加制女贞子、炒王不留行子。

◎ 名方验方　滋肾通关丸加味：炒知母 9g，炒黄柏 9g，肉桂（焗服）1.2g，鹿衔草 30g，虎杖 30g，红藤 30g，败酱草 30g，桃仁 30g，萹蓄 24g，车前子（包煎）30g，升麻 3g，琥珀末（冲服）1.5g。上药水煎分服，每日 1 剂。主治慢性前列腺炎，证属湿热下注、水热互结型，症见因疲劳过度而发小便难出，尿道刺痛，少腹胀满作痛，腰酸楚，夜不得寐，口干，苔薄黄少津，脉弦滑者。

◎ 名方验方　新订草薢分清饮：草薢 12g，猪苓、茯苓各 10g，滑石粉 12g，甘草梢 4g，炒黄柏 10g，炒王不留行子 10g，炙穿山甲 10g（先煎），赤芍药 10g。上药水煎分服，每日 1 剂。主治慢性前列腺炎，症见会阴、腹股沟、精索、睾丸部不适，伴有腰痛、轻度尿频、尿后点滴不尽，尿道口灼热刺痛、分泌物渗出，前列腺液检查有脓细胞，或有性欲减退，舌质淡红、苔薄，脉弦者。

加减：瘀滞甚者，酌加西琥珀 4～6g（饭丸吞），或三七粉 4～6g（吞服）；痛引精索者，酌加炒橘核 15g，台乌药 6g；肾阴虚者，酌加干地黄 12～18g，沙苑子 10g；肾阳虚致阳痿者，去黄柏、白茅根，加熟附子 6～10g，巴戟天 10g，肉桂（焗服）6g；镜检有脓细胞者，酌加败酱草 10g，猫爪草 10g。

◎ 名方验方　升清降浊汤：北柴胡 9g，升麻 6g，桔梗 9g，茯苓 10g，猪苓 10g，泽泻 10g，车前子（包煎）10g，关木通 10g。上药水煎分服，每日 1 剂。主治慢性前列腺炎，症见小便难出，或淋漓不尽，或尿末白浊，或尿通道灼热疼痛，或睾丸坠胀，腹痛，舌苔白，脉弦者。

加减：湿热型者，加炒苍术、黄柏、金银花、蚕沙各 10g；瘀滞型者，加紫丹参 12g，炒王不留行子 8g，赤芍 6g，琥珀末（冲服）5g，当归尾 9g；肾虚型者，去车前子、关木通、猪苓，加枸杞子 12g，盐菟丝子（包煎）9g，山茱萸、覆盆子各 10g。

◎ 饮食疗法　丝瓜米糖粥：鲜嫩丝瓜 1 条，白米 50g，白糖适量。如常法煮米做粥，未熟时放入鲜丝瓜（洗净后切成小段），候粥熟去丝瓜，加白糖搅匀，可做早餐服食。丝瓜甘凉，具有清热利湿解毒的功效，可用治湿热型之白浊证。

◎ 饮食疗法　海参白米粥：白米 30～50g，海参 15～20g。先将发好的海参切成小块，与白米同煮成粥，晨起作为早餐服食。海参味咸偏温能润补肾脏，为补益精气之佳品，适用于肾之精气素亏、复感燥热之白浊证。

注意：邪热相夹者禁食。

◎ 饮食疗法　山药白米粥：生山药（去皮为糊）60g，白米 60g，酥油、白蜜各适量。将山药为糊后用酥油和蜜共炒，令凝，用勺揉碎，另煮白米成粥，放入白蜜搅匀，亦可加白糖少许，晨起作为早餐服食。凡属肾之精气不足、脾失温煦而引起的男子遗精、白浊,均可作辅食用。

◎ 饮食疗法 茯苓白米红枣粉粥:茯苓粉 30g,白米 30g,红枣(去核)7 枚。先煮白米,待几沸后放入红枣,至将成时放入茯苓粉,用竹筷搅匀成粥,或加白糖少许。可做早餐或辅食。凡因脾气不充、运化失调而引起的白浊证,可作辅食用。

加减:若大便溏泻、畏寒、手足发凉者,可加入干姜 3 片同煮。

◎ 饮食疗法 羊腰炖杜仲:羊腰子(或猪腰子)1 对,杜仲 15g,盐、葱、调料各适量。先将腰子切开,去皮膜,与杜仲同炖,放入调料,炖熟后取腰花,可作宵夜服食。杜仲甘温而微辛,补肾而强壮筋骨,与羊肾同煮,可用治肾气亏虚之白浊证。

◎ 饮食疗法 莲果糯米炖乌鸡:乌鸡 1 只,莲子肉 15g,白果 15g,糯米 15g,胡椒 3g,葱、姜、酱、盐各适量。乌鸡去毛及内脏,洗净,在鸡腹内放入白果、莲子、糯米、胡椒,缝好,鸡口朝上放入砂锅内,加水及葱、姜等调料,炖熟后即可服食。乌鸡大补元气,强壮筋骨;莲肉、白果涩精止遗,故用治肾虚精关不固,败精流溢于外之精浊证,疗效颇佳。

◎ 饮食疗法 酒炒螺蛳:螺蛳 500g,白酒适量。将螺蛳洗净,放铁锅内炒热,加白酒、水各适量,煮至余液将尽时即可,针挑螺蛳内蘸调料服食,并饮余下汁液。螺蛳性寒味甘,具有清热利水明目的功效,故可用治湿热白浊证。

◎ 饮食疗法 莲苓山茨地黄糕:茯苓、莲子肉、山药、芡实各 60g,熟地黄、山茱萸各 20g,精面粉 150g,核桃仁 50g,枸杞子 30g,食盐 6g,蜂蜜 50g,白糖适量。将莲子、山药、芡实、茯苓蒸熟捣烂与精面粉合匀,以熟地黄、山茱萸蒸浓汁代水和面,加白糖、食盐揉匀,铺于蒸笼布上,撒上核桃仁、枸杞子,按入面团上,再以蜂蜜淋其和面上,蒸熟后即可服食,用治肾虚白浊。

◎ 饮食疗法 芪皮红糖粳米粥:黄芪 30~60g,陈皮末 1g,红糖适量,粳米 60g。先将黄芪煎汤去渣入粳米、红糖煮粥,后入陈皮末稍沸即可,作早、晚餐服食。主治因脾虚气陷,约束无力,精微不注而成之白浊证,伴见面色萎黄,体倦神疲,食少纳呆,腹胀便泻,舌淡脉虚等。

◎ 饮食疗法 果瓜莲肉饮:白果 10 枚,冬瓜子 30g,莲子肉 15g,胡椒 1.5g,白糖少许。前 4 味加水适量,煮熟后去渣,入白糖调匀,每次饮服 300ml,1 日可饮 2~3 次。有固敛精气,利湿化浊之效。对肾气不固、小便白浊及尿频者甚为适宜。

◎ 饮食疗法 芦荟淡瓜子饮:芦荟汁 6~7 汤匙,淡瓜子仁 30 枚。上二味稍炖温,饮前饮服,日服 2 次,每日 1 剂。用治湿热下注,聚于膀胱,气化不行,无以分清泌浊,而见小便白浊,心烦发热之症。

◎ 饮食疗法 二山饮:怀山药 50g,生山楂 100g。上 2 味用滚水泡服频饮,每日 1 剂。用治脾胃气滞,脾失健运,精微下注之小便白浊如乳,脘腹胀闷,四肢酸软等症。

◎ 饮食疗法 荷叶汁:鲜荷叶不拘多少。用纱布绞汁,加白糖调味后,每服 30~50ml,日服 2 次。用治因肾虚失藏,而见小便清长或频数,尿后有精丝流出,排尿不痛,或兼有面色少华,头晕目眩,腰酸肢冷等症者。

◎ **坐浴疗法**　菊参齿苋败酱汤:野菊花、苦参、马齿苋、败酱草各 30g,延胡索 15g,当归 12g,槟榔 10g。上药加水煎煮,得煎液 1200～1500ml,每晚坐浴 30 分钟,每剂药可用 2～3 日。适用于慢性前列腺炎。

◎ **敷脐疗法**　麝香胡椒末:麝香 1.5g,胡椒 7 粒,分别研细末备用。先将麝香倒入脐内,再将胡椒末盖于其上,外以圆形白纸覆盖,胶布固定。3 日换药 1 次,10 次为 1 个疗程。适用于慢性前列腺炎。

二、前列腺增生病

前列腺增生病,又称"前列腺肥大症"是中老年男性的一种常见病、多发病。其发病率随其年龄增长而逐渐见增加,大多发生在 50～70 岁之间,是 50 岁以上男性膀胱出口部(颈部)梗阻的最常见原因之一。由于腺体增生而引起尿路梗阻,以致影响了膀胱、输尿管和肾脏的功能。

本病病因目前尚未完全明了。大多认为是由于老年时期内分泌性激素平衡失调等一系列综合因素所致。

本病在中医学属"癃闭"等病证范畴。

【舌象辨证】

◎ 舌质红,苔黄腻(彩图 3-10-8),属湿热下注。

◎ 舌质淡,苔薄白(彩图 3-10-9),属中气不足。

◎ 舌质淡,苔白腻(彩图 3-10-10),属肾阳虚衰。

◎ 舌质紫黯,或有瘀点、瘀斑(彩图 3-10-11),属尿路瘀阻。

◎ 舌质红,苔少(彩图 3-10-12),属肾阴亏损。

◎ 舌质红,苔薄黄(彩图 3-10-13),属肺热壅盛。

◎ 舌质红,苔黄腻(彩图 3-10-14),属肝郁气滞。

◎ 舌质淡红,苔薄白(彩图 3-10-15),属肾气不充。

◎ 舌质红而少津,舌根苔黄腻(彩图 3-10-16),属阴虚火旺。

【中医疗法】

◎ **名方验方**　八正散加减:关木通 12g,车前子(包煎)10g,瞿麦 12g,萹蓄 12g,熟大黄 6g,山栀子 12g,滑石粉 20g,生地黄 15g,竹叶 10g,生甘草 6g。上药水煎分服,每日 1 剂。具有清热利湿通淋的功效。主治前列腺增生病,证属湿热下注型者。

加减:小腹胀满,大便秘结甚者,加槟榔 12g,枳实 12g,以行气导滞;少腹挛急、尿急尿痛者,加广木香(后下)9g,琥珀末(冲服)3g,台乌药 15g,以行气活血通淋;舌苔黄厚者,加炒苍术 9g,黄柏 12g,以清化湿热。

◎ **名方验方**　补中益气汤合春泽汤加减:潞党参 15g,生白术 12g,白茯苓

15g,生黄芪 15g,升麻 6g,北柴胡 6g,猪苓 15g,盐泽泻 12g,嫩桂枝 10g。上药水煎分服,每日 1 剂。具有升清降浊、化气利水的功效。主治前列腺增生病,证属中气不足型者。

加减:若脾胃气虚,兼见腹胀、嗳气,或呕吐腹泻,舌苔白腻者,可加法半夏12g,广木香(后下)6g,春砂仁(后下)12g,以行气降逆;尿涩痛者,加车前子(包煎)10g,琥珀末(冲服)3g,以利湿热。

◎ 名方验方　济生肾气丸加减:肉桂(焗服)3g,熟附子(先煎)9g,熟地黄 15g,山茱萸 15g,怀山药 12g,白茯苓 12g,盐泽泻 12g,怀牛膝 12g,车前子(包煎)10g,炒益智仁 15g。上药水煎分服,每日 1 剂。具有温补肾阳、化气行水的功效。主治前列腺增生病,证属肾阳虚衰型者。

加减:脾虚失运、纳少倦怠者,加潞党参 15g,炒白术 12g,以健脾益气;尿频明显者,加覆盆子 15g,桑螵蛸 15g,以固肾涩尿。

◎ 名方验方　代抵当丸加减:熟大黄 6g,生地黄 15g,当归尾 6g,桃仁 10g,芒硝(冲服)15g,肉桂(焗服)3g,怀牛膝 12g,琥珀末(冲服)3g,浙贝母 15g。上药水煎分服,每日 1 剂。具有行瘀散结、通利小便的功效。主治前列腺增生病,证属尿路瘀阻型者。

加减:病久气血两虚,面色不华者,加生黄芪 15g,紫丹参 20g,全当归 6g,以补养气血;若尿路结石者,可加金钱草 15g,冬葵子 10g,以通淋利水。

◎ 名方验方　滋肾通关丸合知柏地黄丸加减:制黄柏 10g,肥知母 15g,生地黄 15g,山茱萸 15g,怀山药 12g,白茯苓 15g,牡丹皮 12g,盐泽泻 15g,醋龟甲(先煎)15g,肉桂(焗服)3g。上药水煎分服,每日 1 剂。具有滋阴补肾、化气利水的功效。主治前列腺增生病,证属肾阴亏损型者。

加减:如阴虚火旺,下焦热盛,出现骨蒸潮热者,加醋鳖甲(先煎)15g,以滋阴潜阳;口干口渴者,加天花粉 30g,以清热生津;大便秘结者,加生大黄(后下)10g,以通利泻下。

◎ 名方验方　越婢汤加减:麻黄 9g,生石膏(先煎)20g,杏仁 12g,桔梗 9g,淡竹叶 10g,石韦 10g,黄芩 10g,桑白皮 12g,车前子(包煎)10g,山栀子 12g。上药水煎分服,每日 1 剂。具有清肺泄热、通利水道的功效。主治前列腺增生病,证属肺热壅盛型者。

加减:大便不通者,加生大黄(后下)6g,桃仁 10g,以通利泻下;鼻塞、头痛、脉浮等表证者,加防风(后下)6g,薄荷(后下)6g,以解表宣肺。

◎ 名方验方　沉香散加减:沉香(后下)6g,石韦 10g,滑石粉 20g,橘皮 12g,生白芍 15g,冬葵子 10g,炒王不留行子 12g,当归 6g,怀牛膝 12g,醋柴胡 6g。上药水煎分服,每日 1 剂。具有疏肝理气、通利小便的功效。主治前列腺增生病,证属肝郁气滞型者。

加减:肝郁化火,兼见口苦咽痛、尿痛者,加牡丹皮 15g,山栀子 15g,龙胆草 12g,以清肝火;肝郁明显者,加温郁金 12g,炒香附 9g,川楝子 15g,以疏肝理气、解郁散结。

◎ 名方验方　前列腺增生方:生黄芪 30g,荔枝核 10g,橘核 10g,炒王不留行子 12g,滑石粉 20g,关木通 10g,白茯苓 15g,炒山甲(先煎)15g,生甘草 5g,两头尖 10g,玉米须 30g。上药水煎分服,每日 1 剂。具有益气行气、通利水道的功效。主治前列腺增生病。

加减:尿频、尿急、尿涩痛者,加珍珠草 15g,小叶凤尾草 15g;血淋者,加白茅根 30g,三叶人字草 30g,淡豆豉 10g。

◎ 名方验方　通癃汤:炒王不留行子 15g,淫羊藿 15g,怀牛膝 15g,生黄芪 60g,穿山甲(先煎)10g,生大黄(后下)10g。上药水煎分服,每日 1 剂。具有祛瘀通络、益气通癃的功效。主治前列腺增生病,症见排尿困难,小便量少,点滴而出,甚则小便闭塞不通,伴小腹坠胀不适。

加减:伴阳虚者,加熟附子(先煎)、肉桂(焗服),以温阳化气;湿热盛者,加知母、黄柏、车前子(包煎)、关木通、白花蛇舌草,以清利湿热;瘀血阻络者,加蜈蚣、琥珀末(冲服)、桃仁,以活血化瘀通窍;消痰散结加猪心草、山慈姑等。

◎ 名方验方　宣导通闭汤:生黄芪 15g,车前子(包煎)30g,生甘草 20g,升麻 7.5g,怀牛膝 25g,淫羊藿 15g,滑石粉 25g。上药水煎分服,每日 1 剂。具有益气升清、利水通闭的功效。主治老年性前列腺增生病。

加减:凡症见小腹坠胀、时欲小便而不得断,或量少而不爽利,或小便不能控制,时有夜间遗尿、神疲倦怠等,可选用本方治疗;若大便秘结者,加肉苁蓉 20g;尿道涩痛者,加蒲公英 25g,关木通 10g;咳喘者,加杏仁 5g,辽细辛 4g。

◎ 名方验方　疏肝散结汤:醋柴胡 9g,怀牛膝 9g,当归尾 9g,赤芍药 9g,紫丹参 9g,生牡蛎(先煎)20g,海藻 12g,昆布 12g,海浮石(先煎)12g,玄参 12g,浙贝母 9g,夏枯草 12g,肾精子(包吞)5 粒。上药水煎分服,每日 1 剂。具有疏肝理气、软坚散结、活血化瘀的功效。主治前列腺增生病,证属痰瘀凝滞型者。

◎ 饮食疗法　补肾羹:羊肾 1 对,葱白、生姜各 10g,冬葵子 500g。羊肾去筋膜切细,加葱白、生姜,加水适量煮熟,调入食盐、味精,加炒香冬葵子。主治癃闭,证属肾气不充型,症见面白无华、腰膝酸软、舌质淡,脉沉细。

◎ 饮食疗法　青鸭羹:青头鸭 1 只,草果 5 枚,赤小豆 50g。先将鸭去毛,退净肠肚,将赤小豆、草果放入鸭腹内,缝合后煮熟,加入五味佐料调和,空腹时服食。主治前列腺增生病,证属水湿内蓄,久而蕴热型,症见水肿,小便不利者。

◎ 饮食疗法　黄芪鲤鱼饮:生黄芪 60g,鲜鲤鱼 1 尾(约 250g)。加水适量,共煮鱼熟,饮汤食肉,每日 1 剂。用治前列腺增生病,症见中气不足,排尿困难,神疲气短,纳少,脘腹胀闷,小腹坠胀,大便溏薄,舌质淡,苔薄白,脉沉弱者。

◎ 饮食疗法　葱白橘葵糖：葱白（捣泥）20g，橘红粉50g，炒冬葵子500g，白糖500g。取白糖放入锅中，加水少许，以小火煎熬至较为稠厚时，加入葱白泥、橘红粉、冬葵子调匀，再继续熬至用铲挑起，糖呈丝状而不粘手时停火，趁热倒入瓷盘，待冷压平且成块即可。亦可与糯米粉蒸熟作糕点食用。用治前列腺增生病，证属肝气郁滞，症见胁腹胀满，烦躁易怒，小便不通，舌质红、苔薄或黄，脉弦者。

◎ 饮食疗法　灯心柿饼汤：灯心6g，柿饼2个，加水适量煎煮成汤，加白糖适量调味饮服，柿饼可食。用治前列腺增生病，证属肺热气壅型，症见小便不畅或点滴不通，烦渴欲饮，呼吸气促，或有咳嗽，苔黄脉数者。

◎ 中药敷脐疗法　胡椒细辛末：白胡椒、细辛各15g，共研细末备用。用时取药末3g，置于脐部，外用麝香风湿膏覆盖，封固。3日换药1次，10次为1个疗程，然后停药休息2日，继续下1个疗程的治疗。适用于前列腺增生病，症见小便淋漓难解而无湿热者。

◎ 中药熏洗坐浴疗法　大黄芒硝汤：大黄、芒硝、益母草、天花粉、车前草、泽兰、艾叶各12g，白芷、桂枝、生姜各10g，上药加水煎汤取液，置于盆内，先熏后洗再坐浴臀部。每日2次，7日为1个疗程。

三、附睾炎

　　附睾炎是致病菌侵入附睾而引起的炎症性病症，是阴囊最常见的感染性疾病之一。临床按其发病特点常有急、慢性之分；按其感染性质不同有非特异性与特异性（如结核性附睾炎等）之别。

　　急性附睾炎以附睾迅速肿大、疼痛，且向同侧腹股沟放射为特点，常伴有恶寒发热、头痛头昏、全身关节酸痛等全身性症状；慢性附睾炎多由急性转变而成，也有缓慢起病者，其主要症状为阴囊坠胀、酸痛，附睾尾部或头部有硬结。

　　该病在中医学属"子痈"等病证范畴。多因房事不洁，外感温热秽毒，或跌仆闪挫，肾子受损，经络阻隔，气血凝滞，瘀久化热而发，或外感六淫或过食辛辣，湿热内生，经络阻隔，气血凝滞所为。

【舌象辨证】

● 急性附睾炎

◎ 舌质红，苔黄腻（彩图3-10-17），属湿热下注。

◎ 舌质淡或有瘀斑，苔薄白或腻（彩图3-10-18），属气滞痰凝。

● 慢性附睾炎

◎ 舌质淡红，苔白润（彩图3-10-19），属寒湿凝滞。

◎ 舌质红，苔薄白（彩图3-10-20），属肝气郁结。

◎ 舌质淡，苔白（彩图3-10-21），属肾阳亏虚。

【中医疗法】

◎ 名方验方　龙胆泻肝汤加减:龙胆草 10g,黄芩 12g,山栀子 9g,北柴胡 9g,当归 9g,生地黄 15g,车前子(包煎)15g,泽泻 15g,关木通 15g,生甘草 4g,赤芍 15g。上药水煎分服,每日 1 剂。具有清热利湿、解毒消肿的功效。主治急性附睾炎,证属湿热下注型者。

加减:热重者,加金银花 15g,蒲公英 15g,以加强清热解毒之效;疼痛甚者,加炒川楝子 12g,制延胡索 12g,以行气止痛。

◎ 名方验方　仙方活命饮加减:金银花 15g,当归 9g,赤芍 15g,香白芷(后下)9g,浙贝母 15g,穿山甲(先煎)10g,皂角刺 20g,天花粉 30g,炙没药 6g,防风 6g,生甘草 6g,怀牛膝 9g。上药水煎分服,每日 1 剂。具有清火解毒、消肿溃坚的功效。主治急性附睾炎,证属毒火壅盛型者。

加减:如红肿痛甚、热毒重者,加蒲公英 18g,野菊花 15g,以加强清热解毒之功;痛不甚者,减炙没药;血热者,加紫丹参 15g,以凉血解毒;大热、大渴伤津者,去香白芷,以防阴津更伤,重用天花粉并加玄参 15g,以清热生津。

◎ 名方验方　滋阴除湿汤加减:川芎 9g,当归 10g,白芍 15g,熟地黄 20g,北柴胡 9g,黄芩 10g,陈皮 9g,知母 5g,浙贝母 12g,泽泻 15g,生甘草 4g,地骨皮 12g。上药水煎分服,每日 1 剂。具有益气养阴、清热除湿的功效。主治急性附睾炎,证属脓出毒泄型者。

加减:热象不显者,去黄芩,以防苦寒化燥伤阴。

◎ 名方验方　天台乌药散加减:台乌药 12g,云木香(后下)6g,小茴香(包煎、后下)6g,炒青皮(后下)9g,高良姜 9g,槟榔 9g,炒川楝子 12g,生甘草 4g。上药水煎分服,每日 1 剂。具有温经通络、散寒止痛的功效。主治慢性附睾炎,证属寒湿凝滞型者。

加减:如寒甚者,可加肉桂(焗服)1g,吴茱萸 6g,以加强温经散寒之功效;血瘀者,可加桃仁 12g,红花 5g,以活血祛瘀;痛甚者,可加生蒲黄(包煎)8g,炒五灵脂 12g,以行气止痛。

◎ 名方验方　橘核丸加减:橘核 12g,川楝子 12g,云木香(后下)9g,小茴香(包煎、后下)6g,姜厚朴 9g,制延胡索 12g,桃仁 10g,海藻 15g,昆布 15g,枳实 6g,路路通 12g,北柴胡 9g。上药水煎分服,每日 1 剂。具有疏肝理气,散结止痛的功效。主治慢性附睾炎,证属肝气郁结型者。

加减:痛甚者,加白芍 15g,以舒肝缓急;热象明显时,去小茴香,加黄芩 12g,山栀子 9g,以清利热邪。

◎ 名方验方　黄药泽皮汤:熟地黄 20g,怀山药 15g,盐泽泻 15g,牡丹皮 12g,白茯苓 15g,熟附子(先煎)10g,淫羊藿 15g,巴戟天 12g,肉苁蓉 10g,台乌药 10g。上药水煎分服,每日 1 剂。具有温补肾阳、行气止痛的功效。主治慢性附睾炎,证属肾阳亏虚型者。

　　加减:若结节明显者,加鳖甲(先煎)15g,浙贝母 15g,以软坚散结。

　　◎ 名方验方　　大补阴丸加味:黄柏、熟地黄各 15g,知母、龟甲(先煎)各 12g,猪脊髓(蒸熟兑服)1 匙,金银花 30g,荔枝核 20g。上药水煎分服,每日 1 剂。主治附睾炎,证属阴虚型者。

　　加减:睾丸肿大而痛者,加玄参 30g,海藻 15g,牡丹皮 5g;胀痛甚者,加橘核 15g;微痛者,加赤芍 12g,生甘草 6g;疼痛沿输精管放射至腹股沟、背下部及下腹部者,加川楝子、延胡索各 6g;肿痛而有硬结者,加海藻 15g,川楝子 20g;伴全身发热者,加败酱草 30g。

　　◎ 名方验方　　附子大黄汤:熟附子(先煎)9g,制大黄、桂枝各 3g,延胡索、荔枝核、橘核、川楝子、云木香、黄柏、红花各 9g,生甘草、小茴香(包煎)各 6g。方中荔枝核、橘核、川楝子均打碎,大黄、小茴香、桂枝、云木香、黄柏、甘草均后下。上药水煎,分 2～3 次温服,每日 1 剂。具有理气止痛、活血化瘀、消肿的功效。主治寒疝,可用于慢性附睾炎、鞘膜积液等。

　　加减:急性期局部肿大、疼痛,体温升高,同时有精索肿胀和压痛者,去熟附子、桂枝,加金银花、大青叶各 25g,牡丹皮 9g;坠痛者,加生黄芪 9g,升麻 3g;硬块难消者,重用红花。

　　◎ 名方验方　　复方酢浆草合剂:鲜酢浆草 100g,松节油 15ml,上药加水 1 500ml,煎至 600ml,分 3 次服用,每日 1 剂。主治急性附睾炎。

　　◎ 饮食疗法　　合欢花蒸猪肝:合欢花 10～12g,猪肝 100～150g,食盐少许。将合欢花加清水浸泡 4～6 小时。将猪肝切成小片,加食盐少许,同放于碟中隔水蒸熟,食肝,每日 1 剂。用治急性附睾炎,症见睾丸肿胀,阴囊红肿,小腹、胸胁胀痛,情绪急躁,伴头晕,耳鸣,舌苔薄黄,脉弦等。

　　◎ 饮食疗法　　小茴香粳米粥:小茴香 10～15g,粳米 100g。先煎小茴香取药汁,去渣后,入粳米煮为粥;或取小茴香 3～5g,研成细末,调入粥中同煮,每日分 2 次热服。用治急性附睾炎,症见睾丸疼痛较甚,腹部坠胀,遇寒更甚,得热则减,胸胁胀痛,胃寒呕吐,舌苔薄白,脉弦紧等。

　　◎ 饮食疗法　　吴茱萸粳米粥:吴茱萸 2g,生姜 2 片,葱白 2 茎,粳米 30～60g。吴茱萸研为细末,用粳米先煮粥,待米熟后再下吴茱萸末及生姜、葱白,同煮为粥,每日服食 1～2 次。用治急性附睾炎,症见睾丸疼痛较剧,腹部坠痛,阴囊收缩,遇寒更甚,得热则减,脘腹冷痛,舌质滑润、苔白,脉沉弦等。

　　◎ 饮食疗法　　绿豆海带白米粥:绿豆 50g,海带 20g,白米 30g,白糖适量。先煮绿豆、海带至熟后,再加入白米煮成粥,加白糖调味后服食。用治附睾炎急性期,症见睾丸、附睾疼痛,阴囊肿痛,精神疲倦,胃纳差,口干,舌红,苔黄,脉弦。

　　◎ 饮食疗法　　黑木耳炖西红柿:黑木耳适量,西红柿 1 个,煮熟后服食,日服 2

次,每日 1 剂。用治附睾炎急性期,症见睾丸、附睾疼痛,阴囊红肿明显,口干,便秘,舌质红、苔黄干,脉弦数。

◎ 饮食疗法　龙眼核末冲黄酒:龙眼核 500g,洗净,焙干研细末备用。用时,每次取 10g,以黄酒冲服,日服 3 次。主治附睾炎慢性期,症见附睾可触及结节,隐痛,舌质淡红、苔白,脉沉。

◎ 中药浸洗、坐浴疗法　二马败酱鱼腥汤:马鞭草、马齿苋、败酱草、鱼腥草各 30g,水煎,候温浸洗并湿敷局部。适用于附睾炎急性期,症见附睾疼痛明显,阴囊红肿者。慢性者取葱白结、当归各 30g,水煎后坐浴。

◎ 中药贴敷疗法　青黛大黄末:青黛、大黄末各适量,水调匀后贴敷于患处。具有清热解毒的功效。主治急性附睾炎。

◎ 中药外敷疗法　生姜薄片:肥大老生姜适量,用水洗净,横切成约 0.2cm 的均匀薄片,每次取 6～10 片,外敷于患侧阴囊处,盖上纱布,兜起阴囊,每日更换 1～2 次。适用于急性附睾炎。

四、精囊炎

精囊炎是男性常见感染性疾病之一。临床上分为急性精囊炎和慢性精囊炎两种,前者较为少见,而后者则多见。发病年龄大多在 20～40 岁。精囊炎的主要临床表现为血精,可伴见尿频、尿急、尿涩、会阴部不适等症状,常与前列腺炎并存。近年来本病的发病率有上升的趋势。

该病在中医学属“血精证”范畴。中医学认为精藏于精室,为肾所主。精室出血,其主要病因病机为热入精室,损伤血络,迫血妄行,血随精出;或为瘀血败精内停,阻滞血络,血不循经;或为脾肾气虚,不能统摄血液,血精同出。

【舌象辨证】

◎ 舌质红,苔黄腻(彩图 3-10-22),属下焦湿热。

◎ 舌质红而少津,苔少或无(彩图 3-10-23),属阴虚火旺。

◎ 舌质淡胖,苔白(彩图 3-10-24),属脾肾两虚。

◎ 舌质黯或有瘀点、瘀斑(彩图 3-10-25),属瘀血内结。

【中医疗法】

◎ 名方验方　术柏牛膝地锦汤:苍术、黄柏、牛膝各 9g,地锦草、马鞭草各 30g,一枝黄花 20g,生甘草 6g。上药水煎,分 2 次服用,每日 1 剂。具有清热利湿的功效。主治精囊炎,证属湿热下注型者。

◎ 名方验方　龙胆泻肝汤加减:龙胆草 15g,山栀子 9g,滑石粉 15g,北柴胡 9g,生黄柏 15g,车前子(包煎)15g,泽泻 15g,小蓟 12g,仙鹤草 15g,生地黄 15g。上药水煎分服,每日 1 剂。具有清热利湿、凉血止血的功效。主治精囊炎,证属下焦湿热型者。

加减:尿痛明显者,加瞿麦 30g,关木通 15g,以通淋止痛;会阴疼痛明显者,加蒲公英 15g,败酱草 15g,以清热解毒,另加赤芍 15g,以活血祛瘀。

◎ 名方验方　知柏地黄丸加减:盐黄柏 12g,肥知母 15g,牡丹皮 10g,生地黄 15g,山茱萸 12g,墨旱莲 15g,赤芍药 15g,紫草 15g,白茅根 30g,盐泽泻 10g,生甘草 4g。上药水煎分服,每日 1 剂。具有滋阴降火、宁络止血的功效。主治精囊炎,证属阴虚火旺型者。

加减:口干舌燥者,加石斛 12g,玄参 12g,以滋养胃阴;遗精盗汗者,加辽五味子(打碎)6g,以固涩敛汗。

◎ 名方验方　四君子汤加减:潞党参 20g,炙黄芪 30g,盐杜仲 12g,熟地黄 15g,炒白术 15g,怀山药 15g,阿胶(烊化)10g,盐菟丝子 12g,侧柏炭 15g,怀牛膝 12g,炙甘草 4g,藕节炭 12g。上药水煎分服,每日 1 剂。具有健脾益肾、补气止血的功效。主治精囊炎,证属脾肾两虚型者。

加减:若气虚下陷者,可加升麻 6g,柴胡 6g,以升阳固摄;若症见头晕眼花、肾精亏损者,可加鹿茸(炖服)3g,紫河车(研末吞服)15g,以填精补髓而固肾。

◎ 名方验方　桃红四物汤合失笑散加减:桃仁 12g,红花 6g,川芎 10g,当归 12g,赤芍 15g,蒲黄(包煎)10g,五灵脂 10g,琥珀末(冲服)1.5g,制延胡索 10g,生甘草 3g,藕节炭 15g,仙鹤草 15g。上药水煎分服,每日 1 剂。具有行气化瘀、活血止血的功效。主治精囊炎,证属瘀血内结型者。

加减:血瘀夹湿热者,加黄芩 10g,车前子(包煎)12g,败酱草 15g,以清热祛湿;血精明显者,则加三七末(冲服)3g,血余炭 12g,以加强祛瘀止血之效。

◎ 名方验方　李曰庆验方:盐知母 10g,盐黄柏 10g,白茯苓 20g,制女贞子 15g,牡丹皮 10g,大蓟 10g,小蓟 10g,地榆炭 10g,车前子(包煎)10g,莲子心 10g,炙黄芪 10g,太子参 12g,白茅根 30g,炒川楝子 10g。上药水煎分服,每日 1 剂。主治血精,证属阴虚火旺型者。

◎ 名方验方　刘沛然验方:莲房炭 20g,熟地黄炭 30g,怀山药 30g,牛膝炭 20g,白茯苓 10g,车前子(包煎)60g,荆芥炭 3g,墨旱莲 10g,炭附子 3g,盐黄柏 6g,肥知母 20g。上药水煎分服,每日 1 剂。主治血精,证属阴虚阳亢、相火妄动暴伤精宫,症见射精带血者。

◎ 名方验方　魏嘉毅验方:生地黄 13g,炒泽泻 10g,山茱萸 10g,牡丹皮 10g,怀山药 13g,白茯苓 10g,肥知母 10g,生黄柏 13g,琥珀末(冲服)6g,白茅根 30g,萹蓄 10g,生甘草 8g。上药水煎分服,每日 1 剂。主治血精,证属湿热下注型者。

◎ 名方验方　理血汤:山药 30g,龙骨(先煎)15g,牡蛎(先煎)15g,藕片 15g,墨旱莲 15g,乌贼骨(先煎)10g,茜草 10g,阿胶(烊化)10g,白头翁 10g,白芍 12g。上药水煎分服,每日 1 剂。主治血精,证属阴虚湿热型者。

加减:肝移热于下焦伴尿血者,加龙胆草、小蓟各 10g;尿中见血块凝阻者,加三棱、莪术各 5g,于血块消失后减去;腰腹窜痛者,加炒川楝子 10g,青风藤 15g;阴虚火旺者,加黄柏 12g,知母 10g,血精消失后,改用地黄汤加败酱草 15～20g 善后。

◎ 名方验方　清精汤:黄柏 10g,赤芍 10g,车前子(包煎)15g,金银花炭 10g,牡丹皮炭 10g,怀牛膝 12g,白茅根 30g,焦栀子 10g,小蓟 10g,生甘草 6g。上药水煎分服,每日 1 剂。适用于精囊炎,证属湿热下注型者。

加减:阴虚火旺者,加龟甲(先煎)20g,鳖甲(先煎)20g,生地黄 30g;脾肾两虚者,加盐杜仲 13g,川红花 6g,三七末(冲服)3g。

◎ 名方验方　加味三妙丸:苍术 9g,黄柏 9g,怀牛膝 9g,地锦草 30g,马鞭草 30g,一枝黄花 20g,生甘草 6g。上药水煎分服,每日 1 剂。具有清热利湿的功效。适用于精囊炎,证属湿热下注型者。

◎ 名方验方　二至地黄汤:制女贞子、墨旱莲、生地黄、炒牡丹皮、怀山药、山茱萸、炒泽泻,原方未注明剂量。上药水煎分服,每日 1 剂。具有滋阴降火的功效。适用于精囊炎,证属阴虚火旺型者。

加减:精量多者,加血余炭、小蓟、藕节炭、侧柏炭、苎麻根。

◎ 名方验方　血精汤:枸杞子 15g,盐菟丝子(包煎)20g,炙金樱子 20g,制女贞子 15g,北五味子 15g,山栀子 15g,生地黄 15g,侧柏叶 15g,生艾叶 15g,黑芥穗 15g,生荷叶 15g,车前子(包煎)25g。上药水煎分服,每日 1 剂。适用于精囊炎,证属阴虚火旺型者。

加减:根据血精多少,加血余炭、阿胶(烊化)、小蓟、白茅根。

◎ 饮食疗法　马兰莲子汤:鲜马兰头 20g,鲜白茅根 120g,莲子(去心)12g,白糖适量。先将马兰头、鲜白茅根加清水适量,火煮取汁,再加水发莲子、红枣、清水适量,用文火煮 1 小时左右,食时加白糖调味,饮汤食莲子、红枣。用治血精,证属下焦湿热型者。

◎ 饮食疗法　白茅荠藕汤:荠菜 30g,白茅根 30g,藕节 60g,白糖适量。藕节洗净,切成小块,同荠菜、白茅根加清水适量,用中火煮沸后,再加白糖适量,稍煮后即可服食。用治血精,证属下焦湿热型者。

◎ 饮食疗法　桃仁粳米粥:桃仁 10g,粳米 50g,白糖适量。先将桃仁洗净,除去皮尖,捣烂如泥备用。粳米淘洗干净,放在铝锅内,加清水适量,用中火煮开后,再用文火慢煮,待粥将成时,再加入桃仁泥、白糖各适量,稍煮 1～2 分钟,沸后即可服食。用治血精,证属瘀血阻络型者。

◎ 饮食疗法　红枸黄花煲蛋:枸杞子 15g,黄花菜 15g,鸡蛋 2 枚。将枸杞子、黄花菜、鸡蛋加水煮熟后,鸡蛋除去蛋壳,稍煮片刻即可服食。用治血精,证属脾肾两虚型者。

◎ 饮食疗法　鲤鱼汤:鲤鱼 1 尾(约 250g),胡椒、小茴香、葱、姜各适量。煮汤后服食。用治血精,证属湿热下注型者。

◎ 饮食疗法 生地黄陈仓米粥:生地黄汁 150ml,陈仓米适量。陈仓米加水适量,煮成粥。取生地黄汁加入陈仓米粥内,搅烂和匀服食。用治血精,证属阴虚火旺型者。

◎ 饮食疗法 槐花粳米红糖粥:陈槐花 10g,粳米 30g,红糖适量。先煮粳米取米汤,将槐花研成细面后调入米汤内,加红糖适量调服。用治血精,证属阴虚火旺型者。

◎ 饮食疗法 芡实核桃红枣粥:芡实粉、核桃肉、红枣肉各适量。芡实粉如常法煮粥,核桃带衣研碎,和红枣肉入粥同煮,加汤亦可。用治血精,证属脾肾两虚型者。

◎ 饮食疗法 甲鱼汤:甲鱼(河鳖)1 只,用清水慢慢煮开烫死,揭开鳖甲,去内脏、头、爪,把甲鱼肉放入锅内加适量水、姜片、葱段,用大火煮沸后,改用小火煲煨,至甲鱼肉熟时,放入发好的银耳 15g 及药袋(内装知母、黄柏、生地黄、墨旱莲各 10g),待甲鱼肉软烂时出锅,用味精调味,食肉饮汤。用治血精,证属阴虚火旺,灼伤血络型者。

五、精索静脉曲张

精索内蔓状静脉丛扩张、伸长和纡曲称为精索静脉曲张,是男性常见病之一。该病可引起睾丸、附睾形态结构的改变和功能障碍,影响精液的质量,从而成为男性不育的重要原因之一。

精索静脉曲张分为原发性和继发性两种。原发性者由于解剖因素或本身静脉瓣薄弱引起精索静脉曲张;继发性者由于其他病变压迫影响精索静脉回流所导致。精索静脉曲张主要发生在左侧,双侧性静脉曲张为 1%～25%,单纯右侧者少见。

该病在中医学属"筋瘤"病证范畴。中医学认为本病的发生与肝肾虚亏、气滞血瘀、外感寒湿、饮食不节、外伤等因素有关。

【舌象辨证】

◎ 舌质淡,苔薄(彩图 3-10-26),属肝肾虚亏。

◎ 舌质黯,或有瘀点、瘀斑(彩图 3-10-27),属瘀血阻络。

◎ 舌质淡红,苔白或白厚(彩图 3-10-28),属寒湿阻络。

◎ 舌质红,苔黄腻(彩图 3-10-29),属瘀热阻络。

【中医疗法】

◎ 名方验方 水蛭蜈蚣汤:水蛭 12g,蜈蚣 2 条,三棱、莪术、怀牛膝各 10g,熟大黄 12g,炙乳香 6g,川楝子、荔枝核、皂角刺各 15g。上药水煎分服,每日 1 剂。主治精索静脉曲张,证属血瘀阻络型者。

加减:久病致虚者,加黄芪、党参、当归。

◎ 名方验方　右归丸加味：熟地黄 30g，怀山药 12g，山茱萸 10g，枸杞子 12g，盐菟丝子（包煎）20g，鹿角胶（烊化）10g，当归尾 6g，盐杜仲 12g，肉桂（焗服）3g，熟附子（先煎）6g，紫丹参 18g，鸡血藤 30g。上药水煎分服，每日 1 剂。具有补益肝肾、理气通络的功效。主治精索静脉曲张，证属肝肾虚亏型者。

加减：若偏于肝肾阴虚，舌嫩红少苔者，去熟附子、肉桂，加制女贞子 12g，醋鳖甲（先煎）12g，以滋养肾阴。

◎ 名方验方　桃红四物汤：熟地黄 15g，当归尾 12g，炒白芍 12g，酒川芎 9g，光桃仁 15g，川红花 9g。上药水煎分服，每日 1 剂。具有养血活血、化瘀通络的功效。主治精索静脉曲张，证属瘀血阻络型者。

◎ 名方验方　甘姜苓术汤合桂枝茯苓丸：炙甘草 10g，干姜 12g，白茯苓 20g，生白术 10g，嫩桂枝 10g，牡丹皮 10g，光桃仁 10g，赤芍药 10g。上药水煎分服，每日 1 剂。具有散寒祛湿、温经通络的功效。主治精索静脉曲张，证属寒湿阻络型者。

◎ 名方验方　三妙丸加味：炒黄柏 12g，炒苍术 15g，怀牛膝 12g，薏苡仁 18g，紫丹参 18g，浙贝母 15g。上药水煎分服，每日 1 剂。具有清热化痰散结的功效。主治精索静脉曲张，证属痰热阻络型者。

◎ 名方验方　理精煎：紫丹参 15g，温莪术 15g，怀牛膝 15g，土鳖虫 10g，当归尾 10g，熟地黄 15g，川续断 10g，烫狗脊 10g，淫羊藿 15g，肉苁蓉 10g，鹿角霜（先煎）10g，大枣 20g。上药水煎，分 2 次服用，每日 1 剂。具有补肾活血的功效。主治精索静脉曲张，证属瘀血阻滞、肾精亏损合并不育者。

◎ 名方验方　李国栋、赵树森验方：炙黄芪 30g，路路通 20g，仙茅 18g，皂角刺 12g，台乌药 12g，炮穿山甲（先煎）10g，九香虫 10g，蜈蚣 2 条。上药水煎分服，每日 1 剂。具有行气活血，健脾温肾的功效。主治精索静脉曲张，证属脾肾两虚、气滞血瘀型者。

◎ 名方验方　行气活血汤：醋柴胡 10g，云木香 10g，赤丹参 15g，炒橘核 15g，台乌药 10g，怀牛膝 15g，小茴香（包煎）10g，制延胡索 10g，炒王不留行子 15g。上药水煎，分 2 次服用，每日 1 剂。具有行气活血的功效。主治精索静脉曲张，证属肝郁气滞型者。

◎ 名方验方　育嗣汤：仙茅 15g，淫羊藿 15g，盐菟丝子（包煎）15g，制首乌 24g，熟地黄 15g，巴戟天 15g，北五味子（打碎）10g，鹿角霜（先煎）15g，冬葵子 10g，熟附子（先煎）6g，覆盆子 15g，肉苁蓉 15g。上药水煎分服，每日 1 剂。具有温肾填精的功效。主治精索静脉曲张合并不育，证属肾阳虚者，手术前后均可服用。

加减：有热象者，去熟附子，加知母、黄柏；寒象明显者，加肉桂（焗服）、小茴香（包煎）、片姜黄；头目眩晕者，加枸杞子、桑葚子；腰膝酸软者，加川续断、盐杜仲、烫狗脊；食少神疲者，加炙黄芪、制黄精、潞党参、炒白术；睾丸坠痛者，加炒橘核、荔枝核、川楝子；心悸不寐者，加柏子仁、炙远志。

◎名方验方 液化开精汤:牡丹皮、地骨皮、生白芍、赤芍药、山茱萸、青连翘、夏枯草、北柴胡、竹叶、白茯苓各9g,紫丹参、麦冬各15g,玄参、浙贝母、枸杞子、淫羊藿各12g,生牡蛎(先煎)30g,金银花18g。上药水煎分服,每日1剂。具有滋阴清热的功效,适用于精索静脉曲张合并不育之精液不液化者。

◎名方验方 化瘀通精汤:水蛭12g,蜈蚣2条,三棱10g,莪术10g,制大黄12g,炙乳香6g,川楝子15g,荔枝核15g,怀牛膝10g,皂角刺15g。上药水煎分服,每日1剂。适用于精索静脉曲张,证属血瘀阻络型者。

加减:久病致虚者,加黄芪、党参、当归。

◎名方验方 保元生精汤:炒白芍10g,炒白术10g,土鳖虫12g,炙黄芪10g,枸杞子10g,川续断10g,潞党参12g,熟附子(先煎)12g,怀山药12g,全当归12g,盐菟丝子(包煎)10g,盐杜仲12g,蛇床子10g,鹿角片(烊化)10g。上药水煎分服,每日1剂。适用于精索静脉曲张手术后精液仍不正常,证属脾肾两虚型者。

◎名方验方 活血生精汤:紫丹参30g,刘寄奴15g,鸡血藤15g,炒王不留行子10g,怀牛膝10g,光桃仁10g,川红花10g,车前子(包煎)10g,山栀子10g,紫石英(先煎)20g,盐菟丝子(包煎)10g。上药水煎,分2次服用,每日1剂。适用于精索静脉曲张,高位结扎术后精液仍异常(证属气滞血瘀)者。

◎名方验方 通精煎:赤丹参15g,蓬莪术15g,怀牛膝15g,全当归10g,光桃仁10g,北柴胡10g,生牡蛎(先煎)30g,生黄芪20g。上药水煎,分2次空腹时服用,每日1剂。适用于精索静脉曲张合并不育症,证属瘀血阻络型者。

加减:若兼睾丸偏坠、胀痛不舒、脉弦等肝经郁滞者,加橘叶、橘核各10g,荔枝核15g,小茴香(包煎)10g;阴囊湿痒、小便黄赤、舌苔黄腻等湿热者,加车前子(包煎)15g,肥知母10g,生黄柏10g;阴囊下坠不收、神疲肢倦、脉细等气虚者,加潞党参10g,炒白术10g;形寒肢冷、睾丸处阴冷、脉沉迟等阳虚者,加熟附子(先煎)10g,嫩桂枝10g;口干舌红、五心烦热、脉细数等阴虚者,加生地黄15g,生白芍10g,炙鳖甲(先煎)10g。

◎饮食疗法 银耳鹿胶冰糖汤:银耳30g,鹿胶7.5g,冰糖15g。将银耳用温水泡发,去杂质,加水适量煎煮,待银耳熟透后,加入鹿角胶、冰糖,使之烊化搅匀即成。具有补肾填精的功效,适用于精索静脉曲张手术后仍精子活力低下者。

◎中药湿敷疗法 归花参汤:当归、红花、丹参各15g,水煎候温,用毛巾浸湿外敷于患处,每日1~2次,每剂药可用2~3日。主治轻度精索静脉曲张。

◎中药熏洗疗法 芪参鸡血藤汤:黄芪、丹参、鸡血藤各30g,小茴香、红花、羌活各10g。上药水煎,先熏后洗患处,每次30分钟,日2次。1剂药可用2~3日。主治精索静脉曲张。

六、睾丸鞘膜积液

睾丸鞘膜积液,是指因围绕睾丸的鞘膜腔内液体积聚超过正常量而形成的病变。也是较常见的男性疾病之一。按病因分为原发性(特发性)和继发性(症状性)鞘膜积液两种。原发性睾丸鞘膜积液原因未完全明了,病程进展缓慢,病理检查常见鞘膜呈慢性炎症反应,可能与慢性损伤、炎症有关,还可能与先天因素有关,如鞘膜腔淋巴管系统存在缺陷等;继发性睾丸鞘膜积液则有原发性疾病,如急性睾丸炎、附睾炎、精索炎等,刺激鞘膜渗出增加,造成积液。阴囊手术损伤淋巴管造成的回流障碍,以及高热、心功能不全、腹水等,表现为急性鞘膜积液;慢性继发性积液常见于慢性睾丸炎、附睾炎、梅毒、结核病、睾丸肿瘤等,造成鞘膜分泌增加而形成积液。在我国南方地区,可见由丝虫病或血吸虫病阻塞淋巴液回流引起的鞘膜积液。

该病在中医学属"水疝"等病证范畴。认为多因水湿下注、积聚阴囊而成。脾肾为制水之脏,脾主运化,肾主水,肝之疏泄也与水湿运行有关,故本病多责之脾肾肝等脏。其病因病机常与感受寒湿、湿热下注、脏器虚损、脾虚不运、肝经气滞、跌仆损伤、感染疫虫等有关。

【舌象辨证】

◎ 舌质淡红,苔白或白厚(彩图 3-10-30),属寒湿凝聚。

◎ 舌质红,苔黄或黄腻(彩图 3-10-31),属湿热蕴结。

◎ 舌质淡,苔薄(彩图 3-10-32),属肾虚水停或脾虚水困。

◎ 舌质淡红,苔薄白或薄黄(彩图 3-10-33),属气郁水停。

◎ 舌质黯,有瘀点、瘀斑(彩图 3-10-34),属血瘀阻络。

◎ 舌质淡红,苔白或白厚(彩图 3-10-35),属虫积阻络。

【中医疗法】

◎ 名方验方　水疝汤:肉桂(焗服)2.4g,当归 6g,赤芍 6g,红花 6g,小茴香(包煎)6g,橘核 6g,广木香(后下)2.4g,牵牛子 3g,台乌药 3g,炙甘草 3g,怀牛膝 6g,桂枝 6g,槟榔 3g。上药水煎分服,每日 1 剂。具有温肾散寒、利水散结的功效。主治睾丸鞘膜积液,证属寒湿凝聚型者。

加减:若寒邪较盛,手足不温者,可加制附子(先煎)10g,干姜 10g,以温补脾肾之阳;若湿邪较盛,身重便溏者,可加姜厚朴 10g,大腹皮 12g,以下气化湿;若有化热征象者,可去肉桂、当归、小茴香,加蒲公英 15g,白茯苓 20g,以清热化湿。

◎ 名方验方　大分清饮:白茯苓 15g,炒泽泻 12g,关木通 10g,猪苓 8g,山栀子 8g,车前子(包煎)8g,炒枳壳 8g。上药水煎分服,每日 1 剂。具有清热利湿的功效。主治睾丸鞘膜积液,证属湿热蕴结型者。

加减:若热较盛者,可加黄柏 12g,龙胆草 9g,以加强清热利湿;湿较盛者,可加绵茵陈 15g,薏苡仁 20g,以健脾渗湿。

◎ 名方验方　济生肾气丸:制附子(先煎)10g,白茯苓 20g,炒泽泻 10g,山茱萸 15g,怀山药 18g,牡丹皮 12g,嫩桂枝 10g,怀牛膝 12g,熟地黄 12g,车前子(包煎)20g。上药水煎分服,每日 1 剂。具有温肾利水的功效。主治睾丸鞘膜积液,证属肾虚水停型者。

加减:临床应用时可加入盐菟丝子(包煎)20g,仙茅 10g,以加强温补肾阳之力;水肿明显者,还可加入猪苓 10g,通草 10g,炒扁豆 30g,以加强利水之功。

◎ 名方验方 逍遥散合导气汤:全当归 15g,白茯苓 15g,炒白芍 15g,醋柴胡 15g,炙甘草 8g,薄荷(后下)10g,生姜片 10g,川楝子 10g,小茴香(包煎)6g,广木香(后下)6g,吴茱萸 10g。上药水煎分服,每日 1 剂。具有疏肝理气、利水除湿的功效。治睾丸鞘膜积液,证属气郁水停型者。

加减:临床上还可加入炒扁豆 20g,关木通 10g,薏苡仁 20g,车前子(包煎)15g,以加强利水之力;若肝郁有热者,可加入温郁金 15g,茵陈蒿 15g,蒲公英 15g。

◎ 名方验方 桃红四物汤加味:桃仁 12g,红花 6g,熟地黄 15g,当归 10g,炒白芍 10g,川芎 6g,益母草 12g,泽兰 10g,炒王不留行子 12g,车前子(包煎)15g。具有活血化瘀、除湿消肿的功效。主治睾丸鞘膜积液,证属血瘀阻络型者。

加减:若血瘀者兼有虚证,应根据其不同脏腑之虚,适当减轻祛瘀药的剂量,加补益药如补脾之人(党)参 18g,黄芪 18g,茯苓 18g,补肾之肉苁蓉 15g,盐菟丝子(包煎)18g,制女贞子 15g,山茱萸 15g,桑寄生 20g 等,以免祛瘀药攻伐太过。

◎ 名方验方 马鞭草汤:马鞭草 18g,槟榔 12g,虎杖 10g,丹参 15g,茯苓 20g,熟大黄 6g,北柴胡 10g。上药水煎分服,每日 1 剂。具有驱虫通络、化湿利水的功效。主治睾丸鞘膜积液,证属虫积阻络型者。

◎ 名方验方 补中益气汤加味:黄芪 15g,党参 12g,生白术 12g,炙甘草 5g,当归 9g,陈皮 3g,升麻 3g,北柴胡 3g,茯苓 20g,五爪龙 20g,车前子(包煎)12g。上药水煎分服,每日 1 剂。具有健脾、化湿、利水的功效。主治睾丸鞘膜积液,证属脾虚水困型者。

加减:若兼有胸腹胀满、身重食少、手足不温等水湿较重者,可与实脾散加减合用(实脾散:厚朴、白术、木瓜、广木香、草果仁、大腹皮、炮附子、白茯苓各 6g,炙甘草 3g,生姜 5 片、大枣 1 枚)。

◎ 名方验方 导水茯苓汤:白术 10g,茯苓 20g,猪苓、泽泻、车前子(包煎)各 10g,六一散(包煎)12g,陈皮、厚朴、大腹皮、紫苏、杏仁各 10g。上药水煎分服,每日 1 剂。具有健脾宣肺、运化水湿的功效。主治睾丸鞘膜积液,证属肺脾失和、水湿内停型者。

◎ 名方验方 温肾除湿汤:熟附子(先煎)6g,干姜 3g,桂枝 5g,白术 9g,茯苓 12g,小茴香(包煎)3g,荔枝核 9g,山甲珠(先煎)6g,车前子(包煎)9g,薏苡仁 12g,炙甘草 3g。上药水煎,分 2 次服用,每日 1 剂。具有温肾除湿的功效。主治睾丸鞘膜积液,证属肾虚水停型者。

◎ 名方验方 加味四苓散:肉桂、小茴香(包煎)、吴茱萸各 5g,橘核、猪苓、泽泻、川楝子、海藻各 10g，荔枝核、草薢各 15g。上药水煎，分 3～4 次服用，每日 1 剂。具有温经行气，利水渗湿的功效。主治小儿睾丸鞘膜积液。

◎ 名方验方　健脾化痰汤加减合逍遥丸：党参、白术、泽泻、炒谷麦芽、法半夏各 9g，陈皮 4.5g，炙甘草 3g，牡蛎（先煎）30g，逍遥丸（包煎）9g。上药水煎分服，每周服 5 剂，每月服 20 剂。适用于小儿睾丸鞘膜积液。

◎ 名方验方　蝉蜕汤：蝉蜕 6g，水煎 2 次去渣，以 1/2 药液内服，另 1/2 药液用纱布蘸洗或热敷患处，每日 2 次。适用于小儿睾丸鞘膜积液。

◎ 饮食疗法　莲房猪膀胱汤：莲房 1 只，猪膀胱 1 具。加水 4 碗，煎至 1 碗，饮汤食猪膀胱，隔日 1 次，一般连服 4 日，小儿分次服用。具有利水渗湿的功效，适用于各型鞘膜积液。

◎ 饮食疗法　小茴香粳米粥：小茴香 10～15g，粳米 50～100g。先加水适量煎小茴香，取汁去渣，加入粳米煮成稀粥服食，每日 1 剂。具有行气止痛的功效，适用于水疝，证属寒湿型者。

◎ 饮食疗法　枳壳鸡蛋汤：枳壳 60g，鸡蛋 2 枚。先加水适量煎枳壳，去渣取汁，然后将鸡蛋整个放入药汁内煮熟，剥去鸡蛋壳，加食盐少许再煮片刻，食蛋喝汤，每日 1 次。具有行气散滞的功效，适用于水疝，证属肝郁气滞型者。

◎ 中药泡洗疗法　车前子荔枝核汤：车前子 30g，荔枝核 15g。上药加水适量煎煮，趁热先熏，待温时泡洗阴囊，每次 20 分钟，每日 1 次。主治睾丸鞘膜积液。

七、早　泄

早泄，又称"射精过早症"，是射精障碍的一种类型，是男性性功能障碍的自觉病症之一。一般来说，早泄是指射精发生在阴茎进入阴道之前、正当进入阴道时或进入阴道后不久。

早泄一般表现为以下几种类型：一是习惯性早泄，表现为性欲旺盛，阴茎勃起有力，交媾愿望迫切，但届时表现得心有余而力不足，一触即泄，难以自控，这种情况多见于 40 岁以下的青年或中年人；二是老年性早泄，随着年龄的增长，性功能日趋减弱，这种衰减是自然性的，45 岁以后出现这种情况较多，即无论从性欲上，还是在阴茎勃起的程度上都显得不足，并出现早泄；三是在身体或精神上仓促应付、或过度疲劳的情况下发生的早泄，这时身心疲惫，性欲降低，勉强交媾也会发生早泄。

早泄分原发性早泄和继发性早泄两种。原发性早泄是指自从首次性生活开始即有早泄；继发性早泄是指过去曾有过正常射精功能的男子，以后逐渐出现早泄。

该病在中医学属"鸡精"等病证范畴。中医学认为早泄的发生与心、脾、肝、肾等脏腑的功能失调有密切的关系。精液的藏摄和疏泄有赖于心、肝、脾、肾等脏器的共同作用，故与肾、肝、心相关，以肾虚为本。

【舌象辨证】

◎ 舌质红,苔黄腻(彩图 3-10-36),属肝经湿热。

◎ 舌质红,苔少(彩图 3-10-37),属阴虚阳亢。

◎ 舌质淡,苔白(彩图 3-10-38),属肾气不固或心脾虚损。

【中医疗法】

◎ 名方验方　倍苓龙骨散:五倍子 250g,茯苓 60g,龙骨 30g。上药共研细末,以水糊丸如梧桐子大,每服 6g,日服 2 次。主治各型早泄。

◎ 名方验方　龙胆泻肝汤加减:龙胆草 12g,黄芩 10g,山栀子 10g,枸杞子 12g,关木通 12g,车前子(包煎)15g,当归 8g,生地黄 12g,北柴胡 10g,泽泻 12g,生甘草 6g。上药水煎分服,每日 1 剂。具有清泻肝经湿热的功效。主治早泄,证属肝经湿热型者。

加减:心烦口苦甚者,用黄连 6g 易黄芩,以加强泻心火之力;伴有小便淋浊涩痛者,加蒲公英 18g,鹿衔草 10g,以加强清热通淋之功。

◎ 名方验方　知柏地黄丸加减:生地黄 15g,山茱萸 10g,怀山药 12g,肥知母 10g,生黄柏 12g,炒泽泻 10g,牡丹皮 10g,土茯苓 15g,沙苑子(包煎)10g,炙金樱子 12g,龙骨(先煎)30g,牡蛎(先煎)30g。上药水煎分服,每日 1 剂。具有滋阴潜阳的功效。主治早泄,证属阴虚阳亢型者。

加减:入夜难寐者,加百合 10g,合欢皮 10g,以安神定志。

◎ 名方验方　金匮肾气丸加减:熟附子(先煎)6g,肉桂(焗服)3g,生地黄 15g,山茱萸 10g,白茯苓 12g,怀山药 12g,牡丹皮 12g,炒泽泻 12g,桑螵蛸 10g,炙金樱子 10g,北五味子 10g。上药水煎分服,每日 1 剂。具有益肾固精的功效。主治早泄,证属肾气不固型者。

加减:腰膝酸软甚者,加盐杜仲 10g,怀牛膝 15g,以补肾强腰健骨。

◎ 名方验方　归脾汤加减:潞党参 12g,炒白术 10g,炙黄芪 12g,全当归 10g,白茯苓 15g,炙远志 6g,炒枣仁 10g,广木香(后下)6g,辽五味子(打碎)6g,炙金樱子 10g,炙甘草 6g,生龙骨(先煎)30g。上药水煎分服,每日 1 剂。具有补益心脾的功效。主治早泄,证属心脾虚损型者。

加减:兼有心阴不足者,加麦冬 15g,合人参(炖服)、辽五味子(打碎),以益气养阴;早泄频发者,加沙苑子(包煎)10g,以固精止泄。

◎ 名方验方　早泄汤:枸杞子 12g,怀山药 15g,熟地黄 20g,白茯苓 15g,辽五味子(打碎)6g,炙远志 6g,鹿角胶(烊化)12g,盐菟丝子(包煎)15g,淫羊藿 12g,生龙骨(先煎)30g,肥知母 12g,盐黄柏 10g,炙甘草 6g。上药水煎分服,每日 1 剂。主治早泄,证属肾阳亏虚、肾气不固型者。

◎ 名方验方　固精汤加减:薏苡仁 15g,苦杏仁 12g,白蔻仁(后下)6g,滑石粉 20g,辽五味子(打碎)6g,苏芡实 15g,桑螵蛸 12g,竹叶 6g,肉苁蓉 12g,北柴胡 9g,

玄参 12g。上药水煎分服,每日 1 剂。主治各型早泄。

加减:偏于阴虚阳亢者,加墨旱莲、制女贞子;偏于肾气不固者,加锁阳、炙金樱子;偏于肝经湿热者,加龙胆草、山栀子。

◎ 名方验方　知柏三子汤:知母 10g,黄柏 10g,辽五味子(打碎)6g,炙金樱子 10g,枸杞子 10g。上药水煎二遍和匀,早、晚分服,每日 1 剂;或研末炼蜜为丸,每丸重 10g,每服 1 粒,日服 2 次。主治早泄,证属肾阴不足,相火偏旺型者。

加减:若伴见寐差梦多者,加莲子心 2g,炒枣仁 10g,以清心安神;神疲乏力者,加人参须 6g,以补气提神。

注意:治疗期间宜适当节制房事,加强体育锻炼。

◎ 名方验方　芡实丸:鸡头实 500 枚,七夕莲花须 30g,山茱萸 30g,沙苑子 150g,刺蒺藜 150g,覆盆子 60g,龙骨 15g。上药为末,炼蜜为丸,如梧桐子大,每服 60～70 丸。空心莲肉煎汤送下。主治早泄,证属阳虚型者。

◎ 名方验方　早泄汤:鹿衔草 30g,熟地黄 20g,怀山药 30g,巴戟天 15g,枸杞子 15g,白茯苓 10g,淫羊藿 20g,肉桂(焗服)5g,熟附子(先煎)15g,辽五味子(打碎)12g,鹿角胶(烊化)10g。上药水煎分服,每日 1 剂。具有温肾纳气、固肾涩精的功效,主治早泄,证属肾气不固型者。

◎ 名方验方　五巴枣汤:辽五味子(打碎)10g,巴戟天 10g,炒枣仁 10g。上药水煎分服,每日 1 剂。主治早泄。

◎ 饮食疗法　车前草煲猪小肚:鲜车前草 60～90g,猪小肚(猪膀胱)200g。将猪小肚切成小块加水适量,与车前草煲汤,加食盐适量搅匀后服食,食猪小肚喝汤。具有清利湿热的功效,适用于早泄,证属湿热蕴结下焦型者。

◎ 饮食疗法　雀菟盆杞粳米粥:麻雀 5 只,盐菟丝子 30～45g,覆盆子 10～15g,枸杞子 20～30g,粳米 100g。先将麻雀去毛及内脏,洗净取黄酒少许炒熟。用砂锅煎盐菟丝子、覆盆子、枸杞子,去除药渣,其汤与雀肉、粳米同煮成粥,熟时加入少许盐、葱、姜调味,随意服食。具有壮阳益精、补肾养肝的功效,适用于遗精、早泄,证属肾气不足型者。

◎ 饮食疗法　桃栗白糖羹:胡桃肉 30～50g,栗子 30～50g。先将栗子炒熟去皮,与胡桃肉同捣成泥,加入白糖适量拌匀,即可服食。具有补肾益精的功效,适用于早泄,证属肾虚精亏型者。

◎ 饮食疗法　芡实粳米粥:芡实粉 60g,粳米 90g。用粳米煮粥,半熟时加入芡实粉,调匀成粥,作早餐食用。具有补肾涩精的功效,适用于早泄、遗精,证属肾气虚损型者。

◎ 饮食疗法　复方牛髓膏:黄精膏 150g,地黄膏 100g,天冬膏 30g,牛骨髓熬取油 60g。将 3 种膏与牛骨髓油合并,搅令冷定成膏备用。用时,取 1 匙,用温黄酒送服,每日早晨空腹时服食。具有补精养血益肾的功效,适用于遗精、早泄,证属精血亏损、肾气不固型者。

　　◎ 饮食疗法　五味子膏:北五味子100g,蜂蜜1 000g。将五味子水浸后去核,再用水洗,尽量洗尽其味,滤过,加入上等蜂蜜。在火上慢熬成膏,收存瓶内密封,经5日出火性后服食,每次1～2匙,每日2次。具有滋阴涩精的功效,适用于遗精、早泄,证属肺肾阴虚型者。

　　◎ 饮食疗法　黄芪粳米粥:黄芪30g,粳米50g。先用水煮黄芪,取汁去滓,再用药汁煮粳米成粥,作早餐服食。具有健脾益气的功效,适用于早泄,证属脾虚气亏型者。

　　◎ 饮食疗法　莲子茯苓糕:莲子肉、茯苓、麦冬各等份,共研成细末,加入白糖、桂花适量,拌匀后用水合面蒸成糕点服食。具有宁心健脾的功效,适用于遗精、早泄,证属心脾气阴不足型者。

　　◎ 饮食疗法　薏苡米粥:薏苡仁30g,淀粉少许,白砂糖、桂花各适量。先煮薏苡仁如常法做成粥,米熟烂后,放淀粉糊少许,再入砂糖、桂花。作早点或夜宵服食。适用于早泄,证属肝经湿热留滞型者。

　　◎ 饮食疗法　白果腐皮白米粥:白果9～12g,腐皮45～80g,白米适量。将白果去壳和蕊,与腐皮、白米置于砂锅内,加水适量,煮粥服食,每日1次,当早点食用。适用于早泄,证属肾气虚弱型者。

　　◎ 药酒疗法　枸杞酒:枸杞子60g,白酒500ml。将枸杞洗净,泡入酒中密封,浸泡7日以上即成,每晚睡前饮1小盅。具有补虚益精、温阳散寒的功效,适用于遗精、早泄,证属阴阳两虚型者。

　　◎ 药酒疗法　固精酒:山茱萸、炙金樱子、五倍子、辽五味子、刺猬皮、覆盆子、胡桃夹、大枣各20g,浸入1000ml白酒中,密封置于阴暗处1～2周。可于性交前饮服40～50ml,每晚佐餐则用25ml。适用于早泄。

　　◎ 中药熏洗、浸泡疗法　五倍子液:五倍子20g,用文火煎煮30分钟,再加温开水适量,趁热熏洗阴部数分钟,待药液转温后浸泡龟头5～10分钟,每晚1次,15～20日为1个疗程,一般治疗1～2个疗程,使龟头敏感性降低。

八、不射精症

　　不射精症是指成年男子在性交活动中阴茎能够正常勃起,且性交能持续足够的时间,但不能在阴道内射精的病症。不射精症亦称射精障碍。但严格来说,后者除了不能射精外,还包括早泄及逆行射精等病症。

　　该病在中医学属"精不泄""精闭"等病证范畴。中医学认为射精活动是在心神的主持下由多个脏器参与并协调完成的一个复杂过程。其中心主君火,肝、肾主筋,亦主相火,相火与君火的相互作用使阴茎勃起,达到一定程度,在君火的指令下宗筋发生一系列排泄活动,精室开启,生殖之精通过精道急剧排出,性交过程完成。

如在此过程中某脏腑或器官发生病变,均可导致射精活动失败。

【舌象辨证】

● 实证

◎ 舌质淡红或黯红,苔白(彩图 3-10-39),属肝郁气滞。

◎ 舌质红,苔黄腻(彩图 3-10-40),属肝火扰心。

◎ 舌质紫黯,舌边有瘀点或瘀斑(彩图 3-10-41),属精道瘀阻。

◎ 舌质略红,苔黄腻或黄白相间(彩图 3-10-42),属湿热下注。

● 虚证

◎ 舌质淡,苔薄白(彩图 3-10-43),属心脾两虚。

◎ 舌质淡,苔白或水滑(彩图 3-10-44),属肾精亏虚。

◎ 舌体瘦小,舌质红,苔少或无(彩图 3-10-45),属阴虚火旺。

◎ 舌质淡,舌体胖,苔白(彩图 3-10-46),属命门火衰。

【中医疗法】

◎ 名方验方　柴胡疏肝散加减:醋柴胡 10g,炒白芍 15g,全当归 10g,炒枳实 10g,温郁金 10g,紫苏梗 6g,炒香附 10g,玫瑰花 6g,路路通 6g,白茯苓 15g,炮山甲(先煎)10g,炙甘草 6g。上药水煎分服,每日 1 剂。具有疏肝解郁、理气行滞的功效。主治不射精症实证,证属肝郁气滞型者。

加减:若肝郁气滞兼有脾虚者,可选用逍遥散加减;若肝郁日久,有化热趋势者,应在上方基础上加用黄芩、栀子、夏枯草、龙胆草、刺蒺藜等药,以清泄郁热;若肝郁日久,由气及血,伴见瘀血阻滞征象者,加用桃仁、红花、赤芍、牛膝、苏木、地龙等,以活血化瘀、通络散滞;如病程日久,忧郁伤神,失眠多梦者,可在上方基础上加用法半夏、夏枯草、炒枣仁、夜交藤等,以调和阴阳、安神定志。

◎ 名方验方　龙胆泻肝汤化裁:醋柴胡 10g,川黄连 10g,山栀子 10g,炒白芍 12g,龙胆草 10g,关木通 6g,盐泽泻 12g,生地黄 15g,温郁金 10g,生甘草 10g。上药水煎分服,每日 1 剂。具有疏肝泻火、坚阴解郁的功效。主治不射精症实证,证属肝火扰心型者。

加减:方中龙胆草、关木通二味药大苦大寒,易伤胃气,应中病即止,不可长期大量使用。若心火偏重,伴烦躁、心悸、不寐者,宜在上方基础上加用莲子心、白茯苓、炒枣仁,以清心安神、交通心肾;若有肝胆湿热下注,阻滞精室者,可加用知母、黄柏、萆薢等,以清利下焦湿热;如肝火日久,耗伤肾阴者,可合用滋水清肝饮加减。

◎ 名方验方　桃仁四物汤加减:光桃仁 10g,川红花 10g,怀牛膝 10g,赤芍药 10g,紫丹参 20g,路路通 6g,制乳香、制没药各 6g,炒地龙 15g,威灵仙 12g,台乌药 6g,当归尾 6g,烫蜈蚣 2 条。上药水煎分服,每日 1 剂。具有活血化瘀、通络导滞的功效。主治不射精症实证,证属精道瘀阻型者。

加减:若精道不通属气机郁滞所致者,宜加用醋柴胡、温郁金、制香附、玫瑰花等,以疏肝理气,解郁通络;若瘀血兼有湿热阻滞型者,可在上方基础上加用炒黄柏、薏苡仁、龙胆草、绵草薢、土茯苓等,以清利湿热。

◎ 名方验方　除湿清肾汤加减:炒苍术 10g,炒黄柏 10g,薏苡仁 30g,怀牛膝 10g,青连翘 15g,生地黄 15g,石菖蒲 10g,石韦片 20g,绵草薢 10g,炒泽泻 10g,温郁金 10g。上药水煎分服,每日 1 剂。具有清利湿热、通络行滞的功效。主治不射精症实证,证属湿热下注型者。

加减:若小腹胀痛明显者,可酌加路路通、荔枝核、川红花、炒地龙等,以活血化瘀;若湿热从肝胆经而来,当合用龙胆泻肝汤化裁;若湿热系由中焦脾胃而来,当合用胃苓汤加味。

◎ 名方验方　归脾丸加减:炙黄芪 30g,全当归 10g,炒白术 10g,龙眼肉 10g,炒枣仁 15g,紫丹参 30g,紫河车(研末吞服)10g,盐菟丝子(包煎)10g,制女贞子(后下)10g,广木香(后下)6g,茯神 12g,炙甘草 6g,大枣 10 枚。上药水煎分服,每日 1 剂。具有补益心脾、养血填精的功效。主治不射精症虚证,证属心脾两虚型者。

加减:本型患者较易合并湿邪,常见舌苔白腻,胸脘痞闷等症,可在上方基础上加用薏苡仁、炒苍术、春砂仁(后下)等,以化湿燥脾、标本同治;在益气养血,补益心脾的同时,佐以补肾固精之品亦属重要,盖精血同源,精旺则血充,血充则精盛。

◎ 名方验方　五子衍宗丸加减:盐菟丝子 15g,枸杞子 10g,辽五味子(打碎)6g,覆盆子 10g,炙金樱子 15g,淫羊藿 10g,紫河车(研末吞服)10g,苏芡实 20g,制女贞子(后下)10g,车前子(包煎)10g,烫蜈蚣 1 条,制首乌 20g。上药水煎分服,每日 1 剂。具有益肾填精、固本充源的功效。主治不射精症虚证,证属肾精亏虚型者。

加减:若肾阴不足明显者,可加用炙龟甲(先煎)、熟地黄、山茱萸,以大补真阴;伴肾阳亏虚者,加用韭菜子、仙茅、淫羊藿、肉桂(焗服),以补元阳、壮命火;兼有肝气郁闭者,加醋柴胡、制香附、温郁金、炒王不留行子,以疏肝理气、解郁畅怀;兼见下焦湿热者,加用炒黄柏、石韦片、绵草薢、土茯苓,以清热利湿。

◎ 名方验方　知柏地黄汤合大补阴丸化裁:肥知母 12g,生黄柏 10g,熟地黄 30g,山茱萸 10g,制黄精 15g,怀山药 10g,盐泽泻 10g,制女贞子(后下)10g,墨旱莲 10g,龟甲胶(烊化)10g,石菖蒲 10g,路路通 10g,急性子 10g。上药水煎分服,每日 1 剂。具有滋阴降火,交通心肾的功效。主治不射精症虚证,证属阴虚火旺型者。

加减:伴瘀血阻滞,精道不通者,酌加赤芍药、王不留行子、苏木、地龙等活血通络药;虚火实火并见者,加龙胆草、山栀子、黄芩、木通等,以泻火坚阴;阴虚兼湿热者,合用猪苓汤加减,同时还可配合食疗,药膳等辅助方法治疗,适量加服血肉有情之品,如砂锅甲鱼、黄精炒腰花、猪骨髓炖海带等,可明显提高疗效。

◎ 名方验方　温肾通关汤加减:盐菟丝子(包煎)10g,仙茅 15g,淫羊藿 15g,炙蜂房 10g,韭菜子 10g,生麻黄 6g,熟附子(先煎 1 小时左右)10g,北细辛 3g,炒地龙 15g,肉苁蓉 10g,山茱萸 10g。上药水煎分服,每日 1 剂。具有温肾助阳、化气通关的功效。主治不射精症虚证,证属命门火衰型者。

加减:若肾阴阳两虚者,可用上方基础上合用六味地黄汤化裁;伴肾精不足者,合用五子衍宗丸,以益肾填精;兼肝阳俱虚者,可加用干姜 10g,炒白术 10g,吴茱萸 3g,益智仁 6g,炙甘草 6g,以暖肝温中。

◎ 名方验方　加味血府逐瘀汤:当归尾 9g,生地黄 9g,怀牛膝 9g,川红花 9g,光桃仁 12g,北柴胡 6g,炒枳壳 6g,赤芍药 6g,酒川芎 4.5g,苦桔梗 4.5g,炙甘草 3g,紫石英(先煎)30g,蛇床子 9g,韭菜子 9g。上药水煎分服,每日 1 剂。具有活血化瘀、温肾通窍的功效。主治青壮年不射精症,证属血瘀型者。

◎ 名方验方　解郁通精汤:醋柴胡 15g,全当归 15g,石菖蒲 15g,温郁金 15g,炒枳实 15g,穿山甲(先煎)15g,王不留行子 15g,淫羊藿 20g,蛇床子 20g,炙鳖甲(先煎)40g,生麻黄 8g,烫蜈蚣 3g。上药水煎分服,每日 1 剂,21 日为 1 个疗程,1个疗程后停药 7 日再予服药。主治不射精症,证属肝郁不舒型者。

◎ 名方验方　玉茎启关饮:阳起石(先煎)30g,王不留行子 30g,淫羊藿 12g,巴戟天 12g,盐菟丝子 12g,醋柴胡 9g,炒枳壳 9g,制首乌 15g,海狗肾 6g,烫蜈蚣 3条。上药水煎分服,每日 1 剂。主治不射精症,证属肾阳虚衰、肝失疏泄型者。

加减:若兼瘀血停积,阴茎疼痛,舌质紫黯或瘀点瘀斑,脉象涩滞者,酌加怀牛膝、光桃仁、川红花,以活血化瘀;若兼肾阴不足,玉茎易举,腰膝酸软,舌红少苔,脉细数者,酌加熟地黄、枸杞子、山茱萸,以养阴填精;若兼心胆气虚,惊悸易恐,怯不射精,舌淡脉弱者,酌加炒枣仁、炙远志、龙眼肉,以养心安神;若兼湿热下注,头重身困,口苦尿赤,舌苔腻,脉滑数者,酌加龙胆草、关木通、滑石粉等,以清热利湿。

◎ 名方验方　排精汤:炙黄芪 30g,全当归 9g,急性子 12g,烫蜈蚣 2 条,石菖蒲 10g,怀牛膝 10g,车前子(包煎)10g,生麻黄 4.5g,路路通 15g,冰片(冲服)3g。上药水煎分服,每日 1 剂,10 日为 1 个疗程。主治不射精症。

注意:治疗期间,暂停房事。

加减:肾阳虚者,加淫羊藿 30g,肉苁蓉 15g,肉桂(焗服)、熟附子(先煎)各4.5g,以补元阳、壮命火;阴虚者,加肥知母 12g,川黄柏 9g,生龟甲(先煎)、生地黄、熟地黄各 15g,以益阴生精;肝气郁结者,加醋柴胡 12g,炒枳实 9g,炒白芍 15g,炙甘草 6g,以理气开郁;兼瘀血者,加光桃仁、川红花各 10g,土鳖虫 9g,王不留行子15g,以活血化瘀;湿热下注者,加龙胆草 6g,黄芩、山栀子各 9g,滑石 20g,以清热利湿。同时采用毫针针刺,取穴分 2 组,第 1 组取曲骨、大赫(双)、太溪(双)、太冲(双);第 2 组取肾俞(双)、关元俞(双)、三阴交(双)。每日针 2 次,2 组穴位交替使用,得气后留针 30 分钟,留针期间,每隔 10 分钟针刺 1 次,施以提插捻转补泻手法,10 日为 1 个疗程。针刺时曲骨、大赫、三阴交用中等刺激,行平补平泻手法;太溪、肾俞、关元俞用轻刺激,行补法手法,出针后按压针孔 2 分钟;太冲穴用强刺激,重泻,出针时用开阖泻法。

◎名方验方　通精灵汤:熟地黄18g,枸杞子12g,肉苁蓉10g,川续断15g,炙黄芪18g,车前子(包煎)15g,滑石粉15g,烫蜈蚣2条,石菖蒲10g,怀牛膝10g,温郁金10g。上药水煎分服,每日1剂。适用于不射精症,证属肾虚肝郁、湿热阻窍型者。

◎名方验方　通窍启关散:生麻黄15g,北细辛6g,麝香0.5g,蜈蚣3条,生、炙甘草各10g。上药共研细末,每日取服3g,日服2次,空腹时用米酒送服。主治不射精症。

◎名方验方　加味麻黄附子细辛汤:生麻黄10g,熟附子(先煎)10g,北细辛10g,穿山甲(先煎)10g,马钱子末(冲服)5g。上药水煎,早、晚分服,每日1剂,7日为1个疗程;无效者,间隔7日后开始第2、3个疗程的治疗,连服3个疗程未愈者,则终止治疗。适用于无明显热象的不射精症。

注意:阴虚火旺或实热内蕴者,皆慎用。

◎饮食疗法　桑椹粳米粥:桑椹子50g(鲜品用100g),水泡洗净,粳米250g,共煮为粥,分次服食,每日1剂。适用于不射精症,证属心脾两虚、肾精亏虚型者。

◎饮食疗法　山药莲子粳米粥:怀山药30g(鲜用100g),莲子肉15g,粳米120g,加水适量,煮为粥,分次服食,每日1剂。适用于不射精症,证属心脾气虚、阴虚火旺型者。

◎饮食疗法　翠玉汤:银耳30g,通草6g,炒王不留行子15g。将通草与炒王不留行子洗净布包,与银耳用文火煎炖至银耳熟烂,去布包加白砂糖少许,搅匀后饮汤食银耳。每日1剂,10日为1个疗程。适用于不射精症,证属湿热下注、精道瘀阻型者。

◎饮食疗法　菟丝炖甲鱼:甲鱼1只(大小适量),先在水中放置数日,待其吐尽泥土,然后剁成小块,盐菟丝子30g,用纱布包好。两者一起入砂锅内,用文火炖熟致烂,去菟丝子包,放食盐少许,分次食用。适用于不射精症,证属肾精亏虚、命门火衰型者。

◎饮食疗法　山药茯苓汤圆:怀山药200g,白茯苓60g,白糖适量,糯米粉250g。将白茯苓煎取药汁约150ml,山药洗净煮熟去皮,加白糖及胡椒面少许,以匀压拌调匀成泥馅,然后用茯苓汁加水调拌糯米粉成软料,与山药馅包成汤圆,煮熟后分次服食。适用于不射精症,证属心脾两虚型者。

◎饮食疗法　砂锅炖羊睾丸:羊睾丸1具,洗净剖开,放入桂皮,小茴香少许,加水适量,用砂锅以文火炖熟,放食盐、米醋少许搅匀后分次服食。适用于不射精症,证属肾精亏虚、命门火衰型者。

◎中药贴敷疗法　麝香散:麝香0.5g,白胡椒6g。上药共研极细末,混匀备用。用时,每取药末1g,用75%乙醇(酒精)适量调敷于肚脐部,外用纱布覆盖,勿使气散,每隔 2 日换药到病除次,10 日为 1 个疗程。主治不射精症。

◎ 推拿按摩疗法　每日睡前用热水洗足后,用手掌摩擦涌泉穴(双足心前端),可顺、逆时针方向交替进行,以摩擦生热为度。

九、缩　阳

缩阳,又称“阴缩”“阳缩”,是指男子阴茎、睾丸和阴囊内缩,伴少腹拘急疼痛为主要表现的一种病症。大多突然发病,但也有缓慢发生的。多见青壮年,偶发于儿童及老年人。

中医学认为该病多因寒凝厥阴或湿热之邪侵犯肝经所引发,亦有因阴虚内热所致者,与足厥阴肝经、督脉和肝肾两脏关系密切。

【舌象辨证】

◎ 舌体胖大,苔薄(彩图 3-10-47),属肾阳衰微。

◎ 舌质淡或紫黯,苔白(彩图 3-10-48),属寒滞肝脉。

◎ 舌质红,苔黄(彩图 3-10-49),属湿热下注。

◎ 舌质红,苔少或无(彩图 3-10-50),属阴虚火旺。

【中医疗法】

◎ 名方验方　右归丸加减:熟附子(先煎)10g,山茱萸 10g,盐杜仲 10g,熟地黄 10g,台乌药 12g,怀山药 15g,枸杞子 12g,鹿角胶(烊化)10g,盐菟丝子(包煎)10g,小茴香(包煎、后下)6g。上药水煎分服,每日 1 剂。具有温补肾阳的功效。主治缩阳,证属肾阳衰微型者。

加减:如兼有外寒,可加吴茱萸 9g,炙麻黄 6g,以温经散寒;大便泄泻者,去熟地黄,加肉豆蔻 9g,以温中止泻;如有出冷汗、不省人事、四肢厥冷、亡阳虚脱者,加肉桂(焗服)6g,干姜 4.5g,党参 30g,以回阳救逆。

◎ 名方验方　暖肝煎加味:肉桂(焗服)3g,台乌药 10g,小茴香(包煎)10g,沉香(后下)6g,炒川楝子 15g,橘核 12g,枸杞子 5g,当归 12g,吴茱萸 6g,生姜 10g,茯苓 12g。上药水煎分服,每日 1 剂。具有温经逐寒、行气止痛的功效。主治缩阳,证属寒滞肝脉型者。

加减:如外寒较重,可加重吴茱萸至 9～12g,并加麻黄 6g,以驱散寒邪;阴缩抽痛较重,可加炒白芍 15g,炒木瓜 12g,以缓急止痛。

◎ 名方验方　龙胆泻肝汤加减:龙胆草 10g,栀子 10g,黄芩 10g,柴胡 10g,生地黄 10g,车前子 10g,木通 10g,当归 10g,白芍 20g,甘草 6g,泽泻 12g。上药水煎分服,每日 1 剂。具有清热利湿的功效。主治缩阳,证属湿热下注型者。

加减:阴器抽痛较重,加小茴香 9g,荔枝核 12g,以理气止痛。

◎ 名方验方　知柏地黄汤加味:知母 10g,黄柏 10g,山茱萸 10g,山药 10g,牡丹皮 10g,泽泻 10g,茯苓 10g,生地黄 15g,黄连 10g,肉桂(焗服)3g。上药水煎分服,每日1剂。具有滋阴降火、缓急止痛的功效。主治缩阳,证属阴虚火旺型者。

加减:伴肝郁气滞者,加醋柴胡12g,制延胡索9g,以疏肝理气。

◎ 名方验方　参附煎:红参(炖服)23g,熟附子(先煎)9g。上药水煎,分2次服用,每日1剂,中病即止。适用于缩阳,证属亡阳虚脱型者。

◎ 饮食疗法　生姜饮:生姜适量,切片,加白糖适量,用开水泡后频服。适用于缩阳症,证属寒滞肝脉型,症见少腹拘急者。

◎ 饮食疗法　核桃韭子煎:核桃仁1枚,炒韭子6g。以水煎后,加黄酒饮服。每日加用核桃仁1枚,加至20日,周而复始,用治缩阳症,证属阴寒内盛型者。

◎ 饮食疗法　生姜葱白粳米粥:生姜(洗净切片)15g,葱白3段,粳米100g,共煮为粥,分次服食。用治缩阳症。

◎ 饮食疗法　枸杞白米粥:枸杞子15g,白米50g,如常法煮粥服食,每日1剂。适用于缩阳症。

◎ 饮食疗法　胡桃栗子碎:胡桃、栗子(炒去壳)各适量,共捣碎后,加入白糖搅匀后服食。适用于缩阳症。

◎ 饮食疗法　麻雀肉饼:麻雀、猪瘦肉各适量,葱、姜、白糖各少许,共为饼,随意服食。适用于缩阳症。

◎ 灸法　灸中封穴50壮;或灸下满穴50壮,以温中散寒。适用于缩阳症,证属下焦虚寒型者。

十、男性更年期综合征

男性更年期综合征是指男子从中年向老年过渡时期,由于机体逐渐衰老,内分泌功能逐渐减退(尤以性腺功能变化最为明显),体内一系列平衡失调,神经系统功能及精神活动稳定性减弱,而出现的以自主神经功能紊乱、精神、心理障碍和性功能改变为主要症状的一组症候群。

该病在中医学属"虚劳""心悸""不寐""郁证"等病证范畴。中医学认为男人步入更年期,由于肾气逐渐衰少,精血日趋不足,导致肾的阴阳失调。由于肾阴、肾阳是各脏器阴阳之根本,肾阴、肾阳的失调进而导致各脏器功能紊乱,从而形成了男性更年期综合征的病理基础。

【舌象辨证】

◎ 舌质红,苔少(彩图3-10-51),属阴虚内热。

◎ 舌质淡,苔白(彩图3-10-52),属肾阳亏虚或肾气不足或心脾两虚。

◎ 舌质淡,苔薄或无(彩图3-10-53),属肾阴阳两虚。

◎ 舌质淡红,苔少或无(彩图3-10-54),属肾精亏虚。

◎ 舌质红,苔薄黄(彩图3-10-55),属心肾不交。

◎ 舌质淡,苔薄白(彩图3-10-56),属肝郁脾虚。

【中医疗法】

◎ 名方验方　柴胡白芍茯苓汤:醋柴胡 12g,炒白芍、白茯苓各 15g,炒香附、温郁金、炒枳壳、酒川芎、韭菜子各 9g,制首乌、淫羊藿、盐菟丝子各 12g,炙甘草 6g。上药水煎,分 2 次服用,每日 1 剂。主治男性更年期综合征,证属肾精虚衰、肝失条达型者。

◎ 名方验方　知柏地黄汤加减:肥知母 10g,盐黄柏 15g,生、熟地黄各 20g,怀山药 15g,山茱萸 10g,牡丹皮 10g,生龟甲(先煎)15g,辽五味子 10g,麦冬 15g。上药水煎分服,每日 1 剂。具有滋阴降火的功效。主治男性更年期综合征,证属阴虚内热型者。

加减:盗汗者,加地骨皮 15g,龙骨、牡蛎(均先煎)各 20g,以滋阴敛汗;阳痿、早泄明显者,加巴戟天 10g,炙金樱子 15g,盐菟丝子(包煎)10g,以固肾气。

◎ 名方验方　右归丸加减:熟地黄 20g,怀山药 15g,山茱萸 10g,枸杞子 10g,鹿角胶(烊化)5g,盐菟丝子(包煎)15g,盐杜仲 10g,全当归 10g,肉桂(焗服)5g,熟附子(先煎)5g。上药水煎分服,每日 1 剂。具有温补肾阳的功效。主治男性更年期综合征,证属肾阳亏虚型者。

加减:小便清长者,加炙金樱子、苏芡实,以固肾缩尿;大便稀溏者,加炒白术、补骨脂(打碎)、肉豆蔻,以温肾补脾、振奋脾阳;阳痿早泄明显者,加巴戟天 10g,炙金樱子 15g,苏芡实 20g,以壮阳固肾。

◎ 名方验方　二仙汤加减:淫羊藿 15g,仙茅 15g,巴戟天 10g,当归 10g,知母 10g,黄柏 10g。上药水煎分服,每日 1 剂。具有调补肾阴肾阳的功效。主治男性更年期综合征,证属肾阴阳两虚型者。

加减:便溏腹泻者,加炒白术 10g,补骨脂(打碎)10g,茯苓 10g,以健脾涩肠止泻;腰痛明显者,加盐杜仲 15g,烫狗脊 20g,以壮肾补腰。

◎ 名方验方　六味地黄丸合龟鹿二仙胶加减:熟地黄 20g,怀山药 15g,山茱萸 10g,炒泽泻 10g,白茯苓 10g,牡丹皮 6g,龟甲胶(烊化)10g,鹿角胶(烊化)10g,枸杞子 15g,人参(炖服)4g。上药水煎分服,每日 1 剂。具有补益肾精的功效。主治男性更年期综合征,证属肾精亏虚型者。

加减:阳痿者,加阳起石(先煎)20g,淫羊藿 10g,以补肾壮阳;自汗多,加煅牡蛎(先煎)30g,煅龙骨(先煎)30g,以敛汗。

◎ 名方验方　交泰丸合天王补心丹加减:黄连 6g,肉桂(焗服)3g,丹参 15g,党参 15g,玄参 20g,当归 10g,天冬 10g,麦冬 20g,茯苓 10g,北五味子 10g,炙远志 10g,柏子仁 10g,生地黄 10g。上药水煎分服,每日 1 剂。具有滋阴降火、交通心肾的功效。主治男性更年期综合征,证属心肾不交型者。

加减:遗精、早泄者,加炙金樱子 15g,苏芡实 15g,炒益智仁 10g,以涩精止泄;盗汗、自汗者,加龟甲(先煎)10g,牡蛎(先煎)30g,龙骨(先煎)30g,以滋阴敛汗。

◎ 名方验方　金锁固精丸合缩泉丸加减:沙苑子(包煎)15g,芡实 10g,莲子 10g,莲须 15g,煅龙骨(先煎)20g,煅牡蛎(先煎)20g,山药 20g,乌药 10g,炒益智仁

10g。上药水煎分服,每日 1 剂。具有补肾固涩的功效。主治男性更年期综合征,证属肾气不固型者。

加减:大便溏薄者,加补骨脂(打碎)10g,炒白术 10g,以温运脾阳。

◎ 名方验方　归脾汤加减:炒白术 10g,炙黄芪 20g,全当归 10g,炙甘草 6g,白茯苓 15g,炙远志 6g,广木香 5g,炒枣仁 15g,龙眼肉 10g,大枣 5 枚,生姜 3g。上药水煎分服,每日 1 剂。具有养心健脾、补血益气的功效。主治男性更年期综合征,证属心脾两虚型者。

加减:失眠多梦者,加莲子心 6g,龙齿(先煎)20g,珍珠母(先煎)30g,以清热镇静安神。

◎ 名方验方　逍遥散加减:全当归 10g,炒白芍 15g,醋柴胡 10g,白茯苓 15g,炒白术 10g,炙甘草 6g,煨姜 3g,薄荷(后下)5g。上药水煎分服,每日 1 剂。具有疏肝解郁、健脾和营的功效。主治男性更年期综合征,证属肝郁脾虚型者。

加减:肝郁化火者,可加牡丹皮 12g。

◎ 名方验方　小建中汤合二仙汤:桂枝、大枣各 9g,生姜、炙甘草各 4.5g,饴糖 10g,仙茅、淫羊藿、巴戟天、肥知母、枸杞子、盐黄柏、制黄精各 12g,全当归、山茱萸、熟地黄各 10g,白芍药、怀山药各 15g。上药水煎分服,每日 1 剂。主治男性更年期综合征,症见面色不华,耳鸣如蝉,头昏胀痛,动则心慌,动则盗汗,纳谷不香,喜卧不起,四肢欠温,手指麻木,腰酸乏力,房事不能,且多梦遗,少腹隐痛,舌质稍红,苔白,脉细弱者。

◎ 名方验方　疏肝畅情汤:醋柴胡 12g,炒白芍 15g,炒香附 9g,温郁金 9g,炒枳壳 9g,酒川芎 9g,制首乌 12g,淫羊藿 12g,盐菟丝子(包煎)12g,韭菜子 9g,白茯苓 15g,炙甘草 6g。上药水煎,分 2 次服用,每日 1 剂。适用于男性更年期综合征,证属肾精虚衰、肝失条达型者。

◎ 名方验方　滋肾二仙汤:淫羊藿 15g,仙茅 10g,山茱萸 10g,枸杞子 10g,炒白芍 10g,炒白术 10g,白茯苓 10g,熟地黄 10g,北五味子(打碎)10g,制女贞子(后下)20g,怀山药 20g。上药水煎,分 3 次温服,每日 1 剂,7 剂为 1 个疗程,休息 3 日后再行第 2 个疗程的治疗。适用于男性更年期综合征,证属肝肾不足型者。

◎ 名方验方　解郁宁神汤:醋柴胡 15g,炒枣仁 15g,炒枳壳 15g,生黄芩 10g,生甘草 10g,法半夏 6g,生龙骨(先煎)30g,生牡蛎(先煎)30g,合欢花 30g,夜交藤 30g,白茯苓 20g。上药水煎分服,每日 1 剂。适用于男性更年期综合征,证属肝郁内热,心神不宁型者。

◎ 饮食疗法　羊头黄芪汤:羊头(包括羊脑)1 个,黄芪 15g,加水适量,待羊头煮熟后服食。适用于男性更年期综合征,证属肾虚眩晕型者。

◎ 饮食疗法　胡桃荷蒂汤:胡桃肉 3 枚,鲜荷蒂 1 枚(或鲜荷叶 30g),经捣烂后,加水适量煎服,每日 1 剂。适用于男性更年期综合征,证属肾虚眩晕型者。

◎ 饮食疗法　黄精山药炖鸡:制黄精 15～30g,怀山药 100～200g,鸡肉 1 只或半只。将鸡肉洗净切块,与上药同入盘中,隔水炖熟,调味后分 2 次服食,隔日 1 剂,连服数剂。适用于男性更年期综合征,证属肾阴虚型者。

◎ 饮食疗法　首乌枸杞大枣煮鸡蛋:制何首乌 20g,枸杞子 20g,大枣 10 枚,鸡蛋 2 枚。上料加水适量同煮,蛋熟后去壳再煮,将水煮至 1 碗,去药渣调味后,饮汤食蛋。每日 1 次,连服 15～30 日。适用于男性更年期综合征,证属肝肾阴虚型者。

◎ 饮食疗法　荔枝山药莲子大米粥:干荔枝肉 50g,山药、莲子各 10g,大米 50g。将前 3 味捣碎,加水适量,煮至烂熟时,加入大米煮粥。每晚服食,经常食用。适用于男性更年期综合征,证属脾肾阳虚型者。

◎ 饮食疗法　沙参玉竹粳米粥:北沙参 15g,肥玉竹 15g,粳米 60g。将北沙参、肥玉竹用布包好,同粳米煮粥服食。每日 1 剂,连服数日。适用于男性更年期综合征,证属心肾不交型者。

◎ 饮食疗法　龙眼拌白糖:龙眼肉(鲜品更佳)500g,白糖 50g。将龙眼肉放在碗中加上白糖,反复蒸、凉 3 次,使色泽变黑,将龙眼肉再拌以白糖少许混匀,装瓶备用。每次取服 4～5 枚,每日 2 次,连服 7～8 日。适用于男性更年期综合征,证属心阴虚型者。

◎ 饮食疗法　参末冰糖粳米粥:人参末 3g 或党参末 10g,粳米 60g,冰糖适量。同入砂锅内煮粥,秋、冬季节可作早餐常服。适用于男性更年期综合征,证属心阳虚型者。

◎ 饮食疗法　芝麻大米粥:芝麻 10g,大米 100g。将芝麻用水淘净,轻微炒黄后研成泥状,加大米煮粥。作早餐服食,每日 1 剂。适用于男性更年期综合征,证属肾阴虚型者。

◎ 饮食疗法　核桃芡实莲子粳米粥:核桃仁 20g,芡实 18g,莲子 18g,粳米 60g。以上诸味共煮粥,常食,每日 1 剂。适用于男性更年期综合征,证属肾精不足者。

◎ 饮食疗法　猪肾煮补骨脂:猪肾(猪腰子)1 对,补骨脂(打碎,布包)10g,将猪肾去筋膜臊腺,切划细花,与补骨脂加水适量,煎煮约 1 小时,调味后分 2～3 次食用。隔日 1 次,连吃数日。适用于男性更年期综合征,证属脾肾阳虚型者。

◎ 饮食疗法　桑椹蜂蜜膏:鲜桑椹 1000g(干品 500g),蜂蜜 300g。将桑椹洗净,加水适量煎煮,每 30 分钟取煎液 1 次,加水再煮,共取煎液 2 次。合并煎液再以小火煎煮浓缩,至较黏稠时加入蜂蜜,至沸时停火,待冷后装瓶备用。用时,每次取 1 汤匙,以沸水冲服。每日 2 次,连服 6～7 日。适用于男性更年期综合征,证属心肾不交型者。

◎ 饮食疗法　佛参煮核桃仁白糖:佛手 6g,丹参 15g,核桃仁 5 枚,白糖 50g。将丹参、佛手加水适量煎汤;再将核桃仁、白糖共捣烂成泥后,加入丹参、佛手汤中,用小火煎煮 10 分钟后服食。每日 2 次,连服数日。适用于男性更年期综合征,证属心胆气虚型者。

◎ 药茶疗法 附子白菊决明子汤:熟附子 6g,白菊花 9g,决明子 15g。上药加水适量,煎煮后当茶水频频饮服。每日 1 剂。适用于男性更年期综合征,证属肾虚型者。

◎ 按摩推拿疗法 ①肾阴虚:患者坐位,医者以双手拇指点按肝俞、肾俞穴,施以五指拿推法,点按头维、百会、风池穴;施以揉拿手三阴法,点按曲池、内关穴,或嘱患者仰卧位,施以提拿足三阴法,点按阴陵泉、太溪、涌泉穴。②肾阳虚:患者坐位,医者以双手拇指点按肾俞穴,施以一指托天法,点按手三里,阳池、神门穴。主治男性更年期综合征。

十一、阳 痿

阳痿是由于男子阴茎的勃起功能障碍,性交时不能勃起,或勃起的硬度不够,不能与女子进行性交活动的一种疾病。

西医学认为,阴茎的勃起是一个极为复杂的心理、生理过程,需要诸多因素的协调与配合。如正常的激素分泌、健全的神经反射、血循环协调运动及阴茎正常的解剖结构等。

中医学认为,阴茎生于前阴,为宗筋所聚。幼年男子阴茎短少,虽偶有勃起,但不具备性交能力;从青春期开始,随着肾气的充盛,在天癸的激发下,人类的内外生殖器及第二性征开始发育,男子阴茎亦渐趋长大,始有了性交的欲望及能力。阴茎的勃起是由一系列脏腑、经络及气血津液相互协调作用的结果。

【舌象辨证】

◎ 舌质偏黯或正常,苔薄白(彩图 3-10-57),属肝气郁结。

◎ 舌质红,苔黄腻(彩图 3-10-58),属肝经湿热。

◎ 舌质淡,苔薄白(彩图 3-10-59),属心脾两虚或肾阳衰微。

◎ 舌质嫩红,苔薄黄(彩图 3-10-60),属阴虚火旺。

◎ 舌质黯或有瘀点、瘀斑(彩图 3-10-61),属瘀血阻络。

◎ 舌质黯淡,苔白腻(彩图 3-10-62),属寒滞肝脉。

◎ 舌质略淡,苔白(彩图 3-10-63),属惊恐伤肾。

【中医疗法】

◎ 名方验方 沈氏达郁汤化裁:醋柴胡 9g,升麻 6g,制香附 9g,炒白芍 12g,橘叶 9g,刺蒺藜 9g,川芎 5g,当归 2g,蜈蚣 2 条,炙甘草 6g。上药水煎分服,每日 1剂。具有舒肝解郁、理气和血的功效。主治阳痿,证属肝气郁结型者。

加减:若情志抑郁较重,胸闷不舒者,可加合欢皮 15g,石菖蒲 9g,以舒肝解郁;兼见血行不畅者,可加丹参 15g,桃仁 9g,以活血化瘀;若肾阳不足者,可加巴戟天12g,盐菟丝子 9g,以温肾助阳;若肝郁化火者,可去升麻,加牡丹皮 12g,山栀子12g,以清肝凉血;肝郁及脾者,可加生白术 12g,党参 12g,以健脾益气。

◎ 名方验方 龙胆泻肝汤化裁:龙胆草 12g,山栀子 9g,黄柏 9g,柴胡 9g,白芍

15g,当归 12g,牡丹皮 12g,萆薢 12g,泽泻 15g,荔枝核 9g,白茅根 15g。上药水煎分服,每日 1 剂。具有清利湿热、舒肝振痿的功效。主治阳痿,证属肝经湿热型者。

加减:若湿热不重者,可适减龙胆草、山栀子及黄柏的剂量;若小便不畅,尿急、尿频明显者,加萹蓄 12g,瞿麦 15g,以清利水道;若少腹抽痛者,加制延胡索 9g,炒川楝子 9g,制吴茱萸 6g,以理气缓肝;若尿血者,加侧柏叶 12g,生地黄 15g,以凉血止血;若腰痛重者,加川续断 15g,盐杜仲 15g,以强腰壮肾。

◎ 名方验方 归脾汤化裁:人参(炖服)9g,炙黄芪 15g,炒白术 15g,白茯苓 15g,炒陈皮 6g,炒枣仁 9g,广木香 9g,龙眼肉 15g,炙甘草 9g,生姜 3g,大枣 5 枚。上药水煎分服,每日 1 剂。具有健脾养心、安神定志的功效。主治阳痿,证属心脾两虚型者。

加减:若腹胀者,去黄芪,加炒槟榔 12g,以行气导滞;若脾虚便溏者,加莲子肉 12g,怀山药 12g,以健脾益气,涩肠止泻;若气虚下陷者,加升麻 6g,北柴胡 6g,以升阳举陷;若脾虚及肾,肾阳亏虚者,加肉苁蓉 12g,淫羊藿 9g,枸杞子 15g,以益肾壮阳;若心阴不足,心火亢盛者,去黄芪、白术,加炒白芍 12g,川黄连 6g,以敛阴清火。

◎ 名方验方 斑龙丸加减:鹿角胶(烊化)10g,盐菟丝子(包煎)10g,柏子仁 10g,熟地黄 15g,补骨脂(打碎)10g,肉苁蓉 12g,炙黄芪 15g,当归 12g,炒枣仁 10g,陈皮 6g。上药水煎分服,每日 1 剂。治疗起效后,亦可制成丸药久服。具有温补下元、兴阳起痿的功效。主治阳痿,证属肾阳衰微型者。

加减:若有火不生土,而致脾虚便溏者,可去熟地黄、肉苁蓉,加炒白术 12g,白茯苓 15g,以健脾实肠;若命门火衰,畏寒较重者,可加制附子(先煎)9g,嫩桂枝 9g,以补助命火;若相火不足、性欲淡漠者,可加淫羊藿 9g,韭菜子 9g,以补益命火;若督脉空虚,腰脊酸软者,可加炒杜仲 15g,烫狗脊 15g,以壮腰强肾;若中气不足、声低气怯者,可加人参(炖服)5～10g,以大补元气。

◎ 名方验方 大补阴丸化裁:熟地黄 30g,制龟甲(先煎)10g,盐黄柏 10g,肥知母 10g,炒白芍 12g,怀牛膝 15g,白茅根 30g,肉桂(焗服)3g。上药水煎分服,每日 1 剂。具有滋阴泄火的功效。主治阳痿,证属阴虚火旺型者。

加减:失眠多梦者,加紫丹参 15g,炒枣仁 10g,以养血安神;滑精者,加沙苑子(包煎)9g,莲须 9g,以固精止遗;阴阳两虚者,可加淫羊藿 9g,肉苁蓉 12g,以温柔补阳;肝火较盛者,加山栀子 12g,生牡蛎(先煎)20g,以平肝泄火。

◎ 名方验方 复元活血汤加减:当归 12g,赤芍 12g,川芎 10g,桃仁 10g,红花 6g,炮山甲(先煎)6g,天花粉 15g,北柴胡 6g,酒大黄 9g。上药水煎分服,每日 1 剂。具有活血化瘀、通络振痿的功效。主治阳痿,证属瘀血阻络型者。

加减:若痰瘀交结者,可加胆南星 9g,全蝎 6g,以化痰散结;肝郁气滞者,加炒枳实 12g,制香附 9g,以疏肝解郁;大便不实者,可去大黄;小便涩痛者,可加麝香(研细分冲)0.2g,琥珀(研细分冲)2g,以通络开窍;肾阴亏损者,加生地黄 15g,玉竹 15g,以滋阴补肾;元阳不足者,加淫羊藿 9g,蛇床子(包煎)9g,以壮阳补肾;气虚者,加生黄芪 15g,炒白术 12g,以益气健脾;如瘀血过重者,可加虻虫 6g,水蛭 6g,以加重化瘀之力。

◎ 名方验方　暖肝煎化裁:当归 12g,枸杞子 15g,小茴香(包煎)9g,制吴茱萸 9g,肉桂(焗服)3g,乌药 9g,沉香(后下)3g,九香虫 9g,茯苓 15g,生姜 6g。上药水煎分服,轻者每日 1 剂,重者每日 1～2 剂。具有温经暖肝、通络振痿的功效。主治阳痿,证属寒滞肝脉型者。

加减:兼阳虚外寒者,加制附子(先煎)6g,嫩桂枝 9g,以温阳散寒;元阳衰微者,加淫羊藿 9g,仙茅根 12g,以补肾壮阳;兼血瘀者,加桃仁 9g,红花 9g,以活血化瘀;腰痛较重者,加炒杜仲 15g,川续断 15g,以强腰补肾;睾丸抽痛者,加荔枝核 12g,延胡索 9g,以理气止痛。

◎ 名方验方　固肾安神汤化裁:盐菟丝子(包煎)12g,枸杞子 15g,沙苑子(包煎)12g,北五味子(打碎)9g,炒枣仁 12g,白茯苓 12g,炙远志 9g,石菖蒲 9g,生龙骨(先煎)30g,生牡蛎(先煎)30g。上药水煎分服,每日 1 剂。具有安神定志、益肾固精的功效。主治阳痿,证属惊恐伤肾型者。

加减:若心悸、气短者,加党参 15g,麦冬 15g,以益气养心;若督脉空虚,腰酸膝软者,加烫狗脊 15g,川续断 15g,以强腰壮肾;若心火偏亢,夜寐不宁者,加川黄连 6g,莲子心 6g,以清泄君火。

◎ 名方验方　调肝振痿汤:刺蒺藜、柴胡、枳实、白芍、当归、牛膝、蜈蚣(原方未注明剂量)。上药水煎分服,每日 1 剂。具有舒肝解郁,和血振痿的功效。主治阳痿,证属肝郁型者。

加减:若肝气郁结者,加郁金、香附、九香虫;若肝气横逆者,加石决明(先煎)、牡蛎(先煎)、羚羊角粉(冲服);若肝经湿热者,加龙胆草、泽泻、车前子(包煎)、蛇床子(包煎);若瘀血阻络者,加炒水蛭、炒地龙、赤芍、路路通;若痰郁阻络者,加白僵蚕、露蜂房;若命门火衰者,加盐菟丝子、肉苁蓉、淫羊藿、紫梢花;若肝肾阴虚者,加生地黄、山茱萸、枸杞子;若寒滞肝脉者,加制吴茱萸、丁香(后下)、肉桂(焗服);若惊恐伤肾者,加炙远志、石菖蒲、茯神、琥珀(冲服);若肝血虚者,加熟地黄、紫河车(研末吞服);若脾胃气虚者,加生黄芪、潞党参。

◎ 名方验方　抗痿灵散:蜈蚣 18g,当归、炒白芍、炙甘草各 60g。先将当归、白芍、甘草晒干研细,过 90～120 目筛;然后将蜈蚣(不去头足或烘烤)研细;再将两种药末混匀,分为 40 包(也可制成水丸)。每次取服 0.5～1 包,每日早、晚各 1 次,空腹时用白酒或黄酒送服,15 日为 1 个疗程。待阴茎勃起坚而有力,同房成功后,仍需巩固 10～15 日。具有疏通肝经郁闭的功效。主治阳痿,证属肝气郁结型者。

注意:①忌食生冷之品,恼怒生气;②个别患者用药后颜面或下肢出现轻度浮肿,手足心痒,不需治疗或停药,可自行消失;③结婚较晚者(41 岁以上)疗效较差,夫妻感情不好者见效较慢,伴有前列腺炎者,需同时治疗。

◎ 名方验方 补肾壮阳丸:人参 30g,仙灵脾 30g,肉苁蓉 30g,枸杞子 30g。上药共研细末,炼蜜为丸,每丸重 2g,每服 1 丸,日服 2～3 次。或用白酒 500ml 浸泡 2 周后,每次取服 5～10ml,日服 2～3 次。具有补肾壮阳的功效。主治阳痿,症见阴冷,性欲减退,未老先衰,神疲乏力者。

加减:早泄者,加北五味子(打碎)50g。

注意:节制房事,加强体育锻炼。

◎ 名方验方 蜘蜂丸:花蜘蛛(微焙)30 只,炙蜂房 60g,熟地黄 90g,紫河车、仙灵脾、肉苁蓉各 60g。上药共研细末,制蜜丸如绿豆大。每服 6～9g,早晚各 1 次,用温开水送下。具有滋阴壮阳的功效。主治阳痿,证属劳倦伤神,思虑过度,精血暗耗,下元亏损者。

注意:个别患者在高度疲劳或情绪抑郁后,偶有复发现象,但继服该丸,仍可收效。

◎ 名方验方 赞化血余丹:血余炭(包煎),熟地黄,枸杞子,当归,鹿角胶,盐菟丝子(包煎),盐杜仲,巴戟天,小茴香(包煎),白茯苓,肉苁蓉,核桃肉,制首乌,人参原方未注明剂量。上药水煎,分 2 次服用,每日 1 剂。具有补气壮阳、滋阴补肾的功效。主治阳痿。

◎ 名方验方 疏情补肾化瘀汤:熟地黄、淫羊藿各 24g,枸杞子、紫丹参、合欢皮各 30g,山茱萸 12g,盐菟丝子(包煎)、炮山甲(先煎)各 15g,石菖蒲、炒香附、三七末(冲服)、炒白术、北柴胡、人参各 9g,蜈蚣(研末冲服)3 条。上药水煎分服,每日 1 剂。具有疏肝益肾祛瘀的功效。主治阳痿,证属肝郁肾虚夹瘀型者。

◎ 名方验方 葱附四逆丹:干葱 6g,北柴胡 10g,炒枳实 10g,炒白芍 10g,炙甘草 6g,熟附子 5g。上药共研细末,过 180 目筛,装入空心胶囊内,每粒重 0.2g。每次取服 5 粒,早晨空腹时与晚上临睡前用温开水各送服 1 次,并啜白酒一小口。不能饮白酒者,可用黄酒或葡萄酒替代。7 日为 1 个疗程。具有疏肝解郁、通阳振痿的功效。主治阳痿,证属肝郁气滞型者。

注意:忌食冷饮冷食。

◎ 饮食疗法 桃仁佛手煲鸡蛋:桃仁 12g,佛手 20g,鸡蛋 2 枚。加水同煮,蛋熟后去壳,取蛋再煮 15 分钟,食蛋饮汤。隔日 1 次,连用半个月。具有疏肝解郁、活血化瘀、补精益气及交通肝肾的功效,对肝郁肾虚型阳痿较为适宜。

◎ 饮食疗法 龙眼山药大米粥:龙眼肉 10 枚,怀山药 30g,大米 50g。上药加水同煮,每日早餐时服用,10 日为 1 个疗程。休息 5 日后再开始第 2 个疗程的治疗。具有调脾胃、养心神、益肾补虚的功效。适用于阳痿。

◎ 饮食疗法 虾米煨羊肉:白羊肉(去脂膜,切小块)250g,虾仁 25g,生姜 5

片,调料适量。加水煮至肉熟,分 3 次服完。每周制作 1 次,连用 4 周。对阳虚内寒型阳痿较为适宜。

◎ 饮食疗法 肉苁蓉煲羊肾:肉苁蓉 15～30g,羊肾(腰子)1 对,调料适量,加水适量,同煲汤服食,隔日 1 次,连服 10 次为 1 个疗程。对肾阳不足之阳痿甚为适宜。

◎ 饮食疗法 阳起石牛肾大米粥:牛肾 1 个,洗净切成小块;阳起石 30g,大米50g。先将阳起石用 3 层纱布包裹,加水约 2 500ml,煎煮 1 小时,取其澄清液;然后加入牛肾及大米,同煮粥。待熟时,加油、盐、葱白调味服用。有补肾壮阳之效,适用于阳痿。

◎ 饮食疗法 韭菜炒虾米:韭菜 100g,鲜小虾 50g,调料适量。同炒熟佐餐用,每周 3～4 次。对肾阳不足型阳痿有良好的辅助治疗作用。

◎ 饮食疗法 茯神山药炖猪腰:茯神 30g,山药 50g,雄猪肾(去脂膜,切小片)2 枚。上三味用文火共煮,待肉烂,加调料适量,分 4 次佐餐分食。对惊恐后心肾两虚之阳痿有良效。

◎ 药茶疗法 白茅根夏枯草茶:鲜白茅根 30g(干者 15g),夏枯草 15g,红花6g。上药加水适量煎后,代茶水频饮,每日 1 剂。适用于阳痿,证属肝经湿热夹瘀型者。

◎ 药茶疗法 枣仁枸杞茶:酸枣仁 15g,枸杞子 30g,茶叶适量。3 味用纱袋包裹,以沸水冲泡,当茶水饮服。有安神补肾之效,对惊恐伤肾型阳痿有辅助治疗作用。

◎ 药茶疗法 党参红枣茶:党参 15g,大枣 10 枚,陈皮 6g。上药加水适量,煎汤代茶水饮服,每日 1 剂,7 日为 1 个疗程。对心脾两虚型阳痿较为适宜。

◎ 药酒疗法 仙灵脾 30g,白酒 500ml 浸泡,浸泡 7 日后饮服,久服效佳。

十二、遗　精

遗精是指在非性活动时精液自行泄出的一种症状。又有梦遗和滑精之分,有梦而遗精的,称为"梦遗";无梦而遗精,甚至清醒时精液自流的,称为"滑精"。

严格来说,梦遗也是一种性活动。青春期后未婚或已婚者,或婚后夫妻分居,每月梦遗 1～2 次,则属正常的生理现象,不属病态。精液在体内贮存了一定时间后,往往借助梦中的性生活或在性欲冲动时不自觉地排出于体外,但亦有许多青年男子极少梦遗,此是因为精液在体内被吸收了的缘故,亦属正常现象。只有在梦遗过频,或清醒时精液自流,并有头昏,精神萎靡不振,腰腿酸软,失眠等,或在色情思维及与异性的一般接触时出现遗精,才属病态。

该病在中医学属"失精""遗精""精时自下"等病证范畴。中医学认为本病的发生,多由阴虚火旺,肾虚不固,劳伤心脾,湿热下注,扰动精室所致。

【舌象辨证】

◎ 舌质红,苔少(彩图 3-10-64),属肾气虚损,精关不固。

◎ 舌质红,苔薄(彩图 3-10-65),属阴虚火旺,心肾不交。

◎ 舌质淡,苔薄(彩图 3-10-66),属心脾劳伤,气不摄精。

◎ 舌质淡红,苔黄腻(彩图 3-10-67),属湿热下注,痰火内蕴。

【中医疗法】

◎ 名方验方　金锁固精丸加减:龙骨(先煎)50g,牡蛎(先煎)50g,芡实 25g,莲须 20g,沙苑子(包煎)20g,制北五味子(打碎)15g,盐菟丝子(包煎)20g。上药水煎分服,每日 1 剂。具有补肾益气、涩精止遗的功效。主治遗精,证属肾气虚损,精关不固型者。

加减:若证偏阴虚者,又当以六味地黄丸或知柏地黄丸加味治疗;若证偏肾阳虚者,则宜金匮肾气丸加减。

◎ 名方验方　三才封髓丹合交泰丸加减:生地黄 15g,天冬 12g,麦冬 12g,山茱萸 10g,黄连 6g,肉桂(焗服)6g,人参(炖服)10g,盐黄柏 10g,炙甘草 6g。上药水煎分服,每日 1 剂。具有滋阴降火、交通心肾的功效。主治遗精,证属阴虚火旺、心肾不交型者。

加减:若虚火、实火并见者,加龙胆草、山栀子、黄芩、关木通等药,以泻火坚阴;阴虚兼夹湿热者,合猪苓汤加减。

◎ 名方验方　妙香散加减:党参 9g,黄芪 9g,山药 24g,茯苓 9g,远志 9g,朱砂(研末冲服)6g,广木香 3g,桔梗 9g,炙甘草 6g。上药水煎分服,每日 1 剂。具有调补心脾、益气固精的功效。主治遗精,证属心脾劳伤、气不摄精型者。

加减:或可选用归脾汤及补中益气汤等交替应用;若见胸脘痞闷,舌苔白腻等湿邪留滞中焦证者,可在上方基础上加用薏苡仁、炒苍术、春砂仁(后下),以化湿燥脾、标本同治。

◎ 名方验方　草薢分清饮加味:绵草薢 12g,生黄柏 10g,车前子(包煎)10g,白茯苓 10g,生白术 10g,石菖蒲 20g,莲子心 10g,紫丹参 10g,法半夏 10g,蛤粉 6g,炙甘草 6g。上药水煎分服,每日 1 剂。具有清热利湿、化痰止遗的功效。主治遗精,证属湿热下注、痰火内蕴型者。

加减:若兼口苦、耳鸣、目赤者,当合用龙胆泻肝汤,以清泻肝经湿热;若兼少腹胀痛明显者,酌加路路通、荔枝核、川红花、光桃仁等,以活血行气。

◎ 名方验方　二参汤:玄参 30g,沙参 30g,麦冬 15g,锁阳 15g。上药水煎分服,每日 1 剂。主治遗精日久,证属阴精亏损型者。

加减:梦遗者,加黄柏 6～10g;滑精者,加肉桂(焗服)3～6g。

◎ 名方验方　十味温胆汤加减:熟地黄 15g,炙金樱子 15g,芡实 15g,陈皮 10g,法半夏 10g,炙远志 10g,竹茹 10g,炒枳实 10g,莲子心 10g,炒枣仁 20g,桑寄生 30g。上药水煎分服,每日 1 剂。主治遗精,证属肝肾阴虚,心血不足,热扰精室型,症见头晕耳鸣,少寐健忘,心悸易惊,烦热口渴,神疲乏力,腰膝无力,舌红、苔少,脉弦细等。

加减:伴肾阴不足,头晕耳鸣、失眠健忘、心烦口渴、腰膝酸软者,加枸杞子、制女贞子、墨旱莲、肉苁蓉;肾阳虚,伴阳痿、早泄、腰膝冷痛者,加仙灵脾、盐杜仲、仙茅、盐菟丝子(包煎);气虚中气不足者,去枳实,加黄芪、白术、升麻。

◎ 饮食疗法　续断杜仲炖猪尾:续断 25g,杜仲 30g,猪尾巴 1～2 条。将猪尾巴去毛洗净,与续断、杜仲共入瓦罐内,加水同煮至猪尾熟透,放精盐少许,调味服食,每日 1 剂。适用于遗精,证属肾气虚损、精关不固型者。

◎ 饮食疗法　金樱子煮鲫鱼:鲫鱼 250g,金樱子 30g,油、盐、姜、葱各适量。将鲫鱼去肠脏留鳞,洗净,与金樱子共入锅内,加清水适量煮汤。再加油、盐、姜、葱等调味品少许,待熟后,食鱼饮汤,每日 1 剂。适用于遗精,证属肾气虚损、精关不固型者。

◎ 饮食疗法　鹿角胶生姜大米粥:鹿角胶 15～20g,生姜 10g,大米 100g。先煮大米作粥,待沸后入鹿角胶,生姜,煮为稀粥服食。可作早、晚餐食用,每日 1 剂,连服 15～20 日。适用于遗精,证属肾气虚损、精关不固型者。

◎ 饮食疗法　山药萸肉粳米粥:怀山药 30～60g,山茱萸 15～20g,粳米 100g。先将山药与山茱萸煎取浓汁,分作 2 份与粳米煮粥,日服 1～2 次,每日 1 剂。适用于遗精,证属阴虚火旺、心肾不交型者。

◎ 饮食疗法　沙参虫草炖龟肉:沙参 60g,冬虫夏草 10g,乌龟 1～2 只。将乌龟去肠脏,连龟甲一并与沙参、冬虫夏草加水熬化,加油、盐、姜、葱等调味,食龟肉饮汤。适用于遗精,证属阴虚火旺、心肾不交型者。

◎ 饮食疗法　加味补虚正气粥:炙黄芪 30g,人参 3～5g(或党参 30g),酸枣仁 10g,粳米 100g,白糖适量。先将黄芪、人参或党参切成薄片,用冷水浸泡 30 分钟,入砂锅煎沸,改用小火煎浓汁,取浓汁煎 30 分钟后入酸枣仁再煎。将浓汁分成 2 份,于每日早、晚与粳米加水适量煮粥。粥成后入白糖稍煮即可。人参亦可制成粉,调入黄芪、酸枣仁、粳米粥中煮食。适用于遗精,证属心脾劳伤、气不摄精型者。

◎ 饮食疗法　桂圆莲子粳米粥:莲子 10～15g,龙眼肉 10g,红枣 10 枚,粳米或糯米 100g。先煎龙眼肉、红枣,取浓汁分成 2 份,分别与粳米或糯米、莲子煮成粥服食。日服 1～2 次,每日 1 剂。适用于遗精,证属心脾劳伤、气不摄精型者。

◎ 饮食疗法　山栀莲心粳米粥:山栀子 3～5g,莲子心 10g,粳米 50～100g。将山栀子研成细末,先煮粳米、莲子心,待粥将成时,调入山栀子末稍煮即可,或加白糖适量服用,每日 1 剂。适用于遗精,证属湿热下注、痰火内蕴型者。

十三、男性不育症

育龄男女同居 2 年以上,性生活正常,未采取避孕措施,女方未生育,其责任在男方者,称为"男性不育症"。男子不育是很多疾病或因素所造成的不良结果。根据精子情况可分为绝对不育(无精症)和相对不育(少精症);根据发病过程可分为原发性不育(双方婚后从未使女方受孕)和继发性不育(曾有生育或受孕)。

该病在中医学属"无子""绝育""男子艰嗣"等病证范畴。中医学认为肾藏精,主发育和生殖。肾脏精气的盛衰直接决定人体的生长、发育及衰老,亦直接影响性功能和生殖功能。肾气充盛促使"天癸"的成熟,在男子则表现为"精气溢泻",能和阴阳而有子。另外,生殖之精虽由肾中精气所化,但与五脏之精密切相关,所以五脏协调,精气充盛,藏泄适宜,气化有度,是维持性功能和生殖功能的重要因素,而五脏失调,精气衰少,气化障碍均可导致男性不育。

【舌象辨证】

◎ 舌质红,苔少或无(彩图 3-10-68),属肾阴亏虚。

◎ 舌质淡胖,苔薄白而润(彩图 3-10-69),属肾阳不足。

◎ 舌质淡,苔少(彩图 3-10-70),属气血亏虚。

◎ 舌质淡,苔薄白(彩图 3-10-71),属脾肾两虚。

◎ 舌质红,苔黄腻(彩图 3-10-72),属湿热下注。

◎ 舌体胖大,苔白腻(彩图 3-10-73),属痰浊凝滞。

◎ 舌质紫黯,或有瘀点、瘀斑(彩图 3-10-74),属瘀血阻滞。

◎ 舌质淡红,舌边有齿痕纹,苔薄白(彩图 3-10-75),属寒凝肝脉。

【中医疗法】

◎ 名方验方　五子衍宗丸合左归饮加减:盐菟丝子(包煎)15g,枸杞子 15g,覆盆子 15g,熟地黄 15g,山茱萸 10g,北五味子 10g,怀山药 10g,白茯苓 10g,车前子(包煎)20g,炙甘草 3g。上药水煎分服,每日 1 剂。具有滋阴补肾、填精种子的功效。主治男子不育症,证属肾阴亏虚型者。

加减:若遗精早泄者,加牡蛎(先煎)、龙骨(先煎)、北五味子(打碎)、芡实,以固涩精气;精子数量少,成活率低者,加党参、麦冬、制首乌,以健脾补肾、生养精气;死精不育者,可合陈氏补肾活精汤(熟地黄,肉苁蓉,淫羊藿,仙茅,制首乌,枸杞子),以补肾填精;精液不液化者,合陈氏补肾活精生液汤(玄参、麦冬、天冬、生地黄、熟地黄、枸杞子、知母、泽泻),以益肾生精;阴虚火二旺者,加知母、黄柏、墨旱莲、牡丹皮,以养阴清热;肾精亏损明显者,加黄精、鹿角胶(烊化)、紫河车,以大补元阴;肾阴不足兼有湿热者,宜补肾益精、清热利湿,方用知柏地黄丸加苍术、车前子、草薢、土茯苓等;若阴虚火旺,热灼脉络,血随精出者,宜滋阴泻火、凉血止血,方用知柏地黄丸加白茅根、地榆炭等。

◎ 名方验方　金匮肾气丸合五子衍宗丸加减:肉苁蓉 10g,仙茅 10g,仙灵脾 10g,熟附子(先煎)10g,肉桂(焗服)10g,山茱萸 10g,怀山药 0g,北五味子 10g,覆盆子 10g,熟地黄 15g,盐菟丝子(包煎)15g,枸杞子 15g。上药水煎分服,每日 1 剂。

具有益肾温阳、补精的功效。主治男子不育症,证属肾阳不足型者。

加减:若性欲淡漠、阳痿精薄者,加阳起石(先煎)、韭菜子(包煎),以补肾壮阳;精子成活率在50%以下或死精不育者,加陈氏温肾活精汤(鹿鞭、枸杞子、淫羊藿、巴戟天、熟附子、肉桂),以益肾生精;精液不化者,加干姜、肉桂(焗服),以温肾、助气化;精液中混有白细胞者,加椿根皮、碧玉散(包煎),以清其热;遗精早泄者,加莲须、龙骨(先煎)、芡实,以加强固涩闭藏;不射精者,加紫石英(先煎)、炒王不留行子;腰酸冷痛者,加补骨脂(打碎)、川续断,以补肝肾、壮筋骨;五更泄泻者,加肉豆蔻、补骨脂(打碎)、制吴茱萸,以补肾止泄。经现代药理研究发现:蛇床子、淫羊藿、仙茅、补骨脂、枸杞子、山药、巴戟天、露蜂房等补肾壮阳药均有雄激素样作用,能促进性器官功能,使精子生成,对本病的治疗,疗效颇佳。

◎ 名方验方　八珍生精汤加减:潞党参10g,炒白术10g,白茯苓10g,炒白芍10g,全当归10g,阿胶(烊化)10g,炙黄芪15g,熟地黄5g,盐菟丝子(包煎)15g,枸杞子15g,制黄精15g,紫河车15g,炙甘草3g。上药水煎分服,每日1剂。具有益气健脾、养血生精的功效。主治男子不育症,证属气血亏虚型者。

加减:若精子活动率减少者,加仙灵脾、巴戟天,以补肾阳、增活力;精液清稀者,重用黄芪、白术、加红参(炖服),以益气生精;精液量少及精子数少者,加怀山药、制首乌、制女贞子(后下),以补肾生精;不射精者,加石菖蒲、炙远志、茯神、蜈蚣,以通精道、开下窍;失血者,加墨旱莲、制女贞子,以养阴止血;精液不液化者,加乌梅、诃子、生甘草,以酸甘化阴;若失眠多梦者,加炒枣仁、炙远志、合欢皮,以安神立志;心悸不宁者,加柏子仁、紫丹参、白茯苓,以养心宁神。

◎ 名方验方　十子汤合六君子汤加减:盐菟丝子(包煎)15g,桑葚子15g,枸杞子15g,制女贞子(后下)15g,补骨脂(打碎)15g,蛇床子(包煎)15g,覆盆子10g,炙金樱子10g,北五味子(打碎)10g,白茯苓10g,炒白术10g,潞党参10g,炒陈皮10g,法半夏0g,车前子(包煎)20g,炙甘草3g。上药水煎分服,每日1剂。具有温补脾肾、益气生精的功效。主治男子不育症,证属脾肾两虚型者。

加减:若精子活动率低者,加制附子(先煎)、肉桂(焗服),以壮元阳、补命火;精子数少者,加鹿角胶(烊化)、制黄精,以益肾生精;滑精者,加莲须、芡实,以涩精气;腰痛者,加川续断、桑寄生,以壮筋骨;若脾肾阳虚者,亦可用无比山药丸,以脾肾双补。

◎ 名方验方　龙胆泻肝汤合萆薢渗湿汤加减:龙胆草10g,黄柏10g,通草10g,黄芩10g,山栀子10g,牡丹皮10g,泽泻10g,茯苓10g,当归10g,绵萆薢20g,车前子(包煎)20g,薏苡仁20g,生地黄20g。上药水煎分服,每日1剂。具有清利湿热、消肿解毒的功效。主治男子不育症,证属湿热下注型者。

加减:若精液中有脓细胞者,加土茯苓、蒲公英、金银花,以清热解毒(消炎);精子活动率低下或活动力弱者,加山楂、丹参、苍术,以利湿化浊;卵磷脂小体减少者,加制首乌、枸杞子,以补肾生精髓;血精者,加大小蓟、墨旱莲、白茅根,以清热凉血止血;若兼肾气虚弱者,加盐菟丝子(包煎)、覆盆子,以补肾固涩;若大便不畅者,加枳壳、生大黄(后下),以通便导滞。

◎ 名方验方 苍附导痰汤加减:苍术 10g,陈皮 10g,法半夏 10g,胆南星 10g,枳实 10g,香附 10g,茯苓 10g,白术 10g,泽泻 10g,车前子(包煎)15g,路路通 15g,穿山甲(先煎)15g。上药水煎分服,每日 1 剂。具有化痰理气、散结通络的功效。主治男子不育症,证属痰浊凝滞型者。

加减:若精液不化者,加陈氏化痰生液汤(浙贝母、玄参、生牡蛎、杏仁、茯苓、路路通),以祛痰浊、化精气;精子异常者,加枸杞子、盐菟丝子(包煎),以益肾补精;精子活动力弱者,加薏苡仁、生山楂,以化浊开窍;逆行射精者,加怀牛膝、王不留行子,以利下窍、导下行;气虚明显者,加黄芪、党参,以补气;血精者,加墨旱莲、藕节,以养阴止血;肝气郁滞者,加郁金,以理气;白浊者,加萆薢,以清化浊;腰痛者,加盐杜仲、怀牛膝,以强筋骨止痛;阴囊冷湿,少腹抽痛者,加台乌药、荔枝核、制延胡索,以暖下行气止痛。

◎ 名方验方 血府逐瘀汤加减:北柴胡 10g,炒枳壳 10g,怀牛膝 10g,桃仁 10g,红花 10g,赤芍 10g,当归 10g,穿山甲(先煎)5g,路路通 15g,丹参 20g,王不留行子 20g。上药水煎分服,每日 1 剂。具有活血化瘀通精的功效。主治男子不育症,证属瘀血阻滞型者。

加减:若痰瘀互结者,加陈皮、法半夏、瓜蒌、薏苡仁,以祛痰化瘀;气滞血瘀者,加炒青皮(后下)、炒香附,以行气活血;寒凝血瘀者,加川楝子、台乌药、小茴香(包煎),以散寒活血;热蕴血瘀者,加山栀子、牡丹皮,以清热化瘀;精瘀精少者,加制黄精、制龟甲(先煎)、王不留行子,以化瘀生精;肾阳不足兼有血瘀者,加巴戟天、蛇床子(包煎),以温肾化瘀;若血精者,加三七末(冲服)、墨旱莲、制女贞子(后下);不射精者,加蜈蚣、蜂房;血瘀精阻而无精子者,可用陈氏活血生精丸(三棱、莪术、红花、当归尾、没药、丹参);阳痿者,加蛇床子(包煎)、紫石英(先煎),以扶阳振痿;精道刺痛者,加琥珀末(冲服)、蒲黄、制延胡索,以通利止痛;少腹胀者,加台乌药、小茴香(包煎),以行气消胀止痛;若血瘀内腐而成痈者,宜加五味消毒饮,以清热解毒、活血化瘀;血瘀而小便淋浊者,可用当归汤,药取当归、牛膝、滑石粉、冬葵子、瞿麦,以活血化瘀,分利清浊。

◎ 名方验方 暖肝煎加减:肉桂(焗服)10g,小茴香(包煎)10g,台乌药 10g,全当归 10g,白茯苓 10g,干姜片 3g,枸杞子 15g。上药水煎分服,每日 1 剂。具有暖肝散寒、温经行气的功效。主治男子不育症,证属寒滞肝脉型者。

加减:若少腹抽痛、阴囊冷湿者,加橘核、荔枝核、制延胡索,以暖肝止痛;肝气郁滞而胁痛者,加炒川楝子、炒香附、绿萼梅,以疏肝解郁止痛;寒凝血瘀者,加怀牛膝、炒五灵脂(包煎),以化瘀通络。

◎ 名方验方 生精汤:制首乌 10g,露蜂房 10g,鹿衔草 10g,盐菟丝子(包煎)15g,枸杞子 15g,蛇床子(包煎)15g,仙灵脾 10g,制黄精 15g,紫丹参 20g。上药水煎分服,每日 1 剂。主治少精症,证属肾虚血瘀型者。

◎ 名方验方 温肾益精丸:炮天雄 180g,熟地黄 180g,盐菟丝子 480g,鹿角霜 120g,白术 480g,肉桂 30g。上药共研细末,蜜制小丸,每次取服 6g,日服 2 次。主治精子活力低下症,证属肾阳虚、命门火衰型者。

◎ 名方验方 强精煎:紫丹参 15g,温莪术 15g,怀牛膝 15g,北柴胡 10g,生牡蛎(先煎)30g,制黄芪 20g。上药水煎分服,每日 1 剂。主治精索静脉曲张合并不育症。

◎ 名方验方 生精赞育汤:仙灵脾 15g,肉苁蓉 10g,仙茅 15g,枸杞子 10g。上药水煎分服,每日 1 剂。主治男性不育症(无精症)。

◎ 饮食疗法 桂圆红枣汤:桂圆(龙眼肉)、红枣各 30g,瘦肉 30g,加水适量蒸汤,调味服食。适用于男子不育症,证属气血两虚型者。

◎ 饮食疗法 赤小豆薏米粥:赤小豆、薏仁米各等份,煮粥服食。具有健脾利湿、养血益精的功效,适用于男子不育症,证属下焦湿热型者。

◎ 饮食疗法 鹿角粉粳米粥:鹿角粉 5～10g,粳米 30～60g。先煮粳米粥,待米汤数沸后调入鹿角粉,加食盐少许,煮成稀粥,分 2 次服用,每日 1 剂。具有补肾阳、益精血、强筋骨的功效。适用于男子不育症、阳痿早泄等,证属肾阳不足、精血亏虚型者。

◎ 饮食疗法 荔枝干煲大米粥:干荔枝 15 枚,去壳核,加大米适量,煲粥后服食,每日 1 次,连服 3～5 日。若酌加山药、莲子,则其效更佳。

◎ 饮食疗法 凡莲子、芡实、白果、莲须等,皆具有固肾涩精的功效,可用于遗精、滑泄等。

◎ 饮食疗法 凡冬瓜、泥鳅鱼、莲子心、丝瓜,皆具有清利湿热的功效,适用于精浊、精热等。

◎ 药酒疗法 公鸡殖酒合剂:将鲜公鸡殖、淫羊藿、夜交藤、仙茅、路路通、龙眼肉等制成公鸡殖酒合剂服用。适用于精子异常症。

◎ 灸法 主穴取关元、神阙、肾俞、命门、三阴交穴。配穴:无精子或死精子配加足三里穴;精子异常配加大敦、八髎、曲骨、中极、大赫穴,施以温和灸法,每穴灸 20～30 分钟。每日 1 次,10 次为 1 个疗程。主治精子缺乏症所致的男性不育症。

十四、阴茎异常勃起

阴茎异常勃起是指在无性欲刺激的情况下,阴茎痛性勃起,并持续较长时间,这种痛性勃起可持续 6 小时甚至更长时间,给患者造成极大的痛苦。本病可发生于任何年龄,但以青壮年多见,常与某些特定病因有关。其临床特点为:发病突然,阴茎海绵体持续性勃起、肿胀,伴疼痛,发病后一般不会自行缓解,病人常不能自行排尿或排尿困难。

该病在中医学属"纵挺不收""阳强""强中病""阳强不倒"等病证范畴。中医学认为该病乃宗筋受损所致,其病因可分虚实两端:虚者多因房事过度,肾阴亏损,阴虚阳亢,或妄用壮阳之品消灼肾阴,宗筋失制;实者多因湿热下注,或跌仆损伤,以致瘀血停积阴部而致。

【舌象辨证】

◎ 舌质红,苔黄或黄腻(彩图 3-10-76),属肝胆湿热。

◎ 舌质红,苔少(彩图 3-10-77),属阴虚阳亢。

◎ 舌质紫黯,或有瘀点、瘀斑(彩图 3-10-78),属茎络瘀阻。

◎ 舌质淡或略紫,苔白腻(彩图 3-10-79),属痰瘀互阻。

【中医疗法】

◎ 名方验方 二黄龙枳汤:生黄柏、龙骨(先煎)、生大黄(后下)、炒枳壳各10g,每日 1 剂,水煎分 2 次服。主治阴茎异常勃起,证属下焦湿热型者。

◎ 名方验方 龙胆泻肝汤加减:龙胆草 15g,山栀子 10g,生黄芩 10g,车前子(包煎)30g,炒泽泻 20g,关木通 10g,赤芍药 5g,当归尾 10g,酒川芎 10g,生地黄10g,牡丹皮 10g,光桃仁 15g,生甘草节 6g。上药水煎分服,每日 1 剂。具有清泻肝胆湿热、凉血化瘀通络的功效。主治阴茎异常勃起,证属肝胆湿热型者。

加减:若小便不通,加石菖蒲 15g,郁金 10g,以除湿豁痰通络;若肿胀明显,加穿山甲 15g,乳香 6g,没药 6g,牛膝 15g,王不留行 10g,以活血软坚通络;大便干结,加生大黄 10g,芦荟 10g,以清热凉血通便。

◎ 名方验方 知柏地黄汤加减:知母 10g,盐黄柏 10g,生地黄 15g,山茱萸10g,茯苓 10g,玄参 15g,泽泻 10g,牡丹皮 10g,赤芍 15g,泽兰 10g,当归 10g,牛膝15g,龟甲(先煎)15g,鳖甲(先煎)30g。上药水煎分服,每日 1 剂。具有滋阴泻火、活血软坚的功效。阴茎异常勃起,证属阴虚阳亢型者。

加减:若伴有面色无华、疲乏无力、口干口渴者,加太子参 30g,麦冬 30g,五味子 10g,以益气养阴。

◎ 名方验方 桃仁四物汤加减:桃仁 10g,红花 10g,川芎 10g,当归 10g,赤芍15g,生地黄 10g,苏木 10g,泽兰 5g,牛膝 15g,乳香 6g,没药 6g,生大黄 10g,川楝子15g,枳壳 10g,生水蛭末(冲服)5g。上药水煎分服,每日 1 剂。具有化瘀通络、消肿止痛的功效。主治阴茎异常勃起,证属茎络瘀阻型者。

加减:小便不出者,加石菖蒲 15g,郁金 15g,穿山甲 10g,王不留行 10g,以除湿祛痰、软坚通络、通利小便;紫胀瘀血明显者,加鳖甲 20g,地鳖虫 10g,莪术 20g,以活血软坚消瘀。

◎ 名方验方 阳和汤加减:麻黄 10g,白芥子 10g,肉桂(焗服)6g,鹿角胶(烊)10g,炮姜 6g,熟地黄 15g,夏枯草 20g,僵蚕 10g,姜黄 10g,浙贝母 10g,红花 6g,当归 10g,苏木 10g,穿山甲(先煎)10g,甘草 6g。上药水煎分服,每日 1 剂。具有温阳活血、化痰通络的功效。阴茎异常勃起,证属痰瘀互阻型者。

加减:局部发凉者,可加小茴香(包煎)6g,吴茱萸5g,以温经通络;木硬肿胀明显者,加鳖甲(先煎)20g,生牡蛎(先煎)30g,全蝎6g,土鳖虫10g,以活血软坚消肿。

◎ **名方验方** 清热化痰方:生地黄12g,炙百合12g,知母9g,黄柏9g,橘红9g,茯苓9g,胆南星9g,竹茹9g,钩藤(后下)12g,炙远志9g,甘草3g。上药水煎分服,每日1剂。主治阴虚内热,痰热客于肝经,内郁蒙蔽神明所致之阳强。

◎ **名方验方** 倒中汤:龙胆草12g,生地黄18g,当归尾9g,车前子(包煎)15g,山栀子12g,川红花6g,北柴胡12g,生黄柏12g,生泽泻8g,生甘草9g,光桃仁15g。上药水煎分服,每日1剂。主治阳强,证属湿热内阻、瘀血留滞型者。

◎ **名方验方** 加味芍药甘草汤:白芍药30g,炙甘草10g,淳木瓜30g,台乌药10g,制延胡索10g,紫丹参40g,益母草30g,车前子(包煎)10g。主治阳强,证属邪扰宗筋、气血逆乱型者。

◎ **名方验方** 二黄知母龙骨枳壳汤:生黄柏、肥知母、生龙骨(先煎)、生大黄(后下)、炒枳壳各10g,上药水煎分服,每日1剂。适用于阳强,证属下焦湿热型者。

◎ **名方验方** 倒阳散:玄参、麦冬各90g,肉桂(焗服)1g。上药水煎,分2次服用,每日1剂。适用于阳强,证属肾阴不足、虚火上炎型者。

◎ **名方验方** 引火两安汤:玄参30g,麦冬60g,牡丹皮15g,北沙参30g,川黄连3g,肉桂(焗服)3g。上药水煎分服,每日1剂。适用于阳举不倒,证属心肾二火齐动型者。

◎ **名方验方** 参麦桂芍甘草汤:玄参90g,麦冬90g,肉桂(焗服)3g,炒白芍60g,炙甘草10g。上药水煎分服,每日1剂。适用于阳强,证属阴伤脉络型者。

◎ **名方验方** 复方紫芩汤:北柴胡10g,生黄芩10g,制半夏7g,党参7g,酒炒黄柏10g,车前子(包煎)15g,泽泻12g,佩兰10g,生姜、大枣各5g。上药水煎分服,每日1剂。适用于强中症,证属湿热内蕴、肝郁化火、循经下注,耗精伐肾型者。

◎ **名方验方** 水蛭化瘀汤:炙水蛭末(包煎)6g,当归15g,川芎10g,酒白芍20g,怀牛膝15g,酒大黄、红花各10g,山甲珠(先煎)5g,酒炒地龙15g,肉苁蓉30g,川续断15g。上药水煎分服,每日1剂。适用于阳强,证属瘀血阻络型者。

◎ **饮食疗法** 豆蒜粳米粥:黑豆120g,紫皮大蒜2头,粳米200g。加水适量,同煮为粥,分次服食,每日1剂。具有活血解毒消肿的功效。适用于阳强。

◎ **药茶疗法** 甘草黑豆茶:生甘草60g,黑豆200g,加水适量,煎汤代茶水饮服,不拘时间。各类型阳强患者,均可服用。

◎ **药茶疗法** 泽泻茶:泽泻15g,水煎代茶水饮用,每日1剂。具有渗利湿热的功效。适用于阳强。

◎ **中药涂搽疗法** 五倍子末调鲜丝瓜汁:五倍子末30g,用鲜丝瓜汁适量调匀,涂搽于阴茎部,外用纱布包缠,每日 2 次。适用于阳强。

第十一节　运动系统疾病

一、颈 椎 病

颈椎病,是由于颈椎及其周围软组织,如椎间盘、后纵韧带、黄韧带、脊髓鞘膜等发生病理改变,颈神经根、脊髓、椎动脉及交感神经受到压迫或刺激所引起的相关症候的统称。由于出现的症状和体征多种多样,故又将本病称为"颈椎综合征""颈肩综合征"等。

本病的发病机制,大多认为与颈部慢性、长期反复劳损(如反复落枕、姿势不良等)、头、颈部外伤(颈椎或椎间盘损伤)、颈椎或颈椎间盘慢性退行性病变、炎症(尤其是咽喉部炎症)以及畸形等诸多因素有关。

本病大多发生于 40 岁以上的中老年人,男性发病率略高于女性。起病缓慢,根据其病变部位、临床症状及体征,一般可分为神经根型、脊髓型、椎动脉型、颈型(局部型)、交感神经型、混合型等多种类型。

中医学对本病尚缺乏专门的认识,只散见于"痹证""痿证""头痛""眩晕""项强""项筋急""项肩痛""臂厥"等病证之中。

【舌象辨证】

◎ 舌质淡黯,有瘀点、瘀斑,苔白腻(彩图 3-11-1),属痰瘀交阻。

◎ 舌质淡红,苔白腻(彩图 3-11-2),属湿火流筋。

◎ 舌质淡,苔少或无(彩图 3-11-3),属气血不足。

◎ 舌质淡,舌体胖,苔白腻(彩图 3-11-4),属阳虚痰阻。

◎ 舌质红绛,苔少或无(彩图 3-11-5),属肝肾阳虚。

◎ 舌质红,苔黄腻(彩图 3-11-6),属痰火上扰。

◎ 舌质淡或黯,舌体胖大,舌边或有齿痕纹,苔薄白(彩图 3-11-7),属风寒痹阻。

◎ 舌质紫红或紫黯,舌面或有瘀点、瘀斑,苔薄白(彩图 3-11-8),属气滞血瘀。

◎ 舌质红,舌体瘦小,苔少或无(彩图 3-11-9),属肝肾阴亏。

◎ 舌质正常,苔薄白或白腻(彩图 3-11-10),属太阳经输不利。

【中医疗法】

◎ 名方验方　身痛逐瘀汤加减:桃仁 9g,红花 9g,当归 9g,五灵脂 6g,地龙 6g,川芎 6g,香附 3g,羌活 3g,秦艽 3g,牛膝 9g,蜈蚣 6g,全蝎 6g。上药水煎分服,每日 1 剂。具有活血化瘀、祛痰通络的功效。主治颈椎病,证属痰瘀交阻型者。

加减:该方活血化瘀和化痰通络力颇强,专用于痰瘀交阻型疼痛较剧,体质较强者。若体质稍弱但痰瘀之邪较盛,疼痛较甚,仍可使用该方剂,因其力专而强,可取得良效,但易伤元气,应中病即止,待疼痛缓解后减去红花、五灵脂、蜈蚣,加党参20g,鸡血藤15g,以益气养血。

注意:体质较弱,面色无华,脉微者,皆慎用。

◎ 名方验方　清肝利湿汤:羚羊角(先煎)15g,龙胆草12g,绵茵陈24g,山栀子12g,生黄柏12g,蚕沙15g,薏苡仁30g,滑石粉30g,桃仁9g,姜黄12g,桑枝21g。上药水煎分服,每日1剂。具有清热利湿、舒筋活络的功效。主治颈椎病,证属湿火流筋型者。

加减:便秘者,加生大黄(后下),以通大便;胃脘胀痛者,去龙胆草、蚕沙,加姜厚朴10g,炒枳壳10g,以行气止痛。

◎ 名方验方　黄芪桂枝五物汤加减:生黄芪24g,嫩桂枝10g,全当归12g,干姜3g,香白芷(后下)12g,炒白芍25g。上药水煎分服,每日1剂。具有益气养血、活血通络的功效。主治颈椎病,证属气血不足型者。

加减:偏于气虚者,加大黄芪用量至60g;偏于阳虚者,加熟附子(先煎)10g;痛甚者,加片姜黄6g,威灵仙6g,防风6g,以祛风通络;偏于血虚者,加制首乌20g,川芎10g,鸡血藤15g,以养血;肝肾阴虚者,加桑寄生15g,盐杜仲12g,怀牛膝12g,天冬12g,山茱萸12g,以益肝肾强筋骨。

◎ 名方验方　真武汤加减:制附子(先煎)15g,嫩桂枝10g,干姜3g,白茯苓15g,生白术12g,炒白芍10g。上药水煎分服,每日1剂。具有温阳益气、化痰利水的功效。主治颈椎病,证属阳虚痰阻型者。

加减:表现为眩晕者,加人参(炖服)15g以益气,加天麻(后下)12g以驱风化痰;表现肢体无力瘫软者,为督脉阳虚,宜大补元阳,宜加人参(炖服)15g,鹿茸(与人参一起炖服)3g,生黄芪30g,巴戟天15g,以峻补元阳。表现为肩臂疼痛、入夜锥痛难忍者,宜重用熟附子(先煎)30g,干姜6g,巴戟天15g,以壮阳祛寒。

◎ 名方验方　六味地黄丸加味:熟地黄15g,怀山药15g,山茱萸10g,牡丹皮6g,白茯苓10g,泽泻10g,当归6g,桑枝15g,络石藤12g,三七(先煎)10g,丹参15g。上药水煎分服,每日1剂。具有滋肾养肝、活血通络的功效。主治颈椎病,证属肝肾阴虚型者。

加减:阴虚阳亢、肝风内动出现四肢拘紧行走不稳者,去牡丹皮、当归、泽泻、三七,加石决明(先煎)30g,生牡蛎(先煎)30g,冬桑叶12g,钩藤(后下)12g,菊花10g,全蝎10g,以平肝止痉。

◎ 名方验方　温胆汤加味:竹茹15g,茯苓15g,半夏9g,枳实12g,陈皮3g,胆南星10g,羚羊角(先煎)15g,黄芩10g,白僵蚕12g。上药水煎分服,每日1剂。具有清热化痰的功效。主治颈椎病,证属痰火上扰型者。

加减:面赤唇红,口渴,舌红苔黄厚者,加黄连6g,龙胆草10g,以清热平肝;头颈作痛者,加全蝎10g,以通络化痰止痛。

◎ 名方验方　疏风活血汤：羌活 12g，独活 10g，防风 10g，白芷 10g，葛根 15g，升麻 6g，红花 6g，桃仁 6g，当归 10g，川芎 10g，炒白芍 12g，炙甘草 3g。上药水煎分服，每日 1 剂。具有祛风散寒，养血活血的功效。主治颈椎病，证属风寒痹阻型者。

加减：年老体弱、肝肾不足者，加熟地黄 15g，制首乌 15g，肉苁蓉 12g，鹿衔草 12g；面色无华，气短，语言低怯、手足厥冷者，为阳气不足，宜加熟附子（先煎）10g，巴戟天 12g，锁阳 10g，人参（炖服）15g 等，以温阳散寒。

◎ 名方验方　颈椎病方：川芎 15g，生黄芪 30g，桂枝 10g，羌活 15g，当归 20g，炒白芍 15g，姜黄 15g，炒桑枝 10g，丹参 15g，北细辛 5g，鸡血藤 15g，红花 15g，茯苓 15g，炙甘草 10g。上药水煎分服，每日 1 剂。主治颈椎病，证属阳气不足、瘀阻经络型者，尤其是颈型和神经根型者更为合适。

◎ 名方验方　养血疏风汤：党参 9g，炒白术 4.5g，炒白芍 4.5g，当归 9g，川芎 4.5g，熟地黄 9g，防风 4.5g，黄芪 9g，秦艽 4.5g，威灵仙 6.5g，油松节 9g，伸筋草 4.5g，炒桑枝 15g，鸡血藤 9g。上药水煎分服，每日 1 剂。主治颈椎病，证属气血不足、风寒湿痹型者。

◎ 名方验方　落枕方：全当归 9g，炒白芍 9g，玄参 9g，盐杜仲 9g，熟地黄 9g，秦艽 7.5g，川芎 4.5g，威灵仙 6g，葛根 7.5g，广木香 1.5g，神曲 6g，陈皮 6g，香附 1.5g，香白芷 4.5g，羌活 3g，牡丹皮 9g，炙甘草 3g。上药水煎分服，以米黄酒 30g 为引，每日 1 剂。主治颈椎病，证属血虚眩晕型者。

◎ 名方验方　颈椎病方：熟地黄 15～25g，紫丹参 10g，炒桑枝 10g，炒麦芽 10g，当归尾 10g，鹿衔草 10～15g，骨碎补 15g，肉苁蓉 6～10g，蒲黄（包煎）20～25g，鸡血藤 15～20g，蛇蜕 6g。上药水煎分服，每日 1 剂。主治颈椎病，证属肾虚型者。

加减：痛重者，加延胡索、制乳香、制没药各 10g；高血压者，去肉苁蓉；患肢胀痛、活动障碍者，加伸筋草 10～15g，三七 1.5～2g；颈部软组织及上肢酸胀痛者，取川芎嗪注射液、当归注射液、丁公藤注射剂各 2ml 行局部注射。

◎ 名方验方　颈椎消晕饮：川天麻（后下）16g，双钩藤（后下）12g，蔓荆子 12g，全当归 9g，酒川芎 9g，炒白芍 12g，制首乌 12g，紫丹参 12g，白菊花 12g，青葙子 12g，生龙骨（先煎）12g，生牡蛎（先煎）15g，石决明（先煎）20g，制延胡索 12g，片姜黄 12g，盐杜仲 15g，桑寄生 12g。上药水煎分服，每日 1 剂。主治颈椎病椎动脉型，证属肝肾不足、阴虚阳亢型者。

加减：呕吐者，加用竹茹 12g，姜半夏 12g；烦躁不安者，加用琥珀（研末冲服）1.5g；小便黄赤者，加车前子（包煎）12g，白茯苓 12g。

◎ 饮食疗法　天麻龙眼山药鱼头汤：天麻 10g，龙眼肉 15g，山药 20g，松鱼（大头鱼）1 个（重约 250g），生姜 3 片。天麻、龙眼肉、山药同入砂锅内，加入清水 800ml，用武火煮沸 30 分钟；将鱼头去鳃洗净，对半剖开备用。将 3ml 花生油放入铁锅内烧热起锅，放入生姜爆香，将鱼头放入慢火煎 5 分钟至表面呈金黄色，加清水 1 000ml,改用武火煮沸 30 分钟,汤即呈奶白色。再将预先煮好的鱼头汤汇入砂锅的药汤中,煮沸后用文火再慢煮 30 分钟致鱼头熟烂即可,食时加盐调味,饮汤食肉。适用于肝肾不足、心脾两虚所致之头晕目眩、肢体麻木、心悸失眠多梦者。对交感型、椎动脉型颈椎病及耳源性眩晕的患者有一定疗效。

◎ 热熨疗法　吴茱萸、盐菟丝子、莱菔子、紫苏子各 60g,粗盐 1 000g,共炒热用布包裹后热敷于颈部,每日 2 次。

二、腰椎间盘突出症

腰椎间盘突出症,又称"腰椎纤维环破裂症"或"腰椎椎核脱出症",简称"腰突症",是一种由于腰椎间盘发生退行性病变之后,在外力的作用下,脊椎内外平衡失调,纤维环破裂,髓核突出,刺激或压迫了神经根、血管或脊椎等组织,从而产生腰痛,且伴有坐骨神经放射性疼痛等症状为特征的疾病。多发于 20～40 岁的青壮年,男多于女,男女之间的比例约为(10～30):1。

西医学认为,引起该病的原因,主要是由于腰椎间盘本身发生了退行性改变,再加上某些外因,如外伤、慢性劳损,或遭受风、寒、湿邪外侵等多种不利因素共同作用的结果。以致使椎间盘纤维环破裂,髓核突出,压迫了马尾神经或神经根而产生疼痛症状。

该病在中医学属"腰痛""腰腿痛""痹证"等病证范畴。多以慢性劳损,或闪挫跌仆扭伤经脉或风寒湿等外邪侵袭为诱因,以肝肾亏损,筋脉失养为根本病因,由于腰腿部经脉气血阻滞,气滞血瘀,络脉阻塞而致病。

【舌象辨证】

◎ 舌质淡红或黯红,苔薄白或白腻(彩图 3-11-11),属风湿痹阻。

◎ 舌质淡胖,苔白腻(彩图 3-11-12),属寒湿痹阻。

◎ 舌质红,苔黄腻(彩图 3-11-13),属湿热痹阻。

◎ 舌质紫黯,或有瘀点、瘀斑,苔薄白或薄黄(彩图 3-11-14),属气滞血瘀。

◎ 舌质淡而胖嫩,苔白滑(彩图 3-11-15),属肾阳虚衰。

◎ 舌质红而少津,苔少(彩图 3-11-16),属肝肾阴虚。

【中医疗法】

◎ 名方验方　独活寄生汤加减:独活 15g,桑寄生 30g,盐杜仲 24g,怀牛膝 15g,潞党参 24g,当归 12g,熟地黄 24g,炒白芍 15g,酒川芎 9g,嫩桂枝 15g,白茯苓 20g,北细辛 6g,北防风 10g,秦艽 15g,蜈蚣 3 条,乌梢蛇 30g。上药水煎分服,每日 1 剂。具有祛风除湿、蠲痹止痛的功效。主治腰椎间盘突出症,证属风湿痹阻型者。

加减:该方剂具有祛风除湿、散寒温经通络兼有补肾扶正的功效;若腰腿疼痛沉着者,宜加仙灵脾 15g,豨莶草 15g,川草薢 20g,以加强祛风除湿定痛之效;若腰痛牵及腿痛、游走不定者,可加全蝎 6g,以搜风剔络、行痹止通;若兼腰膝酸软、头晕目眩者,可加肉苁蓉 15g,巴戟天 15g,鹿角胶(烊化)12g,以增强补肝肾壮阳之力。

◎ **名方验方**　附子汤加减:熟附子(先煎)15g,嫩桂枝 26g,生白术 15g,生黄芪 30g,炒白芍 15g,盐杜仲 20g,烫狗脊 15g,白茯苓 18g,鹿角霜(先煎)15g,全当归 15g,仙茅 15g,乌梢蛇 20g。上药水煎分服,每日 1 剂。具有温经散寒、祛湿通络的功效。主治腰椎间盘突出症,证属寒湿痹阻型者。

加减:面白无华,气短乏力,脉沉细者,加潞党参 20g,枸杞子 15g,制首乌 30g,以补益气血;下肢痹痛剧烈者,加蜈蚣 3 条,血竭(冲服)6g,以通络止痛。

◎ **名方验方**　清火利湿汤:羚羊角(先煎)15g,龙胆草 12g,山栀子 12g,生黄柏 15g,车前草 24g,茵陈蒿 24g,薏苡仁 30g,汉防己 21g,炒桑枝 30g,光桃仁 10g,炒苍术 12g,蚕沙 15g,关木通 12g。上药水煎分服,每日 1 剂。具有清利湿热、通络止痛的功效。主治腰椎间盘突出症,证属湿热痹阻型者。

加减:苔黄腻厚者,加白蔻仁(后下)10g,滑石粉 30g,竹茹 20g,以加强芳香化湿之力;腿痹痛甚者,加蜈蚣 3 条,乌梢蛇 20g,以通络止痛。

◎ **名方验方**　复元活血汤加减:生大黄(后下)10g,光桃仁 12g,当归尾 12g,川红花 6g,穿山甲(先煎)12g,北柴胡 15g,天花粉 15g,炙甘草 10g。上药水煎分服,每日 1 剂。具有行气活血、通络止痛的功效。主治腰椎间盘突出症,证属气滞血瘀型者。

加减:痛甚者,加泽兰 15g,莪术 10g,木香(后下)6g,以加强行气活血止痛;痹痛甚者,加血竭(冲服)6g,乌梢蛇 20g,炒地龙 24g,以加强搜风通络止痛之力。

◎ **名方验方**　温肾壮阳方:熟附子(先煎)15g,骨碎补 15g,巴戟天 15g,仙茅 18g,盐杜仲 24g,生黄芪 30g,炒白术 15g,乌梢蛇 20g,血竭(冲服)6g,桂枝 9g。上药水煎分服,每日 1 剂。具有温补肾阳、温阳通痹的功效。主治腰椎间盘突出症,证属肾阳虚衰型者。

加减:食少便溏者,加党参 20g,砂仁(后下)10g,以补气健脾开胃;痛甚者,加当归 12g,全蝎 9g,蜈蚣 3 条,以活血通络止痛。

◎ **名方验方**　养阴通络方:熟地黄 30g,制首乌 30g,制女贞子(后下)24g,炒白芍 24g,牡丹皮 15g,肥知母 12g,淳木瓜 8g,怀牛膝 15g,露蜂房 12g,乌梢蛇 20g,全蝎 9g,五灵脂 15g,地骨皮 20g。上药水煎分服,每日 1 剂。具有滋阴补肾、强筋壮骨的功效。主治腰椎间盘突出症,证属肝肾阴虚型者。

加减:面白无华,神疲、纳呆者,加炙黄芪 30g,全当归 12g,潞党参 20g,以补益气血;口苦咽干者,加麦冬 15g,玄参 18g,以养阴清热。

◎ **饮食疗法**　祛瘀生新汤:三七 12g,生地黄 30g,大枣 4 枚,猪瘦肉 300g(2碗)。取精瘦肉去残余筋膜、脂肪后,洗净,田七切片,将中药材及精瘦肉同置于砂锅内,加清水 1 200ml,先用武火煮沸 15 分钟后,改用文火煎煮约 60 分钟至瘦肉熟烂,加食盐少许调味,饮汤食肉,每日 1 剂。三七能止血散瘀、消肿定痛;生地黄清热凉血、养阴生津；大枣补脾和胃。三药组成,具有祛瘀生新的功效,用于腰部扭挫伤致腰椎间盘突出症患者以及体内有瘀、积瘀化热、胃纳不佳的患者,且三药味甘,配以补肾液、充胃汁之猪瘦肉,味道鲜美,乐为患者接受。

◎ **饮食疗法** 三七大枣炖田鸡：三七 15g,大枣 4 枚,田鸡(青蛙)2 只(200～400g)。选肥田鸡(每只 100～200g),去皮、头及内脏,洗净后对半切开备用,三七切片,大枣去核。将中药材及田鸡肉同置于炖盅内,注入清水 500ml。先用武火煮沸 20 分钟后,改用文火慢炖 90 分钟左右即成。食时放精盐少许调味,饮汤食肉,每日 1 剂。三七止血散瘀、消肿止痛；大枣补脾和中、益气生津；田鸡能滋阴补虚、清热利、解毒消痈。三者合用,可用于腰椎间盘突出症,术后发热、纳差的患者。

加减：体虚畏寒者,可加用生姜 2～4 片,以驱其寒。

◎ **饮食疗法** 仲桃大枣炖猪腰：杜仲 10g,核桃肉 20g,大枣 2 枚,猪腰(肾)1 只,生姜 2 片,米酒 3ml。先将猪腰(肾)切开,去肾盏筋膜,洗净切片；大枣去核,将猪腰(肾)及中药材、配料置于炖盅内,加入清水 250ml,先用武火煮沸 15 分钟后,再改用文火炖 60 分钟至肉熟烂,加精盐少许调味,饮汤食肉,每日 1 剂。杜仲味甘辛性温,为益肾强腰之要药；核桃肉甘平,补肾益命门、润燥、养血固精；大枣味甘,健脾益胃；生姜、米酒去猪腰之膻味,并能祛风通经活络；猪腰为补虚壮气、益肾通膀胱之品,诸者相合,具有补肾助阳、强腰益气的功效。凡因肾气不足引起的腰腿痛、乏力、畏寒、肢凉、小便频数、视物不清、阳痿、遗精等症者,可作为辅食。

◎ **热熨疗法** 吴茱萸、白芥子、莱菔子、菟丝子各 60g,生盐 1 000g。上药混匀后置于锅内炒热,至生盐变黄色为止,用布包好,热熨于患处。施治时应注意热度,避免烫伤,若过热可裹上数层布垫,反复使用,每日 3～4 次。

三、腰椎退行性变

腰椎退行性变,又称为"腰椎肥大性关节炎""腰椎骨关节炎""腰椎畸形性骨关节炎""腰椎骨质增生症"等多种名称是人至中年以后发生的一种慢性退行性病变。是腰椎关节软骨部分损伤后,继发附近软骨增生、骨化而形成的关节病变。

引起本病发生的原因,可分原发性和继发性两种。原发性者,多因为关节软骨中硫酸软骨素的含量随其年龄的增长而减少,导致支撑的胶原纤维分解,关节软骨退化而形成；继发性者,多见于青年人,是由于外伤、感染、畸形、局部缺血,继之以机械刺激等诸多因素,使关节软骨发生病理性损害而引起的。

本病在中医学属"腰痛""痹证"等病证范畴。

【舌象辨证】

◎ 舌质淡,苔白润(彩图 3-11-17),属肾阳虚弱。

◎ 舌尖嫩红,或舌边有齿痕纹,舌根苔薄白(彩图 3-11-18),属肾阴亏虚。

◎ 舌质淡,苔白腻(彩图 3-11-19),属风寒湿盛。

◎ 舌质红,苔黄腻(彩图 3-11-20),属湿热。

◎ 舌质淡或黯红,全舌(尤其是舌根处)有瘀点、瘀斑,苔薄白或少苔(彩图 3-11-21),属气滞血瘀。

◎ 舌质淡或淡红,舌体瘦小,苔薄白(彩图 3-11-22),属肾虚。

【中医疗法】

◎ 名方验方　四妙丸加减:炒苍术 12g,生黄柏 12g,薏苡仁 30g,忍冬藤 20g,川草薢 20g,淳木瓜 10g,汉防己 10g,海桐皮 15g,怀牛膝 15g,生甘草 6g。上药水煎分服,每日 1 剂。具有清热利湿、舒筋止痛的功效。主治湿热腰痛,证属湿热壅遏,经气不畅,筋脉不舒型者。

加减:热象偏重,舌质红、口渴、小便短赤,脉弦数,加栀子 10g,泽泻 15g,以助清利湿热;湿热之邪,蕴蓄日久,或热邪偏盛,耗伤阴津,腰痛伴咽干、手足心热,治当清利湿热为主,佐以滋补肾阴,酌加女贞子(后下)15g,旱莲草 15g,选用药物要注意滋阴而不恋湿;湿热之邪留恋不去,腰痛兼有肾亏者,可选用既能清热利湿,又有补肾健腰的七味苍柏散(苍术、黄柏、杜仲、补骨脂、川芎、当归、白术各 3g),水煎去滓,温服,每日 2 次(《医学入门》)。

◎ 名方验方　身痛逐瘀汤加减:全当归 12g,酒川芎 10g,光桃仁 10g,川红花 10g,土鳖虫 10g,炒香附 10g,炙没药 10g,五灵脂 10g,炒地龙 10g,怀牛膝 15g。上药水煎分服,每日 1 剂。具有活血化瘀、通络止痛的功效。主治瘀血腰痛,证属气滞血瘀型者。

加减:若兼有风湿者,症见肢体困重,阴雨天加重,加独活 10g,秦艽 10g,狗脊 10g;腰痛日久肾虚者,兼见腰膝酸软无力,眩晕、耳鸣,小便频数,加桑寄生 15g,杜仲 10g,续断 10g,熟地 12g;腰痛引胁,胸胁胀痛不适,加柴胡 10g,郁金 10g;有跌仆、扭伤、挫闪病史,加乳香 10g,青皮 10g,行气活血止痛;瘀血明显,腰痛入夜更甚,加全蝎 5g,蜈蚣 5g,白花蛇 10g,以通络止痛。

◎ 名方验方　左归丸加减:熟地黄 20g,山药 15g,枸杞子 15g,山茱萸 1 纶,菟丝子 12g,茯苓 12g,牡丹皮 12g,桑寄生 30g,龟板(先煎)30g,牛膝 15g,牡丹皮 10g,泽泻 10g。上药水煎分服,每日 1 剂。具有滋补肾阴、濡养筋脉的功效。主治肾虚腰痛,证属肾阴不足,不能濡养腰脊型者。

◎ 名方验方　右归丸加减:肉桂(焗服)10g,制附子(先煎)10g,鹿角胶(烊化)10g,盐杜仲 10g,盐菟丝子 10g,熟地黄 15g,怀山药 15g,山茱萸 15g,枸杞子 15g。上药水煎分服,每日 1 剂。具有补肾壮阳、温煦经脉的功效。主治肾虚腰痛,证属肾阳不足,不能温煦筋脉型者。

加减:肾阴不足,常有相火偏亢,可酌情选用知柏地黄丸或大补阴丸加减化裁;虚劳腰痛,日久不愈,阴阳俱虚,阴虚内热者,可选用杜仲丸;肾虚及脾,脾气亏虚,症见腰痛乏力,食少便溏,甚或脏器下垂,应补肾为主,佐以健脾益气,升举清阳,加黄芪 30g,党参 20g,升麻 10g,柴胡 10g,白术 12g;无明显阴阳偏盛者,可服用青娥丸,补肾治腰痛;房劳过度而致肾虚腰痛者,可用血肉有情之品调理,如河车大造丸、补髓丹等。

◎ 名方验方　腰退变汤:熟地黄 45g,鹿衔草、骨碎补、鸡血藤各 30g,肉苁蓉、仙灵脾各 15g,莱菔子、怀山药各 9g。上药水煎,日服 2 次,每日 1 剂。具有温补脾肾、滋阴活血、阴阳双补的功效。主治腰椎退行性变。

◎ 涂熨疗法　活蚯蚓数条,加白糖适量,使其化为黏液,涂抹于患处,覆以干净白纸,外包白布,再用热水袋加热水至适当温度,并反复加热,直至黏液当烫干为止。每日涂熨 2 次。

四、膝关节骨关节炎

膝关节骨关节炎是指关节软骨出现原发性或继发性退行性改变,并伴有软骨下骨质增生,从而使关节逐渐被破坏及产生畸形,影响膝关节功能的一种退行性疾病。病变的整个过程不仅影响到膝关节软骨,还涉及整个关节,包括软骨下骨、韧带、关节囊、滑膜及关节周围肌肉。它开始表现为膝关节软骨生化代谢的异常,进而出现结构上的损害,产生纤维化、缝隙、溃疡及整个关节面的缺损,关节疼痛和功能丧失。

该病在中医学属"痹证""骨痹""膝痹"等病证范畴。中医学认为其病因病机为"本痿标痹",以肝肾不足,精血亏损为本,感受风、寒、湿热,气滞血瘀为标。

【舌象辨证】

◎ 舌质淡,苔白(彩图 3-11-23),属肝肾不足。

◎ 舌质淡,苔白润(彩图 3-11-24),属气血虚寒。

◎ 舌质红,苔黄腻(彩图 3-11-25),属湿热下注。

◎ 舌质淡红,苔薄白腻(彩图 3-11-26),属风寒湿痹。

【中医疗法】

◎ 名方验方　右归饮加减:鹿角胶(烊化)12g,熟地黄 30g,当归 12g,锁阳 12g,巴戟天 15g,怀牛膝 18g,盐杜仲 18g,炒白术 15g,乌梢蛇 20g,山茱萸 10g,桑寄生 30g,熟附子(先煎)15g,骨碎补 15g,炙黄芪 30g。上药水煎分服,每日 1 剂。具有补气血、益肝肾、温经通络的功效。主治膝关节骨关节炎,证属肝肾不足型者。

加减:若头目眩晕、耳聋耳鸣者,则减去巴戟天、锁阳,加枸杞 12g;若纳呆便溏者,加怀山药 12g,白茯苓 30g,炒扁豆 24g。

◎ 名方验方　邓晋丰验方:鹿角霜(先煎)15g,熟地黄 21g,全当归 15g,盐杜仲 18g,炒白术 18g,熟附子(先煎)15g,炙黄芪 24g,潞党参 18g,炒白芍 12g,仙灵脾叶 15g,春砂仁(后下)10g。上药水煎分服,每日 1 剂。具有补益气血、温经壮阳的功效。主治膝关节骨关节炎,证属气血虚寒型者。

加减:若纳呆便溏者,去熟地黄、白芍,加茯苓 18g,陈皮 10g,以健脾利湿;痛甚者,加地鳖虫 12g,全蝎 9g,乌梢蛇 15g,以通络止痛。

◎ **名方验方** 四妙散加味:生黄柏 12g,炒苍术 10g,薏苡仁 30g,怀牛膝 18g,海桐皮 30g,肥知母 12g,绵茵陈 21g,川草薢 30g,蚕沙 15g,防风 18g,姜黄 12g,赤芍 15g。上药水煎分服,每日 1 剂。具有清热利湿、通络止痛的功效。主治膝关节骨关节炎,证属湿热下注型者。

加减:肢肿明显者,加汉防己 15g,淳木瓜 20g,以加强祛风利湿;食欲不振者,去知母,加炒扁豆 24g,炒谷芽 30g,白茯苓 15g,以健脾开胃。

◎ **名方验方** 独活寄生汤加减:桑寄生 21g,独活 12g,怀牛膝 18g,全当归 12g,熟地黄 24g,炒白芍 15g,嫩桂枝 12g,乌梢蛇 30g,两面针 10g,熟附子(先煎) 15g,烫狗脊 20g,仙茅 18g,仙灵脾 15g,北细辛 3g。上药水煎分服,每日 1 剂。具有祛风胜湿、温经通络的功效。主治膝关节骨关节炎,证属风寒湿痹型者。

加减:

(1)风邪偏盛者(行痹),膝痛游走不定者,加防风 10g,威灵仙 10g,以祛风。

(2)寒邪偏盛者(痛痹),膝痛较剧烈,得热痛减,遇寒加重者,加制川乌 10g,炙麻黄 9g,以温阳镇痛。

(3)湿邪偏盛者(着痹),膝痛酸沉重着,以肿胀为主者,加防己 10g,苍术 10g,草薢 18g,秦艽 15g,以加强祛湿之力;正虚不甚者,可减狗脊、仙茅、淫羊藿。

◎ **名方验方** 加味弃杖散:熟地黄 30g,丹参、生黄芪、炒白芍各 20g,春砂仁(后下)6g,炙甘草 10g。上药水煎分服,每日 1 剂。具有滋补肝肾、益气活血的功效。主治膝关节骨性关节炎,证属肝肾亏虚、气血瘀滞型,症见膝关节酸软疼痛,晨起及久坐站立时疼痛加剧,行走时偶可发生腿打软现象,膝关节局部有压痛,舌质淡、苔白,脉尺部沉迟。X 线片见膝关节腔变窄,关节周围有骨质增生者。

加减:肝肾虚甚者,加仙灵脾、怀牛膝、盐杜仲等;痛甚者,加鸡血藤、延胡索、蜈蚣。

◎ **饮食疗法** 姜蒜辣面条:生姜 10g,大蒜 10g,辣椒 10g,面条 100～150g。将生姜、大蒜、辣椒与面条煮熟,趁热服食,以汗出为度。日服 1～2 次。适用于风、寒、湿邪偏胜型关节痛。

◎ **饮食疗法** 防风葱白粳米粥:防风 10～15g,葱白 2 茎,粳米 60g。取防风、葱白洗净。加清水适量,用文火煎取药汁,去渣,并取粳米煮粥,待粥将熟时加入药汁,共煮成稀粥服食。日服 1 次。适用于风、寒、湿邪偏胜型关节痛。

◎ **饮食疗法** 川乌姜蜜粳米粥:生川乌 3～5g,生姜汁 10 滴,蜂蜜 3 匙,粳米 30g。将生川乌洗净,晾干,去皮尖,捣碎研末。用时先将粳米加清水适量煮粥,煮沸后加川乌末,用文火煮至稀粥即成,再加入生姜汁、蜂蜜搅匀。空腹时温食。日服 1 剂。适用于风、寒、湿邪偏胜型关节痛。

◎ **饮食疗法** 薏仁丝瓜竹叶粥:薏苡仁 60g,丝瓜 100g,淡竹叶 20g。将丝瓜连皮洗净切片,与洗净的淡竹叶加清水适量,煎沸后去渣取汁;再将薏苡仁淘净加水煮粥。待粥成时趁热兑入药汁,随量服用。每日 1 剂。适用于热邪偏胜、湿热蕴蒸型关节痛。

◎ 熏洗疗法 生川乌、生草乌、桂枝、大黄、鸡骨香、两面针、当归尾各 30g。上药加水煎沸 30 分钟后,先熏后洗患处,每次 20 分钟,每日 2～3 次,5～7 日为 1 个疗程。适用于膝关节骨关节炎。

五、股骨头缺血性坏死

股骨头缺血性坏死,是指由于多种原因造成股骨头邻近关节面组织的血液供应被破坏,从而引起股骨头坏死。在其负重面上日久便会发生区域性的关节面塌陷、变形,最后造成髋关节的严重残疾。由于创伤、药物滥用、酗酒等因素的影响,股骨头缺血性坏死近年来的发生率有逐年上升的趋势。

该病在中医学属"骨蚀""髋骨痛""骨痹""骨痿"等病证范畴。中医学认为与气血瘀滞、肝肾亏虚、湿热痰火、肝火留筋等因素有关。

【舌象辨证】

◎ 舌质略黯,苔少(彩图 3-11-27),属气血瘀滞。

◎ 舌质淡,苔薄白(彩图 3-11-28),属肝肾亏虚。

◎ 舌质红,苔黄厚(彩图 3-11-29),属湿热痰火。

◎ 舌质红,苔黄燥(彩图 3-11-30),属肝火留筋。

【中医疗法】

◎ 名方验方 骨一验方:桃仁 10g,红花 8g,五灵脂 10g,薏苡仁 20g,怀牛膝 15g,盐杜仲 20g,独活 15g,广木香(后下)10g,三七(先煎)10g。上药水煎分服,每日 1 剂。具有活血祛瘀、行气止痛的功效。主治股骨头缺血性坏死,证属气血瘀滞型者。

加减:若胃肠有热者,加川黄连 10g,山栀子 12g,以泻热通便,促使气血运行。

◎ 名方验方 大补阴丸加减:熟地黄 30g,山茱萸 12g,白茯苓 30g,枸杞子 30g,盐菟丝子(包煎)20g,制龟甲(先煎)30g,肥知母 12g,盐黄柏 12g。上药水煎分服,每日 1 剂。具有滋补肝肾、强壮筋骨的功效。主治股骨头缺血性坏死,证属肝肾亏虚型者。

加减:若盗汗,自汗者,可加北五味子(打碎)10g,麦冬 15g,以滋阴止汗;若五心烦热者,加土龙骨(先煎)10g,以益阴退虚热。

◎ 名方验方 保和汤加减:青连翘 10g,生山楂 10g,炒神曲 12g,白茯苓 20g,制半夏 15g,炒莱菔子 12g,炒陈皮 12g。上药水煎分服,每日 1 剂。具有清热和中化痰的功效。主治股骨头缺血性坏死,证属湿热痰火型者。

加减:若下肢沉重者,加怀牛膝 15g,以引药下行;若患者髋关节刺痛者,可加用制延胡索 15g,以行气止痛。

◎ 名方验方 龙胆泻肝汤加减:龙胆草 12g,山栀子 15g,生黄芩 15g,北柴胡 10g,车前子(包煎)15g,生地黄 20g,生泽泻 20g,丝瓜络 20g,威灵仙 12g,生甘草 5g。上药水煎分服,每日 1 剂。具有清肝利胆、泻火通络的功效。主治股骨头缺血性坏死,证属肝火留筋型者。

加减:若大便燥结者,加生大黄(后下)10g,以攻下通便。

◎ 饮食疗法 参膝桃枣牛骨汤:牛骨 1500g,党参 30g,怀牛膝 60g,胡桃 60g,红枣 10 枚,生姜 4 片。牛骨洗净,斩碎,生姜洗净,置于锅内,加清水适量,先用武火煮沸后,再用文火煲 2～3 小时,汤成去渣,胡桃(去壳)、党参、怀牛膝、红枣(去核)洗净,放入牛骨汤中,用文火煲 1 小时,调味后服食。具有补益脾肾、强身健骨的功效。主治股骨头缺血性坏死术后失调,或年老体弱,脾肾两虚,症见身体虚羸,神疲乏力,下肢痿软,腰膝酸痹,关节屈伸不利者。

注意:湿热痿证者,不宜服用。

◎ 饮食疗法 巴戟大力猪脊髓汤:猪脊髓 4 条,鸡脚 10 只,巴戟天 30g,牛大力 60g,红枣 5 枚,生姜 4 片。猪脊髓洗净,用开水焯过,鸡脚脱皮、爪洗净,巴戟天、牛大力、生姜、红枣(去核)洗净,与鸡脚、猪脊髓一起置于锅内,加清水适量,先用武火煮沸后,再用文火煲 3 小时,调味后服食。具有补益肝肾、强壮腰膝的功效。主治股骨头缺血性坏死,证属肝肾不足型,症见腰膝无力、筋骨痿软;或中风后偏瘫,肢体痿软乏力,步履失健,或先天不足之发育迟缓,站立无力,脚软行迟者。

注意:湿热内蕴之痿痹证者,不宜服用;过于肥腻,饱食后稍作活动。

◎ 洗浴疗法 ①舒筋洗剂(由威灵仙、透骨草、钩藤、苏木、荆芥等组成),具有舒筋活络、消肿散瘀的功效,主治股骨头缺血性坏死,证属气血瘀滞型。②温经洗剂(由山茱萸、桂枝、丁香等组成),具有温经散寒、祛风止痛的功效,主治股骨头缺血性坏死,证属肝肾亏虚型。③熏洗 2 号(由大黄、侧柏叶等组成),具有清热祛湿、活血通痹的功效,主治股骨头缺血性坏死,证属湿热痰火型。④通络洗剂(由当归、木瓜、威灵仙、桂枝、独活等组成),具有活血祛风、温经通络的功效。主治股骨头缺血性坏死,证属肝火留筋型。

均每日外洗 1～2 次,1 个月为 1 个疗程。

◎ 按摩推拿疗法 患者仰卧位,医者站于患者的患侧,先用掌根揉法分别揉髋部肌群约 5 分钟,再沿腹股沟自上而下施行掌擦法,以透热为度,而后用拇指在压痛部位施按压法 1 分钟,并弹拨痛点 1 分钟,最后做髋关节屈曲、内旋、外旋,摇动 15～30 次,以加大髋关节的活动度。按摩过程中用力要适中,防止损伤股骨头。每日 1 次,1 个月为 1 个疗程。主治股骨头缺血性坏死。

六、骨 髓 炎

骨髓炎是由化脓性细菌侵入骨、关节,引起化脓性感染的骨关节病变。其感染途径有三：①身体其他部位的化脓性病灶中的细菌经血液循环播散至骨髓腔，称血源性骨髓炎；②开放性骨折发生了感染，或骨折手术后出现了感染，称为创伤性骨髓炎；③邻近软组织感染直接蔓延至骨骼，如化脓性指头炎引起骨髓炎，慢性溃疡引起骨髓炎，称为外来骨髓炎。

　　该病在中医学属"骨疽""疽"等病证范畴。其病因病机与余毒流注、外感六淫、筋骨损伤、七情内伤、饮食不当、房室劳伤等因素有关。上述各种致病因素，虽有的可单独发病，但多数是由几种原因相合而发病的。单纯的骨痈疽，有时可侵犯关节，并发关节流注；单纯的关节流注，有时可累及骨骼而并发骨痈疽。

　　【舌象辨证】

　　● 急性骨髓炎

　　◎ 舌质淡红，苔薄白（彩图 3-11-31），属风温内扰。

　　◎ 舌质红，苔黄腻（彩图 3-11-32），属三焦热盛。

　　◎ 舌质红绛而起芒刺，苔干（彩图 3-11-33），属营血两燔。

　　● 慢性骨髓炎

　　◎ 舌质红，苔黄（彩图 3-11-34），属急性发作期。

　　◎ 舌质淡，苔薄白（彩图 3-11-35），属非急性发作期。

　　【中医疗法】

　　◎ 名方验方　仙方活命饮：金银花 25g，香白芷 6g，浙贝母 6g，北防风 6g，赤芍药 6g，当归尾 6g，生甘草 6g，皂角刺 g，穿山甲（先煎）6g，天花粉 6g，炙乳香 6g，炙没药 6g，炒陈皮 9g。上药水煎分服，每日 1 剂。具有疏风、清热、解毒的功效。主治急性骨髓炎初期，证属风温内扰型者。

　　加减：如表证未解仍有头痛、流涕者，可加连翘 12g，荆芥（后下）12g，以疏风解表；伤肢局部肿痛者，可加三七（先煎）10g，桃仁 10g，以行气活血止痛。

　　◎ 名方验方　黄连解毒汤加味：黄连 9g，黄芩 6g，黄柏 6g，山栀子 9g，炙乳香 6g，炙没药 6g。上药水煎分服，每日 1 剂。具有泻火解毒的功效。主治急性骨髓炎初期，证属三焦热盛型者。

　　加减：若便秘者，加生大黄（后下）6g，以清热通便；伤肢肿痛甚者，可加蒲公英 20g，紫花地丁 15g，以清热散结。

　　◎ 名方验方　犀角地黄汤：水牛角丝（代犀角）（先煎）30g，生地黄 24g，赤芍药 12g，牡丹皮 9g。上药水煎分服，每日 1 剂。具有清营凉血的功效。主治急性骨髓炎初期，证属营血两燔型者。

　　加减：如高热神昏者，可配服安宫牛黄丸、紫雪丹等，以加强清热凉血、开窍解痉之力；伤肢胀痛者，可加三七（先煎）10g，红花 10g，以行气活血止痛。

　　◎ 名方验方　五味消毒饮合黄连解毒汤：金银花 20g，野菊花 15g，蒲公英 15g，紫花地丁 15g，紫背天葵子 15g，黄连 9g，黄芩 6g，黄柏 6g，栀子 9g。上药水煎分服,每日1剂。具有清热止痛的功效。主治急性骨髓炎脓成前期。

加减:伤肢胀痛剧烈者,可加穿山甲(先煎)10g,川芎10g,皂角刺10g,以加强消肿软坚散结之力。

◎ 名方验方　透脓散加味:生黄芪12g,穿山甲(先煎)6g,川芎6g,当归9g,皂角刺5g,白芷(后下)3g,牛蒡子6g,金银花20g。上药水煎分服,每日1剂。具有托毒透脓的功效。主治急性骨髓炎脓成期。

加减:壮热不退者,可加蒲公英20g,紫花地丁15g,以清热解毒;患肢胀痛者,可加赤芍12g,牡丹皮12g,以凉血活血。

◎ 名方验方　托里消毒饮:党参12g,川芎6g,当归6g,白芍6g,白术9g,金银花15g,茯苓12g,甘草6g,白芷3g,皂角刺5g,桔梗9g,生黄芪12g。上药水煎分服,每日1剂。具有托里排脓的功效。主治急性骨髓炎初溃期。

加减:若脓出不畅者,可加天花粉20g,赤芍12g,以排脓散结;患肢肿痛者,可加蒲公英20g,三七(先煎)10g,以清热止痛。

◎ 名方验方　补中益气汤:生黄芪18g,炙甘草9g,人参(炖服)6g,当归3g,陈皮6g,北柴胡6g,炒白术9g,升麻6g。上药水煎分服,每日1剂。具有补益气血的功效。主治急性骨髓炎溃后期。

加减:如偏阳虚畏寒者,可加盐杜仲15g,肉桂(焗服)1.5g,以补肾阳;脾胃虚弱,纳谷不馨者,加怀山药20g,炒麦芽12g,以健脾养胃;气阴两虚,口干纳差,舌光无苔者,可加炒麦芽12g,麦冬15g,西洋参15g,以益气养胃。

◎ 名方验方　透脓散合五味消毒饮:当归6g,生黄芪12g,穿山甲(先煎)9g,川芎6g,皂角刺6g,金银花20g,野菊花15g,蒲公英15g,紫花地丁15g,紫背天葵子15g。上药水煎分服,每日1剂。具有清热解毒、托里排脓的功效。主治慢性骨髓炎急性发作期。

加减:患肢肿痛明显,脓出不畅者,可加三七(先煎)10g,天花粉20g,赤芍12g,以加强行气散结排脓之力。

◎ 名方验方　神功内托散:白术15g,当归6g,黄芪20g,白芍12g,茯苓30g,陈皮6g,附子(先煎)3g,广木香(后下)10g,生甘草6g,川芎10g,党参20g。上药水煎分服,每日1剂。具有扶正托毒、益气化瘀的功效。主治慢性骨髓炎非急性发作期。

加减:正气虚弱,气血两亏者,可加怀山药20g,炒扁豆15g,薏苡仁20g,以健脾益气。

◎ 名方验方　化瘀消毒饮加减:金银花15g,蒲公英15g,紫花地丁15g,关木通10g,黄柏10g,桃仁10g,野菊花10g,红花6g,生甘草5g。上药水煎分服,每日1剂。适用于外伤性化脓性骨髓炎初期。

◎ 名方验方　托里消毒汤加减:生黄芪20g,金银花15g,党参15g,茯苓15g,

生姜 6g,薏苡仁 30g,白芍 10g,白术 10g,皂角刺 10g,当归 5g,桔梗 5g,生甘草 5g,蜈蚣 1 条。上药水煎分服,每日 1 剂。适用于外伤性化脓性骨髓炎中期。

◎ **名方验方**　骨髓炎Ⅰ号方:金银花 30g,紫花地丁 15g,赤芍 12g,当归尾 10g,穿山甲(先煎)10g,路路通 10g,生甘草 6g。上药水煎分服,每日 1 剂。主治骨髓炎,热毒炽盛期,素有骨髓炎病史,再次发作时,局部红肿热痛,甚则破溃流脓,伴全身发热畏寒、血沉加快。X 线摄片示有骨包壳和死骨形成。

加减:病情稳定,病灶局限,一般 1 周后,行病灶清除术,留引流管庆大霉素稀释冲洗 5～7 日,术后改用中药四妙汤合六味地黄丸加减口服。

◎ **名方验方**　骨髓炎Ⅱ号方:鹿角霜(先煎)12g,制草乌(先煎)8g,白芥子(包煎)10g,忍冬藤 15g,炙乳香 8g,炙没药 8g,鸡血藤 5g,炙黄芪 15g,炙甘草 8g。上药水煎分服,每日 1 剂。先行手术清除病灶,髓腔内填氨苄西林,切口一期缝合;同时内服中药温阳通脉,扶正化瘀。主治骨髓炎,脓毒蚀骨期,症见窦道久溃不愈,或多或少,常排出死骨,患肢变形、增粗、皮色黧黑,隐痛不舒。X 线摄片示有死骨、窦道或脓腔。

◎ **名方验方**　扶正固本方:巴戟天、川续断、土鳖虫各 12g,鹿角胶(烊化)10g,白芥子(包煎)5g,炮姜 3g,生麻黄 3g,生甘草 10g,熟地黄 8～30g,制附子(先煎 1 小时以上)15～60g。上药水煎分服,每日 1 剂。具有补益精血、温经散寒、通络止痛的功效。主治慢性化脓性骨髓炎,症见患处漫肿酸痛,得热则舒,局部皮色紫黧,难溃难腐,或溃后难敛,脓液稀薄,肉芽腐白,或窦道形成,久不愈合,舌淡苔白脉沉迟无力。X 线片示:骨质不规,增粗,髓腔狭窄,甚至堵塞不通,骨密度增高或有死骨形成。

◎ **名方验方**　①外伤性化脓性骨髓炎初期:取金银花、蒲公英、紫花地丁各 15g,关木通、黄柏、桃仁、野菊花各 10g,红花 6g,生甘草 5g,上药水煎分服,每日 1 剂;②外伤性化脓性骨髓炎中期:取生黄芪 20g,金银花、党参、茯苓各 15g,生姜 6g,薏苡仁 30g,白芍、白术、皂角刺各 10g,当归、桔梗、甘草各 5g,蜈蚣 1 条,上药水煎分服,每日 1 剂。

◎ **饮食疗法**　生肌汤:高丽参 20g,西洋参 20g,怀山药 15g,春砂仁 8g,薏苡仁 30g,潞党参 15g,大枣 10g,海马 15g,海龙 15g,生鱼 200g,生姜 3 片。加水 2 碗,炖 4 小时后服食。具有补气益血、敛疮生肌的功效。常用于开放性损伤后期、骨髓炎溃后疮面未愈者。

◎ **饮食疗法**　骨髓炎汤:川贝母 12g,潞党参 15g,生黄芪 20g,海雀 30g,薏苡仁 30g,怀山药 20g,大枣 10g,加瘦肉 200g,水 2 碗。炖 4 小时后服食。具有清热化痰、开郁散结的功效。适用于慢性骨髓炎非急性发作期。

◎ **药捻疗法**　药捻散:煅石膏 150g,炉甘石 30g,儿茶、血竭、侧柏、黄芩、黄连各 15g。上药共研细末,制成药捻,插入瘘管或窦道深处,做引流用。适用于慢性骨髓炎瘘管或窦道较深,引流不畅者。

七、骨关节结核

骨关节结核是一种局部表现或继发性病灶,由结核菌侵入骨或关节而引起。绝大多数继发于肺结核或胸膜结核,其余原发病灶在消化道和淋巴结。绝大部分是通过血行传播,少数通过淋巴管由胸膜或淋巴结直接蔓延。

该病在中医学属"骨痨""流痰"等病证范畴。所谓"骨痨",因其病发于骨,消耗气血津液,导致形体虚羸,缠绵难愈而得名。成脓之后,其脓腐状若败絮黏痰,且可流窜他处形成寒性脓肿,故又称"流痰"。其病因病机可概括为"正气虚弱,筋骨局部伤损"两条。

【舌象辨证】

◎ 舌质淡,苔白(彩图3-11-36),属寒痰凝阻。

◎ 舌质红,苔少或无(彩图3-11-37),属阴虚内热。

◎ 舌质淡,苔少或无(彩图3-11-38),属气血亏损。

【中医疗法】

◎ 名方验方 阳和汤加减:熟地黄30g,鹿角胶(烊化)10g,肉桂(焗服)3g,生麻黄2g,白芥子(包煎)6g,炮姜炭2g,炙甘草3g。上药水煎分服,每日1剂。具有温经散寒、化痰通络的功效。主治骨关节结核,证属寒痰凝阻型者。

加减:脓肿欲溃时,可加黄芪20g,当归15g,皂角刺10g,山甲珠(先煎)15g,以贯通经络、托里透脓、溃壅破坚;病灶在上肢者,可加炒桑枝30g;病灶在躯干者,可加炒杜仲15g;病灶在下肢者,可加怀牛膝10g,作引经药;纳差者,加焦山楂15g,炒陈皮6g;咳嗽者,加款冬花12g。

◎ 名方验方 清骨散加减:银柴胡15g,胡黄连9g,秦艽12g,鳖甲(先煎)30g,地骨皮15g,青蒿6g,知母9g,生甘草3g。上药水煎分服,每日1剂。具有滋阴清热、和营托毒的功效。主治骨关节结核,证属阴虚内热型者。

加减:若兼气血不足者,可加当归12g,黄芪20g,桃仁15g,红花6g等,以和营托毒;若阴虚劳热者,加白薇15g;若合并感染,恶寒发热等全身症状明显者,可加金银花15g,紫花地丁15g等,以清热解毒或用托里消毒散煎服;纳差者,加炒白术15g,焦山楂15g,以健脾胃;疼痛明显者,加炙乳香6g,炙没药6g,以活血止痛。

◎ 名方验方 人参养荣汤加减:炙黄芪15g,潞党参12g,炒白术12g,白茯苓10g,全当归10g,炒白芍12g,熟地黄30g,炙远志10g,肉桂(焗服)6g,北五味子(打碎)10g,炒陈皮6g,生甘草10g,生姜3片,大枣2枚。上药水煎分服,每日1剂。具有补益气血的功效。主治骨关节结核,证属气血亏损型者。

加减:若心悸、失眠者,酌加茯神15g,炒枣仁15g,以养心安神;下肢瘫痪者,酌加鹿角胶(烊化)15g,炙龟甲(先煎)30g,烫狗脊15g,川续断15g,以补肝肾、养精生髓。

◎ **名方验方**　赵永昌补肾方:全当归 15g,熟地黄 15g,怀牛膝 9g,威灵仙 9g,淳木爪 9g,炒杜仲 9g,白茯苓 9g,酒川芎 9g,炙乳香 9g,炙没药 9g,川续断 12g,补骨脂(打碎)15g,茜草根 15g,羌活 15g,黑木耳 250g。上药共为细末,以蜜和丸,每丸重 6g。每服 1 丸,日服 2 次,连服 3 个月为 1 个疗程。具有滋阴补肾、温经通络、消肿止痛功效。主治各种骨与关节结核。

加减:对体表有窦道及伤口者,外用红粉纱条换药。

◎ **名方验方**　陶慕章骨痨方:潞党参 240g,炙黄芪 120g,全当归 60g,熟地黄 120g,白茯苓 120g,生甘草 60g,煎成浓汁后加入鳖甲、鹿角胶各 90g,龟甲胶、粗砂糖各 240g,烊化熬配成膏,每日早、晚各服 1 汤匙。具有气血两补、阴阳两调的功效。主治骨痨。

加减:胃纳不香者,先用香砂六君子汤,以健脾理气开胃;阳虚四肢厥冷,舌质淡、脉微无力者,先用加减阳和汤,以温经通络、散寒化痰;阴虚潮热,舌红、苔少,脉细数者,先用加减鳖甲地黄汤,以滋补肝肾、强壮筋骨。

◎ **名方验方**　骨痨起瘫汤:熟地黄 30g,川续断 15g,肉苁蓉 15g,盐菟丝子(包煎)10g,怀牛膝 15g,萆草 30g,泽漆 30g,知母 15g,黄柏 15g,地龙 10g,蚕沙 30g,木爪 15g,红枣 15g,全蝎 3 只。上药水煎分服,每日 1 剂。具有滋养肝肾、补益精血、强筋壮骨的功效。主治脊椎结核合并截瘫者。

加减:若痉挛甚者,加蜈蚣(研吞)1 条;至重者,加羚羊角粉(分吞)2g;小便癃闭者,加肉桂(焗服)3g;有冷脓疡者,加皂角刺 30g;无痉挛者,去地龙、全蝎。

◎ **名方验方**　益气托里汤:生黄芪 24g,潞党参 24g,全当归 9g,赤芍 9g,云茯苓 15g,枸杞子 15g,炒陈皮 9g,生甘草 3g,炒山甲(先煎)9g,皂角刺 12g,玄参 18g,白芥子(包煎)9g,生白术 12g。上药水煎分服,每日 1 剂。主治骨与关节结核,中期形成寒性脓肿,症见局部肿胀明显,按之应指者。

加减:脓肿溃后或手术切开后,将炒山甲、皂角刺改为白芷、桔梗;湿盛者,加猪苓、木瓜、防己;麻木症状明显者,加首乌藤、丝瓜络、桑寄生、川续断;食少纳呆者,加春砂仁、鸡内金、草果仁。

◎ **名方验方**　蝎蜈核桃丸:全蝎 100g,蜈蚣 10 条,核桃仁 120g。上药研成细末,依法制成药丸,每丸重 6g。每次取服 1 丸,日服 2 次,用温开水吞服。用治脊椎结核并截瘫者。

◎ **饮食疗法**　百合莲心红枣汤:百合 30g,莲心 15g,红枣 15g。加水适量煮汤,每次食 1 碗。适用于骨与关节结核,证属阴虚火旺伴干咳痰血者。

◎ **饮食疗法**　刀豆 10 枚,猪腰(肾)1 只。切成片状或小块。加水 2 碗煎成 1 碗,加食盐少许调味。食猪腰,饮汤(刀豆可不吃)。适用于骨与关节结核,症见腰酸、腿膝无力者。

◎ 饮食疗法 芹菜炒牛肉:芹菜 150g,精牛肉 100g。精牛肉切成丝,油锅清炒,不宜炒得过熟食用。适用于骨与关节结核,症见流脓稀薄、新肉不生者。

八、骨质疏松症

骨质疏松症是一种以骨量减少、骨组织显微结构受损,继而引起骨骼脆性增加和骨折危险性增高的系统性骨骼疾病。临床以腰背疼痛、身长缩短、驼背,甚则骨折为主要表现。

根据有无基础性疾病而将骨质疏松分为原发性和继发性两类。原发性骨质疏松约占 90%,又可分为绝经后骨质疏松(Ⅰ),老年性骨质疏松(Ⅱ),以及青年特发性骨质疏松;继发性骨质疏松多因内分泌疾病、各种原因所致的躯体失用、某些遗传性结缔组织病、营养不良等引起破骨细胞活性增强或成骨能力减弱,导致骨吸收的速度快于骨形成的速度,最终骨量减少,而发生骨质疏松。

【舌象辨证】

◎ 舌质淡,舌体胖大,苔薄(彩图 3-11-39),属肾阳虚损。

◎ 舌质红少津,苔少(彩图 3-11-40),属肾阴亏损。

◎ 舌质淡,苔少或无(彩图 3-11-41),属脾虚血少。

◎ 舌质淡黯或有瘀点、瘀斑(彩图 3-11-42),属气滞血瘀。

【中医疗法】

◎ 名方验方 右归丸:熟地黄 24g,山茱萸 12g,怀山药 12g,枸杞子 12g,盐菟丝子 12g,炮附子(先煎)12g,盐杜仲 12g,肉桂(焗服)3g,鹿角胶(烊化)15g。上药水煎分服,每日 1 剂。具有温肾壮阳、强筋健骨的功效。主治骨质疏松症,证属肾阳虚损型者。

加减:阳衰甚者,可加巴戟天 12g,淫羊藿 15g,以补肾壮阳;大便溏泄者,减熟地黄、当归等滋润滑腻之品,加入潞党参18g,炒白术 12g,薏苡仁 30g,以益气健脾、渗湿止泄;五更泄者,可合用四神丸(补骨脂、肉豆蔻、吴茱萸、五味子、生姜、大枣)6g,以温脾暖肾、固肠止泄;小便不利者,加车前子(包煎)12g,白茯苓 12g,炒泽泻 15g,以渗湿利尿。

◎ 名方验方 左归丸:熟地黄 24g,山茱萸 12g,菟丝子 12g,山药 12g,牛膝 12g,枸杞 12g,龟甲胶(烊化)15g,鹿角胶(烊化)15g。上药水煎分服,每日 1 剂。具有滋补肾阴、填精补髓的功效。主治骨质疏松症,证属肾阴亏损型者。

加减:虚火较甚,潮热、口干、咽痛、脉数者,加知母 12g,黄柏 12g,地骨皮 12g,以滋阴泻火;眩晕、耳鸣者,可加牡蛎(先煎)30g,磁石(先煎)30g,以重镇潜阳;失眠者,合用朱砂安神丸(黄连、朱砂、生地黄、归身、炙甘草)6g,以降火安神;大便干结者,加生地黄 12g,火麻仁 12g,全当归 12g,以滋阴润肠通便。

◎ 名方验方 加味四君子汤合四物汤:潞党参 24g,炙黄芪 24g,白茯苓 12g,

全当归 9g,炒扁豆 12g,炒白芍 15g,酒川芎 9g,熟地黄 5g,炒白术 12g,炙甘草 6g。上药水煎分服,每日 1 剂。具有健脾益气、调血养血的功效。主治骨质疏松症,证属脾虚血少型者。

加减:胃脘胀满者,加炒陈皮 6g,春砂仁(后下)6g,以理气和胃;食积停滞者,加炒神曲 12g,炒麦芽 12g,焦山楂 12g,法鸡内金 12g,以消食健胃;血虚甚者,加制首乌 15g,枸杞子 15g,鸡血 12g,以补益精血。

◎ 名方验方 身痛逐瘀汤:秦艽 9g,川芎 9g,桃仁 12g,怀牛膝 15g,川红花 9g,炒五灵脂 12g,当归尾 15g,羌活 9g,炒香附 9g,炙没药 12g,炒地龙 12g,炙甘草 6g。上药水煎分服,每日 1 剂。具有活血祛瘀、理气止痛的功效。主治骨质疏松症,证属气滞血瘀型者。

加减:骨节疼痛以上肢为主,加用香白芷 12g,炒桑枝 12g,片姜黄 12g,威灵仙 12g,以祛风止痛;下肢为甚者,加独活 12g,防己 12g,萆薢 12g,以祛湿通络;腰脊关节疼痛较甚者,加用盐杜仲 15g,桑寄生 15g,川续断 12g,淫羊藿 15g,以温补肾气;周身骨节疼痛者,加全蝎 12g,蜈蚣 2 条,以通络止痛。

◎ 名方验方 六味地黄丸加减:熟地黄 24g,怀山药 15g,山茱萸 15g,牡丹皮 12g,白茯苓 12g,炒泽泻 12g,土鳖虫 15g,制大黄 9g,田三七(先煎)9g。上药水煎分服,每日 1 剂。具有益肾逐瘀的功效。主治骨质疏松性骨折,证属肾虚血瘀型者。

加减:肿胀甚者,加关木通 12g,泽兰叶 12g,以利水消肿;合并神经损伤者,加生黄芪 30g,威灵仙 12g,烫蜈蚣 2 条,炒地龙 12g,以补气活血、通经活络;大便秘结,腹胀满闷者,加生大黄(后下)9g,炒枳实 9g,以通腑泄热。

◎ 名方验方 肾气丸加减:炮附子(先煎)12g,熟地黄 24g,山茱萸 12g,怀山药 12g,白茯苓 12g,牡丹皮 12g,怀牛膝 12g,炒泽泻 12g,田三七(先煎)9g,肉桂(焗服)3g。上药水煎分服,每日 1 剂。具有益肾壮骨的功效。主治骨质疏松性骨折,证属肾虚骨痿型者。

加减:若纳差者,加炒谷芽 12g,炒麦芽 12g,焦山楂 12g,以健脾消食;便秘者,可加服麻子仁丸 6g 或番泻叶(焗服)5g。

◎ 名方验方 痹一方:独活 15g,秦艽 15g,防风 15g,川芎 15g,黄芪 30g,当归 20g,熟地黄 10g,炒白芍 20g,党参 20g,桂枝 15g,怀牛膝 15g。上药水煎分服,每日 1 剂。具有益气养血、祛风除湿的功效。主治骨质疏松症,内因肝肾两亏,气血不足,外为风寒湿邪侵袭而成痹证,症见肢体关节酸痛麻痹,时重时轻,屈伸不利,畏寒喜暖或腰酸痛,腰膝酸软无力,面色少华,心悸气短,乏力自汗,舌质淡,脉沉弱或沉细者。

加减:疼痛明显者,加北细辛 5g;便溏食少,腹胀者,加白茯苓 15g,炒白术 15g;腰膝冷痛明显者,加制附子(先煎)15g。

◎ **饮食疗法** 归芪蒸鸡：炙黄芪 100g，当归 20g，嫩母鸡 1 只（约 1 500g），绍酒 30g，味精 3g，胡椒粉 3g，精盐 3g，葱、姜各适量。全部用料洗净放入锅内，加清水适量，用文火煮 2～3 小时，调味后即可，随量饮服。适用于骨质疏松症，证属脾虚血少型，症见神疲体倦，四肢乏力，面色无华，头晕目眩，纳谷不馨，腹胀便溏等。

◎ **饮食疗法** 参芪枣炖鸡肉：党参 30g，黄芪 30g，红枣 5 枚，生姜 3 片，母鸡肉 150g，同置于碗内，加水盖严，隔水炖 2 小时，加食盐少许调味后，食肉饮汤。适用于骨质疏松症，证属脾气虚弱型，症见神疲乏力，腰膝酸软，面色萎黄，少气懒言，腹胀纳少等者。

◎ **饮食疗法** 犬骨健髓粥：健康黄犬骨（烘干疏脆为度）1 具，研成细末备用；取鲜胡萝卜 500g，大黄豆、熟地黄、胡桃肉各 100g，鹿茸片 20g，鲜黄牛肉 250g，再配以各种佐料，白酒 40～50ml，清水适量。用文火慢炖，直至成糊状，加入犬骨粉 50～100g，再炖 20～30 分钟，即可服食，每日 1 次。适用于骨质疏松症，证属肾虚骨痿型，症见全身多处骨骼或关节不同程度疼痛，膝软无力，牙齿松动，头晕耳鸣等。

◎ **饮食疗法** 归姜羊肉汤：当归 30g，生姜 15g，羊肉 150g。加水适量，煮至羊肉熟烂即可服食，每日 1 剂。适用于骨质疏松症，证属脾肾阳虚型，症见腰膝疼痛，遇寒加剧，畏寒肢冷，大便溏泻，小便清长等。

◎ **饮食疗法** 二羊枸杞汤：羊肉 90g，仙灵脾 9g，枸杞子 15g。羊肉洗净切小块，仙灵脾、枸杞子洗净，置于锅内，加清水适量，用文火煮 2 小时，至羊肉熟烂为度，调味后即可服食，随量饮服。适用于治疗骨质疏松症，证属肾阳虚弱型，症见畏寒肢冷、小便清长者。

◎ **热敷疗法** 二乌灵仙散：威灵仙、川乌、草乌、透骨草、续断、狗脊各 100g，红花 60g，川椒 60g。上药共研细末备用。用时，每取药末 50～100g，用白醋调匀后装入布袋内，热敷于患处皮肤上，每次 30 分钟。每日 1 次，7～10 次为 1 个疗程。适用于治疗骨质疏松症。

九、急性腰扭伤

因暴力或活动失调，而导致腰部肌肉、韧带、筋膜、椎间小关节损伤的，就称为急性腰扭伤。

急性腰扭伤，大多是在抬重物时，动作不很协调，或弯腰取重物时，用力过猛而突然扭伤下腰部所致。有时轻微的外力，如打呵欠或翻身取物时亦可引起，这是由于一时肌肉活动不协调所产生的。本病如治疗不当或反复再扭伤，则易转为慢性腰肌劳损。

本病在中医学属"闪腰""臀腰痛""瘀血腰痛"等病证范畴。

【舌象辨证】

◎ 舌质紫黯或紫红,或有瘀点、瘀斑,苔薄或薄黄(彩图 3-11-43),属气阻血瘀。

◎ 舌质淡,苔薄白(彩图 3-11-44),属气滞血络。

【中医疗法】

◎ 名方验方　泽兰汤(《医学心悟》):泽兰、当归、赤芍、苏木、桃仁各 9g,牡丹皮、怀牛膝各 6g,红花、三七各 3g,青木香 6g。上药水煎分服,每日 1 剂。具有活血祛瘀、行气止痛的功效。主治急性腰扭伤。

◎ 名方验方　地龙汤(《医宗金鉴》):地龙 15g,苏木 12g,麻黄 6g,当归 10g,桃仁 10g,黄柏 12g,甘草 6g,肉桂(研末冲服)1g。上药水煎分服,每日 1 剂。具有舒筋活血、散瘀止痛的功效。主治急性腰扭伤。

◎ 名方验方　石幼山验方(《中国中医骨伤科百家方技精华》):当归 9g,炒杜仲 15g,川楝子 9g,制香附 12g,制延胡索 5g,炙乳香(去油)5g,盐水炒补骨脂(打碎)9g,川续断 12g,巴戟天 9g,青皮 5g,陈皮 6g,甜苁蓉 9g,路路通 6g。上药水煎分服,每日 1 剂。具有益肾固腰、理气止痛的功效。主治急性腰扭伤。

◎ 名方验方　桃红杜仲汤(郭焕章教授验方):红花 9g,桃仁 9g,羌活 9g,赤芍 9g,炒杜仲 15g,川续断 9g,淳木瓜 9g,小茴香(包煎)9g,炒补骨脂(破故纸,打碎)9g。上药水煎,以黄酒为引,分 2 次饭前服用,每日 1 剂。具有活血通络、理气止痛的功效。主治腰部急性扭伤、挫伤、闪伤疼痛,或呼吸咳嗽均感疼痛者。

◎ 名方验方　加减桃红四物汤(郭焕章教授验方):当归、桃仁、川芎、红花、赤芍、川续断、盐杜仲、木瓜、羌活、制没药各 9g,甘草、制乳香、制大黄各 6g。上药水煎,以黄酒为引,分 2 次饭前服用,每日 1 剂。具有活血化瘀止痛的功效。主治腰部急性扭挫伤,证属血瘀腰痛型者。

加减:40 岁以上者,可去大黄,加台乌药、姜厚朴、炒青皮(后下)。

◎ 名方验方　加减乌药顺气散(郭焕章教授验方):乌药 9g,白术 9g,白芷 6g,青皮 9g,陈皮 6g,肉桂(焗服)3g,川续断 9g,淳木瓜 9g,广木香 6g,独活 9g,补骨脂(破故纸,打碎)9g,炙甘草 6g。上药水煎,分 2 次饭前服用,每日 1 剂。具有行滞壮腰、祛风通络的功效。主治腰部扭伤疼痛,转侧不利或气滞酸痛者。

◎ 名方验方　闪腰验方(何懋生教授验方):生草乌 3g,地鳖虫 10g,橘核 10g,制延胡索 10g,麝香 0.1g。上药共研细末,分成 6 小包,日服 2～3 小包,饭后用温开水送服。如患者体质强健,可用黄酒送服。具有活血化瘀、理气止痛的功效。主治腰部闪挫疼痛。

◎ 中药贴敷疗法　糯稻秆灰伴童便白酒:糯稻秆适量,烧灰存性,加童便、白酒拌敷患处。专治跌打损伤,适用于急性腰扭伤。

◎ 中药涂搽疗法　小蒜小麦膏:小蒜、小麦各适量,捣烂成稠膏,涂搽于痛处,每日数次。适用于急性腰扭伤。

十、风湿性关节炎

风湿性关节炎,是一种变态反应性疾病,是人体因感受风、寒、湿邪而发生的一种慢性反复发作的关节炎性疾病。它是风湿热的主要临床表现之一。现在临床上,急性风湿热已较为少见,而非典型风湿热及慢性风湿性关节炎却较为常见。

本病的病因和发病机制目前尚未完全明了。但一般认为与 A 族乙型溶血性链球菌感染有关,但非是由细菌直接引起,而是一种全身性变态反应性疾病。它的发生与人体的抗抵抗力和反应性有关。

本病在中医学属"痹证"等病证范畴。

【舌象辨证】

◎ 舌质淡红,苔黄燥或薄黄(彩图 3-11-45),属热邪偏盛。

◎ 舌质红,苔黄腻(彩图 3-11-46),属湿热蕴蒸。

◎ 舌质淡,苔白腻(彩图 3-11-47),属寒湿偏盛。

◎ 舌质红,舌体胖,苔薄白(彩图 3-11-48),属气阴两虚。

◎ 舌质淡或淡红,苔白滑而腻(彩图 3-11-49),属痰湿血瘀。

【中医疗法】

◎ 名方验方　防风汤加减:北防风 10g,嫩桂枝 10g,粉葛根 10g,全当归 12g,白茯苓 15g,干姜 9g,炙甘草 6g,大枣 5 枚。上药水煎分服,每日 1 剂。具有祛风通络、散寒除湿的功效。主治风湿性关节炎,证属风寒湿痹之行痹型者。

加减:腰背酸痛为主者,多与肾气不足有关,加盐杜仲 10g,桑寄生 10g,仙灵脾 10g,巴戟天 10g,川续断 10g,以温补肾气;若见关节肿大,苔薄黄,邪有化热之象者,宜寒热并用,投桂枝芍药知母汤加减,药用桂枝 12g,白芍药 9g,甘草 6g,麻黄 6g,生姜 15g,白术 15g,知母 12g,防风 12g,附子(炮)6g,用水 700ml,煮取 210ml,去滓。每日分 2 次温服(《金匮要略》)。

◎ 名方验方　乌头汤加减:制川乌(先煎)9g,炒白芍 15g,炙甘草 6g,生黄芪 15g。上药水煎分服,每日 1 剂。具有散寒通络、祛风除湿的功效。主治风湿性关节炎,证属风寒湿痹之痛痹型者。

加减:若寒湿甚者,制川乌可改用生川乌或生草乌(先煎)10g;关节发凉,疼痛剧烈,遇冷更甚者,加制附子(先煎)10g,北细辛 3g,嫩桂枝 10g,干姜 10g,以温经散寒、通脉止痛。

◎ 名方验方　白虎加桂枝汤合宣痹汤加减:生石膏(先煎)30g,知母 10g,黄柏 10g,连翘 10g,桂枝 10g,防己 10g,杏仁 10g,薏苡仁 20g,滑石粉 30g,赤小豆 10g,蚕沙 10g。上药水煎分服,每日 1 剂。具有清热通络、祛风除湿的功效。主治风湿性关节炎,证属风湿热痹型者。

加减:若皮肤有红斑者,加牡丹皮 12g,赤芍药 12g,生地黄 12g,以清热凉血、活血化瘀;若发热、恶风、咽痛者,加荆芥(后下)10g,薄荷(后下)10g,牛蒡子10g,桔梗10g,以疏风清热、解毒利咽;若热盛伤阴,症见口渴心烦者,加玄参10g,麦冬15g,生地黄12g,以清热滋阴生津;如热毒炽盛,化火伤津,深入骨节,而见关节红肿、触之灼热,疼痛剧烈如刀割,筋脉拘急抽挛,入夜尤甚,壮热烦渴,舌红少津,脉弦数,宜清热解毒、凉血止痛,可选用五味消毒饮合犀黄丸。

◎ 名方验方　双合汤加减:光桃仁10g,川红花10g,当归尾10g,酒川芎10g,炒白芍10g,白茯苓15g,制半夏10g,炒陈皮6g,竹沥(兑入)10g。上药水煎分服,每日1剂。具有化痰行瘀、蠲痹通络的功效。主治风湿性关节炎,证属痰瘀痹阻型者。

加减:痰浊滞留,皮下有结节者,加胆南星10g,天竺黄10g;痰瘀不散,疼痛不已者,加穿山甲(先煎)20g,白花蛇9g,全蝎5g,蜈蚣5g,地龙10g,以搜剔络道;有痰瘀化热之象者,加黄柏10g,牡丹皮10g;瘀血痹阻,关节疼痛,甚至肿大、强直、畸形,活动不利,舌质紫暗,脉涩,可选桃红饮。

◎ 名方验方　补血荣筋丸加减:熟地黄15g,肉苁蓉15g,北五味子(打碎)10g,鹿角胶(烊化)5g,盐菟丝子15g,怀牛膝15g,盐杜仲15g,桑寄生15g,天麻(后下)10g,木瓜10g。上药水煎分服,每日1剂。具有培补肝肾、舒筋止痛的功效。主治风湿性关节炎,证属肝肾两虚型者。

加减:肾气虚,腰膝酸软乏力较著者,加续断10g,狗脊10g;阳虚畏寒肢冷,关节疼痛拘急者,加制附子(先煎)9g,干姜9g,或合用阳和汤加减;肝肾阴亏,腰膝疼痛,低热心烦,或午后潮热,加龟甲(先煎)10g,熟地10g,女贞子10g,或合用河车大造丸加减。

各型痹证日久迁延不愈,正虚邪恋,气血不足,肝肾亏损,见有面色苍白,少气懒言,自汗疲乏,肌肉萎缩,腰腿酸软,头晕耳鸣,可选用独活寄生汤,以益肝肾、补气血、祛风除湿、蠲痹和络。

◎ 名方验方　薏苡仁白术汤:薏苡仁24g,白术15g。水煎服。用治湿气性腰痛。

◎ 名方验方　鸡血藤汤:鸡血藤、伸筋草各9g。水煎服。用治风湿性腰痛。

◎ 名方验方　矮脚罗伞汤:矮脚罗伞(紫金牛科植物卷毛紫金牛的根或全草)15~30g,水煎服或调酒后服,日服2次。具有祛风除湿、活血止痛的功效。主治风湿性关节炎。

◎ 饮食疗法　雪莲鹿筋汤:干鹿筋200g,雪莲花3g,蘑菇片50g,鸡脚200g,火腿25g,绍酒10ml,高汤、生姜、葱白、盐、味精各适量。先将鹿筋洗净,待发涨后(约2日左右),修净筋膜,切成条块置于锅内,加入姜片、葱结、绍酒和水,煨透取出,除去葱、姜,放入坛子内;鸡脚用开水烫透,脱去黄皮,斩去爪尖,拆去大骨,洗净,放入坛内;雪莲花洗净后,用纱布袋松装也放入坛内,上面放蘑菇片、火腿片,加入高汤、绍酒、生姜、葱白,上笼蒸至鹿筋熟软时取出(约 2 小时),滗出原汤,汤中加入味精、食盐,搅匀后倒入坛子内,再蒸 30 分钟即可服食。佐餐或单食均可。具有补肝肾、除寒湿、强筋骨的功效。适用于风湿性关节炎,症见关节疼痛等。

◎ **饮食疗法** 羊踯躅根糯米粥:羊踯躅根(又名闹羊花根)3g,糯米 30g,黑豆 15g。先水煎羊踯躅根、去渣取汁,加入糯米、黑豆煮粥。任意服食。具有驱风、消肿、除湿、止痛的功效。适用于风寒湿痹、痛风走注等症。

◎ **饮食疗法** 木瓜柳枝粥:新鲜木瓜 1 个(或干品 20g),鲜柳枝 5g,粳米 50g,砂糖少许。鲜木瓜 1 个,剖切为四半(或干木瓜片)与柳枝一同置于砂锅内,加水煎汁,去渣,加入粳米、砂糖,再加水煮成稀粥。每日 2 次温热服食。具有祛风除湿、舒筋活络的功效。适用于风寒湿痹、关节疼痛;四肢沉重、肌肤麻木及吐泻并作、筋脉拘紧、脚气浮肿等症。

◎ **饮食疗法** 薏苡仁粳米粥:薏苡仁 30g,茯苓、苍术各 20g,木瓜 15g,粳米 60g。将前 4 味药煎取浓汁去渣后与粳米同煮成粥。每日 2 次,作主食服食。具有利湿、通络、祛风的功效。适用于湿痹,症见关节疼痛甚者、肢体麻木、周身倦怠等。

◎ **饮食疗法** 杜仲黑眉豆猪脊骨汤:杜仲 10～15g,黑眉豆 10～15g,猪脊骨 250g。猪脊骨洗净和杜仲、黑眉豆一起置于砂锅内,加水适量煮至黑眉豆烂熟,调味后饮汤食豆。具有补肝肾、活筋骨的功效。适用于老年性关节炎、肾虚腰痛等。

◎ **饮食疗法** 核桃大枣大米酪:桃仁 150g,大米 60g,大枣 45g,白糖 240g。核桃仁用开水稍泡片刻,剥去外皮,用刀切碎,与淘净的大米一起用 500ml 清水泡上。小枣洗净,上蒸笼蒸熟,取出去掉皮核,也与核桃仁泡在一处。将以上三味磨成细浆,用纱布滤过去渣。锅洗净上火,加入清水 500ml,将核桃浆倒入锅内搅拌,在即将烧开时加入白糖,待煮熟后即可服食。早、晚作点心食用。具有活血止痛的功效。适用于风湿性关节炎。

◎ **饮食疗法** 五加皮炖猪瘦肉:五加皮 15g,猪瘦肉 150～200g。五加皮用清水稍泡,猪瘦肉洗净切成小块,同置于锅内,加水适量,隔水炖煮至肉酥烂即成,食肉喝汤,佐餐用。具有滋阴祛湿的功效。适用于风湿性关节炎。

◎ **饮食疗法** 附片蒸狗肉:狗肉 1 000g,制附片 30g,料酒、熟猪油、葱结、姜片、清汤各适量。将狗肉刮洗干净,整块随冷水下锅煮熟,切成小肉块。取大碗 1 个,放入狗肉、料酒、制附片、熟猪油、姜片、葱结、清汤,隔水蒸 3 小时至狗肉酥烂即可佐餐服食,冬季食用更佳。具有壮骨活血的功效。适用于风湿性关节炎。

◎ **药茶疗法** 菊花山楂茶:生山楂片 20g,白菊花 3g,决明子 15g。同入保温瓶,用沸水浸泡 30 分钟即成。频频当茶水饮服,连服 1 个月。具有祛风通痹、活血祛瘀的功效。适用于风湿性关节炎,症见关节疼痛历久不愈、痛处固定,且感心悸、头目眩晕、胸闷不舒、唇甲青紫,舌淡红有瘀点,苔腻,脉虚弱无力者。

◎ **药茶疗法** 苡米防风茶:薏苡仁 30g,防风 10g。将以上 2 味药加水适量同煎,去渣,取汁。代茶水饮服,或每日 1～2 次,连饮数周。具有祛风除湿、通经宣痹的功效。适用于风湿侵及经络而引起的肢节沉重作痛,甚至微肿发热者。

◎ 药酒疗法　三藤寄生酒:络石藤、海风藤、鸡血藤、桑寄生各 45g,木瓜 30g,五加皮 15g,白酒 1 500ml。将上药切成薄片,装入绢袋,扎紧外口,放入坛内,倒入白酒,加盖密封,置阴凉处。待 21 日后开封,除去药袋,澄清即成。每次饮服 15～25ml,每日 1 或 2 次。具有祛湿舒筋通络的功效。适用于风湿性关节炎及关节疼痛等症。

◎ 药酒疗法　千年健酒:千年健 10g,白酒 500ml。将上药捣碎,浸泡在白酒中,加盖封固,置于阴凉处,每日摇动 1 次,7 日后滤过澄清即可。每次饮服 15～20ml,日服 2 次。具有祛风湿、壮筋骨的功效。适用于风湿性关节炎,症见全身痹痛、筋骨无力等。该酒最适宜老年人饮用。

◎ 药酒疗法　丝瓜络酒:丝瓜络 50g,白酒 500ml。将丝瓜络放入白酒中浸泡 7 日,去渣后即可饮服。每次取饮 15ml,能饮酒者可饮 30～90ml,日饮 2 次。具有通经活络的功效,对关节痛有疗效,可用治风湿性关节痛。

◎ 中药足浴疗法　复方羌风汤:羌活、防风、地鳖虫(土元)、川芎、木瓜、炒艾叶、五加皮、地龙、当归、伸筋草各 30g。每日 1 剂,水煎取汁足浴,每次 20～30 分钟,每日 2 次,连续 3 日。具有活血通络、祛风除湿的功效。适用于风湿性关节炎。

◎ 中药熏洗疗法　半夏乳香散:半夏、当归、没药各 20g,乳香 18g,红花 30g,制川乌、草乌各 15g。上药煎汤,先熏后洗患处,每次 30 分钟。每剂药可用 2～3 日。适用于急性风湿性关节炎。

◎ 中药熏洗疗法　姜椒葱白汤:生姜、花椒各 60g,葱白 500g。加水适量,煎煮后放于洁净的盆中,边熏边洗,使患处出汗为度。适用于风湿性腰腿痛。

◎ 中药擦洗疗法　花椒葱蒜汤:花椒、葱根、蒜瓣各少许,加水适量煎汤后,趁热擦洗患部,每日 2～3 次,每剂药可用 2 日。适用于风湿性关节炎引起的关节痛。

参 考 文 献

[1] 彭清华,朱文锋.中国民间局部诊法[M].长沙:湖南科学技术出版社,1995.

[2] 李任先.古今舌诊研究与图谱[M].广州:广东科技出版社,1998.

[3] 靳士英.舌下络脉诊法的基础及临床研究[M].广州:广东科技出版社,1998.

[4] 汪汉,王凤文,汪少林.舌纹诊病[M].北京:中国医药科技出版社,2000.

[5] 罗云坚,刘茂才.专科专病中医临床诊治丛书[M].北京:人民卫生出版社,2000.

[6] 王季藜,杨拴成.舌诊源鉴[M].北京:人民卫生出版社,2001.

[7] 费兆馥,顾亦棣.望舌识病图谱[M].北京:人民卫生出版社,2002.

[8] 黄攸立.中国望诊[M].合肥:安徽科学技术出版社,2003.

[9] 周幸来,周举,周绩.中国民间诊病奇术[M].北京:人民军医出版社,2005.

[10] 严惠芳.中医诊法研究[M].北京:人民军医出版社,2005.

[11] 戴豪良.望舌诊疗图解[M].沈阳:辽宁科学技术出版社,2005.

[12] 周幸来,周举,周绩.全息望诊图谱[M].南宁:广西科学技术出版社,2006.

[13] 民国·曹炳章撰,裘俭点校.辨舌指南[M].福州:福建科学技术出版社,2006.

[14] 张恒鸿,赵莺,陆幸吉.中医望诊彩色图谱[M].成都:四川科学技术出版社,2006.

[15] 戴豪良.舌诊研究与临床应用[M].上海:上海科学技术出版社,2006.

[16] 眭湘宜.中医舌诊与用药[M].太原:山西科学技术出版社,2007.

[17] 孙丰雷,张伟.望舌识病养生[M].济南:山东科学技术出版社,2007.

[18] 周幸来,祝小敏,周举.身体的疾病信号——有病早知道、早治疗[M].沈阳:辽宁科学技术
出版社,2007.

[19] 周幸来,周幸秋,孙冰.舌诊快速入门[M].沈阳:辽宁科学技术出版社,2008.

[20] 周幸来,郑德良,戴豪良,等.中医舌诊彩色图谱[M].沈阳:辽宁科学技术出版社,2008.

[21] 李永来.中华食疗[M].北京:线装书局,2008.

[22] 竭宝峰,江磊.中华偏方[M].北京:线装书局,2008.

彩 图

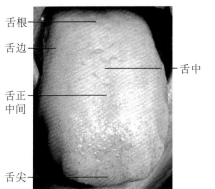

舌根
舌边
舌中
舌正
中间
舌尖

彩图 1-1-1

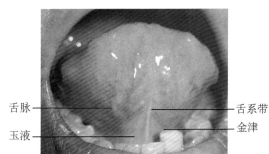

舌脉
玉液
舌系带
金津

彩图 1-1-2

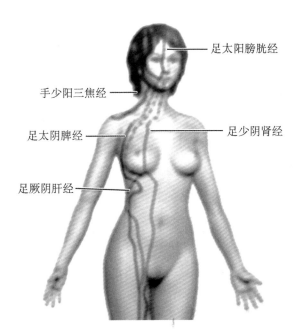

足太阳膀胱经
手少阳三焦经
足太阴脾经
足少阴肾经
足厥阴肝经

彩图 1-2-1

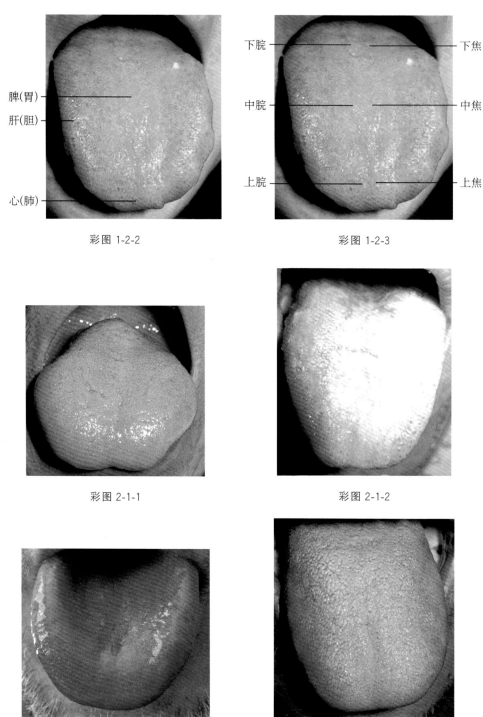

脾(胃)
肝(胆)
心(肺)

彩图 1-2-2

下脘 —— 下焦
中脘 —— 中焦
上脘 —— 上焦

彩图 1-2-3

彩图 2-1-1

彩图 2-1-2

彩图 2-1-3

彩图 2-1-4

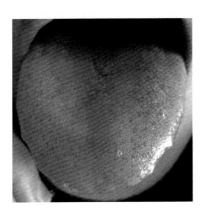

彩图 2-1-5

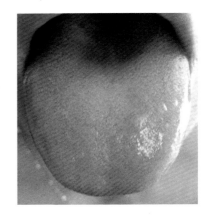

彩图 2-1-6

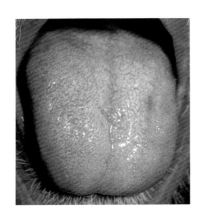

彩图 2-1-7

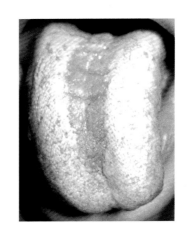

彩图 2-1-8

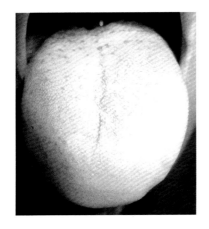

彩图 2-1-9

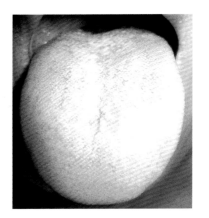

彩图 2-1-10

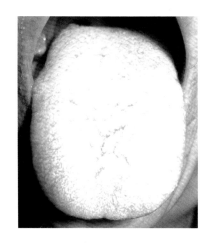

彩图 2-1-11

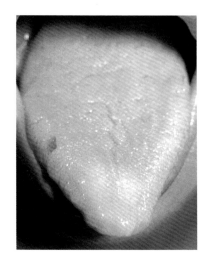

彩图 2-1-12

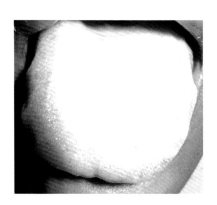

彩图 2-1-13

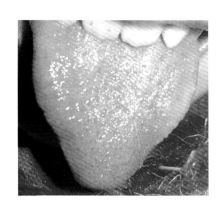

彩图 2-1-14

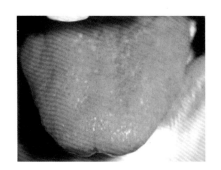

彩图 2-1-15

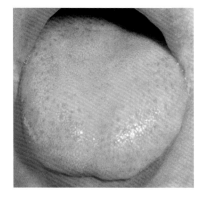

彩图 2-1-16

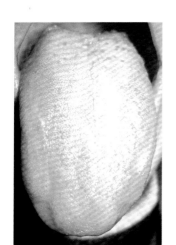

彩图 2-1-17

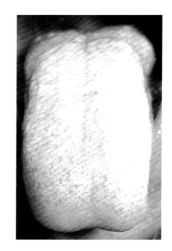

彩图 2-1-18

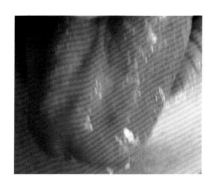

彩图 2-1-19

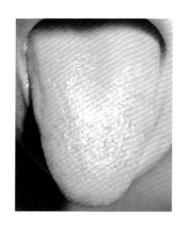

彩图 2-1-20

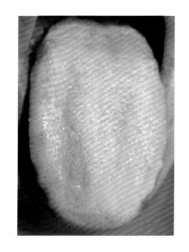

彩图 2-1-21

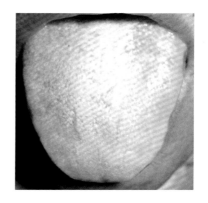

彩图 2-1-22

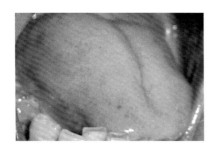

彩图 2-1-23

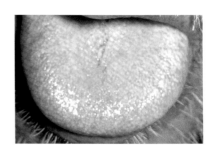

彩图 2-1-24

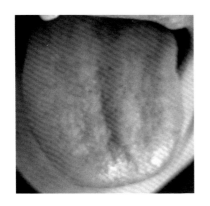

彩图 2-1-25

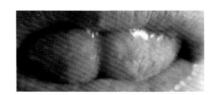

彩图 2-1-26

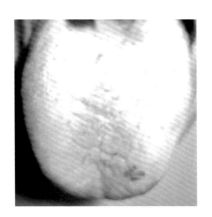

彩图 2-1-27

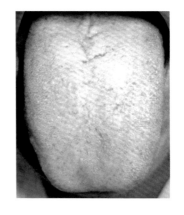

彩图 2-1-28

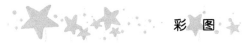

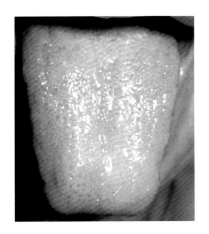

彩图 2-2-1

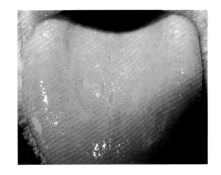

彩图 2-2-2

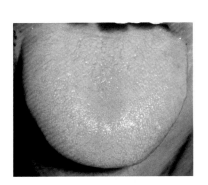

彩图 2-2-3

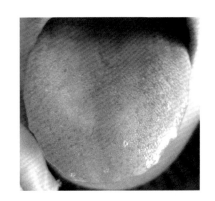

彩图 2-2-4

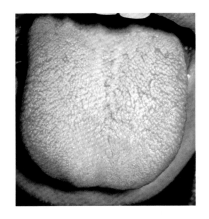

彩图 2-2-5

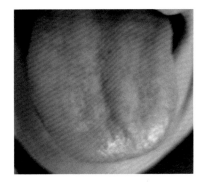

彩图 2-2-6

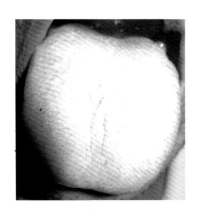

彩图 2-2-7

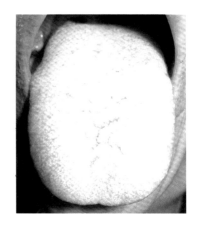

彩图 2-2-8

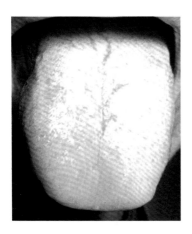

彩图 2-2-9

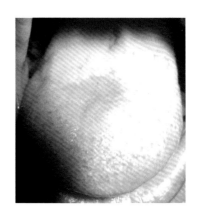

彩图 2-2-10

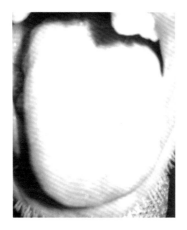

彩图 2-2-11

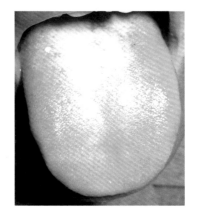

彩图 2-2-12

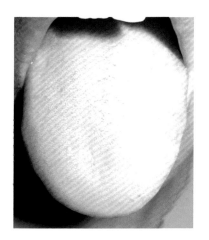

彩图 2-2-13

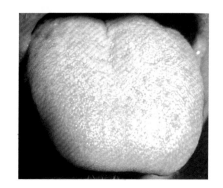

彩图 2-2-14

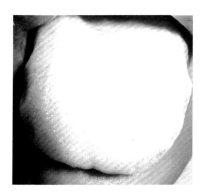

彩图 2-2-15

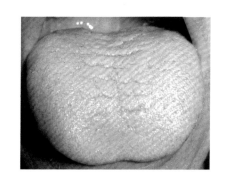

彩图 2-2-16

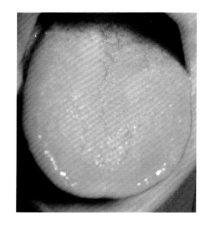

彩图 2-2-17

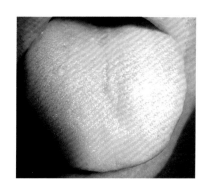

彩图 2-2-18

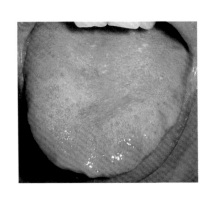

彩图 2-2-19

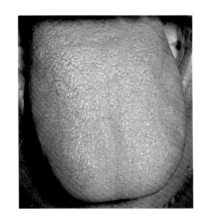

彩图 2-2-20

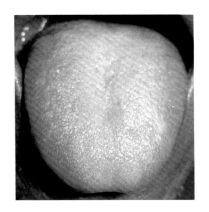

彩图 2-2-21

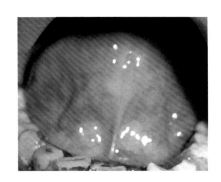

彩图 2-3-1

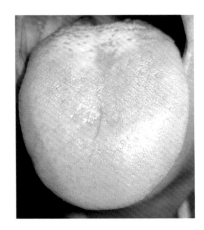

彩图 3-1-1

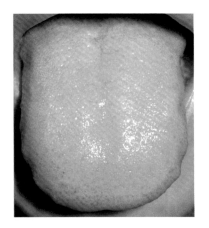

彩图 3-1-2

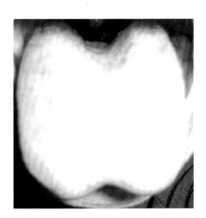

彩图 3-1-3

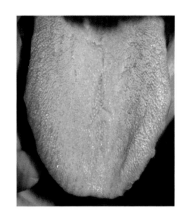

彩图 3-1-4

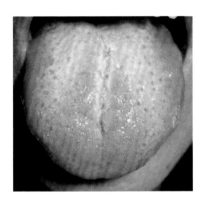

彩图 3-1-5

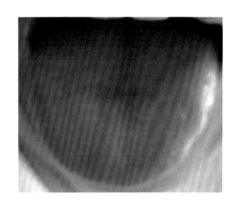

彩图 3-1-6

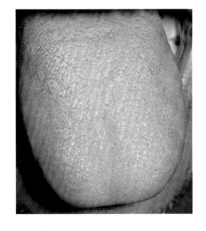

彩图 3-1-7

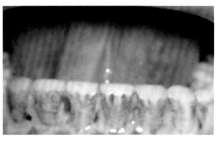

彩图 3-1-8

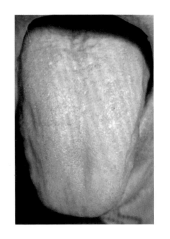

彩图 3-1-9

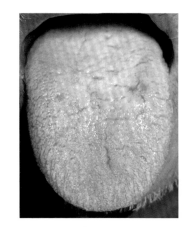

彩图 3-1-10

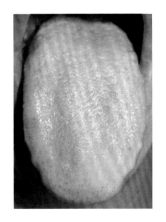

彩图 3-1-11

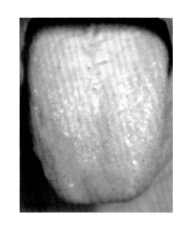

彩图 3-1-12

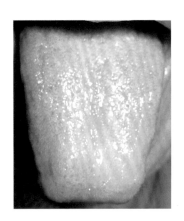

彩图 3-1-13

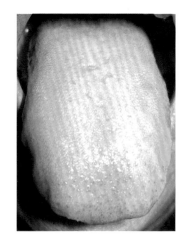

彩图 3-1-14

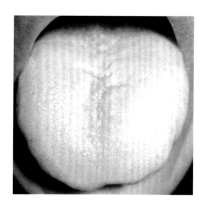

彩图 3-1-15

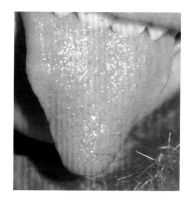

彩图 3-1-16

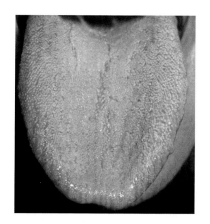

彩图 3-1-17

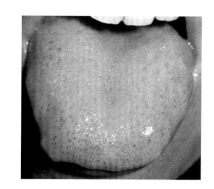

彩图 3-1-18

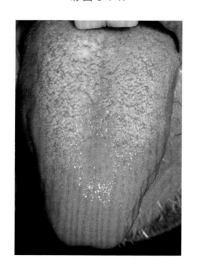

彩图 3-1-19

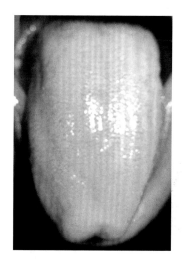

彩图 3-1-20

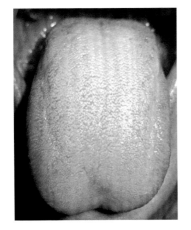

彩图 3-1-21

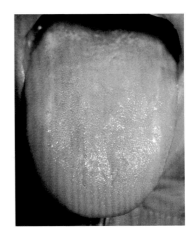

彩图 3-1-22

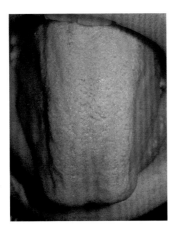

彩图 3-1-23

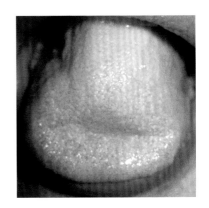

彩图 3-1-24

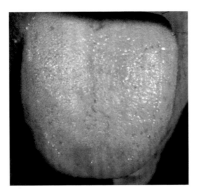

彩图 3-1-25

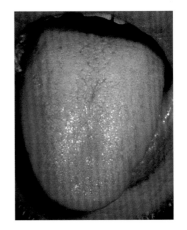

彩图 3-1-26

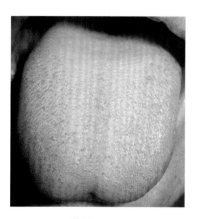

彩图 3-1-27

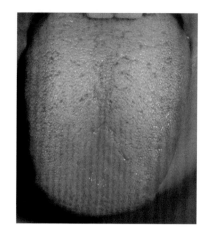

彩图 3-1-28

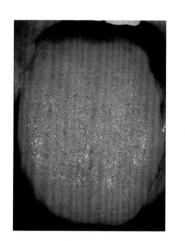

彩图 3-1-29

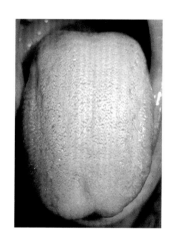

彩图 3-1-30

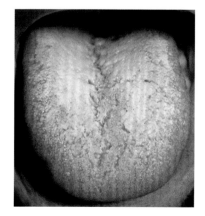

彩图 3-1-31

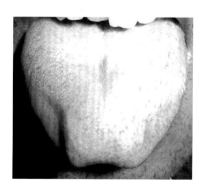

彩图 3-1-32

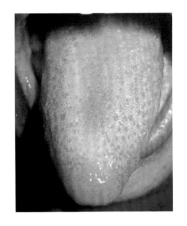

彩图 3-1-33

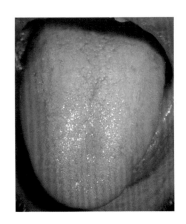

彩图 3-1-34

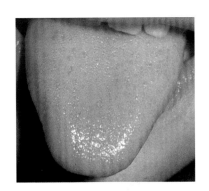

彩图 3-1-35

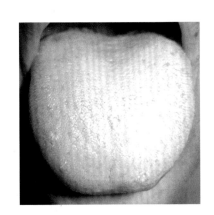

彩图 3-1-36

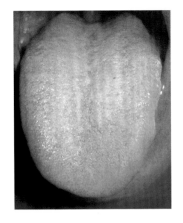

彩图 3-1-37

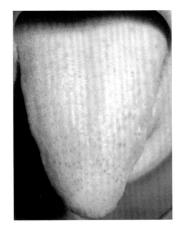

彩图 3-1-38

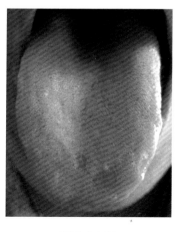

彩图 3-1-39

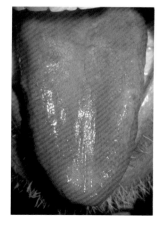

彩图 3-1-40

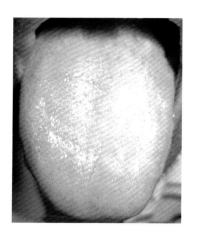

彩图 3-1-41

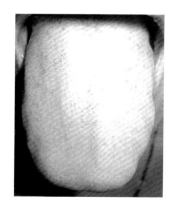

彩图 3-1-42

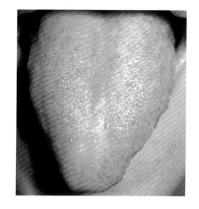

彩图 3-1-43

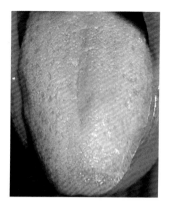

彩图 3-1-44

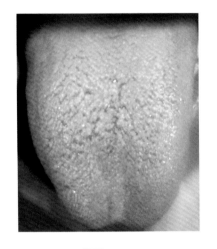

彩图 3-1-45

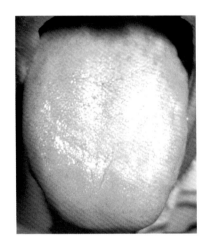

彩图 3-1-46

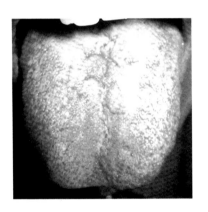

彩图 3-1-47

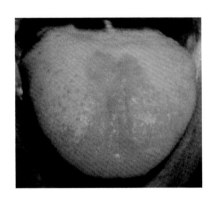

彩图 3-1-48

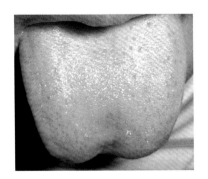

彩图 3-1-49

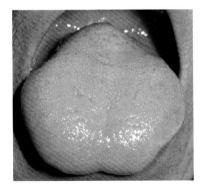

彩图 3-1-50

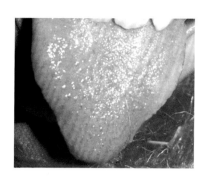

彩图 3-1-51

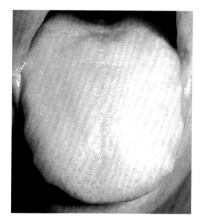

彩图 3-1-52

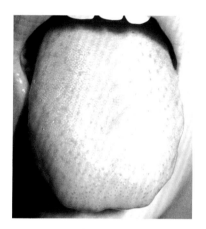

彩图 3-1-53

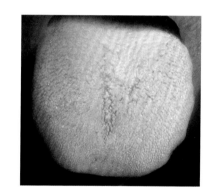

彩图 3-1-54

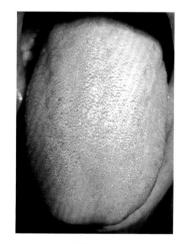

彩图 3-1-55

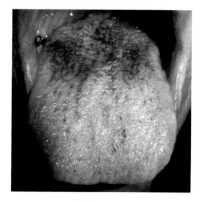

彩图 3-1-56

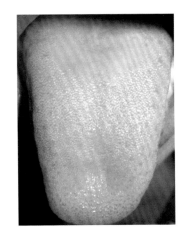

彩图 3-1-57

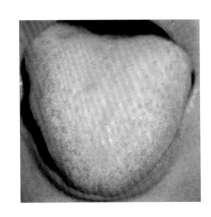

彩图 3-1-58

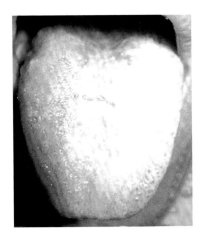

彩图 3-1-59

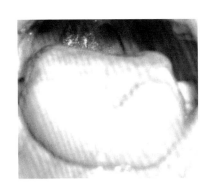

彩图 3-1-60

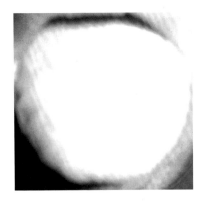

彩图 3-1-61

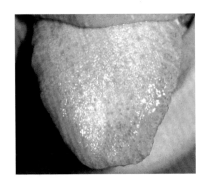

彩图 3-1-62

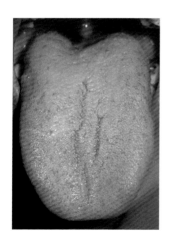

彩图 3-1-63

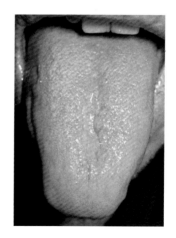

彩图 3-1-64

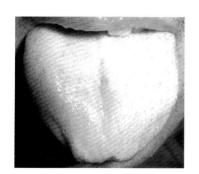

彩图 3-1-65

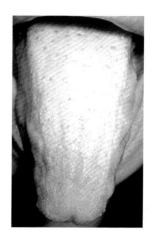

彩图 3-1-66

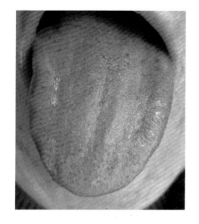

彩图 3-1-67

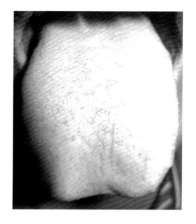

彩图 3-1-68

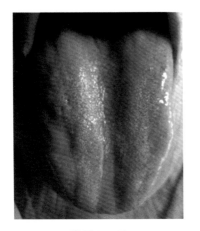

彩图 3-1-69

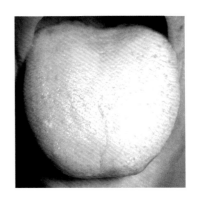

彩图 3-1-70

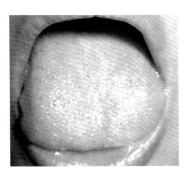

彩图 3-1-71

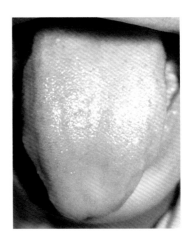

彩图 3-1-72

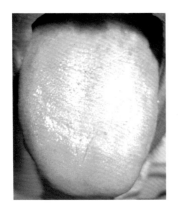

彩图 3-2-1

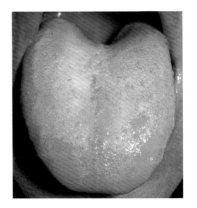

彩图 3-2-2

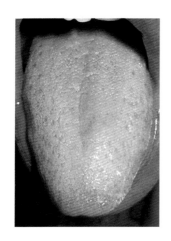

彩图 3-2-3

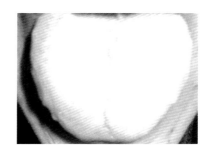

彩图 3-2-4

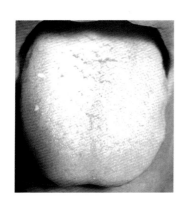

彩图 3-2-5

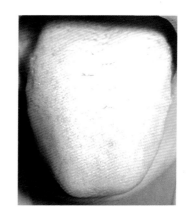

彩图 3-2-6

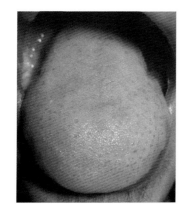

彩图 3-2-7

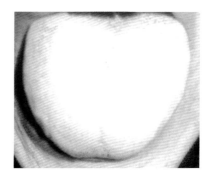

彩图 3-2-8

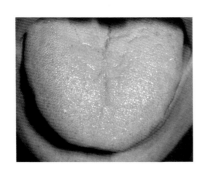

彩图 3-2-9

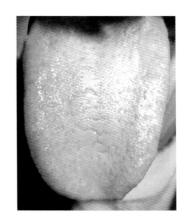

彩图 3-2-10

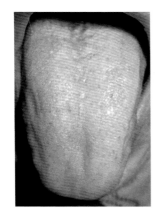

彩图 3-2-11

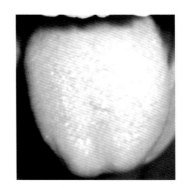

彩图 3-2-12

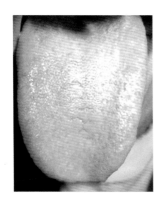

彩图 3-2-13

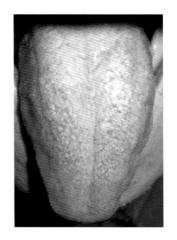

彩图 3-2-14

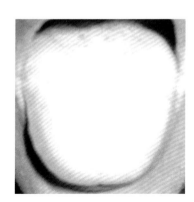

彩图 3-2-15

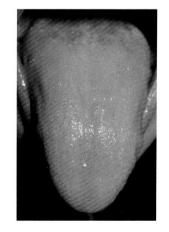

彩图 3-2-16

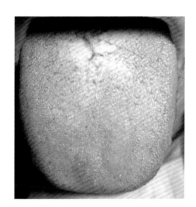

彩图 3-2-17

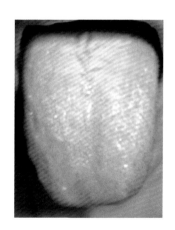

彩图 3-2-18

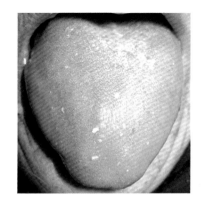

彩图 3-2-19

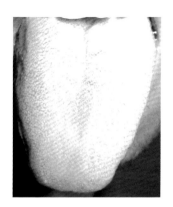

彩图 3-2-20

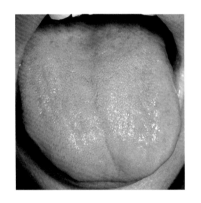

彩图 3-2-21

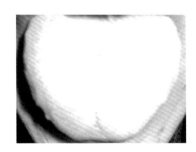

彩图 3-2-22

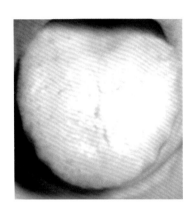

彩图 3-2-23

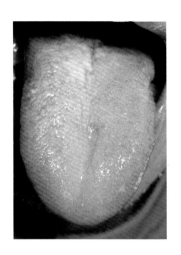

彩图 3-2-24

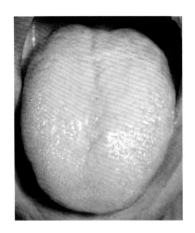

彩图 3-2-25

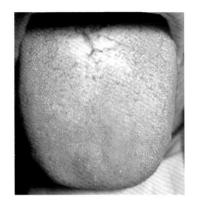

彩图 3-2-26

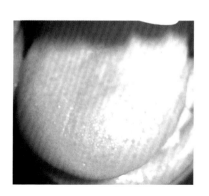

彩图 3-2-27

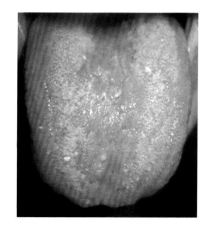

彩图 3-2-28

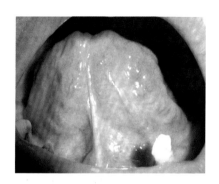

彩图 3-2-29

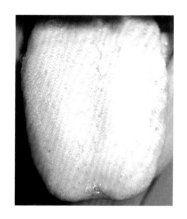

彩图 3-2-30

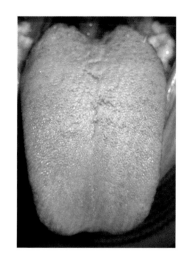

彩图 3-2-31

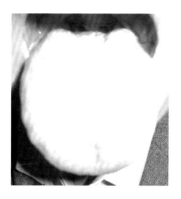

彩图 3-2-32

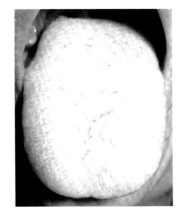

彩图 3-2-33

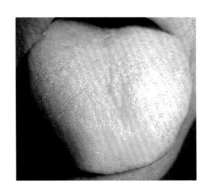

彩图 3-2-34

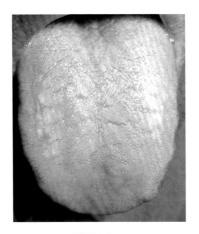

彩图 3-2-35

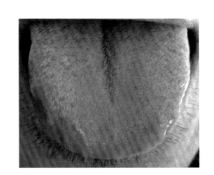

彩图 3-2-36

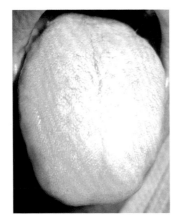

彩图 3-2-37

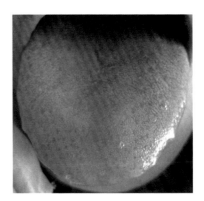

彩图 3-2-38

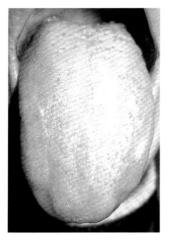

彩图 3-2-39

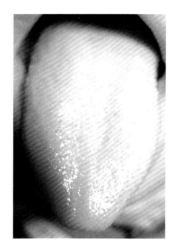

彩图 3-2-40

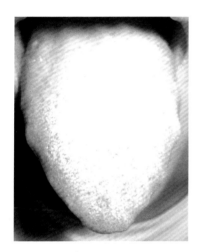

彩图 3-2-41

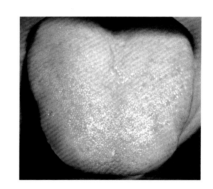

彩图 3-2-42

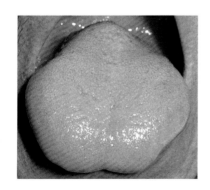

彩图 3-2-43

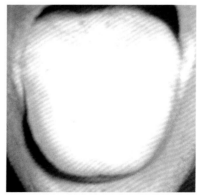

彩图 3-2-44

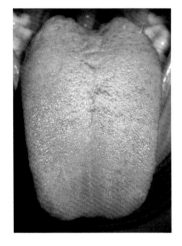

彩图 3-2-45

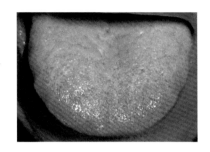

彩图 3-2-46

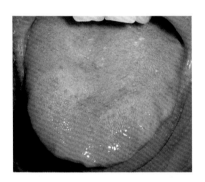

彩图 3-2-47

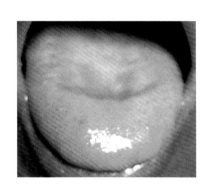

彩图 3-2-48

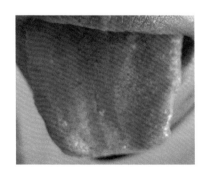

彩图 3-2-49

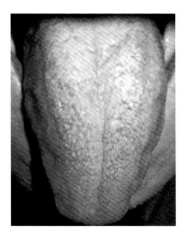

彩图 3-2-50

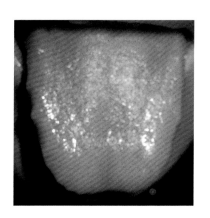

彩图 3-2-51

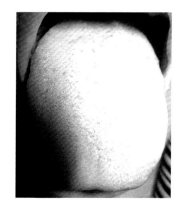

彩图 3-2-52

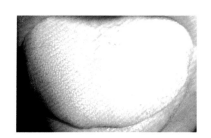

彩图 3-2-53

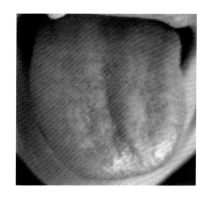

彩图 3-2-54

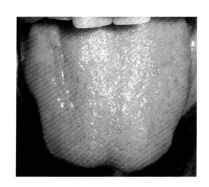

彩图 3-2-55

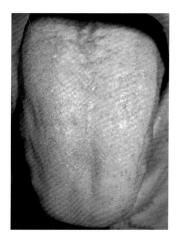

彩图 3-2-56

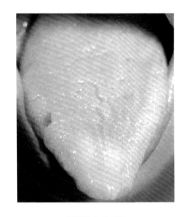

彩图 3-2-57

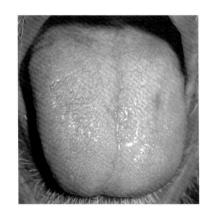

彩图 3-2-58

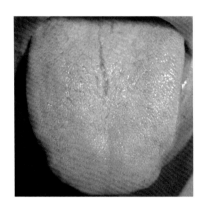

彩图 3-2-59

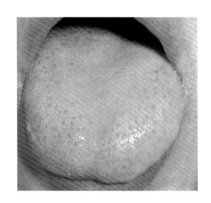

彩图 3-2-60

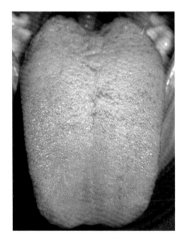

彩图 3-2-61

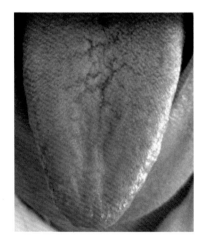

彩图 3-3-1

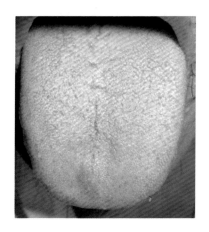

彩图 3-3-2

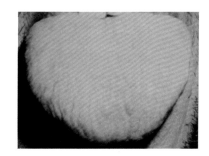

彩图 3-3-3

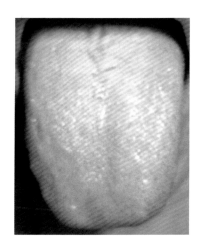

彩图 3-3-4

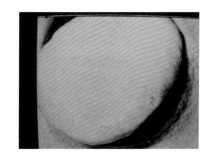

彩图 3-3-5

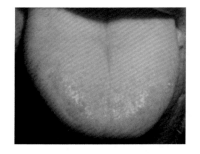

彩图 3-3-6

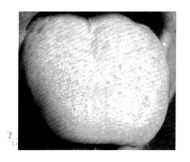

彩图 3-3-7

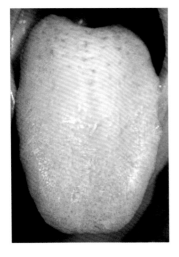

彩图 3-3-8

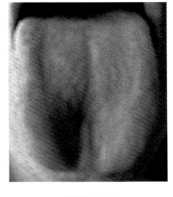

彩图 3-3-9

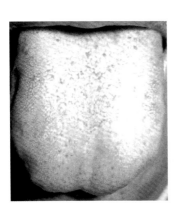

彩图 3-3-10

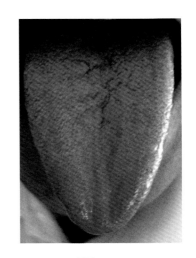

彩图 3-3-11

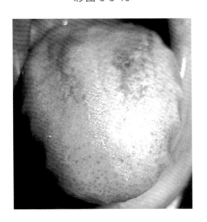

彩图 3-3-12

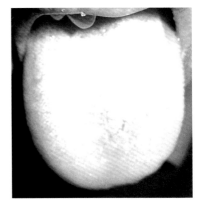

彩图 3-3-13

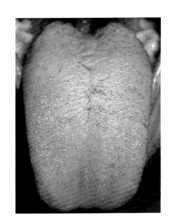

彩图 3-3-14

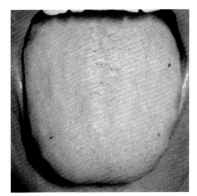

彩图 3-3-15

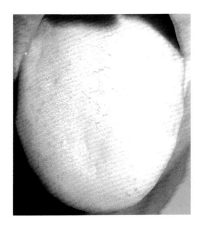

彩图 3-3-16

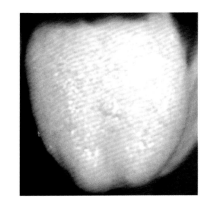

彩图 3-3-17

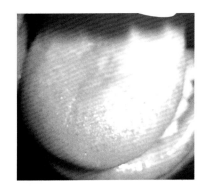

彩图 3-3-18

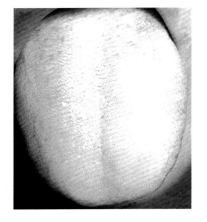

彩图 3-3-19

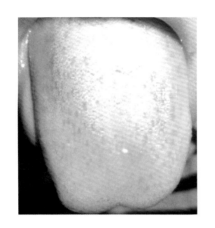

彩图 3-3-20

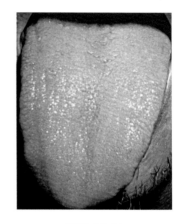

彩图 3-3-21

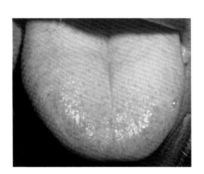

彩图 3-3-22

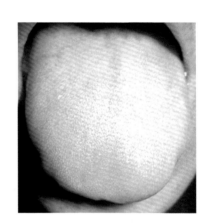

彩图 3-3-23

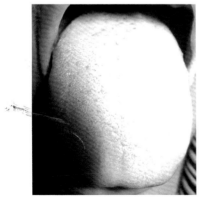

彩图 3-3-24

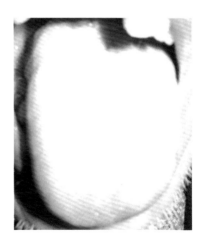

彩图 3-3-25

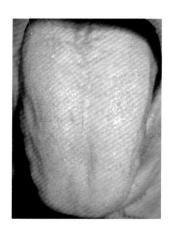

彩图 3-3-26

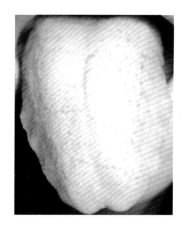

彩图 3-3-27

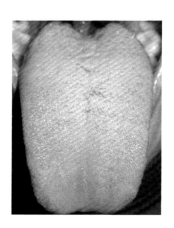

彩图 3-3-28

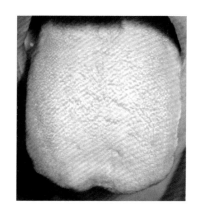

彩图 3-3-29

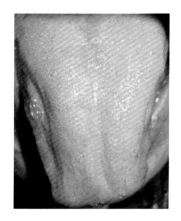

彩图 3-3-30

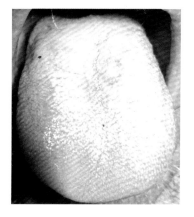

彩图 3-3-31

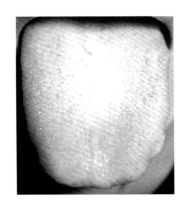

彩图 3-3-32

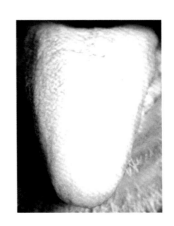

彩图 3-3-33

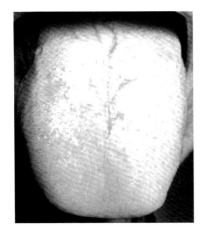

彩图 3-3-34

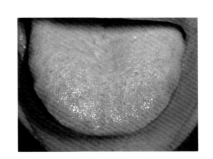

彩图 3-3-35

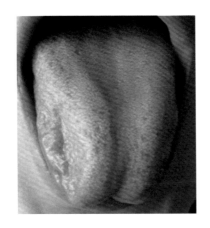

彩图 3-3-36

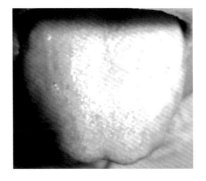

彩图 3-3-37

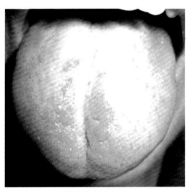

彩图 3-3-38

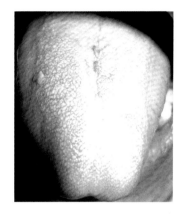

彩图 3-3-39

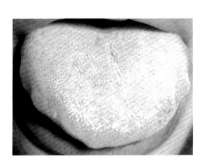

彩图 3-3-40

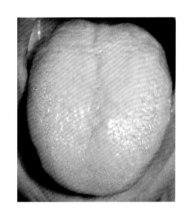

彩图 3-3-41

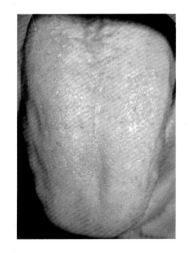

彩图 3-3-42

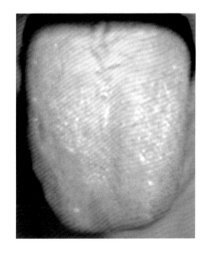

彩图 3-3-43

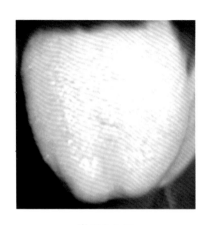

彩图 3-3-44

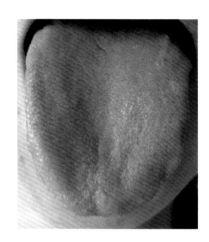

彩图 3-3-45

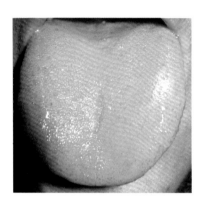

彩图 3-3-46

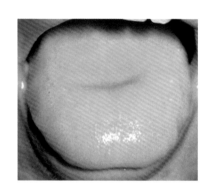

彩图 3-3-47

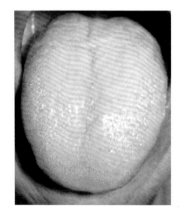

彩图 3-3-48

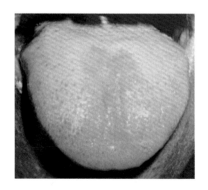

彩图 3-3-49

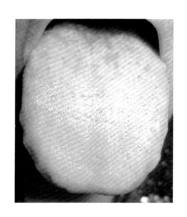

彩图 3-3-50

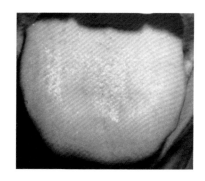

彩图 3-3-51

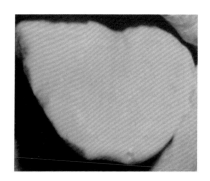

彩图 3-3-52

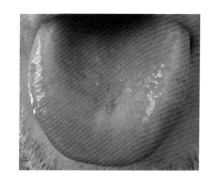

彩图 3-3-53

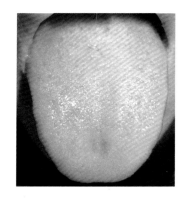

彩图 3-3-54

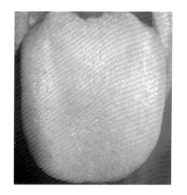

彩图 3-3-55

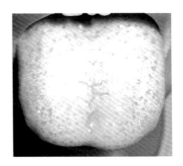

彩图 3-3-57

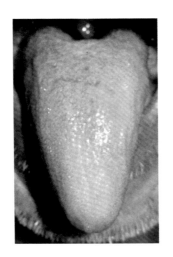

彩图 3-3-56

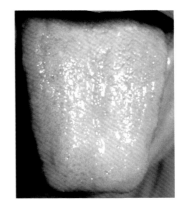

彩图 3-3-58

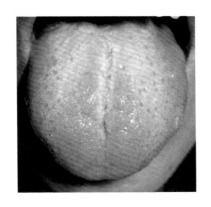

彩图 3-3-59

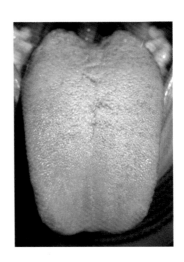

彩图 3-3-60

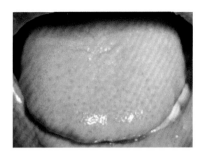

彩图 3-3-61

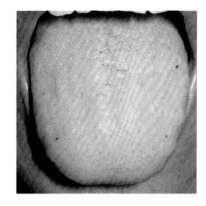

彩图 3-3-62

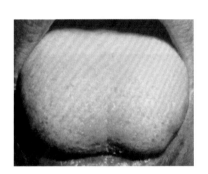

彩图 3-3-63

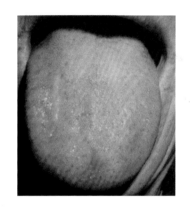

彩图 3-3-64

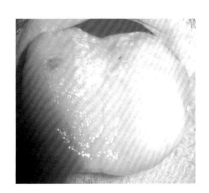

彩图 3-3-65

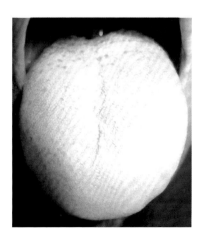

彩图 3-3-66

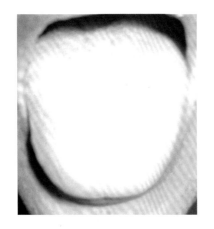

彩图 3-3-67

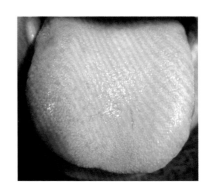

彩图 3-3-68

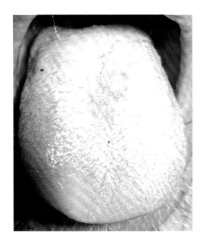

彩图 3-3-69

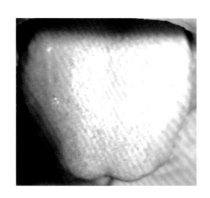

彩图 3-3-70

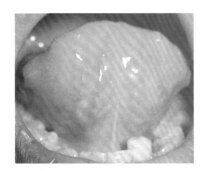

彩图 3-3-71

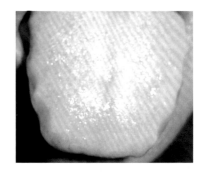

彩图 3-3-72

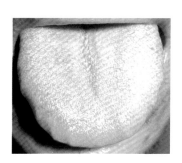

彩图 3-3-73

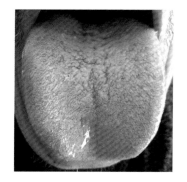

彩图 3-3-74

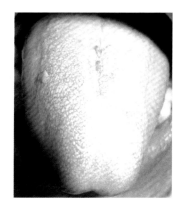

彩图 3-3-75

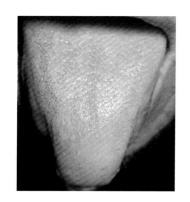

彩图 3-3-76

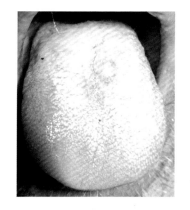

彩图 3-3-77

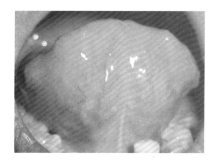

彩图 3-3-78

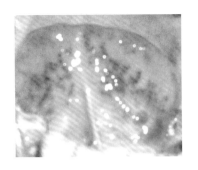

彩图 3-3-79

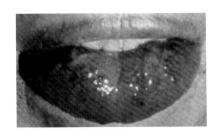

彩图 3-3-80

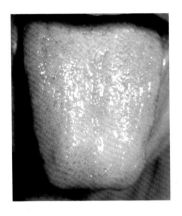

彩图 3-3-81

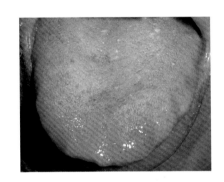

彩图 3-3-82

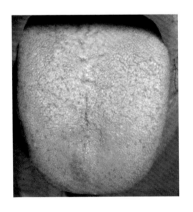

彩图 3-3-83

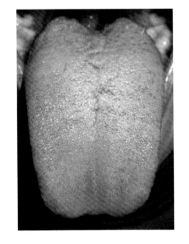

彩图 3-3-84

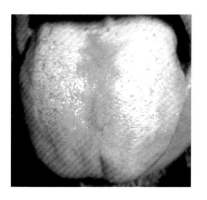

彩图 3-3-85

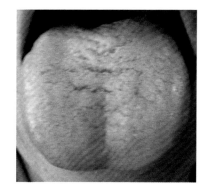

彩图 3-3-86

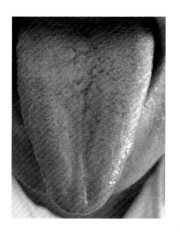

彩图 3-3-87

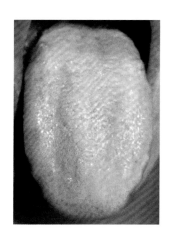

彩图 3-3-88

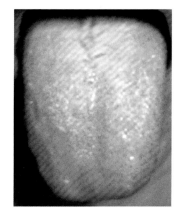

彩图 3-3-89

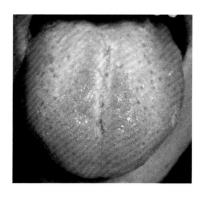

彩图 3-3-90

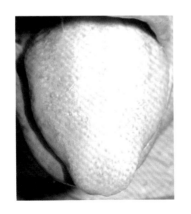

彩图 3-3-91

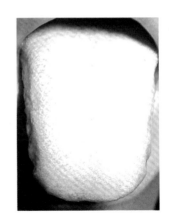

彩图 3-4-1

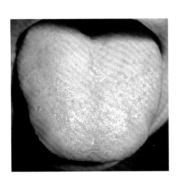

彩图 3-4-2

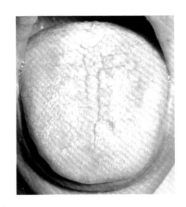

彩图 3-4-3

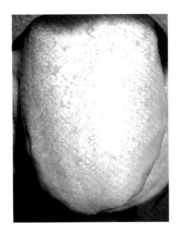

彩图 3-4-4

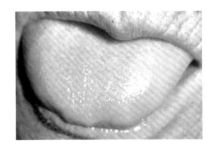

彩图 3-4-5

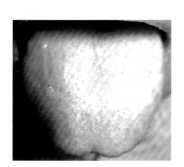

彩图 3-4-6

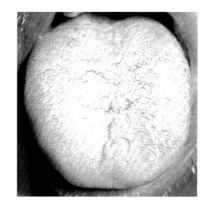

彩图 3-4-7

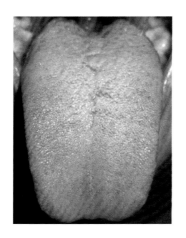

彩图 3-4-8

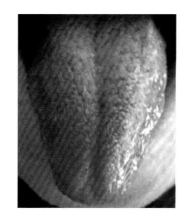

彩图 3-4-9

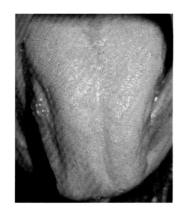

彩图 3-4-10

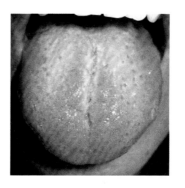

彩图 3-4-11

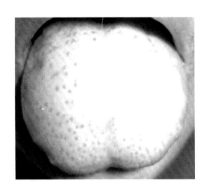

彩图 3-4-12

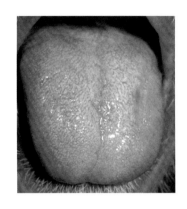

彩图 3-4-13

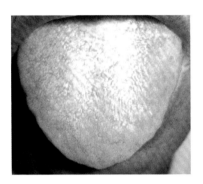

彩图 3-4-14

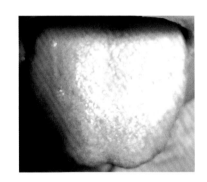

彩图 3-4-15

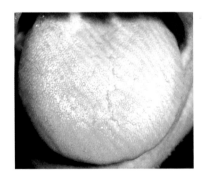

彩图 3-4-16

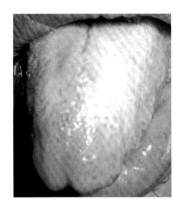

彩图 3-4-17

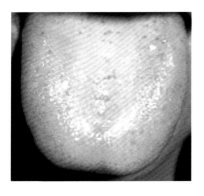

彩图 3-4-18

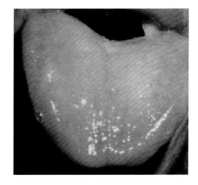

彩图 3-4-19

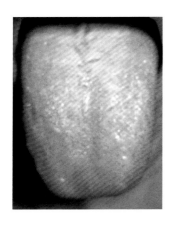

彩图 3-4-20

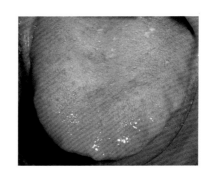

彩图 3-4-21

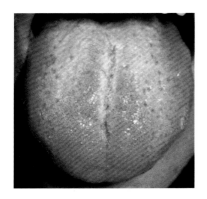

彩图 3-4-22

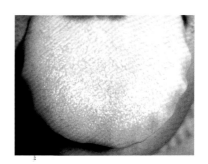

彩图 3-4-23

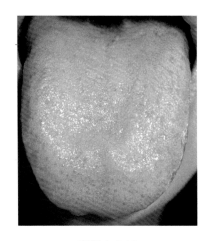

彩图 3-4-24

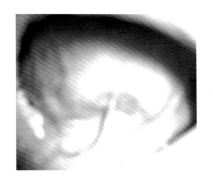

彩图 3-4-25

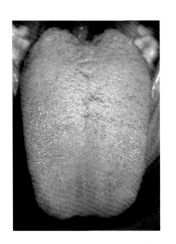

彩图 3-4-26

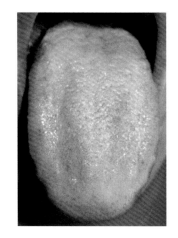

彩图 3-4-27

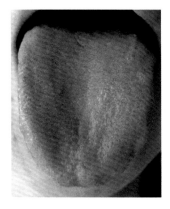

彩图 3-4-28

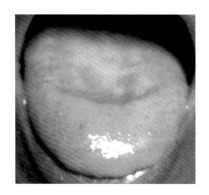

彩图 3-4-29

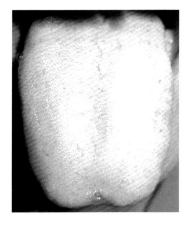

彩图 3-4-30

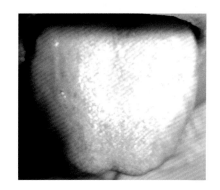

彩图 3-4-31

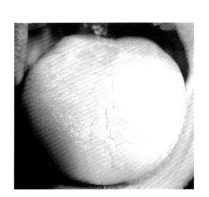

彩图 3-4-32

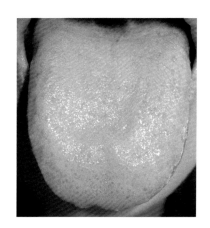

彩图 3-4-33

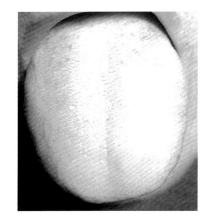

彩图 3-4-34

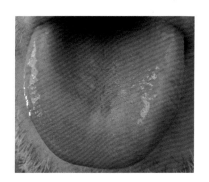

彩图 3-4-35

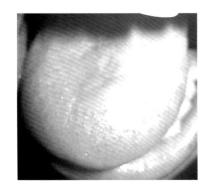

彩图 3-4-36

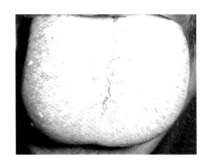

彩图 3-4-37

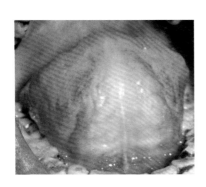

彩图 3-4-38

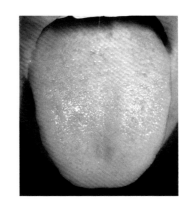

彩图 3-4-39

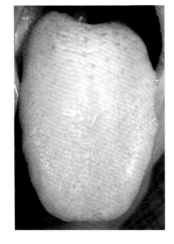

彩图 3-4-40

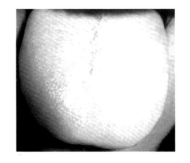

彩图 3-4-41

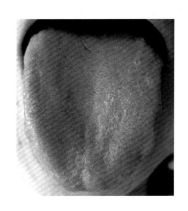

彩图 3-4-42

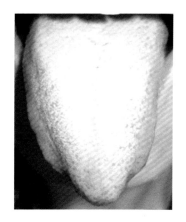

彩图 3-4-43

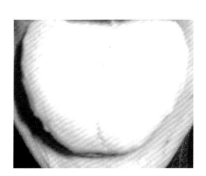

彩图 3-4-44

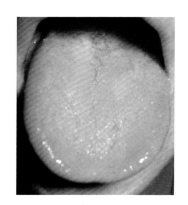

彩图 3-4-45

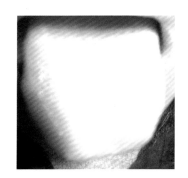

彩图 3-4-46

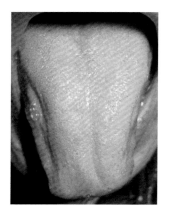

彩图 3-4-47

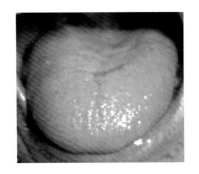

彩图 3-4-48

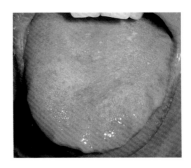

彩图 3-4-49

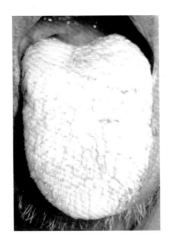

彩图 3-4-50

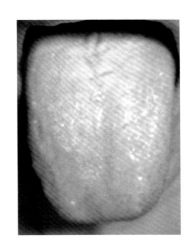

彩图 3-4-51

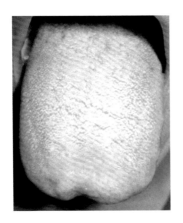

彩图 3-4-52

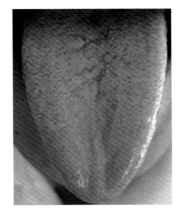

彩图 3-4-53

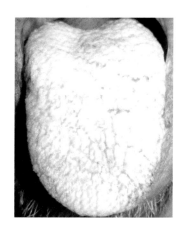

彩图 3-4-54

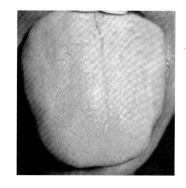

彩图 3-4-55

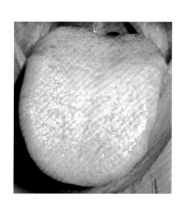

彩图 3-4-56

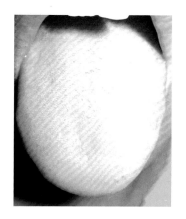

彩图 3-4-57

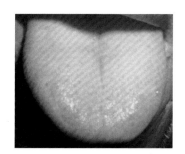

彩图 3-4-58

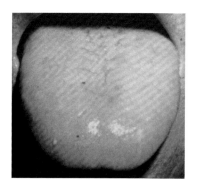

彩图 3-4-59

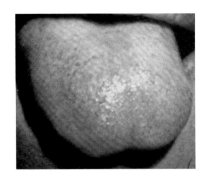

彩图 3-4-60

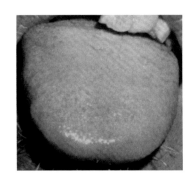

彩图 3-4-61

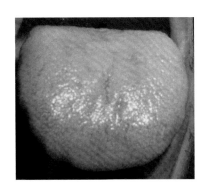

彩图 3-4-62

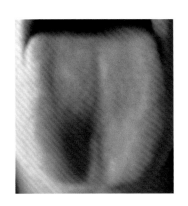

彩图 3-4-63

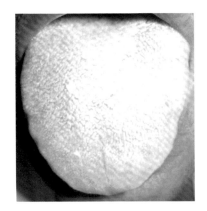

彩图 3-4-64

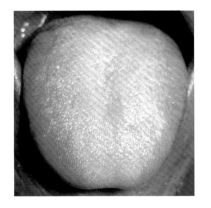

彩图 3-4-65

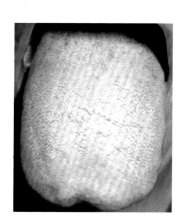

彩图 3-4-66

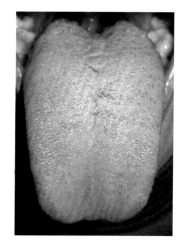

彩图 3-4-67

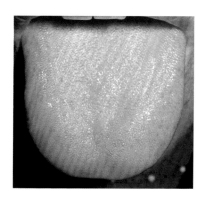

彩图 3-4-68

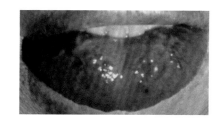

彩图 3-4-69

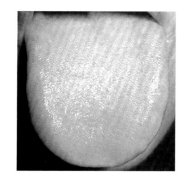

彩图 3-4-70

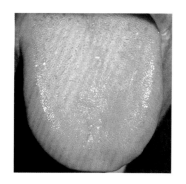

彩图 3-4-71

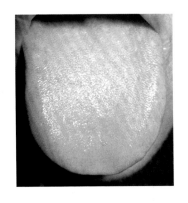

彩图 3-4-72

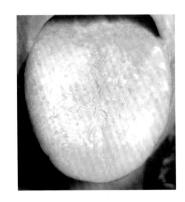

彩图 3-4-73

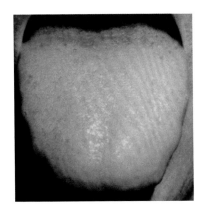

彩图 3-4-74

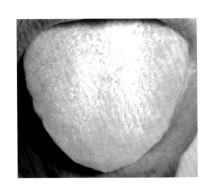

彩图 3-4-75

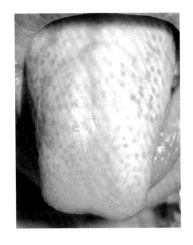

彩图 3-4-76

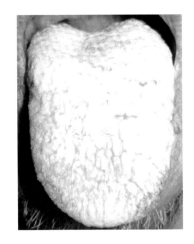

彩图 3-4-77

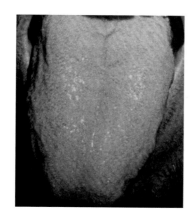

彩图 3-4-78

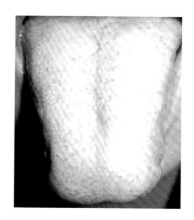

彩图 3-4-79

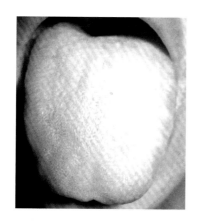

彩图 3-4-80

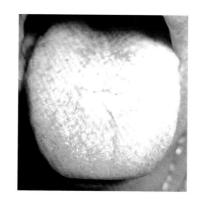

彩图 3-4-81

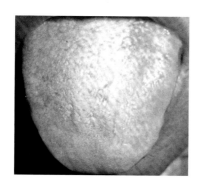

彩图 3-4-82

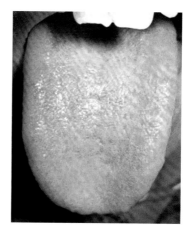

彩图 3-4-83

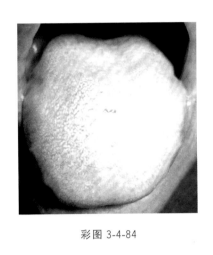

彩图 3-4-84

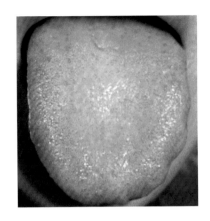

彩图 3-4-85

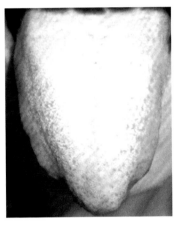

彩图 3-4-86

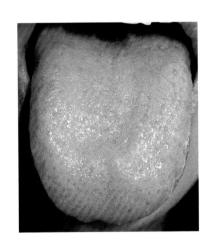

彩图 3-4-87

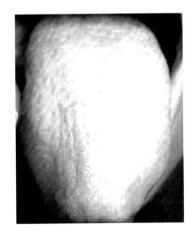

彩图 3-4-88

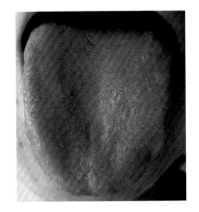

彩图 3-4-89

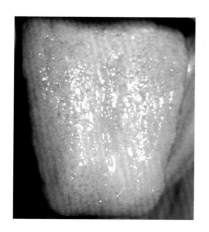

彩图 3-4-90

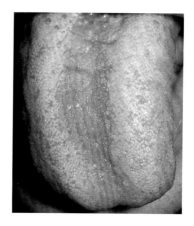

彩图 3-4-91

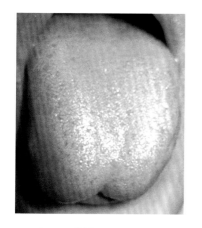

彩图 3-4-92

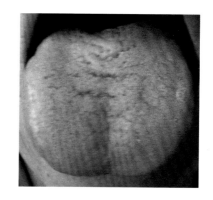

彩图 3-4-93

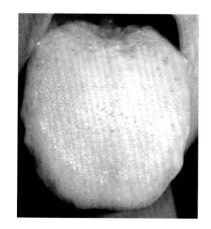

彩图 3-4-94

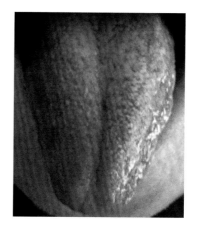

彩图 3-4-95

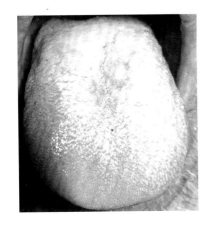

彩图 3-4-96

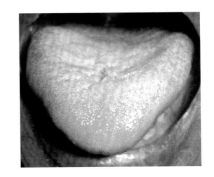

彩图 3-4-97

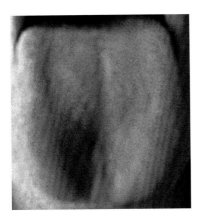

彩图 3-4-98

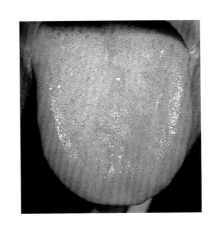

彩图 3-4-99

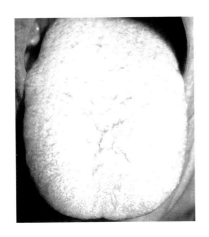

彩图 3-4-100

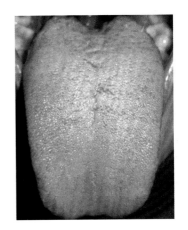

彩图 3-4-101

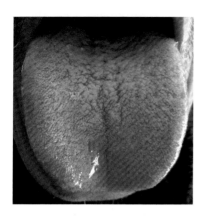

彩图 3-4-102

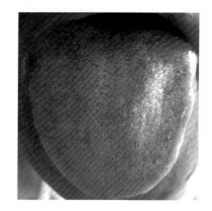

彩图 3-4-103

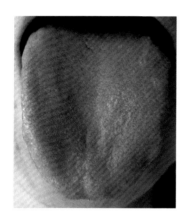

彩图 3-4-104

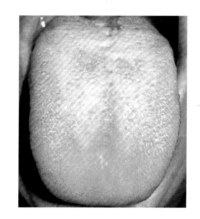

彩图 3-4-105

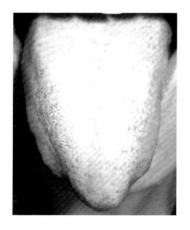

彩图 3-4-106

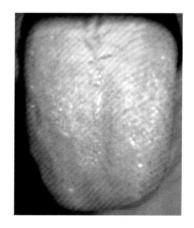

彩图 3-4-107

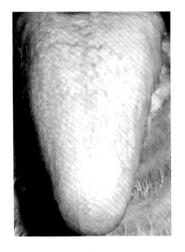

彩图 3-4-108

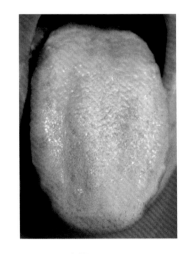

彩图 3-4-109

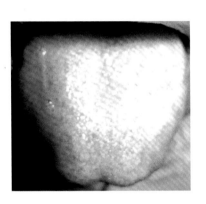

彩图 3-4-110

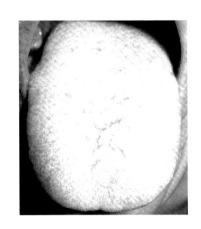

彩图 3-4-111

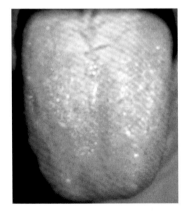

彩图 3-4-112

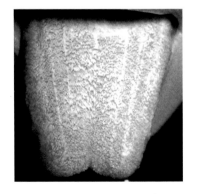

彩图 3-4-113

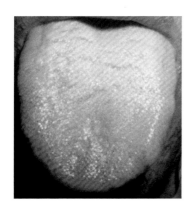

彩图 3-4-114

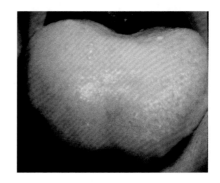

彩图 3-4-115

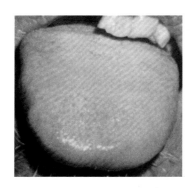

彩图 3-4-116

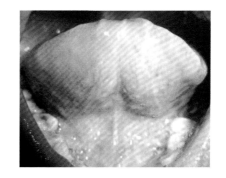

彩图 3-4-117

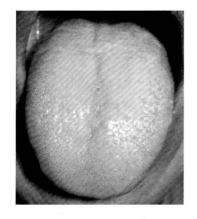

彩图 3-4-118

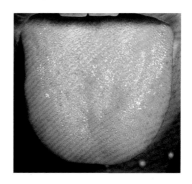

彩图 3-4-119

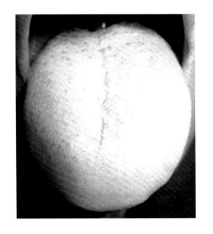

彩图 3-4-120

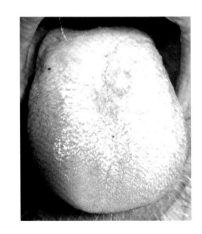

彩图 3-4-121

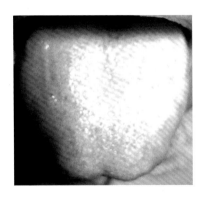

彩图 3-4-122

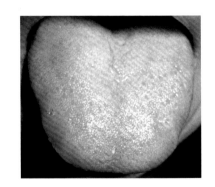

彩图 3-4-123

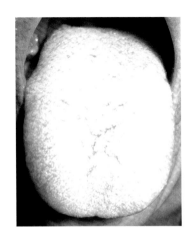

彩图 3-4-124

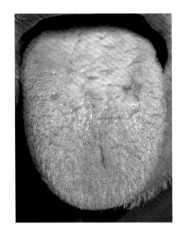

彩图 3-4-125

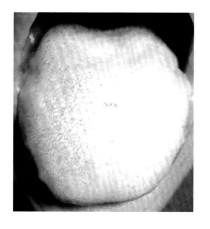

彩图 3-4-126

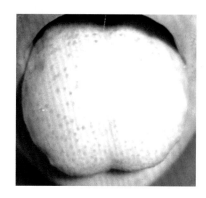

彩图 3-4-127

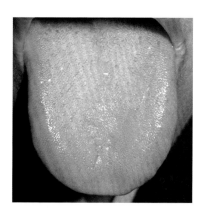

彩图 3-4-128

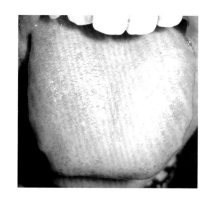

彩图 3-4-129

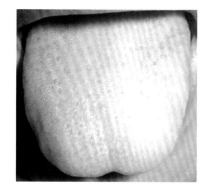

彩图 3-4-130

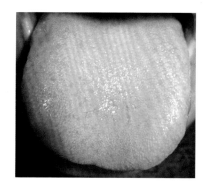

彩图 3-4-131

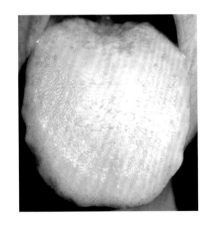

彩图 3-4-132

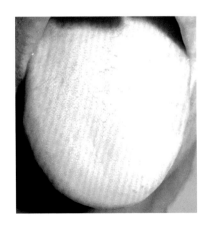

彩图 3-5-1

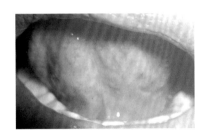

彩图 3-5-2

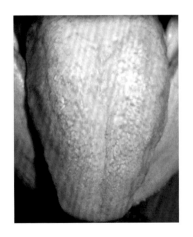

彩图 3-5-3

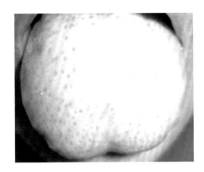

彩图 3-5-4

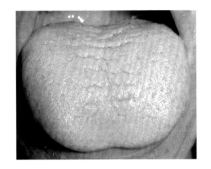

彩图 3-5-5

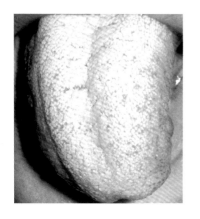

彩图 3-5-6

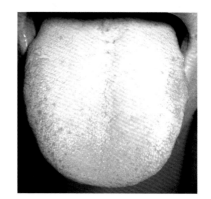

彩图 3-5-7

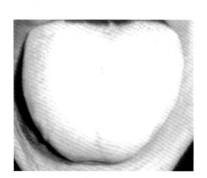

彩图 3-5-8

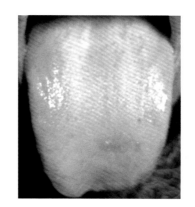

彩图 3-5-9

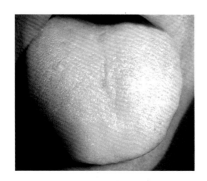

彩图 3-5-10

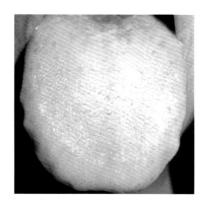

彩图 3-5-11

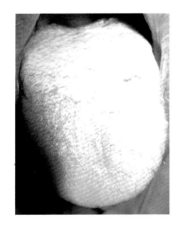

彩图 3-5-12

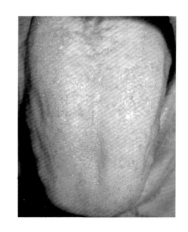

彩图 3-5-13

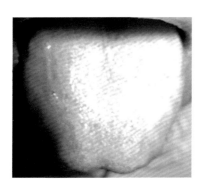

彩图 3-5-14

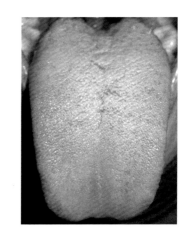

彩图 3-5-15

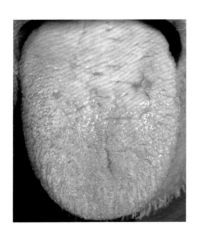

彩图 3-5-16

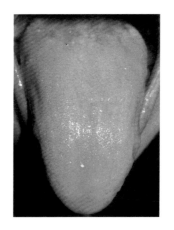

彩图 3-5-17

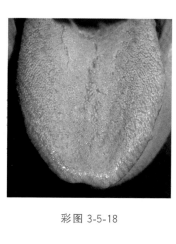

彩图 3-5-18

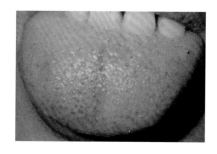

彩图 3-6-1

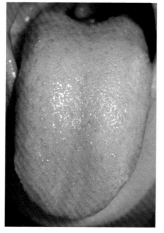

彩图 3-6-2

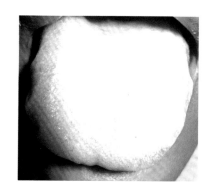

彩图 3-6-3

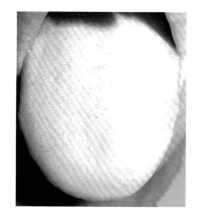

彩图 3-6-4

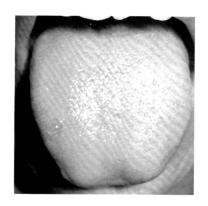

彩图 3-6-5

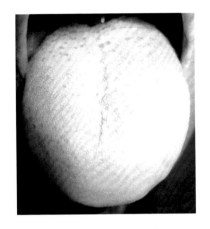

彩图 3-6-6

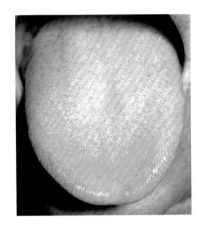

彩图 3-6-7

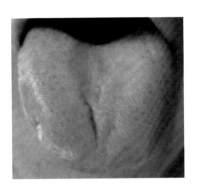

彩图 3-6-8

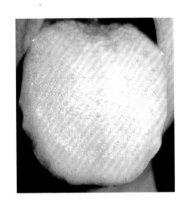

彩图 3-6-9

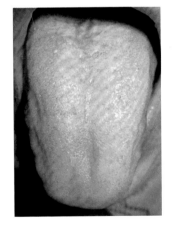

彩图 3-6-10

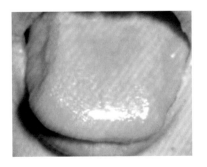

彩图 3-6-11

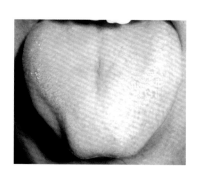

彩图 3-6-12

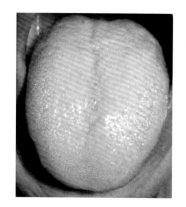

彩图 3-6-13

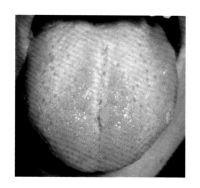

彩图 3-6-14

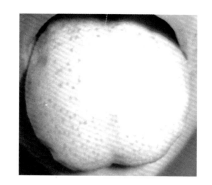

彩图 3-6-15

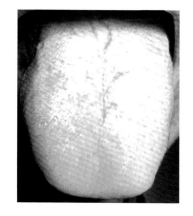

彩图 3-6-16

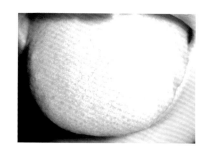

彩图 3-6-17

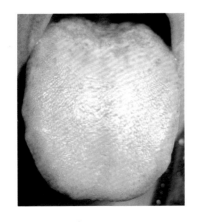

彩图 3-6-18

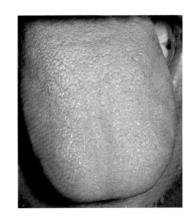

彩图 3-6-19

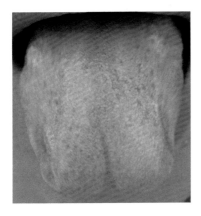

彩图 3-6-20

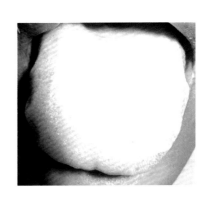

彩图 3-6-21

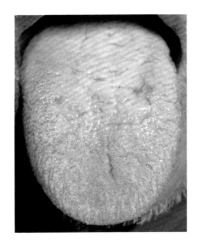

彩图 3-6-22

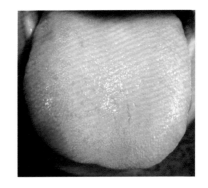

彩图 3-6-23

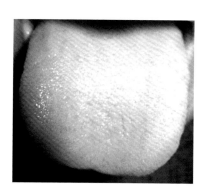

彩图 3-6-24

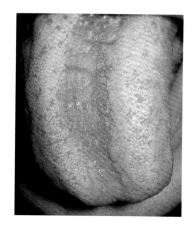

彩图 3-6-25

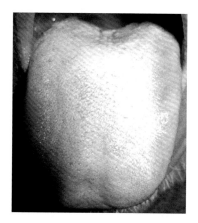

彩图 3-6-26

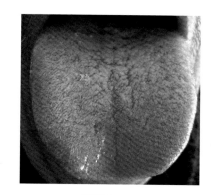

彩图 3-6-27

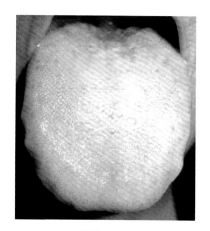

彩图 3-6-28

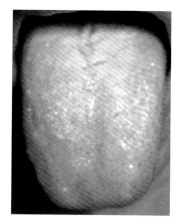

彩图 3-6-29

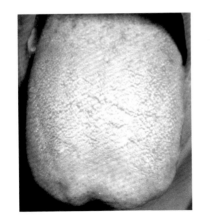

彩图 3-6-30

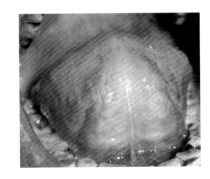

彩图 3-6-31

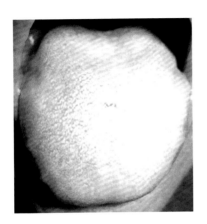

彩图 3-6-32

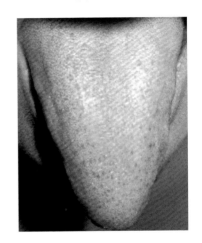

彩图 3-6-33

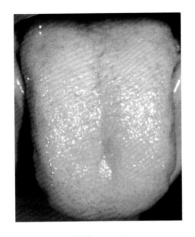

彩图 3-6-34

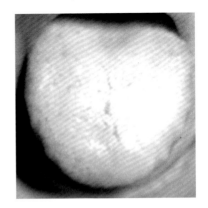

彩图 3-6-35

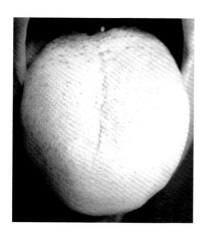

彩图 3-6-36

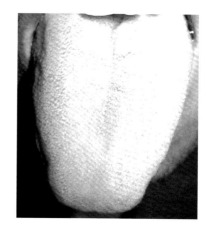

彩图 3-6-37

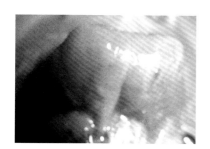

彩图 3-6-38

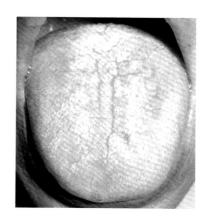

彩图 3-6-39

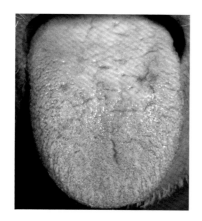

彩图 3-6-40

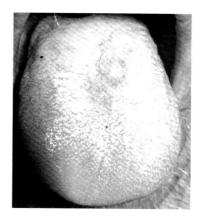

彩图 3-6-41

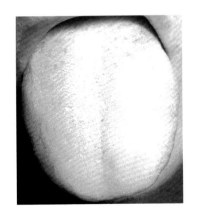

彩图 3-6-42

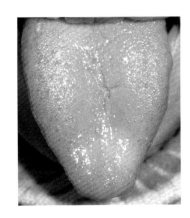

彩图 3-6-43

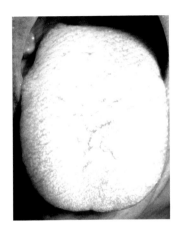

彩图 3-6-44

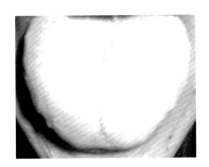

彩图 3-7-1

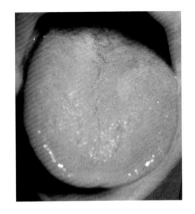

彩图 3-7-2

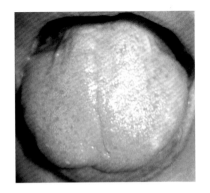

彩图 3-7-3

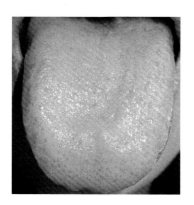

彩图 3-7-4

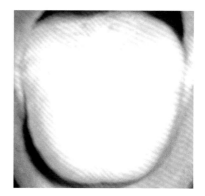

彩图 3-7-5

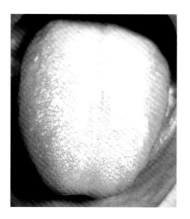

彩图 3-7-6

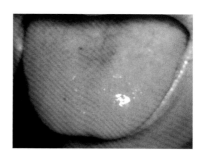

彩图 3-7-7

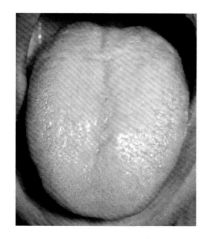

彩图 3-7-8

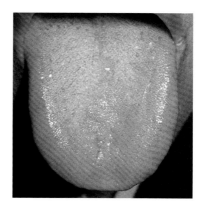

彩图 3-7-9

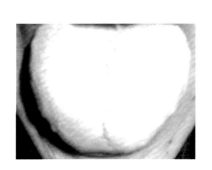

彩图 3-7-10

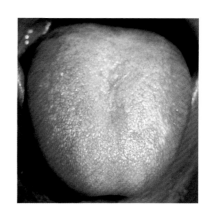

彩图 3-7-11

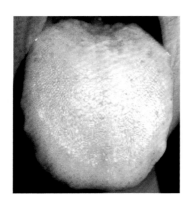

彩图 3-7-12

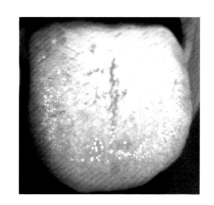

彩图 3-7-13

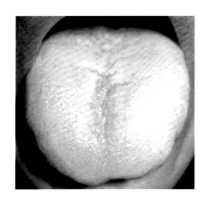

彩图 3-7-14

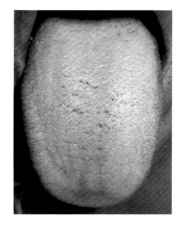

彩图 3-7-15

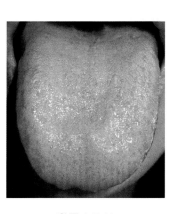

彩图 3-7-16

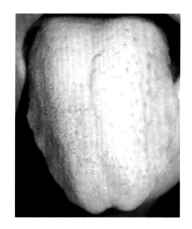

彩图 3-7-17

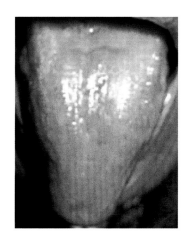

彩图 3-7-18

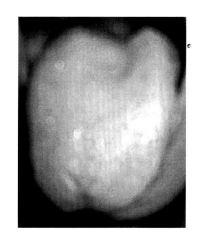

彩图 3-7-19

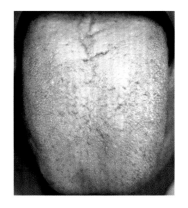

彩图 3-7-20

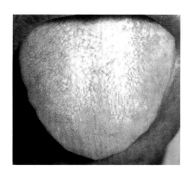

彩图 3-7-21

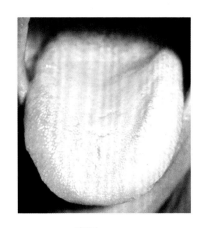

彩图 3-7-22

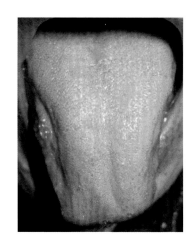

彩图 3-7-23

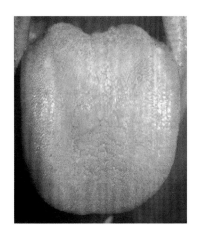

彩图 3-7-24

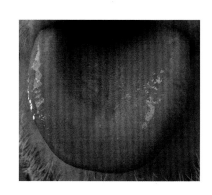

彩图 3-7-25

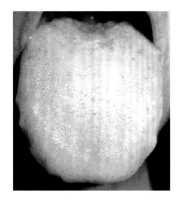

彩图 3-7-26

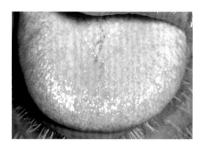

彩图 3-7-27

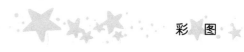
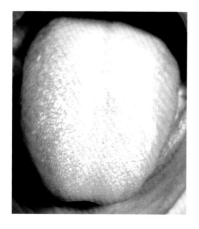

彩图 3-7-28

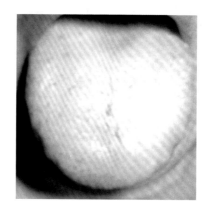

彩图 3-7-29

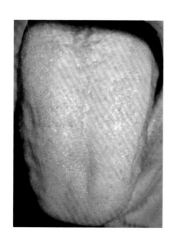

彩图 3-7-30

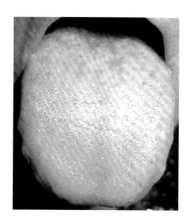

彩图 3-7-31

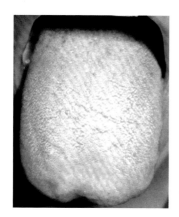

彩图 3-7-32

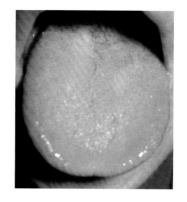

彩图 3-7-33

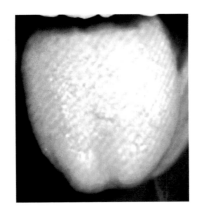

彩图 3-7-34

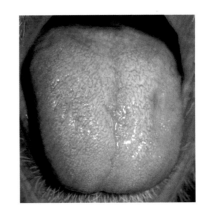

彩图 3-7-35

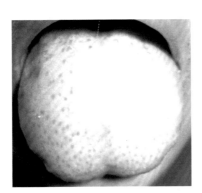

彩图 3-7-36

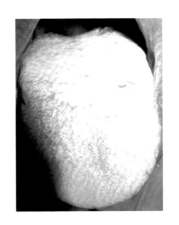

彩图 3-7-37

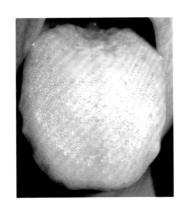

彩图 3-7-38

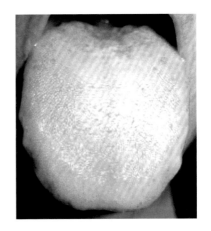

彩图 3-7-39

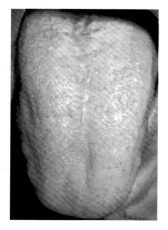

彩图 3-7-40

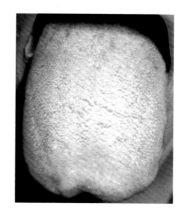

彩图 3-7-41

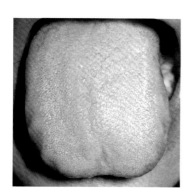

彩图 3-7-42

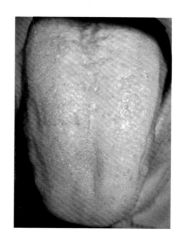

彩图 3-7-43

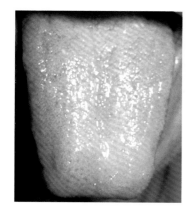

彩图 3-7-44

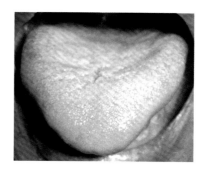

彩图 3-7-45

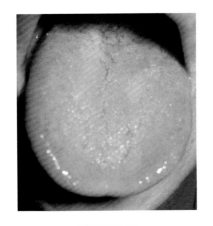

彩图 3-7-46

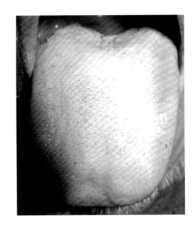

彩图 3-7-47

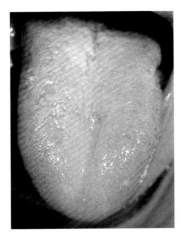

彩图 3-7-48

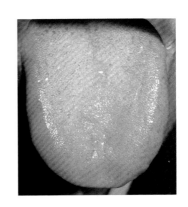

彩图 3-7-49

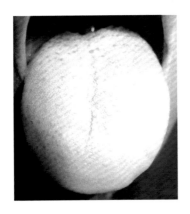

彩图 3-7-50

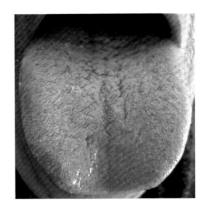

彩图 3-7-51

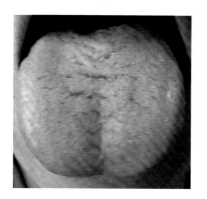

彩图 3-7-52

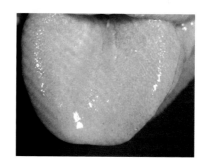

彩图 3-7-53

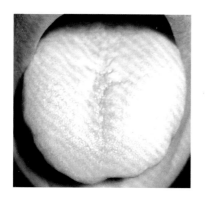

彩图 3-7-54

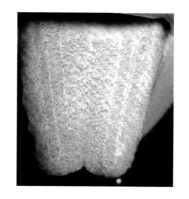

彩图 3-7-55

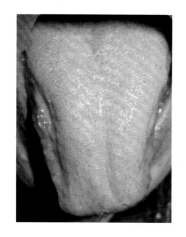

彩图 3-7-56

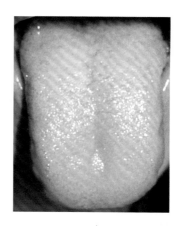

彩图 3-7-57

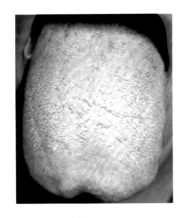

彩图 3-7-58

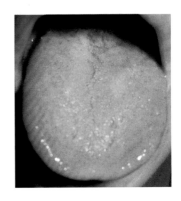

彩图 3-7-59

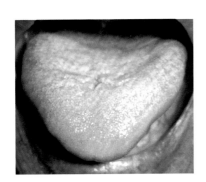

彩图 3-7-60

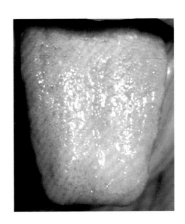

彩图 3-7-61

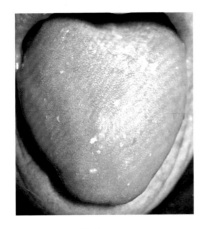

彩图 3-7-62

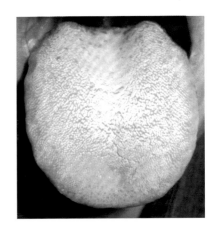

彩图 3-7-63

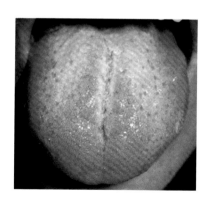

彩图 3-7-64

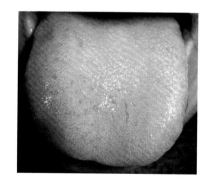

彩图 3-7-65

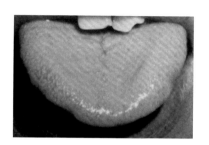

彩图 3-7-66

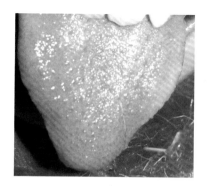

彩图 3-7-67

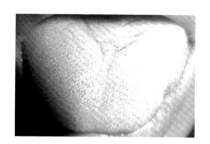

彩图 3-7-68

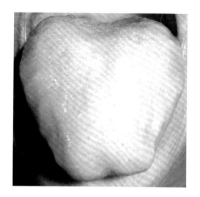

彩图 3-7-69

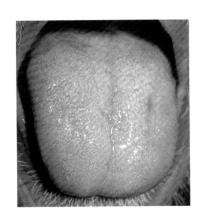

彩图 3-7-70

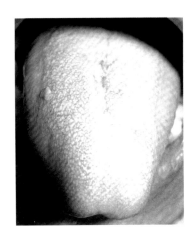

彩图 3-7-71

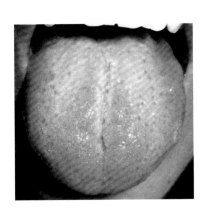

彩图 3-7-72

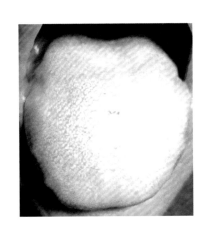

彩图 3-7-73

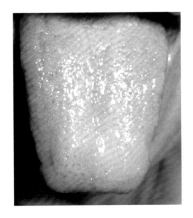

彩图 3-7-74

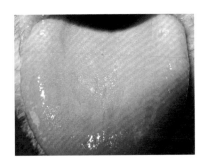

彩图 3-7-75

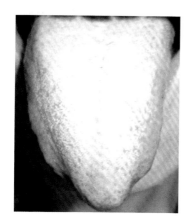

彩图 3-7-76

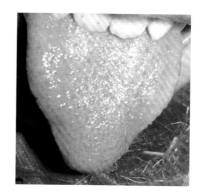

彩图 3-7-77

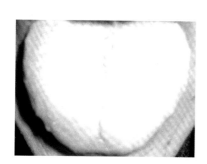

彩图 3-7-78

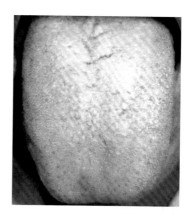

彩图 3-7-79

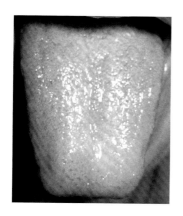

彩图 3-7-80

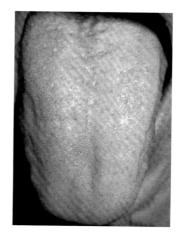

彩图 3-7-81

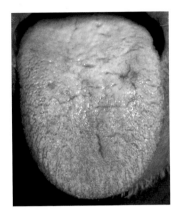

彩图 3-7-82

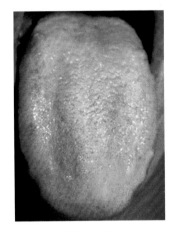

彩图 3-7-83

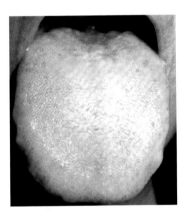

彩图 3-7-84

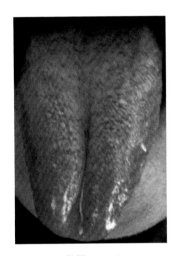

彩图 3-7-85

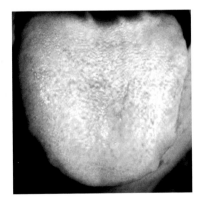

彩图 3-7-86

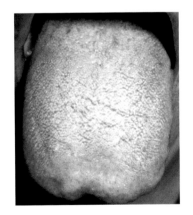

彩图 3-7-87

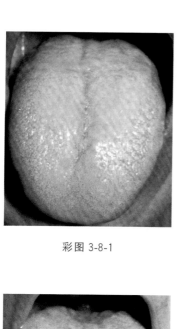

彩图 3-8-1

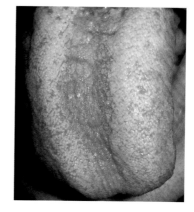

彩图 3-8-2

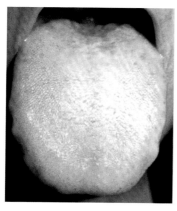

彩图 3-8-3

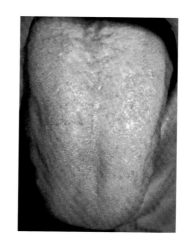

彩图 3-8-4

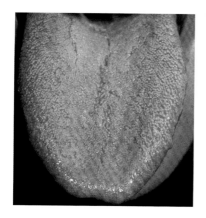

彩图 3-8-5

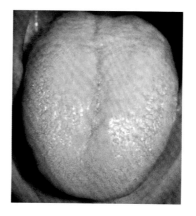

彩图 3-8-6

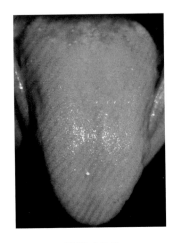

彩图 3-8-7

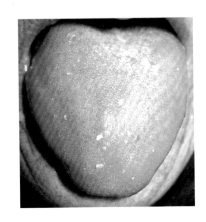

彩图 3-8-8

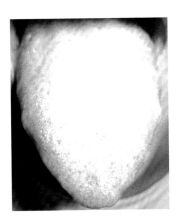

彩图 3-8-9

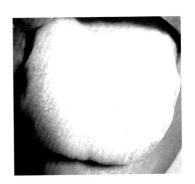

彩图 3-8-10

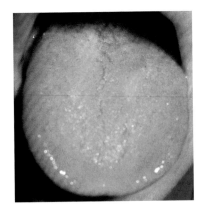

彩图 3-8-11

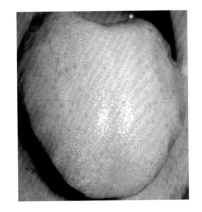

彩图 3-8-12

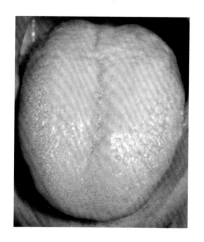

彩图 3-8-13

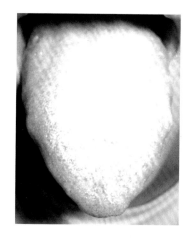

彩图 3-8-14

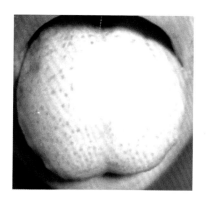

彩图 3-8-15

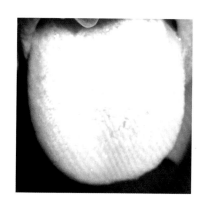

彩图 3-8-16

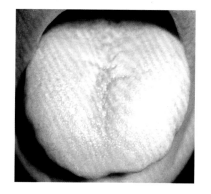

彩图 3-8-17

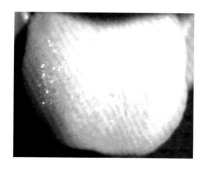

彩图 3-8-18

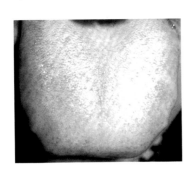

彩图 3-8-19

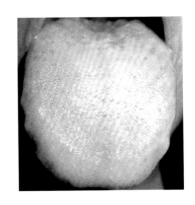

彩图 3-8-20

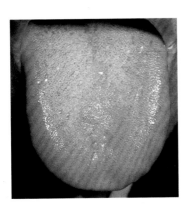

彩图 3-8-21

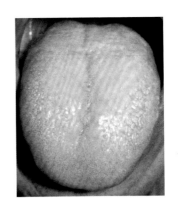

彩图 3-8-22

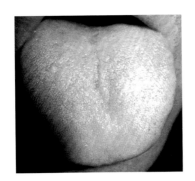

彩图 3-8-23

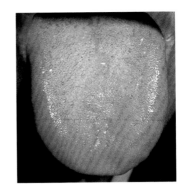

彩图 3-8-24

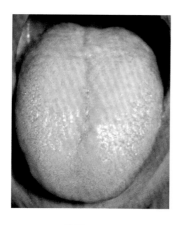

彩图 3-8-25

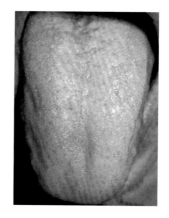

彩图 3-8-26

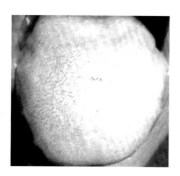

彩图 3-8-27

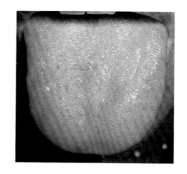

彩图 3-8-28

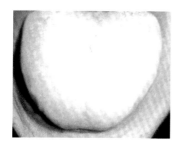

彩图 3-8-29

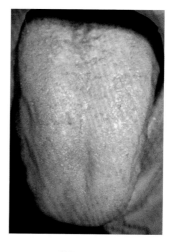

彩图 3-8-30

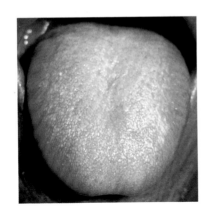

彩图 3-8-31

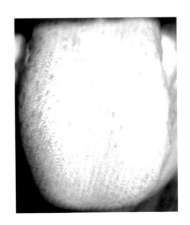

彩图 3-8-32

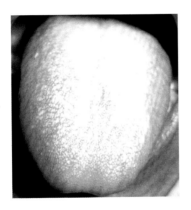

彩图 3-8-33

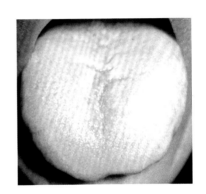

彩图 3-8-34

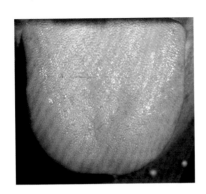

彩图 3-8-35

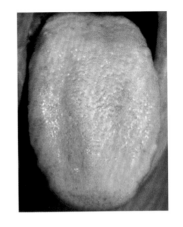

彩图 3-8-36

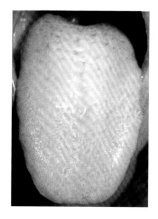

彩图 3-8-37

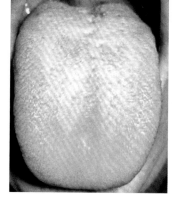

彩图 3-8-38

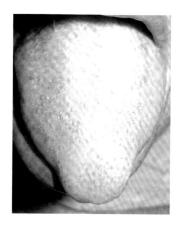

彩图 3-8-39

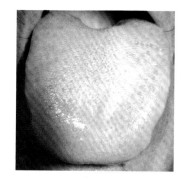

彩图 3-8-40

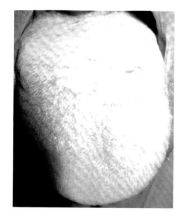

彩图 3-8-41

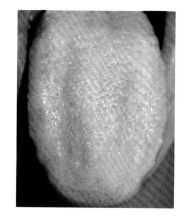

彩图 3-8-42

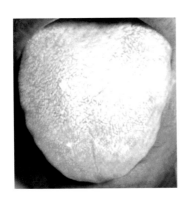

彩图 3-8-43

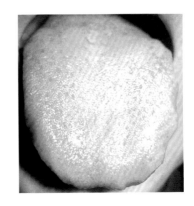

彩图 3-8-44

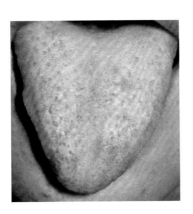

彩图 3-8-45

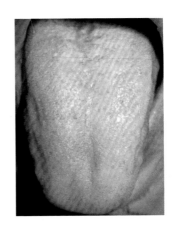

彩图 3-8-46

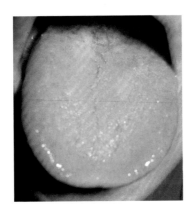

彩图 3-8-47

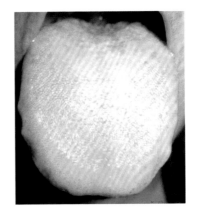

彩图 3-8-48

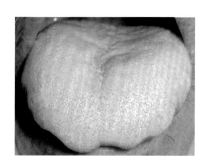

彩图 3-8-49

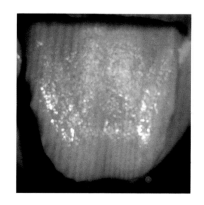

彩图 3-8-50

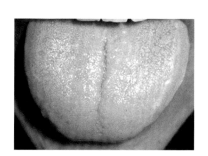

彩图 3-8-51

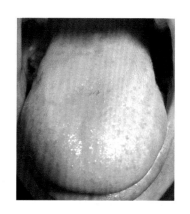

彩图 3-9-1

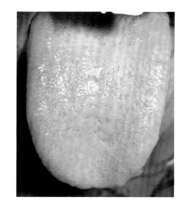

彩图 3-9-2

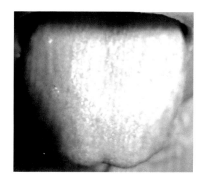

彩图 3-9-3

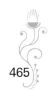

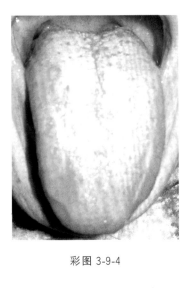

彩图 3-9-4

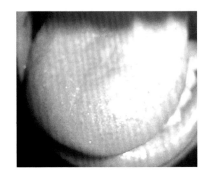

彩图 3-9-5

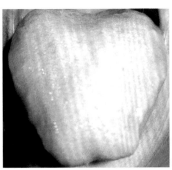

彩图 3-9-6

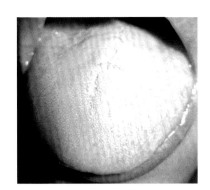

彩图 3-9-7

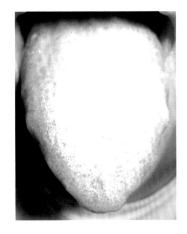

彩图 3-9-8

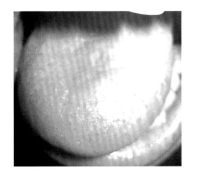

彩图 3-9-9

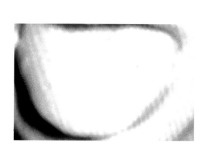

彩图 3-9-10

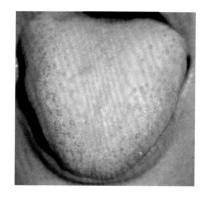

彩图 3-9-11

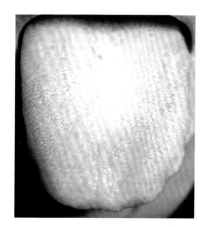

彩图 3-9-12

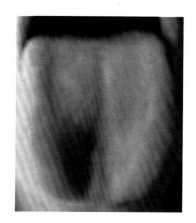

彩图 3-9-13

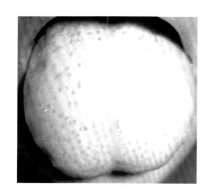

彩图 3-9-14

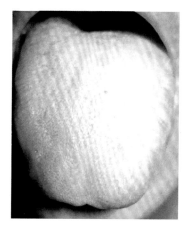

彩图 3-9-15

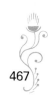

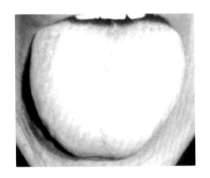

彩图 3-9-16

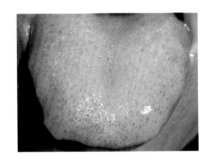

彩图 3-9-17

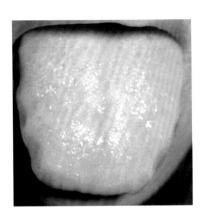

彩图 3-9-18

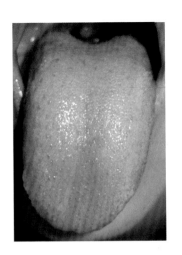

彩图 3-9-19

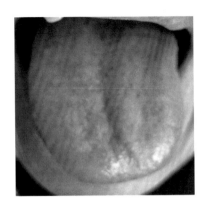

彩图 3-9-20

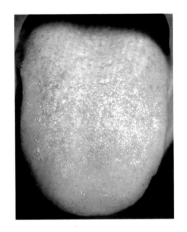

彩图 3-9-21

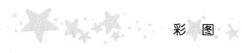

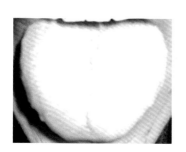

彩图 3-9-22

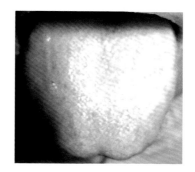

彩图 3-9-23

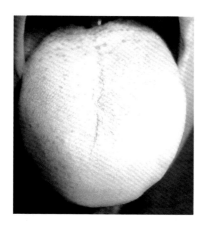

彩图 3-9-24

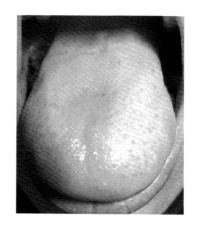

彩图 3-9-25

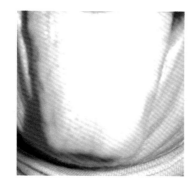

彩图 3-9-26

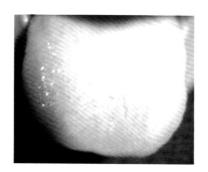

彩图 3-9-27

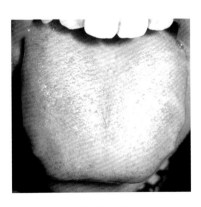

彩图 3-9-28

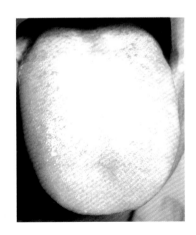

彩图 3-9-29

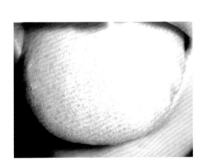

彩图 3-9-30

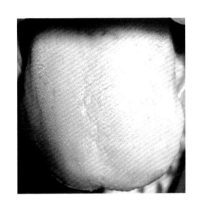

彩图 3-9-31

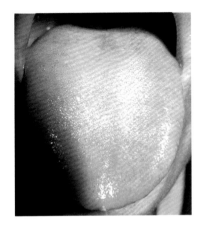

彩图 3-9-32

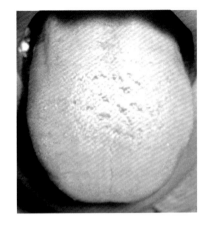

彩图 3-9-33

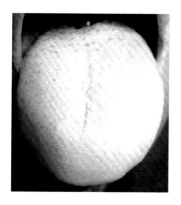

彩图 3-9-34

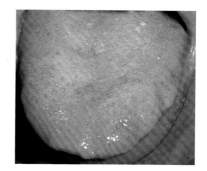

彩图 3-9-35

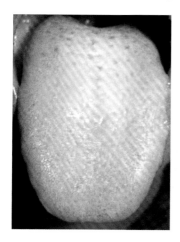

彩图 3-9-36

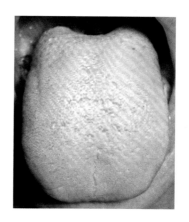

彩图 3-9-37

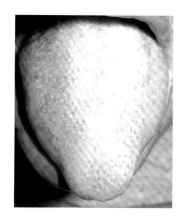

彩图 3-9-38

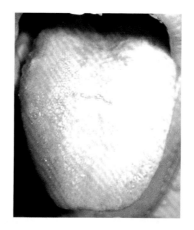

彩图 3-9-39

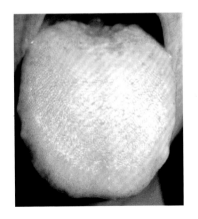

彩图 3-9-40

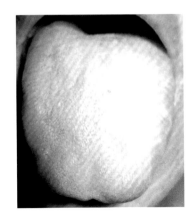

彩图 3-9-41

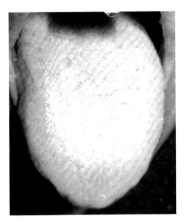

彩图 3-9-42

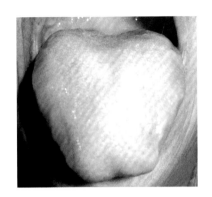

彩图 3-9-43

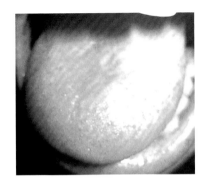

彩图 3-9-44

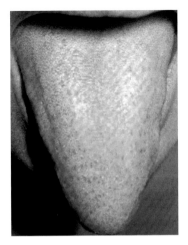

彩图 3-9-45

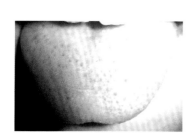

彩图 3-9-46

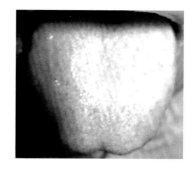

彩图 3-9-47

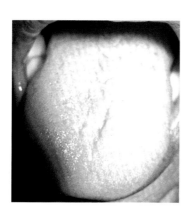

彩图 3-9-48

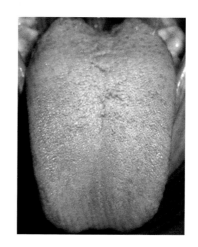

彩图 3-9-49

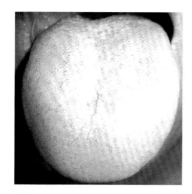

彩图 3-9-50

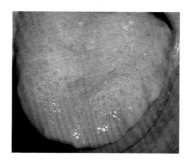

彩图 3-9-51

473

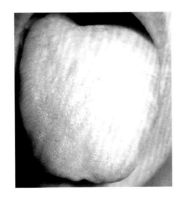

彩图 3-9-52

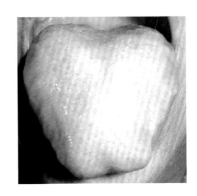

彩图 3-9-53

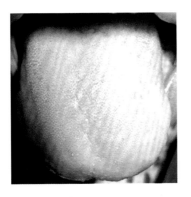

彩图 3-9-54

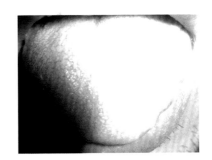

彩图 3-9-55

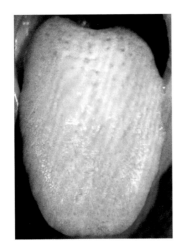

彩图 3-9-56

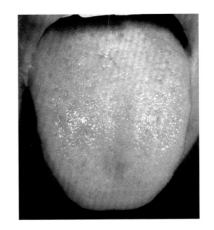

彩图 3-9-57

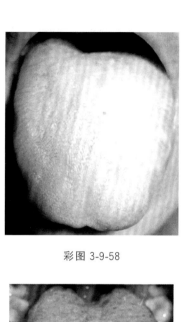

彩图 3-9-58

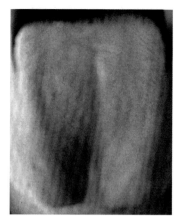

彩图 3-9-59

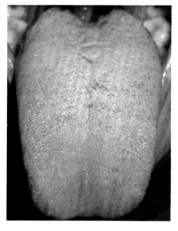

彩图 3-9-60

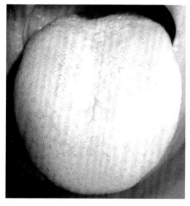

彩图 3-9-61

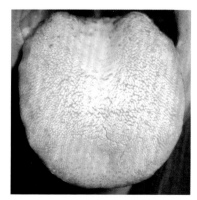

彩图 3-9-62

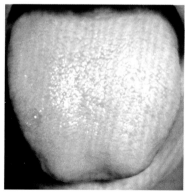

彩图 3-9-63

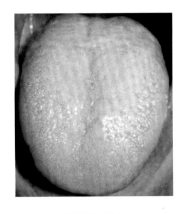

彩图 3-10-1

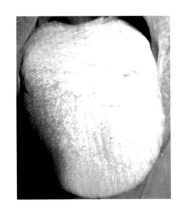

彩图 3-10-2

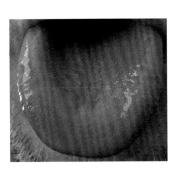

彩图 3-10-3

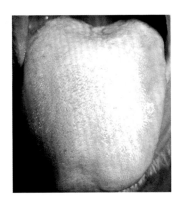

彩图 3-10-4

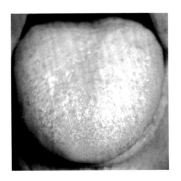

彩图 3-10-5

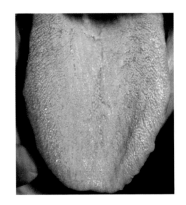

彩图 3-10-6

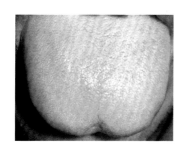

彩图 3-10-7

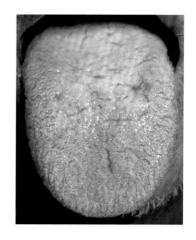

彩图 3-10-8

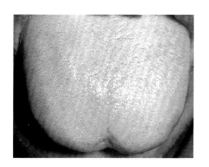

彩图 3-10-9

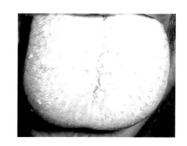

彩图 3-10-10

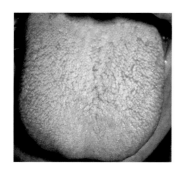

彩图 3-10-11

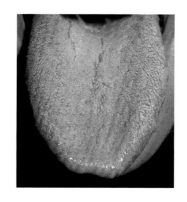

彩图 3-10-12

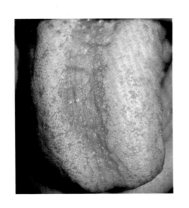

彩图 3-10-13

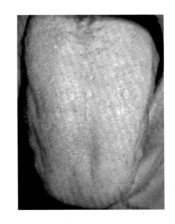

彩图 3-10-14

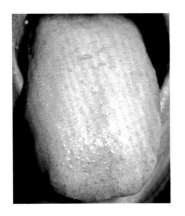

彩图 3-10-15

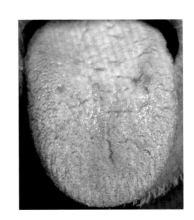

彩图 3-10-16

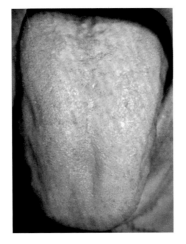

彩图 3-10-17

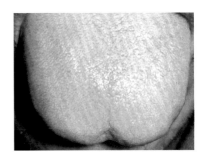

彩图 3-10-18

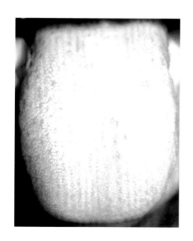

彩图 3-10-19

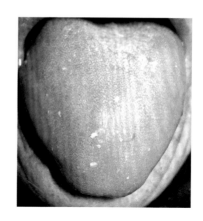

彩图 3-10-20

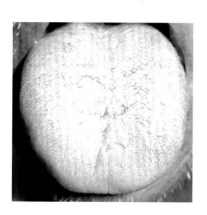

彩图 3-10-21

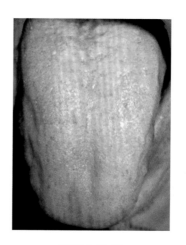

彩图 3-10-22

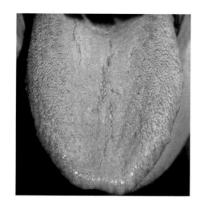

彩图 3-10-23

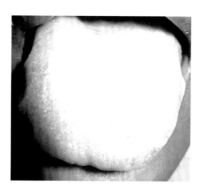

彩图 3-10-24

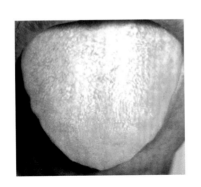

彩图 3-10-25

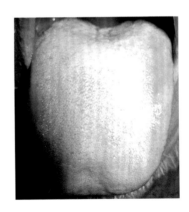

彩图 3-10-26

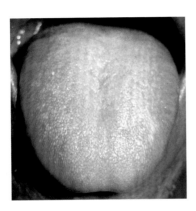

彩图 3-10-27

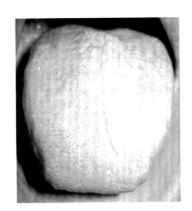

彩图 3-10-28

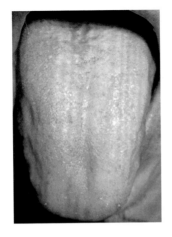

彩图 3-10-29

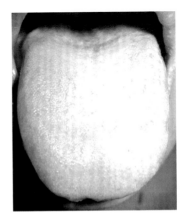

彩图 3-10-30

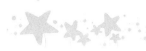

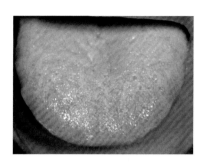

彩图 3-10-31

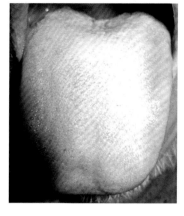

彩图 3-10-32

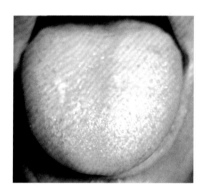

彩图 3-10-33

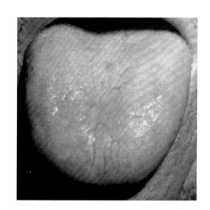

彩图 3-10-34

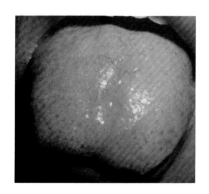

彩图 3-10-35

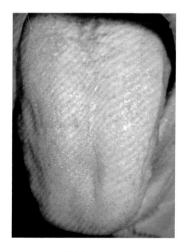

彩图 3-10-36

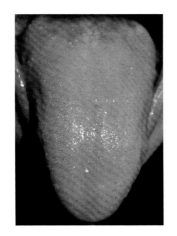

彩图 3-10-37

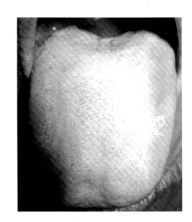

彩图 3-10-38

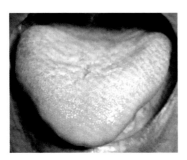

彩图 3-10-39

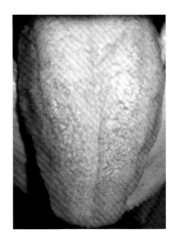

彩图 3-10-40

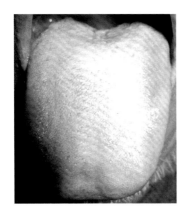

彩图 3-10-41

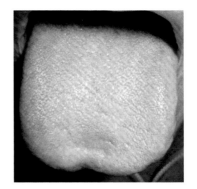

彩图 3-10-42

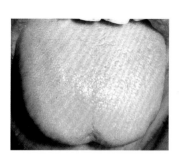

彩图 3-10-43

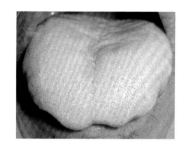

彩图 3-10-44

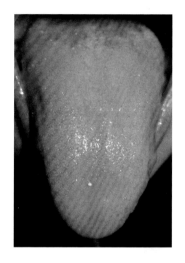

彩图 3-10-45

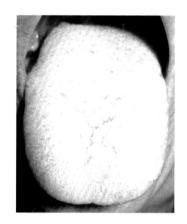

彩图 3-10-46

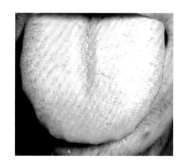

彩图 3-10-47

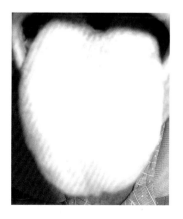

彩图 3-10-48

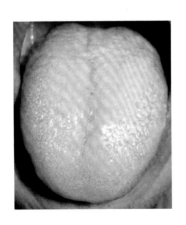

彩图 3-10-49

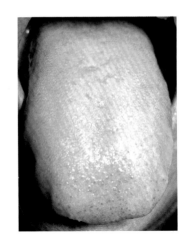

彩图 3-10-50

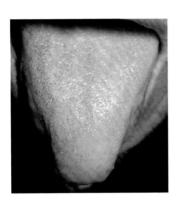

彩图 3-10-51

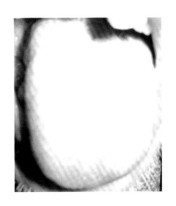

彩图 3-10-52

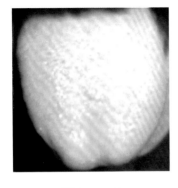

彩图 3-10-53

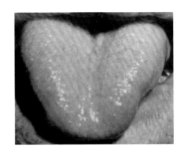

彩图 3-10-54

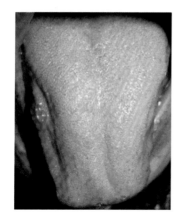

彩图 3-10-55

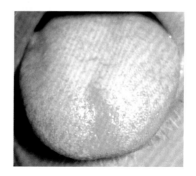

彩图 3-10-56

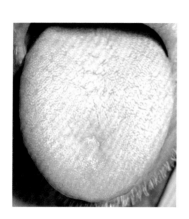

彩图 3-10-57

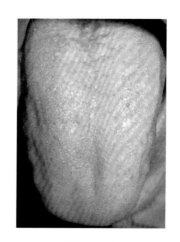

彩图 3-10-58

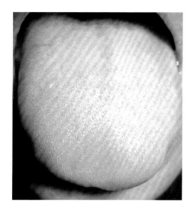

彩图 3-10-59

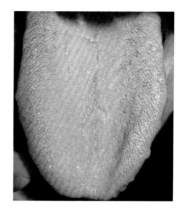

彩图 3-10-60

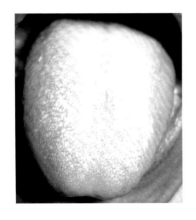

彩图 3-10-61

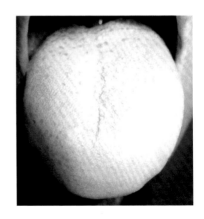

彩图 3-10-62

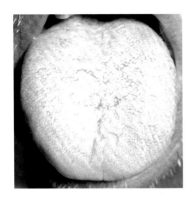

彩图 3-10-63

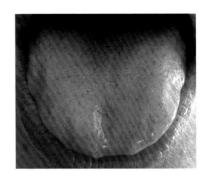

彩图 3-10-64

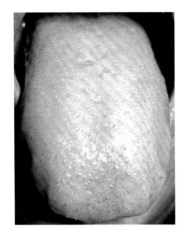

彩图 3-10-65

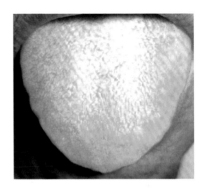

彩图 3-10-66

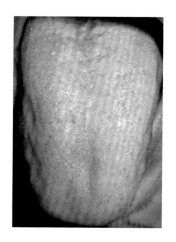

彩图 3-10-67

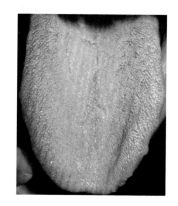

彩图 3-10-68

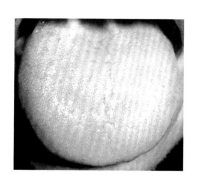

彩图 3-10-69

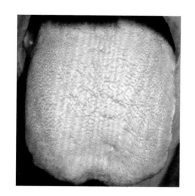

彩图 3-10-70

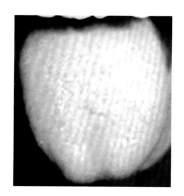

彩图 3-10-71

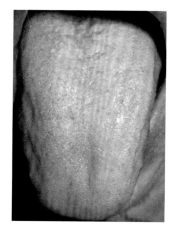

彩图 3-10-72

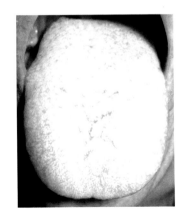

彩图 3-10-73

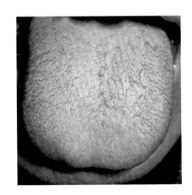

彩图 3-10-74

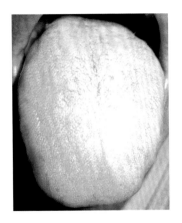

彩图 3-10-75

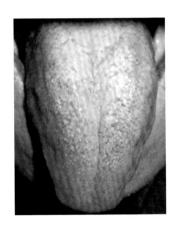

彩图 3-10-76

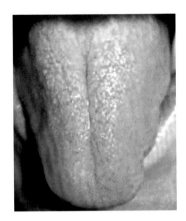

彩图 3-10-77

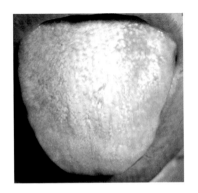

彩图 3-10-78

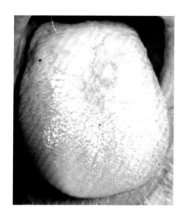

彩图 3-10-79

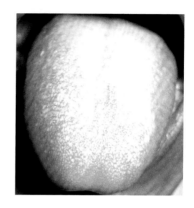

彩图 3-11-1

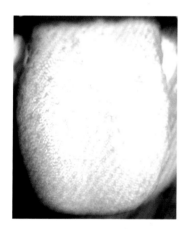

彩图 3-11-2

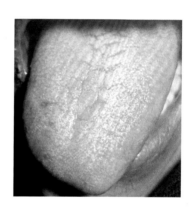

彩图 3-11-3

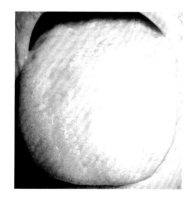

彩图 3-11-4

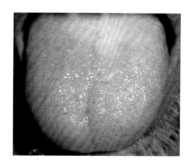

彩图 3-11-5

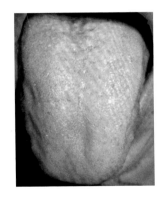

彩图 3-11-6

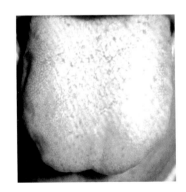

彩图 3-11-7

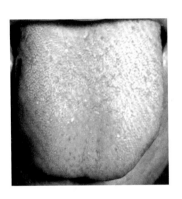

彩图 3-11-8

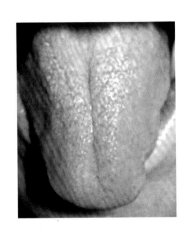

彩图 3-11-9

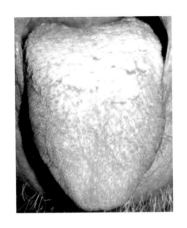

彩图 3-11-10

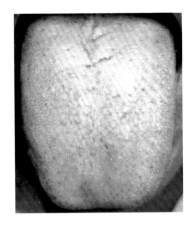

彩图 3-11-11

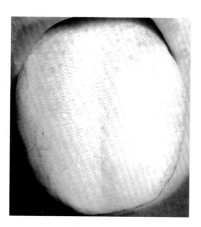

彩图 3-11-12

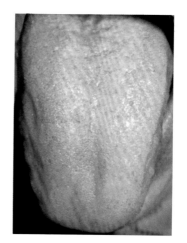

彩图 3-11-13

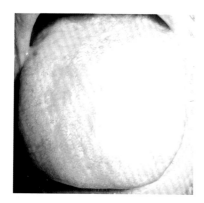

彩图 3-11-14

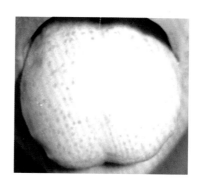

彩图 3-11-15

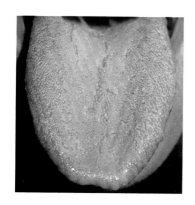

彩图 3-11-16

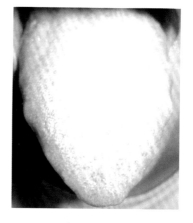

彩图 3-11-17

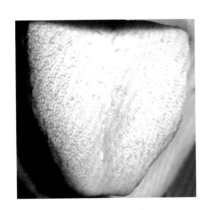

彩图 3-11-18

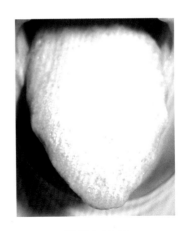

彩图 3-11-19

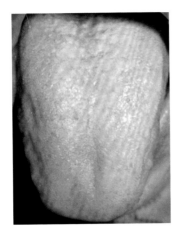

彩图 3-11-20

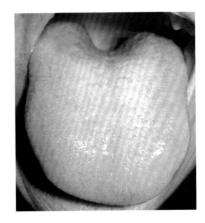

彩图 3-11-21

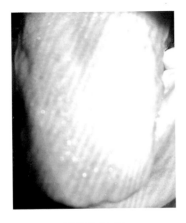

彩图 3-11-22

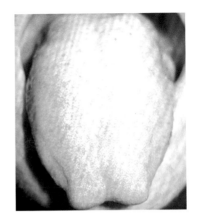

彩图 3-11-23

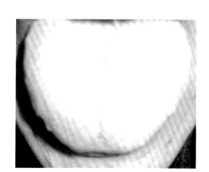

彩图 3-11-24

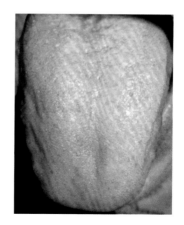

彩图 3-11-25

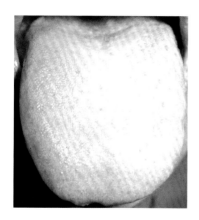

彩图 3-11-26

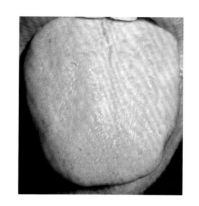

彩图 3-11-27

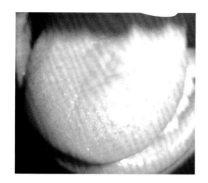

彩图 3-11-28

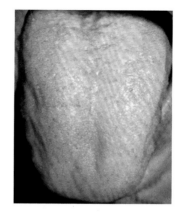

彩图 3-11-29

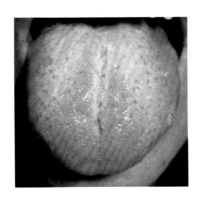

彩图 3-11-30

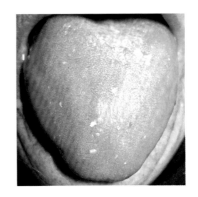

彩图 3-11-31

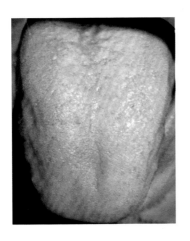

彩图 3-11-32

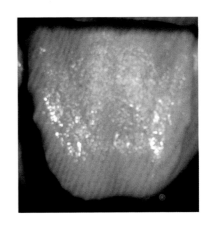

彩图 3-11-33

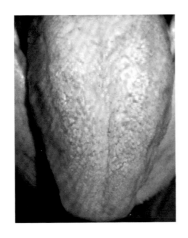

彩图 3-11-34

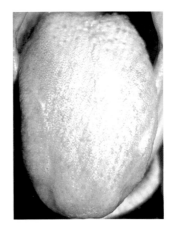

彩图 3-11-35

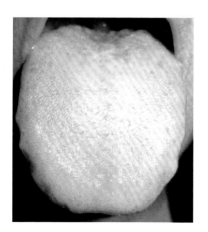

彩图 3-11-36

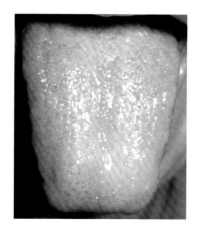

彩图 3-11-37

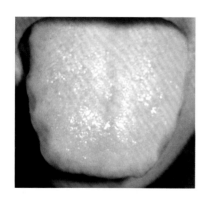

彩图 3-11-38

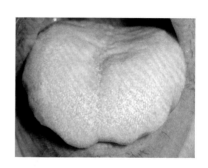

彩图 3-11-39

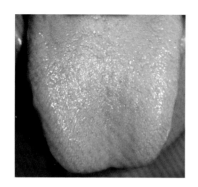

彩图 3-11-40

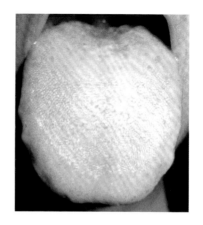

彩图 3-11-41

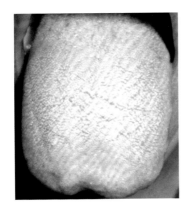

彩图 3-11-42

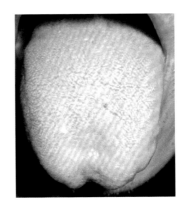

彩图 3-11-43

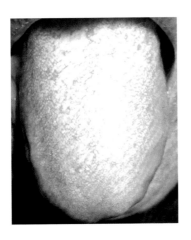

彩图 3-11-44

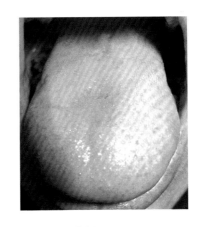

彩图 3-11-45

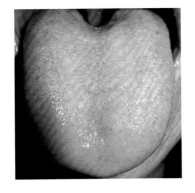

彩图 3-11-46

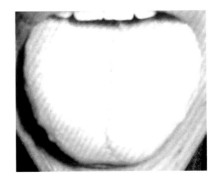

彩图 3-11-47

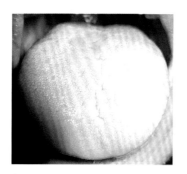

彩图 3-11-48

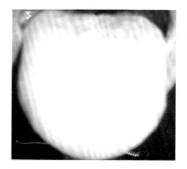

彩图 3-11-49